高 等 卫 生 职 业 教 育
临床医学专业（3+2）系列教材

供临床医学、口腔医学、中医学、康复、检验、影像专业使用

附数字资源增值服务

中医学

主　编　骆继军　甄德江

副主编　郭新荣　刘勇华　胡江华

编　委　（按姓氏笔画排序）

王　丽　邢台医学高等专科学校

毕桂芝　首都医科大学燕京医学院

刘勇华　黄河科技学院

孙　涛　海南医学院

余　路　湖北三峡职业技术学院

张　琪　乐山职业技术学院

欧丽娜　河南科技大学医学院

郑　波　重庆三峡医药高等专科学校

胡江华　重庆三峡医药高等专科学校附属中医院

骆继军　重庆三峡医药高等专科学校

高仰来　河西学院医学院

郭新荣　陕西中医药大学

甄德江　邢台医学高等专科学校

华中科技大学出版社
http://www.hustp.com
中国·武汉

内 容 简 介

本书为高等卫生职业教育临床医学专业(3+2)系列教材。

本书除绪论外,共十一章,内容包括:中医基础理论中的阴阳五行、藏象学说、精气血津液、病因病机,中医诊断学中的诊法、辨证,以及中药、方剂、针灸推拿、中医预防与养生康复、常见内科疾病的中医药治疗。本书基本涵盖了中医学基础知识和技能。

本书可供临床医学、口腔医学、中医学、康复、检验、影像等专业使用。

图书在版编目(CIP)数据

中医学/骆继军,甄德江主编. —武汉:华中科技大学出版社,2021.1
ISBN 978-7-5680-6813-0

Ⅰ. ①中… Ⅱ. ①骆… ②甄… Ⅲ. ①中医学-教材 Ⅳ. ①R22

中国版本图书馆 CIP 数据核字(2021)第 018689 号

中医学
Zhongyixue

骆继军　甄德江　主编

策划编辑:余　雯
责任编辑:余　雯　张　曼
封面设计:原色设计
责任校对:阮　敏
责任监印:周治超
出版发行:华中科技大学出版社(中国·武汉)　　电话:(027)81321913
　　　　　武汉市东湖新技术开发区华工科技园　　邮编:430223
录　　排:华中科技大学惠友文印中心
印　　刷:武汉市籍缘印刷厂
开　　本:889mm×1194mm　1/16
印　　张:20.25
字　　数:567千字
版　　次:2021年1月第1版第1次印刷
定　　价:59.80元

高等卫生职业教育
临床医学专业(3+2)系列教材
编委会

丛书学术顾问　文历阳

委员（按姓氏笔画排序）

马宁生	金华职业技术学院	王进文	内蒙古医科大学
白志峰	邢台医学高等专科学校	汤之明	肇庆医学高等专科学校
李海峰	太和医院	李朝鹏	邢台医学高等专科学校
杨立明	湖北职业技术学院	杨美玲	宁夏医科大学
肖文冲	铜仁职业技术学院	吴一玲	金华职业技术学院
张少华	肇庆医学高等专科学校	邵广宇	首都医科大学燕京医学院
武玉清	青海卫生职业技术学院	周建军	重庆三峡医药高等专科学校
周建林	泉州医学高等专科学校	秦啸龙	上海健康医学院
袁　宁	青海卫生职业技术学院	桑艳军	阜阳职业技术学院
黄　涛	黄河科技学院	谭　工	重庆三峡医药高等专科学校
黎逢保	岳阳职业技术学院	潘　翠	湘潭医卫职业技术学院

编写秘书　蔡秀芳　陆修文

网络增值服务使用说明

欢迎使用华中科技大学出版社医学资源服务网yixue.hustp.com

1.教师使用流程

（1）登录网址：http://yixue.hustp.com （注册时请选择教师用户）

（2）审核通过后，您可以在网站使用以下功能：

建立课程　　　　管理学生　　　　布置作业

下载教学资源　　　　教师　　　　查询学生学习记录等

2.学员使用流程

建议学员在PC端完成注册、登录、完善个人信息的操作。

（1）PC端学员操作步骤

①登录网址：http://yixue.hustp.com （注册时请选择普通用户）

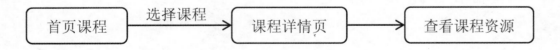

② 查看课程资源

如有学习码，请在个人中心-学习码验证中先验证，再进行操作。

首页课程 —选择课程→ 课程详情页 → 查看课程资源

（2）手机端扫码操作步骤

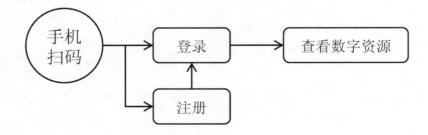

2017 年国务院办公厅印发《关于深化医教协同进一步推进医学教育改革与发展的意见》,就推动医学教育改革发展做出部署,明确了以"5+3"为主体、"3+2"(3 年临床医学专科教育＋2 年助理全科医生培训)为补充的临床医学人才培养体系,对医学教育改革与发展提出了新的要求,提供了新的机遇。

为了进一步贯彻落实文件精神,适应临床医学高职教育改革发展的需要,服务"健康中国"对高素质创新技能型人才培养的需求,促进教育教学内容与临床技术技能同步更新,充分发挥教材建设在提高人才培养质量中的基础性作用,华中科技大学出版社经调研后,在教育部高职高专医学类专业教学指导委员会专家和部分高职高专示范院校领导的指导下,组织了全国近 40 所高职高专医药院校的近 200 位老师编写了这套高等卫生职业教育临床医学专业(3+2)系列教材。

本套教材积极贯彻教育部《教育信息化"十三五"规划》要求,推进教材的信息化建设,打造具有时代特色的"融合教材",服务并推动教育信息化。此外,本套教材充分反映了各院校的教学改革成果和研究成果,教材编写体系和内容均有所创新,在编写过程中重点突出以下特点:

(1)紧跟医学教育改革的发展趋势和"十三五"教材建设工作,具有鲜明的高等卫生职业教育特色。

(2)紧密联系最新的教学大纲、助理医师执业资格考试的要求,整合和优化课程体系和内容,贴近岗位的实际需要。

(3)突出体现"医教协同"的人才培养体系,以及医学教育教学改革的最新成果。

(4)教材融传授知识、培养能力、提高技能、提高素质为一体,注重职业教育人才德能并重、知行合一和崇高职业精神的培养。

(5)大量应用案例导入、探究教学等编写理念,以提高学生的学习兴趣和学习效果。

本套教材得到了专家和领导的大力支持与高度关注,我们衷心希望这套教材能在相关课程的教学中发挥积极作用,并得到读者的青睐。我们也相信这套教材在使用过程中,通过教学实践的检验和实际问题的解决,能不断得到改进、完善和提高。

高等卫生职业教育临床医学专业(3+2)
系列教材编写委员会

Preface　　　前　言

近年来,国家先后出台多个政策支持职业教育,特别是 2019 年 1 月国务院颁布《国家职业教育改革实施方案》,对医学高等职业教育产生重大影响,该方案提出"高等职业学校要培养服务区域发展的高素质技术技能人才"。高职高专医学教育的人才培养目标就是为区域城乡基层培养高素质的实用型、技能型医学卫生人才。

为此,我们邀请了国内部分长期从事中医基础理论、中医诊断、针灸推拿、中医养生康复教学与临床的医学专科学校、职业院校以及医疗机构的中青年教师、临床医师,历时近一年,完成了本教材的编写。

本教材主要供临床医学、口腔医学、中医学、康复、检验、影像专业使用。根据高职高专医学院校的人才培养模式和目标及前述专业的人才培养要求,结合临床工作进展与工作实际,突出技术性、技能性和实用性原则,将中医基础理论、中医诊断、辨证和中医防治原则等基本知识和技能,临床常用中药与方剂,针灸推拿基本知识和技能,常见内科疾病的中医药治疗,中医养生保健和康复原则等内容汇集整理编成。同时,增加知识拓展内容供教学参考和阅读,在每章增加本章小结以便于学习,章节后附有能力测试,供学生对学习情况进行自我测评。本教材除了供前述相关专业的教学使用外,也可供相关专业临床医师参考;学生进入临床工作后,教材中相关的中医基本理论、基本知识、基本技能,还能发挥重要的参考作用。本书的编写,力求全面、系统、精准、简约、实用。请各院校在使用本教材时,结合各专业教学情况,统筹安排,部分章节内容可供学生课外阅读和自学。

本书中方剂组成尽量与原方保持一致,但需关注国家重点保护野生药材的应用,此类药物在临床应用中应灵活处理,不可照搬照抄原方。

本教材采辑、引用了有关研究文献和近 5 年来的相关教材,在此向原作者表示真诚的谢意。

尽管编者经过反复斟酌,本教材仍难免存在瑕疵和遗漏。敬请各位读者在使用本教材过程中,提出宝贵意见,以便修改和完善。

编　者

目　录

绪　　论

学习目标

1. 掌握　中医学的基本特点。
2. 熟悉　中医学的形成和发展历史。
3. 了解　本课程的主要内容。

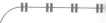

教学 PPT

中医学是中华民族在长期的生产生活实践中,通过对生命、健康、疾病的不断认识、探索和积累,在中国古代唯物论和辩证法思想的影响和指导下,逐步形成、完善和发展的一门具有其独特的理论体系和治疗体系的医学科学。中医学是中国优秀传统文化和传统医学的重要组成部分,数千年来,为中华民族的繁衍昌盛和健康事业做出了巨大贡献。

一、中医学的形成和发展

远古时代,人类在漫长的社会发展过程中,为了自身的生存和繁衍,通过生产和生活实践,逐渐产生和积累了对健康和疾病的认识。同时,也逐步产生对医药知识的认知和积累。中医学的起源和发展,同步于华夏民族的发展。至先秦时期,中医学及其理论体系渐趋成熟,形成一门独立的医学科学。中医学的理论体系,主要包括理、法、方、药四个方面,是由中医学的基本概念、基本原理和基本方法构成的一个知识体系。

(一)中医学及其理论体系的形成

中医学及其理论体系的形成经历了漫长的历史时期,初步形成时期大致在先秦至两汉。中医学四大经典著作《黄帝内经》《神农本草经》《难经》《伤寒杂病论》的成书,是中医学理论体系初步形成的标志。

1. 中医学及其理论体系形成的基础　中医学,源于人类自身的生存和发展需要,在漫长的历史进程里,中华民族的祖先在长期的生产生活实践中不断总结和积累与疾病斗争的经验,不断观察和积累生命、健康、疾病知识,观察与生命息息相关的自然界,运用古代哲学思考和分析人的健康与疾病、与环境之间的相关性,为中医学的形成和发展,构筑了坚实的基础。

(1)生命现象和人与自然界关系的认知:古人在长期的生产劳作和与自然界的抗争中,逐步积累了对动植物生命现象、对人类自身生命现象的认知。如在远古祭祀杀戮、剖杀动物、杀戮俘虏、生产劳动导致外伤、动物伤害人体等过程中,通过观察积累了对人体自身结构、脏腑组织及其功能的认识和认知。远古时期,人们观察到气候变化、节气、天象对农作物的影响,同时也观察到季节气候的变化对人体的影响和与疾病的关系。如《礼记》记载:孟春行秋令,则民大疫。

(2)长期医疗卫生经验的积累:中华民族的祖先在长期的生产和医疗实践中,逐步积累了原始的医药卫生知识。在甲骨文中便有如"疾首""疾耳""疥""龋"等疾病名称。反映在远古时期,古代先民已经对疾病有较为明确的认识。《周礼》中有"礼不娶同姓",反映古人反对近亲通

Note

婚,以利于民族健康繁衍的认知。《左传》关于"国人逐瘈狗"的记载,说明古人已有预防狂犬病的基本知识。在《山海经》中有关于"何罗之鱼……食之已痈""有鸟焉……名曰青耕,可以御疫"等记载,反映古人在食用动物的时候,发现一些动物可以入药。远古时期,通过食用某种植物可以缓解某种痛苦和不适而发现植物药等。通过对身体某部位的温热刺激或按压缓解疼痛而产生针灸。酒在医疗上的应用也是一项重大发明。醫字从酉,古代酉与酒相通,生动地说明了酒在医疗上的广泛应用。

(3)社会文化、自然科学的渗透:春秋战国时期,随着冶炼技术的发展,生产工具的改进,社会变革所致的生产关系的改变,生产水平得以迅速提高。与农牧渔业生产息息相关的科学技术也得到相应的发展。这一时期,各种哲学、自然科学、文化学术思想迅速发展。出现"诸子蜂起,百家争鸣"的繁荣景象,如儒家、道家、墨家、法家、阴阳家、兵家、纵横家等学派展开了学术争鸣与交流。天文、历法、农学、冶炼、酿造等学科和技术得到较多创新和发展。这些都直接并且深刻影响中医学及其理论体系的产生和积累。

(4)古代哲学思想的影响:中医学及其理论体系在形成过程中,始终受到先秦时期古代哲学思想的影响。春秋战国至秦汉时期,不断发展和成熟的阴阳学说、五行学说、精气学说等,对中医理论体系的形成乃至后来的发展完善起到至为重要的作用。特别是阴阳五行学说,作为古代哲学中蕴含的朴素的唯物辩证观念,推动了中医学理论体系的形成和日臻完善。

2. 中医学及其理论体系形成的标志 先秦至两汉时期,中医经典著作《黄帝内经》《神农本草经》《难经》《伤寒杂病论》等的陆续问世,标志着中医学作为一门自然科学的基本形成。

(1)《黄帝内经》:包括现存的《素问》和《灵枢》两部分。成书年代是战国至秦汉时期。该书充分反映了中医学两大基本特点,即整体观念和辨证论治,为中医学奠定了理论基础,成为中医理论体系形成的重要标志。该书全面阐述了人的生理、病理、疾病的诊疗和预防等,其所推崇的整体观念、运用阴阳五行学说解释人体生理病理、重视脏腑和经络体系、强调精神与社会因素、注重疾病的预防和反对迷信鬼神的学术思想,至今仍然指导着中医学的发展。

(2)《难经》:成书于西汉时期,是继《黄帝内经》后的又一部中医经典名著。该书内容简要、辨析精微,尤其对脉学有详细而深入的论述,如提出诊脉"独取寸口"。此外,对经络学说、脏腑中的命门、三焦的论述,较《黄帝内经》更有提高和发展。

(3)《神农本草经》:我国现存最早的药物学专著。相传起源于神农氏,至东汉时期集结整理成书。该书共收载药物365种,分植物药252种、动物药67种、矿物药46种。根据药物性能和功效的不同分为上、中、下三品。该书集秦汉以来医家和民间用药经验之大成,所载药物大多疗效确切,对后世药物学的发展有着重大影响。

(4)《伤寒杂病论》:成书于东汉末年,作者张仲景。该书是中医学发展史上影响最大的著作之一,也是历代学习中医的必读教科书。全书现分为《伤寒论》和《金匮要略》两部。该书正式确立了中医学辨证论治的基本原则,载方269首,基本概括了临床各科常用方剂,且大多疗效确切实用,一直为后世医家袭用。

(二) 中医学的发展

秦汉时期基本建立了中医理论体系,汉代之后,随着社会的发展和科学的进步,中医学的理论和诊疗实践不断得到创新和发展。

1. 魏晋隋唐时期 这一时期,中医学对既往文献的整理水平和医学理论的认识不断提高。如晋·王叔和所著《脉经》是我国第一部脉学专著,极大地丰富了脉学的基本知识和理论。晋·皇甫谧的《针灸甲乙经》为我国现存最早的针灸学专著,详尽介绍了腧穴总数、部位和针灸操作方法,对后世针灸学的发展影响深远。隋·巢元方的《诸病源候论》是一部论述各种疾病病因、病机和证候学专著。唐·孙思邈的《千金方》,集唐以前医学之大成,从理论到临床均有新的发展,其专论"大医精诚"篇,对后世医德医风影响极大。唐代的《新修本草》,是历史上第一部由政府颁行的药典。这个时期,临床分科更细致,内科、外科、针灸科、妇产科、儿科、伤科、五官科等得以长足发展。政府主办医学教育,官方和民间对外交流愈发丰富,尤以对东亚、南亚的医药交流为多。

2. 宋金元时期　自宋以降,我国科学技术、社会经济、文化生活等方面有较大发展,尤其是活字印刷术的发明,极大地推动了医药卫生事业的发展。宋代加强国家对医事的管理,分列医药行政与医药教育,开设国家药局和发展医学教育。政府组织开展医籍整理,刊行了《太平圣惠方》《圣济总录》等大量的医药学论著,中医学的发展得以承前启后。此时,学术界在"古方不能尽治今病"的影响下,使中医学理论与临床得到极大的创新和发展。其中,金元四大家的贡献尤为突出,如刘完素之火热论,倡"六气皆从火化""五志过极皆能生火",用药多以寒凉之品,被称为"寒凉派";张从正之攻邪论,认为病由邪生,攻邪已病,主张"邪去则正安",以汗、吐、下三法攻邪,发展了"三法"的应用,同时又十分重视社会环境和精神因素等致病作用;李东垣之脾胃论,提出"内伤脾胃,百病由生"的学术思想,治疗重在"调理脾胃""升举清阳",被称之为"补土派";朱丹溪之相火论,提出"阳常有余,阴常不足"的学术思想,治疗以滋阴、降火为主,被后世称为"滋阴派"。金元四大家各有创新和特色,从不同角度对中医学进行了补充和丰富,极大地促进了中医学理论和临床实践的发展。

3. 明清及民国时期　明清两代,社会的不断发展和科技的进步,特别是工商业、造船业的兴盛,为中医学的进一步发展和传播交流提供了坚实的基础。从明代至清代初期,中医理论和实践有新的创新和发展,如温病学派的出现和发展,吴又可创立"戾气学说",提出了治疗传染病的较完整的学术见解,著成《温疫论》。清代叶天士著《温热论》,提出卫气营血辨证。吴鞠通著《温病条辨》,确立温病之三焦辨证。明清时期的温病学家们不拘于经典,突破"温病不越伤寒"的传统观念,各有侧重,创立了比较完整的温病理论和辨证论治体系,使温病学说和伤寒学说相辅相成,成为中医治疗外感病的两大学说。明代李时珍所著《本草纲目》,对十六世纪以前的药物学进行了全面总结,是我国药学史上的重要里程碑。清代中叶以降,由于清政府的腐败和闭关自守,国力日渐衰弱,及至民国时期,科学技术和社会经济发展日益落伍于世界,加上西方列强的入侵,西方科技文化包括西方医学的传入,中医学的发展受到极大的制约,趋于停顿。

4. 新中国成立至今　党和政府十分重视中医学的建设和发展,国家大力提倡中西医并重、中西医结合。中医学在理论和临床、继承与创新等方面均取得了长足的进步。从 20 世纪 50 年代开始,全国各省市逐步开办各级各类中医学院、中医学校和中医院、中医研究院,进行中医教育教学、中医文献的系统整理和研究,不断创新和发展中医理论和临床体系。运用现代科技手段和方法研究和发展中医,使中医学在理论、临床、教育、学术科研等方面得到了长足的发展和进步,中医药事业得以蓬勃发展,并逐步走出国门,为世界其他国家和地区的人民所认可和接受。

二、中医学的基本特点

中医学及其理论体系,有两大主要特点,即整体观念和辨证论治。

(一) 整体观念

1. 整体观念的基本概念　所谓整体观念是指中医学中对人体自身、人与自然及人与社会环境的认识。人体是一个有机的整体,人与自然和社会环境具有统一性和整体性,构成中医学的整体观念。

整体观念源于我国古代哲学思想,其要求在观察、分析和处理生命、健康和疾病等问题时,要注重人体自身的有机性和完整性,同时要将人的健康和疾病放置于所生存的自然环境、生活环境和社会环境中予以全面考量。人体是一个非常复杂的有机体,各个脏腑组织器官在结构和功能上相互协调、相互补充、相互为用,病理上也互为影响。人之生老病死全过程与自然环境、生活环境和社会环境密不可分,并受到深刻影响。

中医学的整体观念是中医理论和实践的基本指导思想,贯穿于中医生理、病理、诊法、辨证、治疗和养生康复等理论体系和临床活动之中。

2. 整体观念的内容　整体观念认为,人体是由脏腑、组织和器官构成的一个完整统一的有机体,自然界四时气候、地理环境及生活条件和社会环境等对人体生理和病理有不同程度的影响,强调人体内部的统一性和完整性,重视人体与各种外界因素的统一性和协调性。

(1) 人体自身是一个有机整体:中医学认为,人体由脏腑和形体官窍构成,这些脏腑和形体官窍有不同的结构和功能,彼此又在结构和功能上相互关联、密不可分。每个脏腑和形体官窍都是人体不可分离的组成部分,在结构上是不能脱离整体而独立存在,在功能上也是相互协同又相互制约,构成人整体的生命功能。

生理方面,人体各脏腑、组织、器官,均有其不同的生理功能,最终集合成为人体生命活动的整体功能。结构上是不可分割的,生理上是相互联系、相互制约、相互协同的。病理方面,每个脏腑、组织、器官的病理,不局限于某一部位、某一组织,可以由其他组织器官迁延,或者影响到其他组织器官,病理上彼此相互影响。如中医学提出的"五脏一体观",即人体以五脏为中心,通过经络系统,把六腑、五体、五官、九窍、四肢百骸等全身组织器官有机地联系起来,构成一个表里相关、上下沟通、相互协同的统一整体。五大系统功能各不相同,但又在生理和病理等方面相互协同、相互制约、相互影响。

(2) 人与自然环境的统一性:生命起源于自然界,人类产生于自然界,依托于自然界,才得以生生不息地繁衍和发展。因此,人的生命活动及其规律必然受自然规律的约束和影响,人的生存和发展也是积极主动适应自然环境的结果。中医学认为,"天地合气,命之曰人"(《素问·宝命全形论》),天地阴阳二气的对立统一运动为生命的产生和发展提供了最适宜的环境。"天食人以五气,地食人以五味"(《素问·六节脏象论》)所指的人与自然环境的关系,充分反映了中医学所提出的"天人相应"观念。

①人与季节气候的关系:一年四季的气候,有春温、夏热、秋燥、冬寒的变化规律,人体也就相应地会发生适应性的调节和变化。如《灵枢·五癃津液别》中说:天暑衣厚则腠理开,故汗出……天寒则腠理闭,气湿不行,水下留于膀胱,则为溺与气。天气炎热,则腠理开泄,有汗出,脉象洪大有力;天气寒冷,腠理固密,汗不出,小便偏多,脉象沉缓,充分说明了四时气候变化对人体生理功能的影响。人体的脉象同样也随着季节气候的变化而变化,如"春弦夏洪,秋毛冬石,四季和缓,是谓平脉"(《濒湖脉学·四言举要》)。反之,人类对自然界的适应能力也有一定限度。如果气候变化过于剧烈,超过了人体自身调节和适应能力,或者机体的调节减弱、适应力降低,人体就会发生疾病,如"春善病鼽衄,仲夏善病胸胁,长夏善病洞泄寒中,秋善病风疟,冬善病痹厥"(《素问·金匮真言论》)。所以,临床上一些疾病常常在季节气候骤变之时发生,一些慢性疾病如哮喘、痹证等,也常常在气候剧变或季节更替时发作或加剧。

②人与昼夜晨昏的关系:自然界既有一年四时的季节轮替,又有一天十二时辰晨昏昼夜的变化。因此,人体气血阴阳的盛衰不仅随着季节气候的变化而变化,同样也会随着昼夜的变化而出现规律性的变化。如人体阳气的昼夜波动,朝生、午盛、夕减、夜弱,正如《素问·生气通天论》中所说:阳气者,一日而主外,平旦人气生,日中而阳气隆,日西而阳气已虚,气门乃闭。同样,疾病表现方面,一般而言,白天病情较轻,傍晚加重,夜间最重,呈现出周期性的变化,正如《灵枢·顺气一日分为四时》曰:百病者,多以旦慧昼安,夕加夜甚。

③人与地理环境的关系:人所生长和生活的地理环境,包括地质结构、方位水土、区域气候、人文民俗和饮食差异等,也较为明显地影响人的体质、生理和病理。我国的地理特征地势

从西北向东南由高而低,气候特征为气温由北向南由低而高,北方多干燥,南方多湿润。因此,由北及南,人的生活习惯、饮食结构和习惯、体质、生理、病理有所差异,疾病种类、疾病情况等也有不同,故有"一州之气,生化寿夭不同"(《素问·五常政大论》)之说。同时,由于长期生长在特定地理环境之中,有固有的民俗文化和饮食习惯,逐渐形成了相应的适应性。一旦易地而居,环境突然改变,人的个体生理功能难以迅速发生适应性变化,可能会导致初期的不适应,严重者则因之而发病,故有"水土不服"之说。

(3)人与社会环境的统一性:社会环境是生命活动的主要场所,人既有自然属性,又有社会属性。从婴儿到成人的成长过程就是由生物人变为社会人的过程。人生活在社会环境之中,社会生态变迁与人的身心健康和疾病的发生有着密切关系。人的社会责任与角色、社会环境的变动不仅影响心身功能,而且与很多疾病的发生和演变关系密切。"大抵富贵之人多劳心,贫贱之人多劳力;富贵者膏粱自奉,贫贱者藜藿苟充;富贵者曲房广厦,贫贱者陋巷茅茨;劳心则中虚而筋柔骨脆,劳力则中实而骨劲筋强;膏粱自奉者脏腑恒娇,藜藿苟充者脏腑恒固;曲房广厦者玄府疏而六淫易客,茅茨陋巷者腠理密而外邪难干。故富贵之疾,宜于补正,贫贱之疾,易于攻邪"(《医宗必读·富贵贫贱治病有别论》)。社会环境的变迁,对人的影响往往是全身心的,并且随着社会发展、科学进步、人际交往方式方法的变化,这种全身心的影响也会随之而变化,如现代社会的"多科技综合征""抑郁症""慢性疲劳综合征""社交恐惧症"等的发生与社会因素有着密切关系。

(二)辨证论治

辨证论治是中医认识疾病和诊疗疾病的基本法则,是中医研究和处理疾病的基本方法,是中医学理论体系的基本特点之一。

1. 辨证论治的基本概念 辨证论治是辨证和论治的合称,既是中医学认识和治疗疾病的基本原则,又是诊断和防治疾病的基本方法。

(1)辨证:通过四诊(望、闻、问、切)收集疾病的所有资料,包括疾病的所有症状和体征,运用中医理论进行分析、综合,辨清疾病的原因、性质、部位、邪正关系、病情趋向及转归并概括、判断为某种性质的证候的思维过程。

(2)论治:根据辨证的结果,确定相应的治疗原则和方法,运用相应的手段和措施处理疾病、开展治疗的思维和实践过程。

2. 症、证、病的概念及关系 疾病发生的病理变化,组成由一系列症状、体征结合的临床表现。通过对疾病临床表现的认识、归纳和辨析,可以诊断疾病的本质。

(1)症:症状和体征。患者主观感觉或感受到的异常病态改变,称之为症状,如头晕、腹痛、恶心、烦闷等。被医生诊察的客观表现,称之为体征,如面色苍白、舌苔厚腻、脉象沉细无力等。

(2)证:证候,是中医学认识和治疗疾病的核心。在致病因素作用下,人体内部功能出现紊乱,在疾病的某一阶段,机体出现一组有内在联系的症状和体征组成的临床表现,通过对症状和体征的综合认识,可揭示疾病的本质。通过对临床表现的认知并结合机体所处的外环境等因素,进行分析、归纳和综合,从而对疾病的病因、病位、病性、病势、邪正情况、疾病转归等做出综合判断和概括。证是疾病在当前阶段的病理概括。不同阶段疾病的证会有变化和差异,如感冒风寒表实证,随着病势发展,可能会转化成风寒表虚证。由此可见,症与证的概念不同,证比症状能更全面、更深刻、更准确地揭示疾病的本质,所以如风寒感冒、肝胆湿热、肺胃阴虚、心脉痹阻等就属于证的概念。中医学一般将证作为确定治法、遣方用药的主要依据。

(3)病:疾病,是在致病病因作用下,机体邪正交争、阴阳失调,对机体所表现出具有一定规律的发生、发展、演变过程的概括。具体而言,疾病不同阶段有不同的证候,各个证候均由若干特定的症状和体征所构成和表达。病是全程的,由证体现出来,反映了疾病发生、发展、变化的基本规律、基本属性和特征,如感冒、肺痈、黄疸、消渴等,属于疾病概念。

症、证、病,均反映人体病理变化,三者既有联系又有区别。症是疾病所表现出的异常现象,证则反映了疾病某个阶段的本质,并将症状与疾病联系起来,揭示了症与病之间的内在联系。

3. 辨证与辨病的关系 辨证的目的是确定证候,并根据证候确定治法,选择方药。辨病的目的是确定疾病的本质,为辨证和治疗提供依据。在辨证论治中,既要辨病,又要辨证,从病辨证,辨证为主。病是全过程的高度概括,能认识疾病总体发生发展规律,确定总体的治疗方法和措施。证是疾病阶段性病理变化的反映,疾病发展过程中,出现不同的证候,治疗则不相同。如诊断为咳喘,确定总体的治疗方向为止咳平喘;通过辨证,可进一步确定是风寒咳喘还是痰热咳喘等证候,能让治疗更加有的放矢。又如,辨病确定患者为温病,总体治疗原则即为清热。同时,明晰发病可由卫分转向气分,再转向血分等规律,在具体治疗时,通过观察患者的症状确定究竟是卫分证、气分证、营分证还是血分证,分别治以解表、清气、清营、凉血等法。同病可以异证,如黄疸病,有湿热、寒湿等不同证候,治疗则有本质区别,前者宜清热利湿,后者宜温化寒湿,称为同病异治。反之,异病又可同证,虽然疾病不同,但在发展过程中出现性质相同的证候,就可采用同一方法治疗。如胃下垂和子宫脱垂,虽然是不同疾病,如果均表现为脾胃气虚所致中气下陷证,均可用健运脾胃、升举中气的方法治疗,称为异病同治。因此,中医学确定治疗原则和方法,更多的是重视"证"的区别。即"证同治亦同,证异治亦异"。

三、中医学的主要内容

(一) 中医学的哲学基础

中医学将中国古代哲学领域中的阴阳学说、五行学说、精气学说等引入中医学理论体系之中,以此阐释医学,并将其作为中医学的重要概念和理论。

(1) 精气学说:古代人们认知物质世界本原和变化的一种朴素的世界观和方法论,认为宇宙万物的本原为精气(气),通过自身的运动变化推动万物的发生、发展和变化。中医学运用精气学说,建立了人体自身、人与自然之间的整体性和关联性,并以此阐释人体生命活动本质为气的运动和变化。

(2) 阴阳学说:包含有中国古代朴素的唯物辩证法思想,认为相互关联的两个事物或一个事物内部均存在对立统一的规律和形式,生命和疾病过程同样存在着这样的规律和形式,以此来解释人体组织结构、生理机能和疾病全过程中存在阴阳两类性质与属性对立制约、相互消长和协调统一的关系、状态和变化。

(3) 五行学说:中国古代原始而朴素的系统论,同时也是古代的一种方法论。认为自然万物均存在有木、火、土、金、水五大类,这五类事物或现象之间通过生克制化而演绎了事物的发展和变化。中医学运用五行学说,将人体组织结构划分为五个大类,并以此阐述其生理、病理和相互的关联以及人体与自然界的密切联系。

(二) 中医学对人体生理的认识

通过阐述藏象,经络,精、气、血、津液,体质等学说,介绍中医学中关于人的正常生命现象的基本概念和基本理论。这四种学说相互包容渗透,互为补充,形成了中医学对人体生命活动的独特认识。其中,藏象学说是中医学理论体系的核心。

(1) 藏象学说:研究人体脏腑的生理功能、病理变化及其相互关系的学说,阐释了人体五脏、六腑、奇恒之腑的基本形态、主要生理功能及其与形体官窍之间的关系,以及脏腑之间相互关系。

（2）精、气、血、津液学说：精、气、血、津液这四种基本物质，既是脏腑功能活动的物质基础，又是脏腑功能活动的产物。该学说阐释了这些基本物质的来源、分布、主要功能和变化及其相互之间的关系，同时也阐释了精、气、血、津液与人体脏腑之间的关系。

（3）体质学说：研究人的体质特征、类型和个体体质的差异性，阐释了体质与健康、体质与疾病的发生、发展关系。

（4）经络学说：研究人体经络系统的组成、循行分布及其生理功能、病理变化以及指导临床治疗的理论。中医学认为，经络是人体气血运行的通道，人体通过经络，将人体表里内外、五脏六腑、四肢百骸连成一个有机的整体。

（三）中医学对人体病因病机和体质的认识

1. 病因病机学说　中医学认知疾病及其演变规律的理论，包括病因、发病与病机三个方面。

（1）病因：阐释各类致病因素的性质和特点、致病途径和规律。中医学认为，疾病的发生是致病因素作用于人体后，正常生理活动遭到了破坏，导致脏腑经络、阴阳气血失调所致。病因可分为六淫、疫疠、七情内伤、饮食失宜、劳逸失当、病理产物、外伤、寄生虫、胎传等。

（2）病机：阐释疾病发生、发展、演变和转归等。其内容包括发病机理、病变机理和病程演化机理三部分。疾病的发生关系到正气和邪气两个方面，即"正气存内，邪不可干""邪之所凑，其气必虚"。病变机理包括邪正盛衰，阴阳失调，精、气、血、津液失常以及内生五邪等。疾病的演变和转归则包括病位传变、病理转化、疾病转归与复发等。

2. 体质　体质是指人体生命过程中，以先天禀赋和后天所得为基础形成的形态结构、生理功能和心理状态方面综合、相对稳定的固有特质。表现为结构、功能、代谢以及对外界刺激反应等方面的个体差异性，对某些疾病和病因的易感性，以及疾病转归过程中的某种倾向性。

（四）中医学的诊疗内容

中医学的诊疗内容丰富多彩，是中医学的重要组成部分，包括诊法、辨证、中药、方剂、针灸、推拿等多个方面。

（1）诊法：望、闻、问、切四种诊察疾病的方法，简称四诊，是中医诊断疾病、辨别病情、判断预后的基本方法。望诊是对患者的神、色、形、态、舌象以及各种排出物等进行有目的的观察，以了解病情，测知脏腑病变。闻诊是从患者语言、呼吸等声音以及由患者身体或排出物散发的气味以辨别内在的病情。问诊是询问患者及知情者，以了解患者的发病原因、病情经过和自觉症状以及既往情况等。切诊是诊查患者的脉象和身体其他部位，以测知疾病的情况。四诊各有其特定的诊察内容，不能互相取代，必须四诊合参，才能系统而全面地获得临床资料，为辨证提供可靠依据。

（2）辨证：以中医学基本理论为依据，对四诊所收集的症状、体征，以及其他临床资料进行分析、综合，辨清疾病的原因、性质、部位，以及邪正之间的关系，进而概括、判断为某种证候，为论治提供依据。中医学常用辨证主要有八纲辨证、脏腑辨证。

（3）中药：包括植物药、动物药、矿物药等，是在中医理论指导下治疗疾病的药物。主要介绍了中药的基本特性和临床常用中药。

（4）方剂：在辨证立法的基础上，选择适当的药物，按照组方原则，恰当配伍而成的药物组合，是中医临床治疗疾病的主要形式。介绍了临床基本和常用方剂的组成和功用，临床常用中成药的组成和功用。

（5）针灸、推拿：中医学治疗疾病的重要手段之一。主要介绍临床常用腧穴的定位、作用，临床常用针法、灸法、推拿按摩手法及仪器治疗。

（五）中医学的预防、治则及养生康复

中医学的预防、治则及养生康复内容广博精深，部分理念和方法至今仍然有非常重要的指导意义。

1. 预防 采取积极的措施或治疗手段，防止疾病的发生和发展，即"治未病"，是中医治疗学的一个基本原则。治未病包括未病先防和既病防变两个方面。

（1）未病先防：在疾病发生之前，做好各种预防工作，以防止疾病的发生。包括避邪防病和药物预防两个方面。

（2）既病防变：一旦发病，当注意早期诊断和早期治疗，同时注意防止疾病的迁延和变化。

2. 治则 在中医理论指导下，以辨证为基础，选择正确和恰当的治疗疾病的基本原则，包括治病求本、扶正祛邪、调整阴阳、调理脏腑、三因制宜等内容。

3. 养生康复 中医学在长期的医疗实践中，形成了一套比较完整的养生康复理论和基本原则，在健康保健及疾病的防治中具有重要的指导意义。养生，是有意识地以各种手段和方法保养生命的一种主客观行为，通过增强体质、预防疾病、延缓衰老等，来达到延年益寿、提高生命质量的目的。康复，即恢复平安或健康之意，是采取一定的措施对先天或后天各种因素造成的机体功能衰退或障碍进行恢复来达到提高或改善病残者生命质量的目的。中医康复以中医理论为指导，历史悠久，有着完整而独特的理论和丰富多彩、行之有效的康复方法，对于帮助病残者减轻或消除功能缺陷，帮助慢性病、老年病等患者祛除病魔、恢复身心健康、重返社会均发挥着极其重要的作用。

🗒 小　结

绪　　论	学习要点
1. 中医理论体系形成的标志	《黄帝内经》的成书年代及作者
2. 中医学的基本特点	整体观念、辨证论治
3. 中医学的历史发展阶段	秦汉、魏晋隋唐、宋金元、明清及民国、新中国成立后

🏥 能 力 检 测

一、单选题

1. 中医学的基本特点是（　　）。

A. 整体观念和阴阳五行 　　　　　　　B. 四诊八纲和辨证论治

C. 同病异治和异病同治 　　　　　　　D. 整体观念和辨证论治

E. 阴阳五行和五运六气

2. 中医学整体观念的内涵是（　　）。

A. 人体是一个有机整体 　　　　　　　B. 人与自然环境是一个整体

C. 人体与社会环境是一个整体 　　　　D. 五脏与六腑是一个整体

E. 人体是一个整体，人和自然环境、社会环境相互统一

3. 关于证候的认识，不正确的是（　　）。

A. 是对疾病过程中某一阶段或某一类型的病理概括

B. 病机是证候的外在反映

C. 证候能够揭示病变的机理及发展趋势

D. 证候可以反映疾病的阶段性本质

E. 证候具有时相性和空间性特征

4. 以下属于"证候"范畴的是（　　）。

A. 疟疾　　　　B. 头痛　　　　C. 心脉痹阻　　D. 恶寒发热　　E. 脉弦

5. 以下关于病、证、症的说法不正确的是（　　）。

A. 疾病反映的是一种疾病全过程的总体属性、特征和规律

B. 证反映的是疾病某一阶段或某一类型的病理性质

C. 证具有时相性特征，也具有空间性特征

D. 症状和体征是构成病和证的基本要素

E. 症可以反映疾病或证候的本质特征

6. 关于疾病的认识，不正确的是（　　）。

A. 是正气与邪气抗争引起机体阴阳失调、脏腑组织损伤或生理功能障碍的过程

B. 疾病的过程体现了一个完整的生命过程

C. 疾病一般都有一定的发病原因和病理演变规律

D. 疾病的概念反映了某一种疾病全过程的总体属性

E. 是疾病过程中某一阶段或某一类型的病理概括

二、简答题

1. 中医学理论体系建立的标志是什么？

2. 奠定中医学辨证论治基础的是哪本中医学著作，作者是谁？

参考答案

Note

第一章　阴阳五行

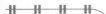

教学PPT

学习目标

1. 掌握　阴阳五行学说的基本内容。
2. 熟悉　阴阳五行学说在中医学中的应用。
3. 了解　阴阳五行的概念。

概念导入

　　阴阳理论认为宇宙的本性是两性——阴阳。生物界有雌雄两性,其中任何一方的任何组织和细胞都包含着从祖系中继承下来的两性。如果没有两性而只有单性,生物界中就不可能有吸引、排斥和中和作用,就不可能有新陈代谢,更不可能有繁殖和演化。从生物的染色体数目来看,人有46条染色体,狗有78条,老虎有38条,果蝇有8条,火蜥蜴有24条。尽管他(它)们的染色体数目不同,但都是双数,其中一半来源于母亲,一半来源于父亲。也就是说,一半来源于阴,一半来源于阳。无机界中是否也存在两性呢? 我们先分析一下磁性,现代科学的发展已揭示出磁性是物质的一种普遍属性,磁场在宇宙中到处存在。从宏观方面看,近至地球有地球磁场,远至其他天体和宇宙空间都有磁场。从微观方面看,任何物质都由分子和原子组成,分子和原子具有磁性,原子核、电子、质子和中子以及其基本微粒都具有磁性,有磁性就会表现出相反的两极。我们熟悉的磁石就表现出N极和S极,当把一块磁石在任意部位分成两部分时,每一部分又各自表现出N极和S极,当分成更小的部分时,每一小部分仍表现出N极和S极。这说明,无机物无论在宏观和微观上也存在两性。

　　阴阳五行是阴阳学说和五行学说的合称。这两种学说均属于古代的哲学范畴,是古人用以认识和解释物质世界发生、发展、变化规律的世界观和方法论,它具有朴素的唯物论和自发的辨证法思想。

　　我国古代医学家在长期医疗实践中,将阴阳五行学说运用于医学领域,借以说明人体的生理功能和病理变化,并用以指导临床的诊断、治疗、预防、养生,使其成为中医学理论体系的一个重要组成部分,它对中医理论体系的形成和发展有着深远的影响。

第一节　阴阳学说

　　阴阳学说是我国古代的哲学理论,是以朴素的唯物主义自然观对事物进行分类的法则和说理工具,是运用阴阳对立统一关系来研究、解释物质世界一切事物和现象相互对立、相互依

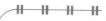

存及消长变化规律的学说。阴阳学说认为,世界是物质性的整体,是在阴阳二气的作用下不断产生、发展变化的,是阴阳二气对立统一运动的结果。《素问·阴阳应象大论》说:阴阳者,天地之道也,万物之纲纪,变化之父母,生杀之本始,神明之腑也。所谓"道"即是指"道理""规律",这是说阴阳的对立统一运动规律是自然界一切事物运动变化固有的规律,是自然界一切事物发生、发展、变化及消亡的根本原因。

一、阴阳的基本含义

(一)阴阳的基本概念

知识链接 1-1

阴阳最初的含义是很朴素的,是指日光的向背,即向日者为阳,背日者为阴。《说文解字》中说:"阴,暗也。水之南,山之北。"又说:"阳,高明也。"指出阴即幽暗处,为阳光照不到的地方;阳即明亮处,为朝向阳光的地方。可见,古人对阴阳的最初理解仅仅在于对阳光多少的直观认识(阴阳的象形文字如图 1-1 所示)。

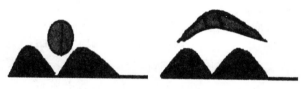

图 1-1　阴阳的象形文字

随着认识的深化,人们依据自然界中存在的诸如天地、日月、昼夜、寒热、明暗、生死、男女等事物和现象的两极变化,将阴阳的含义扩展为一个对立的概念。古代哲学家们又逐渐地认识到自然界的万物都存在两个相对立的面,它们的相互作用促进着事物的发展变化。因此,阴阳就变成了一对哲学范畴的概念,用以解释自然界两种相互联系而又相互对立、相互消长的属性意义,如气候的寒热,时间的昼夜,方位的上下、左右等。至此,阴阳已经不是专门代表个别具体的事物或现象。《类经》说:"阴阳者,一分为二也。"便是古人对"阴阳"认识的精辟论述。所谓阴阳,是对自然界相互关联的某些事物和现象对立双方属性的概括,它既可以代表两个相互对立的事物,也可以代表同一事物内部所存在的相互对立的两个方面。

(二)阴阳的基本特征

阴阳的基本特征是确定事物或现象阴阳属性的依据。要正确地说明事物或现象的阴阳属性,必须首先了解阴阳的基本特征,除了"向日""背日"这一初始阴阳特性的含义之外,古人通过长期的观察,认为水与火这一对立事物的特性最能说明和代表阴阳的基本特征,如水性寒凉、下行、湿润和阴暗,代表属于阴的事物和现象;火性温热、升腾、燥烈和光亮,代表属于阳的事物和现象。《素问·阴阳应象大论》指出:"水火者,阴阳之征兆也。"这说明阴阳虽无形而不可见,但只要观察和了解了水与火的不同特性,就可以理解阴阳这一抽象的概念了。例如,就气温而言,温热为阳,寒冷为阴;就昼夜而言,白昼为阳,黑夜为阴;就方位而言,上部为阳,下部为阴;就动静而言,运动为阳,相对静止为阴;就生命状态而言,具有推动、温煦、亢奋等作用及相应特性的为阳,具有凝聚、滋润、抑制等作用及相应特性的为阴。所以《灵枢·阴阳系日月》中说:"阴阳者,有名而无形。"

古人依据阴阳各自所代表的特征,来认识、把握自然界的诸多事物和现象,并将其归类为阴和阳两大类。一般来说,将温热的、明亮的、活动的、功能的、兴奋的、外向的、上升的、亢奋的事物(或现象、运动状态)归属于"阳";将寒凉的、晦暗的、静止的、物质的、抑制的、内向的、下降的、衰退的事物(或现象、运动状态)归属于"阴"(表 1-1)。

表 1-1　阴阳属性归类表

属性	事物			现象				运动状态				
阳	天	日	火	春夏	昼	温热	明亮	功能	活动	向外	兴奋	亢奋
阴	地	月	水	秋冬	夜	寒凉	晦暗	物质	静止	向内	抑制	衰退

（三）阴阳的特性

1. 阴阳的普遍性　阴阳是对自然界中两种相关事物或现象以及同一事物内部对立双方属性的概括，不是指某一特定的事物和现象。宇宙间一切事物的发生、发展和变化，都是阴和阳对立统一的结果。因此，一切事物和现象的分类归纳据其各自属性均可用阴阳加以统一，这体现了阴阳的普遍性。正如《素问·阴阳离合论》所说：阴阳者，数之可十，推之可百，数之可千，推之可万，万之大，不可胜数，然其要一也。

2. 阴阳的相关性　阴阳代表的是相互关联而又相互对立的两个事物或现象，而不是无关的任意两者。水对于火而言属阴，昼对于夜而言属阳，但水与白昼并不存在阴阳关系。也就是说，用阴阳分析事物或现象，应该是在同一范畴内、一个统一体中讨论。如：天为阳，地为阴，是以天地而言的；男为阳，女为阴，是以性别而言的；上为阳，下为阴，是以方位而言的。如《素问·金匮真言论》指出：言人之阴阳，则外为阳，内为阴。言人身之阴阳，则背为阳，腹为阴。言人身之脏腑中阴阳，则脏者为阴，腑者为阳，肝、心、脾、肺、肾五脏皆为阴，胆、胃、大肠、小肠、膀胱、三焦六腑皆为阳。

3. 阴阳的相对性　事物或现象相互对立的两个方面的属性，取决于两者之间在其范围、位置、趋势等方面比较的结果。当比较对象、范围、时间改变时，比较的结果也会随之发生改变。因此，事物的属性不是绝对的，而是可变的、相对的。即原本认为属阴的，它可转属为阳；原本属阳的，又可转属为阴。阴阳的这种相对性主要表现在三个方面。

（1）比较的对象改变时，其阴阳属性可发生变化。季节中的秋季与夏季相比，其气偏凉而属阴；与冬季相比较，则其气偏温又属阳。

（2）阴阳之中可再分阴阳。事物或现象的属性，随着划分的范围或条件的变更，各自可以再分阴阳，永无止境，以至无穷。这就是哲学上"一分为二"的观点。白昼上午为阳中之阳，下午为阳中之阴；黑夜的前半夜为阴中之阴，后半夜为阴中之阳。如五脏藏精气属阴，六腑传化物属阳；五脏之中，心肺在膈上属阳，肝、脾、肾在膈下属阴；每脏之中又可再分阴阳，如心阴、心阳、肾阴、肾阳等。这就是中医学中所说的"阴中有阳、阳中有阴""阴中有阴，阳中有阳""阴阳之中再分阴阳"的观点。中医划分阴阳这种无限可分性的观点，体现了中医学早已孕育着朴素的自发的辩证法思想，对客观事物或现象的分析早就进入到灵活、细致的程度。

（3）阴阳在一定的条件下，可以向着自己相反的方向转化。如春夏属阳，秋冬属阴。寒冷之气发展到一定的程度会向温热的夏季转化；反之，炎热之气达到一定的程度也会向寒冷的冬季转化。又如人体的气化过程中，物质和功能而言，物质属阴，功能属阳。二者在生理条件下，物质可以转化为功能，而功能活动正常又可促进物质的新陈代谢。

二、阴阳学说的主要内容

阴阳学说的核心即是阐述阴阳之间的相互关系，并通过这些关系来认识自然界各种事物发生、发展、变化的规律。阴阳之间的关系主要有以下几个方面。

（一）阴阳的交感互藏

阴阳交感是指阴阳二气在运动中相互感应而交合（相互发生作用），是宇宙万物赖以生存和变化的根源。阳气升腾而为天，阴气凝聚而为地。天气下降，地气上升，天地阴阳二气相互作用,交感合和,产生宇宙万物,并使其发展变化。阴阳二气的运动是阴阳交感得以实现的基础,阴阳交感则是阴阳二气在运动中相互感应的一个阶段,是阴阳二气在运动过程中的一种最佳状态,即古代哲学家所说的"和"。故《道德经》说:道生一,一生二,二生三,三生万物,万物负阴而抱阳,冲气以为和。《管子》载:和乃生,不和不生。特别强调了"和"与"生"的关系。

阴阳互藏是指相互对立的阴阳双方中任何一方都包含着另一方,即阴中有阳,阳中有阴。《素问·天纪元大论》说:天有阴阳,地亦有阴阳。木火土金水,地之阴阳也,生长化收藏。故阳中有阴,阴中有阳。阴阳互藏是阴阳双方交感和合的动力源泉,阴阳二气升降运动而引起的交感相错、相互作用,是宇宙万物发生、发展、变化的根源。《素问·六微旨大论》说:天气下降,气流于地;地气上升,气腾于天。故高下相召,升降相因,而变作矣。可见,阴升阳降而致天地二气交感相错的内在动力机制在于阴阳互藏。阴阳互藏又是构筑阴阳双方相互依存、相互为用关系的基础和纽带。同时,阴阳互藏还是阴阳消长与转化的内在依据,阴中寓阳,"阴"才有可能向"阳"转化;阳中寓阴,"阳"才有可能向"阴"转化。

(二)阴阳的对立制约

阴阳对立制约是指自然界的一切相关事物和现象都存在着相互斗争、相互制约两个方面,它包括两层含义,其一是说阴阳属性都是对立的,相互排斥的,如上与下、动与静、升与降、出与入、昼与夜、明与暗,以及寒与热、水与火等,这是自然界普遍存在的阴阳对立的特性。其二是说相互对立的事物或现象的双方,存在着相互制约的特性,即对立的双方具有相互抑制、相互约束的关系,如四季的变化中,由夏至秋,阴气渐盛,抑制了阳气,气候就由热变凉;由冬至春,阳气渐盛,抑制了阴气,气候便由寒转暖。如此,自然界中的阴阳二气不断地互相制约,便形成了年复一年的四季变化。同样,阴阳的对立制约在人体的生理、病理过程中也是广泛存在的,如生理机能的亢奋(阳)与抑制(阴),二者相互制约,方能维持人体机能的动态平衡。又如致病因素(邪气)与抗病能力(正气)相互对抗、相互制约,正弱则邪进,正盛则邪退,邪正之间始终体现着对立制约的关系。

因此,一旦阴阳之间这种对立制约的关系失调,事物的平衡状态就会遭到破坏,人体就会发生疾病。中医学也常利用阴阳的这种对立制约规律来指导疾病的治疗,如用寒凉的药物治疗热证,用温热的药物治疗寒证,使阴阳趋于动态平衡,疾病得以痊愈。正是由于阴阳之间的这种既对立又制约的复杂关系,构成了阴阳对立统一的矛盾运动,推动着事物的不断发展和变化。

(三)阴阳的互根互用

阴阳的互根互用是指相互对立的事物或现象之间,始终存在着相互依存和相互为用的关系,它有三层含义,其一是指相互依存,即阴或阳任何一方不能脱离对方而独立存在。阴不可无阳,阳不可无阴。阴阳双方都是以对方的存在为自己存在的前提,二者相互依赖。上属阳,下属阴,没有上,也就无所谓下;没有下,也无所谓上。左为阳,右为阴,没有左,就无所谓右;没有右,也就无所谓左。其二是指相互蕴藏,任何一方都包含着相对立的另一方。天属阳,地属阴。清轻之地气升腾形成天,即阳中蕴含着阴;重浊之气下降形成地,即阴中蕴含着阳。其三是指相互资生,即阴阳在相互依存的基础上,彼此相互资生、相互为用。如人体内气与血同为构成人体的基本物质,气属阳,血属阴。气能生血、行血,使血不断得到化生和得以正常运行;血能载气、养气,气得血的濡养而能充分发挥正常的生理功能。正如《医贯砭·阴阳论》所说:阴阳又各互为其根,阳根于阴,阴根于阳;无阳则阴无以生,无阴则阳无以化。《素问·阴阳应象大论》说:阴在内,阳之守也;阳在外,阴之使也。是从阴阳的互根互用理论,高度概括了机体内物质与功能之间的相互依存关系。一旦由于某些原因,阴阳之间的这种依存关系遭到破坏,就会导致"孤阴不生,独阳不长",机体的生生不息之机也将受到极大的影响,甚至"阴阳离决,

Note

精气乃绝"(《素问·生气通天论》)而死亡。

（四）阴阳的消长平衡

消，即减弱、消耗；长，即增强、增加。阴阳的消长平衡是指相关事物或现象矛盾对立的双方，始终存在于减弱或增强的运动变化之中，并维持着相对的平衡。阴阳的消长平衡，符合事物的运动是绝对的，静止是相对的；消长是绝对的，平衡是相对的规律。

阴阳学说认为，相互对立、相互依存的阴阳双方不是处于不变的、静止的状态，而是处在一定限度内的"阳消阴长"或"阴消阳长"的运动变化之中。阴阳消与长均为量的变化。由于阴阳之间一方面不断地消长，另一方面又不断达到新的平衡，所以事物在总体上仍旧处于相对的稳定状态。

阴阳消长的基本形式有两类：一类是阳消阴长或阴消阳长；另一类是阴阳俱消或阴阳俱长。以四时气候变化而言，从冬至春及夏，气候从寒冷逐渐转暖变热，即是"阴消阳长"的过程；由夏至秋及冬，气候由炎热逐渐转凉变寒，即是"阳消阴长"的过程。就人体的生理功能而言，各种功能活动（阳）的产生，必然要消耗一定的营养物质（阴），这就是"阳长阴消"的过程；各种营养物质（阴）的化生，必然要消耗一定的能量（阳），这就是"阴长阳消"的过程。无论是寒暑季节的变更，还是人体物质与功能的变化，阴阳双方的消长是在一定范围内的量的变化，没有质的改变，阴阳的消长仍处于相对的平衡，没有突破阴阳协调的界限。阴阳的俱长或俱消，其形式有阳随阴长或阴随阳长，阳随阴消或阴随阳消，如人体由幼年期到青壮年期，由于处于生长发育阶段，随着体内精气阴阳等物质的日渐充足，脏腑机能也不断地强盛；同样，脏腑机能的强盛，也促进了精气阴阳等物质的充盛，这就是阴阳俱长的过程。而从壮年期到老年期，由于体内精气阴阳等物质的逐步减少，脏腑机能也随之衰退；反之，脏腑机能的衰退，也影响着精气阴阳等物质的化生，这就是阴阳俱消的过程。临床上常见的气虚导致血虚，血虚引起气虚，阳损及阴，阴损及阳等，都属于阴阳俱消的理论在病理上的反映。常用的补气生血、补血养气，以及阴中求阳、阳中求阴等治法，则是阴阳俱长理论在治疗上的具体应用。

（五）阴阳的相互转化

阴阳的相互转化是指事物或现象对立的双方，在一定条件下向其各自相反方向转化，即阴可以转化为阳，阳也可以转化为阴。它主要是指事物或现象的阴阳属性的改变，是一个质变的过程。

阴阳之所以能够转化，一方面是由于阴阳存在着互根互用的内在联系，双方潜伏着向对立面转化的因素。另一方面，阴阳消长是阴阳转化的基础。在阴阳的消长过程中，事物由"化"至"极"，即发展到一定的程度，超越了阴阳正常消长变化的限度（阈值），因而事物朝着相反的方面转化。所以《素问·阴阳应象大论》中说："重阳必阴，重阴必阳""寒极生热，热极生寒"。这里的"重"和"极"指的是事物发展到了极限、顶点，原先表现以阴（或阳）为主的事物就有可能转化为以阳（或阴）为主；在寒"极"的时候，便有可能向热转化；热到"极"的时候，也有可能向寒转化。如昼夜的变化中，子夜（23时—1时）为阴极，阴极则阳生；午时（11时—13时）为阳极，阳极则阴生。总之，阴阳的消长和转化是事物发展变化过程中密不可分的两个阶段，阴阳消长是阴阳转化的前提，阴阳转化是阴阳消长的结果。

阴阳的相互转化，既可以表现为渐变形式，又可以表现为突变形式，如四季中的寒暑交替，昼夜中的阴阳转化均属于逐渐演变的形式；如急性热病过程中，高热至极可以突然出现虚脱，四肢冰凉，由阳证急剧转化为阴证则为突变的形式。但不管哪种转化形式，都是一个由量变到质变的发展过程。

三、阴阳学说在中医学中的应用

阴阳学说促进了中医学理论体系基本框架的形成，渗透于中医学的各个方面，指导着历代医学家的理论思维和诊疗实践。

（一）说明人体的组织结构

《素问·宝命全形论》说："人生有形，不离阴阳。"这是说人体的一切组织结构，可按阴阳属性特征来划分，如就人体躯干来说，膈上为阳，膈下为阴；体表为阳，体内为阴；背部为阳，腹部为阴。就四肢而言，四肢外侧为阳，内侧为阴。内脏之中，六腑为阳，五脏为阴；五脏之中，心、肺位居胸中，为阳，肝、脾、肾位居腹部，为阴。如果具体到某一脏，又有阴阳之分，如心有心阴、心阳；肾有肾阴、肾阳等。若从经络系统循行部位来说，则循行于人体四肢外侧及背部者多属阳（如手足三阳经，仅足阳明胃经例外），循行于人体四肢内侧及腹部者则多属阴（如手足三阴经）。当然，人体各部位、各组织结构、各脏腑阴阳的属性不是绝对的，而是相对的，常常会因条件的改变而变化。如心肺在膈上属阳，心为阳中之阳脏，肺为阳中之阴脏（表1-2）。

表1-2　人体组织结构的阴阳属性表

属性	人 体 部 位				组 织 结 构			
阳	表	上	背	四肢外侧	皮毛	六腑	手足三阳经	气
阴	里	下	腹	四肢内侧	筋骨	五脏	手足三阴经	血

人体组织结构中对立的双方，彼此间也存在着不可割舍的联系，因而使人成为一个有机的整体。

（二）说明人体的生理功能

人体的正常生命活动是阴阳双方保持着对立统一协调关系的结果。就功能与物质而言，物质属阴，功能属阳，二者体现着对立互根、消长平衡的关系。物质是功能的基础，没有物质的摄入就没有生理功能；此外，生理活动既消耗物质和能量，又有助于物质的摄入、化生和能量的贮藏。就脏腑功能活动而言，如脾为脏，属阴，主运化，胃为腑，属阳，主受纳；脾主升清，胃主降浊；脾喜燥恶湿，胃喜润恶燥。脾胃运纳协调，升降相因，燥湿相济，阴阳相合，共同完成食物的消化吸收和水谷精微的布散功能。就人体整体而言，阴阳相互调节，使机体具有内环境的稳定性和对外环境的适应性，从而维持着人体正常的生理功能和健康。一旦阴阳不能相互为用而分离，人体就发生疾病，甚至死亡。所以《素问·生气通天论》说："阴平阳秘，精神乃治；阴阳离绝，精气乃绝。"

（三）说明人体的病理变化

人体内阴阳之间的消长平衡是维持正常生命活动的基本条件。疾病的产生是由各种原因造成机体阴阳的偏盛或偏衰的结果，可以说阴阳失调是疾病产生的基础。常见的阴阳失调有四种形式。

1. 阴阳偏胜　包括阴偏胜和阳偏胜，指阴或阳的一方超过了正常水平，表现为过于亢盛的病理状态。根据阴阳动态平衡的原理，一方太胜必然导致另一方的损耗。《素问·阴阳应象大论》指出："阴胜则阳病，阳胜则阴病。阳胜则热，阴胜则寒。"

（1）阳胜则热：阳胜（盛），即致病因素为阳邪亢盛。"热"，指阳邪致病的病变性质。阳胜则热，指阳邪亢盛所形成的疾病性质是热证。由于阳邪亢盛，阳长则阴消，故阳盛必然要导致体内阴液的耗伤，所以说"阳胜则阴病"。

（2）阴胜则寒：阴胜（盛），即致病因素为阴邪偏盛。"寒"，指阴邪致病的病变性质。阴胜则寒，指阴邪偏盛所形成的疾病性质是寒证。由于阴邪偏盛，阴长则阳消，故阴盛必然要导致体内阳气的耗伤，所以说"阴胜则阳病"。

2. 阴阳偏衰　包括阴偏衰和阳偏衰，指阴或阳的某一方低于正常水平的病理状态。根据阴阳动态平衡的原理，一方不足必然导致另一方的相对亢盛。《素问·调经论》指出："阳虚则外寒,阴虚则内热。"

（1）阳虚则寒：阳虚,即人体的阳气不足。"寒",指阳气不足导致的病变性质。阳虚则寒,是指人体阳气不足所产生的疾病,其性质为（虚）寒证。因为阳气不足,阳虚不足以制阴,故阴相对偏盛而出现（虚）寒证。

（2）阴虚则热：阴虚,即人体的阴液不足。"热",指阴液不足导致的病变性质。阴虚则热,是指人体阴液不足所产生的疾病,其性质为（虚）热证。因为阴液不足,阴虚不足以制阳,故阳相对偏盛而出现（虚）热证。

3. 阴阳互损　阴阳互损是阴阳互根互用关系的失调。阴阳任何一方虚损到一定的程度,都会导致另一方的不足,包括"阳损及阴""阴损及阳"两方面。阳损及阴是指当阳虚到了一定程度时,不能化生阴液,进一步出现阴液亏虚的现象;阴损及阳是指当阴虚到了一定程度时,不能滋养阳气,进一步导致阳气亦虚的现象。不论是"阴损及阳",还是"阳损及阴",最终都可导致"阴阳俱损""阴阳两虚",这也是临床上慢性病常见的病理发展过程。

4. 阴阳转化　临床上,某些急性热病由于热毒极重,大量耗伤机体元气,在持续高热的情况下,可能突然地出现体温下降、面色苍白、四肢厥冷、脉微欲绝等阳气暴脱的危象。对于这种病理变化,根据阴阳相互转化的理论来认识,是疾病在"热毒极重,大量耗伤机体元气"这一特定的条件下,由阳证转为了阴证。对于类似的病理情况,有《黄帝内经》"重寒则热,重热则寒""重阴必阳,重阳必阴"的论述。因此,疾病状态下的阴阳转化,指原先性质属于阳的病证,在一定条件下转化为阴证;或原先性质属于阴的病证,在一定条件下转化为阳证。

（四）用于指导疾病的诊断和治疗

中医对疾病的诊断方法包括诊法和判断。诊法是通过望、闻、问、切四诊来了解疾病所具有的症状、体征等临床信息。判断则是通过辨证来确定疾病的性质。若善于运用阴阳归纳种种征象,有助于对病理状态的总体属性作出判断,就能执简驭繁地抓住病变的关键。故《素问·阴阳应象大论》说："善诊者,察色按脉,先别阴阳。"辨证中,八纲辨证是各种辨证的纲领,而阴阳又是八纲辨证中的总纲,即表证、热证、实证都属于阳证,里证、寒证、虚证都属阴证。又如在分析症状、体征时,色泽、声息、脉象、舌象等都可借助阴阳进行属性归类。语声高亢洪亮、言多而躁动等为阳,大多属于实证、热证;语声低微无力、少言而沉静等为阴,大多属于虚证、寒证。呼吸有力,声高气粗者,大多属于阳证;呼吸微弱,动则气喘者,大多属于阴证。

在临床上,只有分清阴阳,抓住疾病的本质,才能有效地指导临床辨证。由于疾病发生的根本原因是阴阳失调,因此调理阴阳,补其不足,泻其有余,恢复阴阳的相对平衡,就是中医治疗疾病的基本原则。故《素问》说："谨察阴阳所在而调之,以平为期。"

阴阳学说在疾病治疗中的应用包括了以下几方面。

1. 确定治疗原则

（1）阴阳偏盛则损其有余："实则泻之"。阴或阳的一方偏盛、亢奋,尚未损及对方时,病理变化的关键是邪气盛,此为实证,治疗时要损其有余。如为阳邪亢盛所致的实热证,宜用寒凉药物清泻其热,此即"热者寒之"之意。阴盛所致的实寒证,宜用辛热的药物温散其寒,此即"寒者热之"之法。

（2）阴阳偏衰则补其不足："虚则补之"。阴或阳的一方偏衰或阴阳俱损时,病理关键是正气虚,此即虚证,治疗时当补其不足。针对阴或阳的虚损,分别采用滋阴或温阳的方法。阴阳两虚则用阴阳并补法治疗,如补气、养血、气血双补等即属此类治法。对于阴虚或阳虚两种不同的病变,唐代医家王冰提出了"壮水之主,以制阳光""益火之源,以消阴翳"的治疗原则,即当阴虚不能制阳而导致阳亢盛,表现为虚热证时,一般不宜用寒凉药直折其热,须采用滋阴壮水之法,以抑制阳亢热盛。当阳虚不能制阴而导致阴盛,表现为虚寒证时,不宜用辛温发散药来散阴寒,须用扶阳益火之法,来消退阴盛。《内经》称这种治疗的原则为"阳病治阴""阴病治阳"。对于阴阳偏衰,明代医家张景岳根据阴阳互根的原理,提出了阴中求阳、阳中求阴的治疗方法,他说:"善补阳者,必于阴中求阳,则阳得阴助而生化无穷;善补阴者,必于阳中求阴,则阴得阳升而泉源不竭。"这也是"阴病治阳,阳病治阴"治疗原则的具体运用。

上述治疗原则只是调补阴阳的总原则,临床应用还需具体情况具体对待。如果是邪盛与正虚同时存在,则应补泻兼施。

2. 归纳药物性味 药物的四气、五味以及升降浮沉等一般性能都具有阴阳的不同属性。四气是指药物的寒、热、温、凉四性,一般来说,寒、凉属阴,温、热属阳。寒凉的药物,多能减轻或消除阳热的亢盛,可以治疗阳热证,如金银花、知母、石膏等。而温热的药物,多能减轻或消除阴寒的偏盛,可用来治疗阴寒证,如附子、肉桂、干姜等。五味是指药物有酸、苦、甘、辛、咸五种不同的味道,酸味收敛,苦味泻下,咸味润下,属阴;辛味发散,甘味补益,属阳。不同的滋味,不同的阴阳属性,治疗作用就有差异。根据药物在人体内作用的趋向性的不同,药物又有升降浮沉之性。升浮药多有上行向外升散作用,故属阳;沉降药多有下行重镇敛降的作用,故属阴。临床用药时,必须注意病证阴阳与药物阴阳之关系,正确运用药物的阴阳性能,以改善或调节病理上失调的阴阳关系。由此可见,在归纳药物的性味功能上,阴阳亦具有重要的意义,可作为指导临床用药的依据。

总之,治疗疾病需根据病证的阴阳偏盛偏衰情况确定治疗原则,并结合药物性能的阴阳属性选择药物,以纠正由疾病引起的阴阳失调状态,从而达到治愈疾病的目的。

第二节 五 行 学 说

五行学说是通过木、火、土、金、水五类物质特性及其运动变化规律来阐释宇宙间一切事物的发生、发展、变化以及相互关系的一种学说,属于我国古代哲学的范畴。它认为物质世界是由木、火、土、金、水五种基本要素组成的,五种要素之间又存在相生、相克等相互促进、相互制约的关系,并通过这种关系维系和推动着客观世界的生存和发展。中医学的五行学说主要是运用五行属性进行归类,并以五行生克、乘侮等运动规律来阐释人体的生理功能、病理变化及其与外在环境的相互关系,从而指导临床诊断和治疗。因此,五行学说是中医学理论体系中的重要组成部分。

一、五行的基本含义

"五"是指木、火、土、金、水五种基本物质。"行",有两层含义:一是指行列、次序;二是指运动变化。

"五行"是指木、火、土、金、水五种物质及其运动和变化。

"五行学说"是指自然界一切事物都是由木、火、土、金、水五种物质构成的,根据五行间的关系,以五种物质为基础,对自然界的事物、现象加以抽象、归纳、推演,用以说明物质之间的相互资生、相互制约,不断运动变化,从而促进事物发生、发展规律的学说。

二、五行学说的基本内容

(一)五行的特性

五行的特性是古人在长期的生活和生产实践中,对木、火、土、金、水五种物质直接观察和在朴素认识的基础上进行抽象归纳而逐步形成的理性概念,是分析归类各种事物和现象五行属性的基本依据。《尚书·洪范》中最早记述了五行的特性,指出"水曰润下,火曰炎上,木曰曲直,金曰从革,土爰稼穑",这是对五行特性总的概括(表1-3)。

表1-3　五行特性概述表

五行	特点	朴 素 认 识	引 申 特 性
木	曲直	树干向上、向外伸长舒展的升发姿态	生长、升发、条达、舒畅
火	炎上	火具有温热、升腾、向上的特征	温热、升腾、向上
土	稼穑	土地可供人们播种和收获农作物	生化、承载、受纳
金	从革	金有刚柔相济之性,可随人意而进行变化	肃杀、沉降、收敛
水	润下	水具有滋润和向下的特性	寒凉、滋润、向下、闭藏

具体分述如下。

木的特性:"木曰曲直"。所谓"曲直",是指树干向上、向外伸长舒展的升发姿态。因此,凡具有生长、升发、条达、舒畅等特性的事物或现象,均可归属于"木"。

火的特性:"火曰炎上"。所谓"炎上",是指火具有温热、升腾、向上的特征。因此,凡具有温热、升腾等特性的事物或现象,均可归属于"火"。

土的特性:"土爰稼穑"。"稼"指播种,"穑"指收获。所谓"稼穑",意为土地可供人们播种和收获农作物。"土为万物之母",万物土中生,万物土中灭,所以凡具有生化、承载、受纳特性的事物或现象,均可归属于"土"。

金的特性:"金曰从革"。"从",顺从;"革",变革。所谓"从革"是指金有刚柔相济之性,可随人意而进行变化。引申为凡具有沉降、肃杀、收敛等特性的事物或现象,均可归属于"金"。

水的特性:"水曰润下"。所谓"润下",是指水具有滋润和向下的特性。凡具有寒凉、滋润、向下等特性或作用的事物和现象,均可归属于"水"。

五行的特性,虽源自木、火、土、金、水五种物质,但实际上已超越了其本身的性质,而具有更广泛、更抽象的意义。

（二）事物属性的五行归类

五行学说以五行各自抽象的特性为依据,将自然界的各种事物和现象分别归属木、火、土、金、水五大系统之中,构成一个彼此有内在联系的统一整体。其归类的方法主要有直接的取象比类法和间接的推演络绎法两种。

1. 直接归类　也就是取象比类法或援物比类法。从事物的形象(包括事物的形态、性质、作用等)中取其能够反映本质的特征,然后与五行各自的抽象特性相比较,以确定其五行属性而进行归类。如某事物或现象的特征与木的特性相类似,则归属于木;类于火,则归属于火。以季节为例,春季万物萌发,类似于木升发的特性,故归属于木;夏季炎热,类似于火炎上的特性,故归属于火;长夏植物繁茂,类似于土承载的特性,故归属于土;秋季草木凋零,类似于金肃杀的特性,故归属于金;冬季严寒,类似于水寒凉的特性,故归属于水。再以五脏而言:肝之性喜舒展而主升,故归于木;心推动血液运行,温煦全身,故归于火;脾主运化,为机体提供营养物质,故归于土;肺主宣肃而喜清降,故归于金;肾主水而司封藏,故归于水。

2. 间接推演　自然界中有许多事物和现象无法用直接归类的方法纳入五行之中。鉴于此,古人运用间接推断演绎的方法进行推演。所谓推演络绎法,即是根据已知的某些事物的五行属性,再推演与此相关的其他事物。例如,长夏属土,而长夏较潮湿,湿与长夏密切关联,所以湿也随长夏而被纳入归土;秋季属金,秋季气候偏干燥,燥与秋季密切关联,所以燥也随秋而被纳入归金。再如人体脏腑,已知肝属木,而肝与胆相表里、主筋、其华在爪、开窍于目,于是间接推演络绎至胆、筋、爪、目亦随肝同属于木。心属火，心与小肠相表里、主脉、其华在面、开窍于舌，于是间接推演络绎至小肠、脉、面、舌等也亦随心同属于火。根据上述归类方法，从而得出事物的五行属性归类表（表1-4）。

表 1-4　自然界与人体五行归类简表

自　然　界							五行	人　体					
五音	五味	五色	五化	五气	五方	五季		五脏	五腑	五官	五体	五志	五液	五声
角	酸	青	生	风	东	春	木	肝	胆	目	筋	怒	泪	呼
徵	苦	赤	长	热	南	夏	火	心	小肠	舌	脉	喜	汗	笑
宫	甘	黄	化	湿	中	长夏	土	脾	胃	口	肉	思	涎	歌
商	辛	白	收	燥	西	秋	金	肺	大肠	鼻	皮	悲	涕	哭
羽	咸	黑	藏	寒	北	冬	水	肾	膀胱	耳	骨	恐	唾	呻

从表中看，每一行所属各种事物或现象之间的关联，反映出其互相推移、变化发展以及人与自然相互感应等综合关系。依据五行属性进行归类，其着眼点不仅仅在于物质的本身，更重要的是事物的性质与功能。中医学运用五行学说，根据人体组织器官、生理功能、病理现象的不同特点，将机体归类为以五脏为中心的五大系统。又根据天人相应的指导思想，将人体的生命活动与自然界的事物或现象相联系，形成人体内外环境相统一的结构系统，以此说明人体与外在环境之间的密切关系。

（三）五行的生克乘侮

五行学说有两个核心内容，第一个核心是按属性将事物和现象分类。第二个核心则是五行的循环生克乘侮关系，它以五行的相生、相克等关系来探索和阐释事物之间互相联系、相互协调平衡的整体性和统一性，同时，又以五行的相乘、相侮关系来探索和阐释事物之间的协调失衡时的相互影响。

1. 五行相生　所谓"相生"，指五行中某一行事物对于另一行事物具有促进、助长和资生作用。五行相生的规律和次序是木生火、火生土、土生金、金生水、水生木。五行之间依次资生，循环不息（图1-2）。五行相生是自然界存在的正常现象，如一年之中，季节春、夏、长夏、秋、冬的更替，生物生、长、化、收、藏的变化，都体现着相生关系。在人体生理活动中同样也存在着这类现象。正是由于这种相生或促进作用，自然界才有繁茂的景象，生命过程才会生机旺盛。

在五行相生关系中，任何一行都具有"生我"和"我生"两方面的关系，生"我"者为"母"，"我生"者为"子"。因此，相生关系又叫"母子关系"。以木为例，水生木，即生"我"者为水，故水为木之"母"；木生火，即"我"生者为火，故火为木之"子"，以此类推。

2. 五行相克　所谓"相克"，指五行中某一行事物对于另一行事物具有抑制、约束、削弱等作用，又称"相胜"。五行相克的规律和次序是木克土、土克水、水克火、火克金、金克木。五行的相克关系也是循环往复的（图1-3）。《素问·宝命全形论》指出：木得金而伐，火得水而灭，土得木而达，金得火而缺，水得土而绝。万物尽然，不可胜竭。正是由于这类机制的存在，自然界才得以生机蓬勃，又不至于亢而为害。

在相克关系中，任何一行都具有"克我"和"我克"两方面的关系，《黄帝内经》称之为"所胜"和"所不胜"关系，即克"我"者为我"所不胜"，"我克"者为我"所胜"。仍以木为例，木克土，即"我"克者为土，故土为木之"所胜"；金克木，即克"我"者为金，故金为木之"所不胜"，以此类推。

五行的相生相克是密切关联又不可分割的两个方面。没有生，就没有事物的发生和成长；没有克，事物就会过度亢盛而失去协调和平衡。因此，克中寓生，制中有化，两者相反相成，才能保持事物间平衡协调和稳定有序的变化发展。这种调节机制，称为"五行制化"。生中有制：

Note

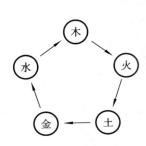

图 1-2 五行相生图示

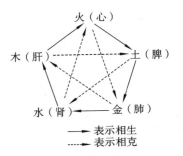

图 1-3 五行相生相克图示

以木为例,水生木,木生火,而水又能克火。制中有生:又以木为例,金克木,木克土,而土反过来又能生金,从而维持三者间的协调平衡关系(图 1-4)。一旦这种调控机制被破坏,在自然界就会表现为异常现象,在人体则会出现病理变化。

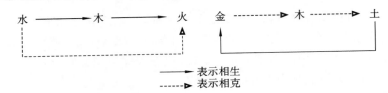

表示相生
表示相克

图 1-4 五行生克制化图示

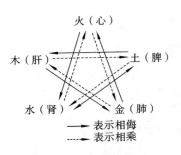

表示相侮
表示相乘

图 1-5 五行乘侮图示

3. 五行相乘 乘,即以强凌弱。相乘是指五行中的某一行对其所胜一行的过度克制。其次序同于相克,即木乘土、土乘水、水乘火、火乘金、金乘木。但两者本质上有区别,相克是正常情况下的制约关系,相乘则是相克的异常现象。引起相乘的原因有两个方面:其一,五行相克中被克一方本身不足(不及),如土虚木乘;其二,五行相克中克者一方过度亢盛(太过),如木旺乘土。五行相乘关系示意图参见图 1-5。

4. 五行相侮 侮,即欺侮,有恃强凌弱之意。相侮是指五行中的某一行对其所不胜一行的反克。其次序与相克相反,即木侮金、金侮火、火侮水、水侮土、土侮木。引起相侮的原因也有两个方面:一是五行中的某一行本身过强(太过),使克它的一行相对为弱,弱者不能克强者,反而被强者所克制。如正常是金克木,但木过于强盛时,不仅不被金克制,而木反侮金。二是五行中的某一行本身(克方)过度虚弱(不及),被克方相对过强,弱者不仅不能克制强者,反而被强者所克制。如金本身不足,不能克木,而被木反侮。五行相侮关系示意图参见图 1-5。

相乘、相侮都是五行在异常情况下的相克变化,即为事物发展变化的反常现象。相乘、相侮两者之间既有联系又有区别,联系在于,相乘、相侮可以同时发生,如木过强时,既可以乘土,又可以侮金。区别在于,相乘是相克次序的过度(太过)克制,而相侮则是相克次序的反向克制。

三、五行学说在中医学中的应用

五行学说广泛渗透于中医学中,其应用涉及生理、病理、病机分析、临床诊断、治疗用药以及中药四气五味的分析等多个领域,归结起来主要体现在如下三个方面:一是利用五行来分析归纳脏腑等组织器官的属性和特性,并说明脏腑的生理功能。二是借助五行生克制化来分析和研究脏腑各系统、各生理功能之间的相互关系。三是运用五行之间乘侮来阐释病理情况下各脏腑系统之间的相互影响。因此,五行学说不仅可用于理论阐释,还可用于指导临床实践活动。

(一)说明五脏的生理特性和功能

五行学说把脏腑分别归属于五行,并以五行来说明各脏的生理特性。如:肝之禀性喜条达,恶抑郁,具有疏泄功能,类似于木之枝叶条达、向上、向外、生长、舒展的特性,故肝属于木。火性温热,具有升腾、炎上的气势;心"禀阳气",有温煦作用,故心属于火。土性敦厚,有生化万物的特性;脾能运化水谷,营养机体,化生气血,故脾属土。金有清肃、沉降之性;肺有清肃下降的特性,故肺属金。水性润下,有寒润、下行、闭藏的特性;肾有藏精、主水的功能,故肾属水。

五行学说将人体的脏腑组织结构分属于五行,同时又将自然界的五方、五时、五气、五味、五色等与人体的五脏、六腑、五体、五官联系起来,以说明人与自然之间的相互感应,体现了天人相应的整体观。

(二)说明五脏的相互关系

五脏的五行归属,不仅阐明了五脏的功能特性,而且还应用五行生克制化的理论说明脏腑生理功能之间的内在联系,既相互资生又相互制约。

五脏相互资生的关系表现为:心生脾,心阳温煦可以助脾运化;脾生肺,脾运化精微上输于肺;肺生肾,肺气清肃下行有助于肾的纳气、主水;肾生肝,肾所藏之精能滋养肝之阴血;肝生心,肝藏血可以济心之阴血。

五脏相互制约的关系表现为:心制约肺,心阳温煦可防止肺的清肃太过;肺制约肝,肺的肃降可防止肝的升发太过;肝制约脾,肝之疏泄可以疏达脾气,以防壅塞;脾制约肾,脾之健运可防止肾水的泛溢;肾制约心,肾水滋润上济可防心火之亢盛。

(三)说明脏腑间的病理传变

在病理情况下,脏腑之间会产生某些相互影响。对于这种相互影响,中医学中习惯称之为"传变",如本脏病变可以传至他脏,他脏的病变也能传至本脏。运用五行学说,可以分析、说明脏腑间生克制化关系异常而导致的疾病传变。一般可分为相生(亦称母子)关系的传变和相克(亦称乘侮)关系的传变。

1. 相生关系的传变 指病变顺着或逆着五行相生次序的传变。主要有"母病及子"和"子病犯母"两种类型。

(1)母病及子(顺传):又称"母虚累子",即母脏的病变传变或累及到子脏。以肝与肾为例:肾属水为母,肝属木为子。若肾病及肝,即为母病及子。临床上常见的"水不涵木",就是由于机体肾水不足,不能滋养肝木,导致"肝肾精血不足"或"肝肾阴虚"的病证,这种病理传变就属母病及子的范围。

(2)子病犯母(逆传):又称"子盗母气",即病变由子脏波及母脏。如肺属金,肾属水,肺为母脏,肾为子脏。肾病及肺,就是子病犯母。临床上常见到的肺肾阴虚,可由肾阴不足,再累及肺脏,而使肺阴亏虚,从而形成肺肾阴虚。

2. 相克关系的传变 指病变顺着或逆着五行相克次序的传变,包括"相乘"与"相侮"(即反侮)两方面。

(1)相乘:克制太过为病。可以是因为克的一方太过,也可因为被克一方不及而出现。如正常情况下,肝木克脾土,即肝疏泄可以疏达脾土,帮助脾的运化。但若肝的功能过强(太过),肝气横逆犯脾,就可出现"肝木乘脾土"的病证;也可以是脾虚(不及)而被肝乘,导致脾运化不健而肝气疏泄失常,"土虚木乘",出现肝脾不和的病证。

(2)相侮:又称反侮,意即反克为病。其原因可以是一方太盛,不被克己的一方所克,而反克克己的一方。也可以是一方太弱,无力克制对方,而反受被克的一方克制。如正常情况下,

Note

脾可制约肾,但在某些病理情况下,如脾虚(太虚)或肾水旺(太旺)反倒出现了肾水侮脾,表现为肾水犯脾(或称水多土流)的病证,这就属于反克的病理变化。

应当指出,依据五行的相互关系以及循环图式,有助于指导和认识病理情况下五脏病变相互传变的规律。生克乘侮四种关系包罗了任何两脏之间所有逻辑上可能的组合,但五行学说这种基于理想构思的圆满性,在五脏病理传变的证型上并不是圆满的。在临床上,有时病证的传变规律并不完全遵循五行生克的次序进行。因此,不能机械地套用五行生克传变规律来认识病理,必须从临床实际情况出发,具体问题具体分析。

(四) 指导疾病的诊断和治疗

依据整体观念,人体是一个有机整体,当内在脏腑产生病变,其功能出现紊乱以及相互关系失调时,可能会通过众多途径反映到体表相应的组织器官,出现色泽、声音、形态、脉象诸方面的异常变化。因此,我们可以通过望、闻、问、切等方法观察到这些异常的变化,并根据五行学说归属及生克乘侮的变化规律,对病情作出分析和判断。如:患者面色青灰,两胁疼痛,脉见弦象,可能与肝病有关;面见赤色,口中味苦,口舌生疮,脉象洪数,多为心火亢盛所致。

五行学说用于指导治疗,主要是依据五行的生克制化及乘侮的规律,采取相应的治疗措施来调整脏腑间相互关系,从而达到控制疾病的传变,恢复正常的生克制化关系的目的。具体运用可体现在以下两方面。

1. 控制疾病的传变 病变过程中,一脏之病常可波及他脏而使疾病发生传变。因此,治疗时,根据五行传变的理论,除需对病变的本脏治疗处理外,还应考虑各脏腑间的关系,以防疾病进一步传变。如肝气太盛,常容易侵犯脾土。所以治疗肝病的同时,宜早调护脾胃,防肝病传于脾;脾胃不弱则不易传变,肝病也就容易痊愈。《难经·七十七难》所说"见肝之病,则知肝当传之与脾,故先实其脾气",即为此义。

2. 指导脏腑用药 根据药物的色、味,按照五行归属来指导用药。青色、酸味入肝,如白芍、山茱萸入肝经以补肝;赤色、苦味入心,如丹参色赤入心经以活血安神;黄色、甘味入脾,如白术色黄味甘以补益脾气;白色、辛味入肺,如石膏色白入肺经以清肺热;黑色、咸味入肾,如玄参、生地色黑味咸入肾经以滋肾。

3. 确定治则与治法 五行学说可帮助确定治疗原则和制订治疗方法。

(1) 根据相生规律确定治疗原则及治法:包括"虚则补其母"和"实则泻其子"。前者主要用于母子两脏虚弱之证,后者主要用于母子两脏俱实之证。

"虚则补其母"治则在临床上常用的治法:①滋水涵木法:又称滋肾养肝法或滋补肝肾法,指通过滋肾阴以养肝阴的方法。多用于肾阴亏损而肝阴不足以及肝阳亢盛病证。②培土生金法:又称补脾养肺法,指通过培补脾气以助益肺气的方法。多用于脾胃虚弱,不能滋养于肺而脾虚肺弱的病证。③金水相生法:又称补肺滋肾法或滋养肺肾法,指通过肺肾同补以纠正肺肾阴虚的方法。多用于肺虚不能输布津液以滋肾,或肾阴不足,精气不能上滋于肺的病证。

"实则泻其子"治则在临床上常用的治法为肝旺泻心法,指用清心火以泻肝火的方法。多用于肝火旺盛且心火上炎、心肝火旺的病证。

(2) 根据相克规律确定治疗原则及治法:相乘和相侮都是相克的异常状态,其原因不外乎过强而表现为机能亢进或偏弱而表现为机能不足。因此,纠正乘侮所致病证的治疗原则就是"抑强""扶弱"。所谓"抑强",是指抑制功能过亢之脏;所谓"扶弱",是指扶助虚弱之脏。通过调整,使双方恢复到正常的平衡状态。临床上常用的治法:①抑木扶土法:又称疏肝健脾法、平肝和胃法或调理肝脾法,指通过疏肝健脾和胃来治疗肝气犯胃、肝旺脾虚的方法。适用于肝木乘土或土虚木乘之证。②佐金平木法:又称泻肝清肺法,指通过清肃肺气以抑制肝木或抑制肝木以利肺气清肃的方法。多用于肝火偏盛,肺气清肃失常之证。③泻南补北法:南属火,北属水,又称泻火补水法或滋阴泻火法,指通过泻心火来滋肾水的治疗方法,适用于肾阴不足、心火偏亢之证。④培土制水法:又称温肾健脾法,指通过温运脾阳或温肾健脾来治疗水湿停聚病证的一种方法。多用于治疗脾虚不运,水湿泛溢或肾阳虚衰不能温煦脾阳,脾不制水,水湿不化的水肿病证。

总之,五行学说在治疗上的应用是比较广泛的,它不仅适用于药物治疗方面,也同样可以用来指导针灸的治疗以及精神情志病变的治疗。但需要注意的是,五行学说毕竟具有一定的机械性,临床上要根据实际情况,分析和把握疾病传变的规律,针对病情进行辨证论治。

小 结

阴阳五行学说	学 习 要 点
1.阴阳五行的概念与属性归类	阴阳的概念、特性和属性归类; 五行的概念、特性和事物属性归类
2.阴阳五行学说的基本内容	阴阳对立制约、互根互用、消长平衡、相互转化等关系 五行的生克乘侮关系
3.阴阳五行学说在中医学中的应用	说明脏腑组织结构、生理功能、病理变化,指导疾病诊断、预防

阴阳是对相互关联的事物或现象对立双方属性的概括。阴阳学说包括阴阳的交感与互藏、阴阳的对立制约、阴阳的互根互用、阴阳的消长平衡、阴阳的转化等内容,可用来说明人体的组织结构、生理功能、病理变化,从而指导疾病的诊断和防治。

五行学说认为,构成一切事物的木、火、土、金、水五种物质既相互资生,又相互克制,这种五行之间的生化克制维持和促进事物相对的平衡协调和运动变化,当五行之间正常的生克制化平衡遭到破坏之后,可以出现异常的相克现象,即相乘和相侮。五行学说可以说明五脏的生理功能与相互关系、五脏病变的相互影响,能够指导疾病的诊断和防治。

能 力 检 测

一、选择题

1. 属于阴中之阴的是(　　)。
A. 上午　　　　B. 前半夜　　　C. 下午　　　　D. 后半夜　　　E. 以上都不是
2. 自然界由夏至秋及冬,气候由炎热逐渐转凉变寒,可用阴阳学说哪一理论解析?(　　)
A. 交感相错　　B. 对立制约　　C. 消长平衡　　D. 相互转化　　E. 互根互用
3. "无阴则阳无以化,无阳则阴无以生"所说明的阴阳关系是(　　)。
A. 相互对立制约　　　　　B. 相互转化　　　　　C. 互根互用
D. 相互消长平衡　　　　　E. 交感相错
4. "在阴或阳的任何一方,还可以再分阴阳"是指阴阳的什么属性?(　　)
A. 阴阳的相关性　　　　　B. 阴阳的相对性　　　　　C. 阴阳的普遍性
D. 阴阳的可分性　　　　　E. 阴阳的互用性
5. "阴阳双方中任何一方都不能脱离另一方而单独存在"是下列哪项的内涵?(　　)
A. 阴阳的对立制约　　　　B. 阴阳的互根互用　　　　C. 阴阳的消长平衡
D. 阴阳的相互转化　　　　E. 阴阳的交感互藏

6. 五行学说中木的特性是( )。

A. 炎上　　　　B. 生化　　　　C. 肃降　　　　D. 滋润　　　　E. 升发

7. 下列除哪一项外均属于五行之土?( )

A. 五脏之脾　　B. 六腑之胃　　C. 五体之肉　　D. 五官之舌　　E. 五气之湿

8. 下列五行生克关系哪项是错误的?( )

A. 木克土　　　B. 火克金　　　C. 水克火　　　D. 金克木　　　E. 金克水

9. "肝火犯肺"是属于( )。

A. 子病犯母　　B. 相克　　　　C. 相乘　　　　D. 相侮　　　　E. 母病及子

10. 脾病及肝在五行学说中属于( )。

A. 相乘　　　　B. 反侮　　　　C. 相克　　　　D. 子病犯母　　E. 母病及子

二、简答题

1. 简述阴阳学说的基本内容。

2. 简述五行的特性。

3. 什么叫五行的生克乘侮?

参考答案

第二章　藏象学说

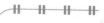

学习目标

1. 掌握　藏象学说的特点和各脏腑的主要生理功能及其系统连属。
2. 熟悉　藏象的含义和内容（脏、腑、奇恒之腑的含义及其区别）。
3. 了解　脏腑的主要病理表现和脏腑之间的关系。

教学 PPT

案例导入

患者，女，40岁，心悸时作2年余。患者近2年来时常心悸，伴神疲乏力，头晕，视目昏花，多梦而夜寐不酣，饮食尚可，大小便未见异常。为明确诊断，前来就诊。既往有月经过多史。查体：T 36.5 ℃，P 80 次／分，R 18 次／分，BP 110/80 mmHg。神志清，精神尚可，营养适中，形体偏瘦，面色苍白，唇甲色淡，心肺检查（一），肝脾肋下未触及，腹平软，无压痛，肠鸣音4次／分，周身皮肤无出血点，生理反射未见异常，病理反射未引出，舌质淡红，脉细弱。

1. 本案例的患者病在哪脏？
2. 诊断为何病？依据是什么？

案例解析

藏，指藏于体内的脏腑器官；象，指表现于外的生理、病理现象。藏象学说是通过观察外在征象来研究内部脏腑的活动规律，认识脏腑的实质。

藏象学说，以脏腑为基础。脏腑，是内脏的总称。按其形态结构和生理功能特点分为脏、腑、奇恒之腑三类。脏，即肝、心、脾、肺、肾，合称五脏；腑，即胆、胃、小肠、大肠、膀胱、三焦，合称六腑；奇恒之腑，即脑、髓、骨、脉、胆、女子胞（子宫）。五脏多为实质性脏器，其生理特点是化生和贮藏精气；六腑多为空腔脏器，其生理特点是受盛和传化水谷。奇恒之腑是指不同于六腑的腑，它们形态中空，与腑相似，但内藏精气，功能类脏，故称奇恒之腑。

人体是一个极其复杂的有机整体，藏象学说以五脏为中心的整体观，通过经络系统"内属于脏腑，外络于肢节"将六腑、五体（皮、肉、筋、骨、脉）、五官（鼻、口、目、耳、舌）、九窍（眼睛、耳孔、鼻孔和前后二阴）、四肢百骸等全身脏腑形体官窍联结成有机整体，构成五大功能系统。五个功能系统之间，在形态结构上不可分割，在生理上相互协调，在病理上相互影响。

藏象学说中脏腑的名称，虽与现代解剖学的脏器名称相同，但其内涵和外延不尽相同。藏象学说中，一个脏腑的功能可能包括现代解剖学中几个脏器的功能；现代解剖学中，一个脏器的功能可能分散于藏象学说的几个脏腑的功能之中。藏象学说中的脏腑，不单纯是一个解剖学概念，更重要的是综合概括了人体某些系统中相关的生理和病理学现象。

Note

第一节 五 脏

五脏是心、肝、脾、肺、肾的合称。五脏共同的生理功能是化生和贮藏精气,同时又各有专司,通过经络气血与躯体官窍密切联系,形成了以五脏为中心的特殊系统,其生理特点是"藏而不泻""满而不能实"。

知识链接 2-1

一、心

心居于胸腔偏左,居肺下膈膜之上,形似倒垂的未开莲蕊,色红,中有孔窍,有心包络卫护于外。心在五行属火,为阳脏。心起着主宰生命活动的作用,故称之为"君主之官""生之本""五脏六腑之大主"。手少阴心经与手太阳小肠经相互属络,故心与小肠相表里。

(一) 心的主要生理功能

1. 主血脉 心主血脉是指全身的血液均在脉道中运行,依赖于心脏的搏动而输送到全身,发挥其濡养的作用。《素问·五脏生成篇》说:"诸血者,皆属于心。"心脏、脉和血液构成一个相对独立的系统,这个系统的生理功能,都属于心所主,都有赖于心脏的正常搏动。因此,心脏的搏动是否正常,在"心主血脉"的功能中起着十分关键的作用。

心的正常搏动,主要依赖于心气。心气充沛,才能维持正常的心力、心率和心律,血液才能在脉内正常地运行,周流不息,营养全身,而见面色红润光泽,脉象和缓有力等外在的表现。血液的正常运行,也有赖于血液本身的充盈。如果血液衰少,血脉空虚,同样也能直接影响心的正常搏动和血液的正常运行。脉,即血脉,又称经脉,为血之腑。脉是血液运行的通道,脉道的通利与否,营气和血液的功能健全与否,直接影响着血液的正常运行。所以,血液的正常运行,必须满足于心气充沛、血液充盈和脉道通利三个基本条件。其中任何一方面出现问题,都将影响心主血脉功能的正常发挥。

2. 主神志 心主神志,又称心主神明、心藏神。神有广义和狭义之分,广义的神是指整个人体生命活动的外在表现,如面色、眼神、言语、应答、肢体活动姿态等,凡是机体表现于外的"形征",都是机体生命活动的外在反映,也就是通常所说的"神气"。狭义的神是指人的精神、意识、思维活动等。由于人的精神、意识和思维活动不仅仅是人体生理功能的重要组成部分,而且在一定条件下,又能影响整个人体各方面生理功能的协调平衡,所以《素问·灵兰秘典论》说:"心者,君主之官,神明出焉。"心主神志的生理功能正常,则精神振奋、神志清晰、思维敏捷、反应灵敏;反之,心不藏神,可出现失眠、多梦、健忘、神志不宁,甚至谵狂;或可出现反应迟钝、精神委顿,甚则昏迷、不省人事等临床表现。

心主神志与心主血脉密切相关。心主血脉功能正常,心神得到心血的濡养,则心主神志功能正常。相反,心血的运行亦依靠心神的调控,心主神志正常则心气推动血脉流畅。如果心血不足,心神失养,则见精神恍惚、心悸、失眠、多梦等心神失常之症;精神高度紧张或惊恐时,常见心跳加快,且兼有面红或面色苍白等血行异常的临床表现。

(二) 心的生理特性

心为阳脏,心以阳气为用。心的阳气能推动血液循环,维持人的生命活动,使之生机不息,故将心喻之为人身之"日"。心脏阳热之气,不仅维持了心本身的生理功能,而且对全身又有温养作用。

Note

（三）心的生理联属

1. 在体合脉，其华在面 脉是指血脉，心合脉是指全身的血脉都属于心，心脏不停地搏动，推动血液在脉中循行。华，是光彩之义。其华在面，即心的生理功能是否正常，可以显露于面部的色泽变化。由于头面部的血脉极为丰富，所以心气旺盛，血脉充盈，则面部红润有泽；心气不足，则可见面色㿠白、晦滞；心血亏虚则面色无华；心血瘀阻则面色青紫等。故《素问·五脏生成篇》也说："心之合脉也，其荣色也。"

2. 开窍于舌 心开窍于舌是指舌为心之外候，又称舌为"心之苗"。舌的功能是主司味觉和表达语言，这些均有赖于心主血脉和心藏神的生理功能。心的功能正常，则舌体红活荣润，柔软灵活，味觉灵敏，语言流利。若心有病变，可以从舌上反映出来，如心火上炎，则舌质鲜红，甚则生疮；若心血瘀阻，则舌质暗紫或有瘀斑；心藏神的功能异常，则舌强、语謇等。

3. 在志为喜 心在志为喜是指心的生理功能和情志的"喜"有关，喜为心之志。喜是人对外界信息的良性反应，对心主血脉等生理功能有利，但喜乐过度则可使心神受伤，如《灵枢·本神》说："喜乐者，神惮散而不藏。"精神亢奋可使人喜笑不休，精神萎靡可使人易于悲哀。不仅喜能伤心，而且五志过极均能损伤心神。

4. 在液为汗 心在液为汗是说汗液的多少也与心主血脉的功能有关。因为汗是津液通过阳气的蒸腾气化后，从玄府（汗孔）排出之液体。由于汗为津液所化生，血与津液又同出一源，而血又为心所主，故有"汗为心之液"之说，所以说心在液为汗。

（四）心与夏气相通应

心应夏气。从五行配属来看，心与夏季、南方、热、火、苦味、赤色等有着内在联系，共处于一个系统当中，故说心与夏季相通应。了解心的这一生理特性，有助于理解心的生理病理，特别是病理与季节气候的关系。

知识链接 2-2

二、肺

肺位于胸腔，左右各一，在膈膜之上，上连气道与喉，覆盖着其他脏腑，是五脏六腑中位置最高者，故称"华盖"。又因肺叶娇嫩，不耐寒热，易被邪侵，故又称"娇脏"。肺在五行属金，为气之主。手太阴肺经与手阳明大肠经相互属络，故肺与大肠相表里。

（一）肺的生理功能

1. 主气、司呼吸 肺的主气功能包括主呼吸之气和主一身之气。

（1）主呼吸之气：肺是体内外气体交换的场所。人体通过肺的呼吸运动，吸入自然界的清气，呼出体内的浊气，实现体内外气体的交换，从而保证了人体新陈代谢的正常进行，维持人体的生命活动。《素问·阴阳应象大论》说："天气通于肺。"

（2）主一身之气：一身之气都归属于肺，由肺所主。《素问·五脏生成篇》说："诸气者，皆属于肺。"肺主一身之气体现在两个方面：一是参与人身之气的生成，尤其是宗气的生成；二是调节全身气机。宗气的生成是由肺吸入的自然界清气和脾胃运化的水谷之精气相结合而生成。因此，肺的呼吸功能健全与否直接影响着宗气的生成，也影响着一身之气的盛衰。肺主一身之气，还体现于对全身的气机具有调节作用。肺有节律地呼吸，对全身之气的升降出入运动起着重要的调节作用。

2. 主宣发肃降 宣发，即肺气向上向外布散的过程。肃降，即肺气向下向内布散的过程。

（1）肺主宣发的作用主要体现于三个方面：一是呼出体内浊气。二是将脾所转输的津液和水谷精微向上向外布散到全身，外达于皮毛，即《灵枢·决气》所说的"上焦开发，宣五谷味，熏肤、充身、泽毛，若雾露之溉，是为气"。三是宣发卫气，调节腠理开合，将代谢后的津液化为汗液，排出体外。因此，肺气失宣，则可出现呼气不利、胸闷、咳喘以及鼻塞、打喷嚏和无汗等病

Note

理现象。

（2）肺主肃降的作用主要体现于三个方面：一是吸入自然界清气。二是将肺吸入的清气和由脾转输至肺的津液和水谷精微向下布散。三是肃清呼吸道内的异物，以保持呼吸道的洁净、通畅。因此，肺失于肃降，可出现呼吸短促或表浅、咳嗽咯痰、咯血等病理现象。

肺的宣发和肃降是相反相成的两个方面。生理情况下相互依存和相互制约，病理情况下则相互影响。没有正常的宣发，就不会有很好的肃降；反之亦然。若二者的功能失常，则出现"肺气失宣"或"肺失肃降"的病变，表现为咳、喘、胸闷气急等症状。故《素问·至真要大论》说："诸气膹郁，皆属于肺。"

3. 通调水道　通，即疏通；调，即调节；水道，即水液运行和排泄的道路。肺的通调水道功能是指肺的宣发和肃降对体内水液的输布、运行和排泄起着疏通和调节的作用。肺主宣发，不仅将津液和水谷精微宣发至全身，而且主司腠理的开合，调节汗液的排泄；肺气肃降，不仅将吸入之清气下纳于肾，而且也将体内的水液不断地向下输送，成为尿液生成之源，经肾和膀胱的气化作用，生成尿液而排出体外。这就是肺在调节水液代谢中的作用，也就是肺通调水道的生理功能。所以有"肺主行水"和"肺为水之上源"之说。如果肺的通调水道功能减退，则可发生水液停聚而生痰、成饮，甚则水泛为肿等病变。

4. 朝百脉、主治节　朝，即聚会的意思；肺朝百脉，即全身的血液都通过经脉而会聚于肺，通过肺的呼吸进行气体交换，然后再输布到全身。全身的血和脉均统属于心，心脏的搏动是血液运行的基本动力，而血的运行，又依赖于气的推动，随着气的升降而运行至全身。由于肺主呼吸，调节着全身的气机，所以血液的运行亦有赖于肺气的输布和调节，即助心行血。

"治节"，即治理和调节。肺主治节，出自《素问·灵兰秘典论》的"肺者，相傅之官，治节出焉。"肺的治节作用，主要体现于四个方面：一是肺主呼吸，调节着呼吸运动的节律；二是调节气机，随着肺的呼吸运动，治理和调节着全身之气的升降出入运动；三是助心行血，辅助心脏推动和调节血液的运行；四是调节水液代谢，通过肺的宣发和肃降，治理和调节津液的输布、运行和排泄。因此，肺主治节，实际上是对肺的主要生理功能的高度概括。

（二）肺的生理特性

1. 肺为华盖　肺在体腔中位居最高，肺又主一身之表，为脏腑之外卫，具有保护诸脏、抵御外邪的作用；又因其主气，为一身之纲领，故称肺为华盖。肺为华盖是对肺在五脏中位居最高和保护脏腑、抵御外邪、统领一身之气作用的高度概括。

2. 肺为娇脏　娇是娇嫩之意。肺为清虚之体，不耐寒热，易于受邪；外合皮毛，开窍于鼻，与天气直接相通，六淫外邪侵犯人体，不论是从口鼻而入，还是侵犯皮毛，皆易于犯肺而致病；他脏之病变，亦常波及于肺，故称娇脏。

（三）肺的生理联属

1. 在体合皮，其华在毛　皮毛，包括皮肤、汗腺、毫毛等组织，是一身之表，依赖于卫气和津液的温养和润泽，为抵御外邪侵袭的屏障。肺的生理功能正常，则皮肤致密，毫毛光泽，抵御外邪侵袭的能力亦较强；反之，肺气虚，宣发卫气和输精于皮毛的生理功能减弱，则卫表不固，抵御外邪侵袭的能力就低下，可出现多汗和易于感冒，或皮毛憔悴枯槁等现象。

2. 开窍于鼻　肺开窍于鼻是指肺和鼻是相通的，通过鼻部的某些表现可以了解肺的功能情况。鼻为肺窍，喉是肺呼吸之门户，鼻的嗅觉与喉的发音都是肺气的作用。所以肺气和、呼吸利，则嗅觉灵敏、声音能彰。外邪袭肺，多从鼻喉而入；肺的病变，也多见鼻喉的证候，如鼻塞、流涕、打喷嚏、喉痒、音哑、失音等。

3. 在志为忧　忧和悲的情志变化，虽略有不同，但其对人体生理活动的影响是大体相同的，因而忧和悲同属肺志。忧愁和悲伤，均属于非良性刺激的情绪反应，它对于人体的主要影响是使气不断地被消耗。由于肺主气,所以悲忧易于伤肺;反之,在肺气虚时,机体对外来非良性刺激的耐受性就会下降,而易于产生悲忧的情绪变化。

4. 在液为涕 涕是由鼻黏膜分泌的黏液,有润泽鼻窍的功能。鼻为肺窍,在正常情况下,鼻涕润泽鼻窍而不外流。若肺寒,则鼻流清涕;肺热,则涕黄浊;肺燥,则鼻干失润。

(四)肺与秋气相应

肺为清虚之体,性喜清润,与秋季气候清肃、空气明润相通应,故肺气在秋季最旺盛。肺气旺于秋,肺与秋季、西方、燥、金、白色、辛味等有内在的联系。秋季也多见肺的病变,秋金之时,燥气当令,肺为主气之脏,多气而少津,故燥邪极易伤肺之阴津,而出现干咳、皮肤和口鼻干燥等症状。

三、脾

脾位于中焦,膈膜之下,在左季胁的深部,附于胃的背侧左上方,“形如刀镰”“状如犬舌”。脾在五行属土,足太阴脾经与足阳明胃经相互属络,故脾与胃相表里,二者共同完成饮食水谷的消化吸收,故脾胃被称为“后天之本”。

(一)脾的生理功能

1. 主运化 运,即转运、输送。化,即消化、吸收。所谓“脾主运化”,是指脾具有把水谷(饮食物)化为精微并输送至全身的生理功能,包括运化水谷和运化水液两个方面。

(1)运化水谷:脾对水谷的消化吸收和转输精微物质的功能。饮食入胃,依赖脾的运化功能,将水谷化为精微,再经脾的转输,运送到全身以营养五脏六腑、四肢百骸。若脾的运化功能减退,则可出现食欲不振、腹胀便溏,乃至倦怠、消瘦等。

(2)运化水液:脾对水液的吸收、转输和布散作用。饮食物中的水液,清者被脾吸收,散精于肺而布散全身;经肺的通调、肃降及肾的气化功能,清者继续上升布散,浊者下降而为尿液,排出体外。若脾运化水液的功能减退,则可产生水湿、痰饮等病理产物,出现水肿、泄泻等病证。因此,有“脾为生痰之源”之说。《素问·至真要大论》说:“诸湿肿满,皆属于脾。”

脾的运化水谷和运化水液是一个过程的两个方面,不能够截然分开,所以在临床上当脾失健运时,两方面的症状均可以出现。人出生后,饮食水谷是维持人体生命活动所需营养物质的主要来源,也是气血化生的物质基础。而水谷的运化由脾所主,故称“脾为后天之本”“气血生化之源”。

2. 主升清 脾的运化功能以升清为主。升是指脾气的运动特点是以上升为主,故说“脾气主升”。清是指水谷精微等营养物质。脾主升清是指脾气将消化吸收的水谷精微等营养物质上输于心肺及头面五官,通过心肺的作用化生气血以营养全身,故说“脾以升为健”。若脾气不升反而下降,称为“脾气下陷”或“中气下陷”。临床主要表现为泄泻、脏器下垂等。

3. 主统血 统,即统摄、控制。脾主统血是指脾有统摄血液在经脉中运行,防止其溢出脉外的作用。脾统血的主要机理,实际上是气的固摄作用在血液运行方面的体现。脾统血的功能与脾的运化功能密切相关,若脾的运化功能健旺,则气生有源;气的固摄作用强健,血液就不会溢出脉外。反之,脾的运化功能减退,气生无源,气的固摄功能减退,血液失去统摄就容易导致出血的病证,如月经过多、皮下出血、便血、尿血、崩漏及肌衄等。

(二)脾的生理特性

脾喜燥恶湿,脾为太阴湿土之脏,得阳始运,故脾喜燥恶湿,与胃喜润恶燥相对而言。脾能运化水湿,自身性湿,虚而不运时则最易生湿,而湿邪过胜又最易困脾,造成脾失健运,故脾恶湿而喜燥,且对湿邪有特殊的易感性。

（三）脾的生理联属

1. 在体合肉，主四肢　脾胃为气血生化之源，全身的肌肉都需要脾胃运化的水谷精微来营养，才能使肌肉发达丰满，故说脾在体合肉。可见，人体肌肉的壮实与否，与脾的运化功能密切相关。脾的运化功能障碍，必致肌肉瘦削，软弱无力，甚至萎弱不用。四肢与躯干相对而言，是人体之末，故又称"四末"。人体的四肢同样需要脾胃运化的水谷精微等营养，以维持其正常的生理活动。脾主运化和升清，因此，脾气健运，则四肢的营养充足，活动轻劲有力；若脾失健运，清阳不升，布散无力，则四肢的营养不足，而见倦怠无力，甚或萎弱不用。

2. 开窍于口，其华在唇　开窍于口，系指饮食、口味等与脾运化功能密切相关。舌主司味觉，口味的正常与否赖于脾胃的运化功能。脾胃健运，则口味正常，食欲良好。若脾失健运，则可出现口淡无味、口甜、口腻等口味异常的感觉，从而影响食欲。口唇的色泽与气血是否充盈有关。由于脾为气血生化之源，所以口唇的色泽是否红润，不仅反映全身气血的状况，而且反映脾胃运化水谷精微的功能状态。

3. 在志为思　思，即思考、思虑，是人体精神思维活动的一种形式。思虑过度，所思不遂，可导致气滞、气结，影响脾的运化和升清，而表现为不思饮食、脘腹胀闷、头晕目眩等症。

4. 在液为涎　涎为口津，润泽口腔，帮助吞咽和消化。脾气健运，涎液化生适量，上行润口，而不溢于口外。若脾不生津，则见口干；脾不制水，则见涎液增多、口涎自出。

（四）脾与长夏相应

脾主长夏，脾气旺于长夏，脾脏的生理功能活动与长夏的阴阳变化相互通应。此外，脾与中央方位、湿、土、黄色、甘味等有内在联系。脾为后天之本，气血生化之源，与土的化生万物相近，而土又应于长夏。另外，长夏湿气当令，与脾之湿相应，故脾与长夏相应。

四、肝

肝位于腹部，横膈之下，右胁之内。在五行属木，喜条达而恶抑郁，主升、主动，其性刚强，体阴而用阳。足厥阴肝经与足少阳胆经经脉相互属络，故肝与胆相表里，二者之间不仅有经络相互属络，而且肝与胆本身也直接相连。

（一）肝的生理功能

1. 主疏泄　疏，即疏通；泄，是畅达、发泄、升发。肝主疏泄是指肝具有疏通、调节全身气机，使之保持通畅而不郁滞的功能。

气机，即气的升降出入运动。机体的脏腑、经络、器官等的活动，全赖于气的升降出入运动。由于肝的生理特点是主升、主动，这对于气机的疏通、畅达、升发是一个重要的因素，因此，肝的疏泄功能是否正常，对于气的升降出入之间的平衡协调起着调节作用。肝的疏泄功能正常，则气机调畅，气血调和，经络通利，脏腑、器官等的活动正常。如果肝的疏泄功能异常，则可出现两个方面的病理现象：一是肝的疏泄功能减退，即肝失疏泄，气机的疏通和畅达就会受到阻碍，从而形成气机不畅、气机郁结的病理变化，出现胸胁、乳房或少腹等某些局部胀痛不适等病理现象。二是肝的升发太过，而形成肝气上逆的病理变化，出现头目胀痛、面红目赤、烦躁易怒等病理表现；气升太过，则血随气逆，又可导致吐血、咯血等血从上溢的病理变化，甚则可以导致猝然昏仆、不省人事，称为气厥。

肝调畅气机的作用，具体表现在以下几个方面。

（1）促进血液和津液的运行：血液的运行和津液的代谢，有赖于气机的调畅。肝主疏泄功能正常，则气机调畅、血运通达、经脉通利、脏腑和调。若肝气郁结，则血行不畅，血液停积瘀滞而为瘀血，出现胸胁刺痛，甚至形成癥积、肿块，或出现女子经行不畅、经迟、痛经、闭经等。若肝气上逆，血随气逆，可见吐血、咯血，甚则猝然昏厥。肝的疏泄功能正常，可促进津液的运行，使之无聚湿生痰化饮之患。若肝失疏泄,气机郁结,则会导致津液运行障碍,形成水湿痰饮等病理产物,或出现水肿、痰核等病证。

(2)促进脾胃运化:脾胃运化功能正常与否的关键因素是脾的升清与胃的降浊之间是否协调平衡,而肝的疏泄功能调节着气的升降出入,有助于脾胃的运化功能。因此,肝的疏泄功能正常是保持脾胃升降协调的重要条件。当肝气郁结时,即可出现纳呆、腹胀、泄泻或呕逆、嗳气、脘腹胀痛等症。

(3)调畅情志:情志活动属于心主神明的生理功能,但与肝的疏泄功能密切相关。因为正常的情志活动,主要依赖于气血的正常运行,而气血的正常运行又需要肝的疏泄功能的调节,进而调节情志活动。当肝的疏泄功能正常时,则气血和调,心情舒畅;肝的疏泄功能减退时,则肝气郁结,心情抑郁;肝的升泄太过,则易于急躁、发怒。

(4)调节男女生殖功能:男子的排精、女子的月经来潮与排卵,与肝的疏泄功能密切相关。肾之封藏与肝之疏泄作用相互协调是男子精液正常贮藏与排泄的必要条件。肝的疏泄功能正常,气机调畅,则精液排泄通畅有度;若肝失疏泄,气机郁结,则表现为排精不畅;肝气亢逆,又可发生遗精、早泄。

女子的按时排卵也是肝之疏泄和肾之闭藏相互协调的结果,若肝失疏泄,会导致女子排卵异常,而导致不孕。气机调畅又是女子行经能否通畅有度的重要条件,因而女子行经亦受肝之疏泄功能的影响。若肝失疏泄,气机失调,则见月经周期紊乱、经行不畅、痛经,甚或闭经。临床治疗女子月经不调,多以疏肝为大法。由于肝的疏泄功能对女子的生殖机能尤为重要,故有"女子以肝为先天"之说。

2. 主藏血 肝藏血是指肝脏具有贮藏血液、调节血量和防止出血的功能。肝藏血的功能具体表现在以下几个方面。

(1)贮藏血液。肝的藏血功能,主要体现于肝内必须储存一定量的血液,以制约肝的阳气升腾,勿使过亢,维护肝的疏泄功能,使之冲和条达。

(2)涵养肝气。肝贮藏充足的血液,化生和涵养肝气,使之冲和畅达,发挥其正常的疏泄功能,防止疏泄太过而亢逆。

(3)调节血量。肝贮藏充足的血液,可根据生理需要调节人体各部分血量的分配。

(4)濡养肝及筋目。肝贮藏充足的血液,可濡养肝脏及其形体官窍,使其发挥正常的生理功能,所以《素问·五脏生成篇》说:肝受血而能视,足受血而能步,掌受血而能握,指受血而能摄。

(5)经血之源。肝贮藏充足的血液,是女子月经来潮的重要保证。肝藏血,与冲脉相通。冲为血海,任主胞胎,二脉与妇人的月经生殖密切相关,故肝的藏血量是否充足,直接影响妇人的月经与生育。

(6)防止出血。肝主藏血,有防止血液溢出脉外的作用。肝藏血功能失职,易导致各种出血,称为肝不藏血。

藏血是疏泄的物质基础,疏泄是藏血的功能表现。藏血使血能养肝,保证肝疏泄功能的正常;疏泄使气机调畅,血运正常,保证血能正常地归藏和运行。

(二)肝的生理特性

1. 肝喜条达而恶抑郁 条达,舒展、调畅、通达之意。抑郁,遏止、阻滞之意。肝属木,其气通于春,春木内孕生升之机,以春木升发之性而类肝,故称肝主升发,又称肝主生升之气。条达为木之本性,自然界中凡木之属,其生长之势喜舒展、顺畅、畅达,既不压抑又不阻遏而伸其自然之性。肝属木,木性条达,故肝亦喜条达而恶抑郁。

2. 肝为刚脏 肝为风木之脏,喜条达而恶抑郁,其气易逆易亢,其性刚强,故称肝为刚脏。

肝之体阴赖肾之阴精以涵,方能充盈,故肝之自身阴常不足而阳常易亢,刚柔不济,故肝气易亢易逆。肝气、肝阳常有余的病理特性,反映了肝脏本身具有刚强躁急的特性。

3. 肝体阴而用阳 所谓"体",是指肝的本体;所谓"用",是指肝脏的功能活动。肝为藏血之脏,血属阴,且其体居阴位,故肝体为阴;肝主疏泄,性喜条达,气常有余,易化火生风,主升主动,故肝用为阳。故有"肝体阴而用阳"之说。

（三）肝的生理联属

1. 在体合筋,其华在爪 筋,即筋膜,附着于骨而聚于关节,是连结关节、肌肉的一种组织。筋膜有赖于肝血的滋养。肝的血液充盈,筋得其所养,才能运动灵活有力。若肝的气血衰少,筋膜失养,则表现为筋力不健,运动不利,易于疲劳,所以《素问·六节藏象论》称肝为"罢极之本"。此外,肝的阴血不足,筋失所养,还可出现手足震颤、肢体麻木、屈伸不利,甚则抽搐等症。爪,即爪甲,包括指甲和趾甲,为筋之延续。肝血的盛衰可影响爪甲的荣枯。肝血充足则爪甲坚韧明亮,红润光泽;肝血不足则爪甲薄软枯萎,粗糙脆裂。

2. 开窍于目 肝的经脉上连目系,目的视力有赖于肝血的濡养,所以说"肝开窍于目"。当肝血不足、肝阴亏虚时,则视物不清、两目干涩、夜盲;肝经风热,则目赤痒痛;肝胆湿热,则两目发黄;肝风内动,则目斜上吊。

3. 在志为怒 怒是人们在情绪激动时的一种情志变化,以肝血为物质基础,与肝主疏泄密切相关,故说肝在志为怒。怒,人皆有之,在一定限度内的情绪发泄,使肝之气机得以疏泄,对维持机体的生理平衡有重要意义。但大怒或郁怒不解,对于机体则是一种不良刺激。大怒暴怒,可导致肝气上逆,血随气升,发为头痛、头晕,甚或中风昏厥。郁怒则使肝气郁结,同时也可引起血和津液运行障碍,导致痰饮瘀血内生。

4. 在液为泪 泪有濡润、保护眼睛的功能。肝开窍于目,泪为目液,由肝阴肝血所化,故说肝在液为泪。若肝阴不足,则泪液分泌减少,两目干涩,视物不清;若肝经湿热,可见目眵增多、迎风流泪等。

（四）肝与春气相通应

春季为一年之始,阳气始生,自然界生机勃发,一派欣欣向荣的景象。人体之肝主疏泄,恶抑郁而喜条达,为"阴中之少阳",故与春气相通应。因此,春季养生在精神、饮食、起居诸方面,都必须顺应春气的生发和肝气的畅达之性:保持情志舒畅,力戒暴怒忧郁,夜卧早起,免冠披发,松缓衣带,广庭信步,舒展形体。春季天气转暖而风气偏胜,人体之肝气应之而旺,故素体肝气偏旺、肝阳偏亢或脾胃虚弱之人在春季易发病,可见眩晕、烦躁易怒、中风昏厥,或情志抑郁、焦虑,或两胁肋部疼痛、胃脘痞闷、嗳气泛恶、腹痛腹泻等症状。

五、肾

肾位于腰部,脊柱两旁,左右各一,故称"腰为肾之腑"。在五行属水。肾主封藏,为先天之本,生命之根,藏真阴而寓元阳,为水火之脏。足少阴肾经与足太阳膀胱经经脉相互属络,故肾与膀胱相表里。

（一）肾的生理功能

1. 主藏精 肾藏精是指肾具有摄纳、贮存、封藏精气的生理功能。肾对于精气的闭藏,主要是为精气在体内能充分发挥其应有的生理效应创造良好的条件。《素问·六节脏象论》说:肾者主蛰,封藏之本,精之处也。

肾所藏的精气包括"先天之精"和"后天之精"。"先天之精"是禀受于父母的生殖之精,它是与生俱来的,是构成胚胎发育的原始物质,所以称"肾为先天之本"。"后天之精"来源于摄入的饮食物,通过脾胃运化功能而生成的水谷精气,以及脏腑生理活动中化生的精气通过代谢后

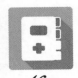

的剩余部分,藏之于肾,所谓"肾……受五脏六腑之精而藏之"。

"先天之精"和"后天之精"来源虽异,但均归于肾,二者相互依存,相互为用。"先天之精"有赖于"后天之精"的不断培育和充养,才能充分发挥其生理效应;"后天之精"的化生,又依赖于"先天之精"的活力资助。二者相辅相成,紧密结合而组成肾中精气。

肾中精气的主要生理功能包括两个方面。

(1)促进机体生长、发育和生殖:《素问·上古天真论》说:女子七岁,肾气盛,齿更发长;二七而天癸至,任脉通,太冲脉盛,月事以时下,故有子;三七,肾气平均,故真牙生而长极;四七,筋骨坚,发长极,身体盛壮;五七,阳明脉衰,面始焦,发始堕;六七,三阳脉衰于上,面皆焦,发始白;七七,任脉虚,太冲脉衰少,天癸竭,地道不通,故形坏而无子也。丈夫八岁,肾气实,发长齿更;二八,肾气盛,天癸至,精气溢泻,阴阳和,故能有子;三八,肾气平均,筋骨劲强,故真牙生而长极;四八,筋骨隆盛,肌肉满壮;五八,肾气衰,发堕齿槁;六八,阳气衰竭于上,面焦,发鬓颁白;七八,肝气衰,筋不能动,天癸竭,精少,肾脏衰,形体皆极;八八,则齿发去。这一段论述,明确地指出了机体生、长、壮、老、已的自然规律,与肾中精气的盛衰密切相关。人在出生以后,由于"先天之精"不断地得到"后天之精"的培育,肾中精气逐渐有所充盛,出现了幼年时期的齿更发长等生理现象,随着肾中精气的不断充盛,发展到一定阶段,产生了一种促进性腺发育成熟的物质,称作"天癸",于是男子就产生精子,女子就按期排卵、月经来潮,性腺的发育渐趋成熟,具备了生殖能力,人也进入了青春期。以后,随着肾中精气由充盛而逐渐趋向衰退,天癸亦随之而减少,甚至逐渐耗竭,性腺亦逐渐衰退,生殖能力亦随之而下降,以至消失,人就从中年而转入老年。另外,也明确地指出齿、骨、发的生长状况,作为观察肾中精气盛衰的标志,亦作为判断机体生长发育和衰老的标志,至今仍有极高的科学价值。同时,较全面地阐明了肾中精气在人体生命过程中的重要作用,因此,调理肾对于防治某些先天性疾病、生长发育不良、生殖机能低下和防止衰老等,均有较普遍的指导意义。

(2)推动和调节脏腑功能:肾中精气是机体生命活动的根本,对机体各方面的生理活动均起着极其重要的作用。从阴阳属性的角度,又可把肾中精气的生理功能概括为肾阴和肾阳两个方面。对人体各个脏腑组织器官起滋养、濡润作用的称为肾阴;对人体各个脏腑组织器官起温煦、推动作用的称为肾阳。肾阴和肾阳是人体各脏腑阴阳的根本,又称元阴和元阳、真阴和真阳。肾阴和肾阳之间,相互制约、相互依存、相互为用,维护着各脏阴阳的相对平衡。如果由于某些原因,这种相对平衡遭到破坏而又不能自行恢复时,即可形成肾阴虚或肾阳虚,出现内热、眩晕、耳鸣、腰膝酸软、遗精、舌质红而少津等肾阴虚证候,或是出现疲惫乏力、形寒肢冷、腰膝冷痛、小便清长或不利或遗尿失禁、舌质淡及性机能减退和水肿等肾阳虚的证候。

2. 肾主水 肾主水液,主要是指肾中精气的气化功能,对于体内津液的输布和排泄、维持体内津液代谢的平衡起着极为重要的调节作用,所以《素问·逆调论》称"肾者水脏,主津液。"

在正常情况下,津液的代谢通过胃肠的摄入、脾的运化和转输、肺的宣散和肃降、肾的蒸腾气化,以三焦为通道输送全身,经过代谢后的津液则化为汗液、尿液,排出体外。所有这些均有赖于肾的蒸腾气化作用,所以肾中精气的蒸腾气化主宰着整个水液代谢,故说"肾主水"。

3. 肾主纳气 纳,即固摄、摄纳。肾主纳气是指肾具有摄纳肺吸入之气而防止呼吸表浅的功能。呼吸虽为肺所主,但必须依赖肾的纳气作用,才能使呼吸平稳。肾的纳气功能,实际上就是肾的封藏作用在呼吸运动中的具体体现。因此,肾的纳气功能正常,则呼吸均匀和调。若肾的纳气功能减退,摄纳无权,可出现呼吸表浅、动则气喘、呼多吸少等病理现象,这称为"肾不纳气"。

(二)肾的生理特性

肾主封藏:封藏,亦曰闭藏。肾主封藏是指肾贮藏五脏六腑之精的作用。肾为先天之本,生命之根,藏真阴而寓元阳,为水火之脏。肾藏精,精宜藏而不宜泄;肾主命火,命火宜潜不宜露,故曰:"肾者主蛰,封藏之本,精之处也"(《素问·六节脏象论》)。肾主封藏的生理特性体现在藏精、纳气、主水、固胎等方面。

(三) 肾的生理联属

1. 主骨生髓,其华在发 肾主骨、生髓的生理功能,实际上是肾中精气具有促进机体生长发育功能的一个重要组成部分。骨的生长发育,有赖于骨髓的充盈及其所提供的营养。肾藏精,精生髓,肾中精气充盈,才能充养骨髓。小儿囟门迟闭,骨软无力,以及老年人的骨质脆弱,易于骨折等,都与肾中精气不足、骨髓空虚有关。

髓,有骨髓、脊髓和脑髓之分,这三者由肾中精气所化生。因此,肾中精气的盛衰,不仅影响骨的生长和发育,而且也影响脊髓和脑髓的充盈和发育。脊髓上通于脑,髓聚而成脑,故称脑为"髓海"。肾中精气充盈,则髓海得养,脑的发育就健全,就能充分发挥其"精明之腑"的生理功能;反之,肾中精气不足,则髓海失养,而形成髓海不足的病理变化。《素问·灵兰秘典论》说的"肾者,作强之官,伎巧出焉",实际上也是指肾中精气主骨生髓的生理功能。

齿为骨之余。齿与骨同出一源,亦由肾中精气充养。肾中精气充沛,则牙齿坚固而不易脱落;肾中精气不足,则牙齿易于松动、脱落,或表现为小儿齿迟等。温热病中望齿的润燥和有无光泽,是判断肾精及津液盛衰的重要标志。

发为血之余。肾其华在发,是指发的生长与脱落、润泽与枯槁常能反映肾精的盛衰。青壮年精血旺盛,发长润泽;老年人精血衰少,发白而脱落,皆属常理。但临床所见的未老先衰、年少而头发枯萎、早脱早白等,则与肾精不足有关,应考虑从肾论治。

2. 开窍于耳及二阴 肾开窍于耳,耳是听觉器官。中医认为耳的听觉功能与肾精密切相关。肾精充盈,髓海得养,耳则听觉灵敏。若肾精亏虚,髓海不充,耳之听力减退,或见耳鸣,甚则耳聋。二阴,即前阴和后阴,前阴是指生殖和排尿的器官。肾藏精,主生殖,肾主水,与前阴关系密切;后阴,即肛门,又称魄门、谷道,是排泄粪便的器官。粪便的排泄虽与脾气调畅和大肠传导有关,但亦要靠肾气的推动和固摄。若肾气不足,则推动无力而致气虚便秘;若肾阳虚衰,温煦无权,可表现为久泄滑脱或五更泄泻。

3. 在志为恐 肾在志为恐是指恐惧、惧怕的情志活动与肾的关系密切。肾精充足,人体在接受外界刺激时能产生相应的心理调节。过度的恐惧,易损伤脏腑精气,导致脏腑气机逆乱。《素问·举痛论》说:"恐则气下。"恐则气下是指人在恐惧的状态下,气不得升而转降,导致遗尿、大便失禁等病理状态。

4. 在液为唾 在液为唾是指肾精是唾液化生的物质基础。由于唾源于肾精,若咽而不吐,则能回滋肾精;若多唾久唾,则耗伤肾精。故古代养生家主张常咽唾以养肾精。

(四) 肾与冬气相应

肾与冬季、北方、寒、水、咸味等有着内在联系,如冬季寒水当令,肾为主水之脏;冬季万物蛰伏,肾为藏精之脏而司封藏之职,故肾与冬气相应。

知识链接 2-3

第二节 六 腑

六腑,是胆、胃、大肠、小肠、膀胱、三焦的总称。它们共同的生理功能是受盛和传化水谷,即主持饮食物的消化、吸收和糟粕的传导排泄。饮食物入口,通过食管入胃,经胃的腐熟,下传于小肠,经小肠的分清别浊,其清者由脾吸收,转输于肺,布散于全身;其浊者下传于大肠,经大

Note

肠的传导,形成粪便排出体外;脏腑代谢产生的浊液,则经三焦注入肾和膀胱,在肾气的蒸化作用下生成尿液,排出体外。饮食物在其消化吸收和排泄过程中,需通过消化道的七道门户,称为"七冲门",如《难经·四十四难》说:唇为飞门,齿为户门,会厌为吸门,胃为贲门,太仓下口为幽门,大肠、小肠会为阑门,下极为魄门,故曰七冲门也。

六腑的生理特点是"泻而不藏""实而不能满"。故六腑皆以降为顺,以通为用。

一、胆

胆为六腑之一,又为奇恒之腑。胆位于右胁下,呈囊形而附于肝间。胆与肝由足少阳胆经和足厥阴肝经相互属络,构成表里关系。胆的生理功能主要表现为两个方面。

1. 贮藏和排泄胆汁 胆为"中精之腑",内藏胆汁。胆汁味苦,色黄绿,由肝之精气所化生,汇集于胆浓缩并贮藏,泄于小肠,以助饮食物消化,是脾胃运化功能得以正常进行的重要条件。胆汁直接有助于饮食物的消化,故胆为六腑之一;因胆本身并无传化饮食物的生理功能,且藏精汁,与胃、肠等腑有别,故又称奇恒之腑。胆汁的化生和排泄,由肝的疏泄功能控制和调节。肝的疏泄功能正常,则胆汁排泄畅达,脾胃运化功能健旺。反之,肝失疏泄,可导致胆汁排泄不利,影响脾胃的运化功能,而出现胁下胀满疼痛、食欲减退、腹胀、便溏等症;若胆汁上逆,可见口苦、呕吐黄绿苦水;胆汁外溢,可出现黄疸。

2. 主决断 胆主决断是指胆具有判断事物、作出决定的作用,决断属于思维范畴。胆的这一功能对于防御和消除某些精神刺激的不良影响,以维持精、气、血、津液的正常运行和代谢,确保脏腑之间的协调关系,有着极为重要的作用。因此《素问·灵兰秘典论》说:"胆者,中正之官,决断出焉。"故胆气豪壮之人,剧烈的精神刺激对其所造成的影响较小,且恢复也较快;胆气虚怯之人,在受到不良精神刺激的影响时,则可见善恐易惊、胆怯怕事、失眠多梦,或者遇事疑而不决等症状。

二、胃

胃位于膈下,上连食管,下通小肠。胃又称为胃脘,分为上、中、下三部:胃的上部为上脘,包括贲门;胃的中部称中脘,即胃体的部位;胃的下部为下脘,包括幽门。胃与脾同居中焦,由足阳明胃经与足太阴脾经相互属络,构成表里关系。胃的主要生理功能主要表现为两个方面。

1. 主受纳、腐熟水谷 受纳是接受和容纳的意思。腐熟是饮食物经过胃的初步消化,形成食糜的意思。饮食入口,经过食管,容纳于胃,经过胃的腐熟后,下传于小肠,其精微经脾之运化而营养全身,所以称胃为"水谷气血之海"。人以水谷为本,胃气之盛衰有无,关系到人体的生命活动及其存亡。临床上诊治疾病,亦十分重视胃气,常把"保胃气"作为重要的治疗原则。

2. 主通降,以降为和 饮食物入胃,经胃的腐熟后,必须排送下行入小肠进一步消化吸收而不能上逆,所以说胃主通降,以降为和。由于在藏象学说中,以脾升胃降来概括机体整个消化系统的生理功能,因此,胃的通降作用还包括小肠将食物残渣下输大肠,以及大肠传化糟粕的功能在内。胃的通降是降浊,降浊是受纳的前提条件。胃失通降不仅影响食欲,且因浊气在上而发生口臭、恶心、呕吐、呃逆、脘腹胀闷或疼痛,以及大便秘结等症状。

三、小肠

小肠位于腹中,其上口与胃在幽门相接,下口与大肠在阑门相连,是一个比较长的呈迂曲回环叠积之状的管状器官,包括十二指肠、空肠和回肠,是机体对饮食物进行消化,吸收其精微,下传其糟粕的重要脏器。小肠与心由手太阳小肠经与手少阴心经相互属络而构成表里关系。小肠的主要生理功能主要表现为两个方面。

1. 主受盛化物　受，是接受；盛，以器盛物；化，变化、消化；物，在这里指饮食物。受盛化物是指小肠接受经胃初步消化的饮食物，然后做进一步消化，以化生精微的过程。受盛功能主要体现于两个方面，一是指小肠是接受经胃初步消化之饮食物的盛器；二是指经胃初步消化的饮食物，在小肠内必须有相当时间的停留，以利于进一步消化和吸收，将水谷化为精微。所以《素问·灵兰秘典论》说：小肠者，受盛之官，化物出焉。因此，小肠受盛化物功能失调，表现为腹胀、腹痛、便溏等症。

2. 主泌别清浊　泌别是指分别、分清；清，指水谷精微；浊，指食物残渣。小肠的泌别清浊功能主要体现于三个方面，一是将经过小肠消化后的饮食物，分为水谷精微和食物残渣两个部分；二是将水谷精微吸收，把食物残渣向大肠输送；三是指小肠在吸收水谷精微的同时，也吸收了大量的水液，故又称"小肠主液"。因此，小肠泌别清浊的功能正常，则水液和糟粕各走其道而二便正常。若小肠泌别清浊的功能失常，清浊不分，水走大肠，就会导致大便溏泄、小便短少等症。临床上治疗泄泻采用"利小便所以实大便"的方法，就是"小肠主液"理论在临床治疗中的具体应用。

四、大肠

大肠是一个管腔性器官，位于腹部，其上口在阑门处接小肠，其下端连肛门。大肠是对食物残渣中的水液进行吸收，形成粪便并有度排出的脏器。大肠与肺由手阳明大肠经与手太阴肺经的相互属络而构成表里关系。其主要生理功能为传化糟粕。

大肠接受经过小肠泌别清浊后所剩下的食物残渣，再吸收其中多余的水液，形成粪便，经肛门排出体外，所以《素问·灵兰秘典论》说：大肠者，传导之官，变化出焉。传导，即接上传下之意。"变化出焉"，即将糟粕化为粪便而排出体外。大肠的传导变化作用是胃的降浊功能的延伸。由于肺与大肠相表里，大肠的传导亦与肺的肃降有关。此外，大肠的传导作用，亦与肾的气化功能有关，故有"肾主二便"之说。

大肠在传导糟粕的同时，还能同时吸收其部分水分，因此又有"大肠主津"的说法。由于大肠有吸收水分的功能，故能使糟粕燥化，形成粪便而排出体外。若大肠吸收水分过多，则大便干结而致便秘；反之，则可见腹泻、便溏。

五、膀胱

膀胱位于下腹部，居肾之下，大肠之前，是一个中空的囊状器官。其上有输尿管与肾相连，其下有尿道，开口于前阴。膀胱俗称"尿脬"，是贮存和排泄尿液的器官。膀胱与肾由足太阳膀胱经与足少阴肾经相互属络而构成表里关系。膀胱的生理功能主要表现为两个方面。

1. 贮存尿液　人体的津液通过肺、脾、肾等脏的作用，布散全身，发挥其滋养濡润机体的作用。其代谢后的浊液则下归于肾，经肾气的蒸腾气化作用，升清降浊：清者回流体内，重新参与水液代谢，浊者下输于膀胱，变成尿液，由膀胱贮存。

2. 排泄尿液　膀胱中尿液的按时排泄，由肾气及膀胱之气的激发和固摄作用调节。肾气与膀胱之气的作用协调，则膀胱开合有度，尿液可及时地从尿道排出体外。

膀胱的贮尿和排尿功能，依赖于肾气与膀胱之气的升降协调。若肾气和膀胱之气的激发和固摄作用失常，膀胱开合失权，即可出现小便不利或癃闭，或者可出现尿频、尿急、遗尿、小便不禁等症。

六、三焦

三焦是上焦、中焦、下焦的合称。在人体脏腑中，三焦最大，故有"孤府"之称。三焦作为六腑之一，有其特定的形态结构和生理功能，有名有形；三焦作为人体上、中、下三个部位的划分，

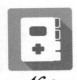

有其各自的生理功能,有名无形。手少阳三焦经与手厥阴心包经相互属络,故三焦与心包相表里。

（一）三焦的主要生理功能

1. 通行元气 元气(又名原气、真气)是人体最根本的气,根源于肾,由先天之精所化,赖后天之精以养,为人体脏腑阴阳之本,生命活动的原动力。元气通过三焦而输布到五脏六腑,充沛于全身,以激发、推动各个脏腑组织的功能活动,所以说三焦是元气运行的通道。三焦是气升降出入的通道,人体的气是通过三焦而输布到五脏六腑而充沛于全身的。故三焦有主持诸气、总司全身气机和气化的功能。

2. 运行水液 人体水液代谢是由多个脏腑参与,共同完成的一个复杂生理过程。其中,上焦之肺,为水之上源,以宣发肃降而通调水道;中焦之脾胃,运化并输布津液于肺;下焦之肾、膀胱,蒸腾气化,使水液上归于脾肺,再参与体内代谢,向下形成尿液排出体外。三焦为水液的生成、敷布、升降出入的道路。三焦在水液代谢过程中的协调平衡作用,称为"三焦气化"。三焦通行水液的功能,实际上是对肺、脾、肾等脏腑参与水液代谢功能的总括。因此,《素问·灵兰秘典论》说:"三焦者,决渎之官,水道出焉。"说明三焦在调控体内整个水液代谢过程中起着重要作用。

（二）三焦的部位划分及其功能特点

1. 上焦如雾 上焦的部位为横膈以上的胸部,包括心、肺和头面部等。上焦的生理特点是以气的宣发和升散为主,如雾露般布散水谷精微和津液以营养滋润全身。《灵枢·营卫生会》说:"上焦如雾。"根据这一特点,《温病条辨》中提出了"治上焦如羽,非轻不举"的治疗原则。

2. 中焦如沤 中焦的部位是指膈以下、脐以上的上腹部,包括脾胃等脏腑。中焦的生理功能是受纳腐熟水谷,运化输布水谷精微、津液和化生气血,故概括为"中焦如沤"。《温病条辨》提出"治中焦如衡,非平不安"的治疗原则。

3. 下焦如渎 下焦指脐以下的部位,包括如小肠、大肠、肝、肾、膀胱、女子胞等脏器。其中的肝,按其部位应归中焦,但因其生理功能和肾关系密切,一同划归下焦。下焦的生理功能是排泄糟粕和尿液,调节水液运行,故称"下焦如渎"。《温病条辨》提出"治下焦如权,非重不沉"的治疗原则。

第三节 奇 恒 之 腑

奇恒之腑,包括脑、髓、骨、脉、胆、女子胞。它们在形态上多属中空而与腑相似,在功能上又贮藏精气,与脏的生理功能特点相类似。奇恒之腑中除胆为六腑之一外,其余的都没有表里配合,也没有五行的配属,这是不同于五脏六腑的又一特点。脉、髓、骨、胆前已论述,本节仅论述脑与女子胞。

一、脑

脑居颅腔内,由髓汇集而成。《灵枢·海论》说:"脑为髓之海。"人的忆、视、听、嗅、言等感官功能均与脑有关。脑的主要生理功能表现为两个方面。

1. 主精神活动 人的精神活动与脑密切相关。脑的功能正常,则精神意识思维活动正常,表现为神志清楚,思维敏捷,语言清晰,情志正常。如脑的功能异常,则见神志异常,反应迟钝,精神情志异常。

2. 主感觉功能 脑的感觉功能正常,则视物清明,听力聪颖,嗅觉灵敏,感觉正常。反之,则可出现视物不清,嗅觉不灵,感觉迟钝。

二、女子胞

女子胞,又称胞宫、子宫,位于小腹部,是发生月经和孕育胎儿的器官。

(1) 主要功能是主月经和主孕育胎儿。

①主月经:月经,又称月信、月事、月水,是女子生殖器官发育成熟后出现的周期性子宫出血。健康女子,14 岁左右,天癸至,出现月经,为孕育胎儿准备条件。约 28 天周期性排血一次,每次 3 天到 7 天;49 岁左右,天癸竭绝,月经闭,不能再怀孕生子。胞宫的功能正常与否直接影响月经的来潮和正常与否,所以说胞宫能够主持月经。

②主孕育胎儿:胞宫是女性孕育胎儿的器官。女子在发育成熟后,能够排卵,因而有受孕生殖的能力。受孕之后,月经停止来潮,脏腑经络血气下注于冲任,到达胞宫以养胎,培育胎儿以至成熟而分娩。

(2) 女子的月经来潮和胎儿的孕育,是一个复杂的生理活动过程。主要有如下三个方面的生理因素。

①"天癸"的作用:"天癸"是肾中精气充盈到一定程度时体内出现的一种精微物质,有促进生殖器官发育成熟、女子月经来潮及排卵、男子精气溢泻而具备生殖能力的作用。天癸是维持正常月经和孕育胎儿的前提条件。如《素问·上古天真论》说:女子二七而天癸至,任脉通,太冲脉盛,月事以时下,故有子。……七七,任脉虚,太冲脉衰少,天癸竭,地道不通,故形坏而无子也。

②冲、任二脉的作用:冲、任二脉,同起于胞中。冲脉与肾经并行,与十二经相通,能调节十二经脉的气血,有"冲为血海"之称;任主胞胎,在小腹部与足三阴经相会,能调节全身的阴经,有"阴脉之海"之称。十二经脉气血充盈,才能溢入冲、任二脉,经过冲、任二脉的调节,注入胞宫,而发生月经。冲、任二脉的盛衰,受着"天癸"的调节。幼年时期,肾中精气未盛,"天癸"未至,任脉未通,冲脉未盛,故没有月经;人至老年,由于"天癸"逐渐衰竭,冲、任二脉的气血也逐渐衰少,而进入绝经期,出现月经紊乱,以至经绝。临床上,由于某些原因引起冲、任二脉失调时,即可出现月经周期紊乱,甚至不孕等症。

③心、肝、脾三脏的作用:心主血、肝藏血、脾为气血生化之源而统血,对于全身血液的化生和运行均有调节作用。月经的来潮和周期,以及孕育胎儿,均离不开气血的充盛和血液的正常调节。因此,月经的来潮与心、肝、脾三脏的生理功能状态有关。若肝的藏血、脾的统血功能减退,可引起月经过多,周期缩短,行经期延长,甚至崩漏等症。若脾的生化气血功能减弱,则经血的化源不足,可导致月经量少,周期延长,甚至经闭。若因情志所伤,损伤心神或影响肝的疏泄功能,也将导致月经失调等异常现象。

第四节 脏腑之间的关系

人体是一个统一的有机整体,它是由脏腑、经络等许多组织器官所构成的。各脏腑、组织、器官的功能活动不是孤立的,而是整体活动的一个组成部分,它们不仅在生理功能上存在着相互制约、相互依存和相互为用的关系,而且还以经络为联系通道,在各脏腑组织之间相互传递着各种信息,在气血津液循环于全身的情况下,形成了一个非常协调和统一的整体。

一、脏与脏之间的关系

（一）心与肺

心肺同居上焦，心主血而肺主气，心主行血而肺主呼吸。心与肺的关系，主要表现在血液运行与呼吸吐纳之间的协同调节关系。

心主一身之血，肺主一身之气，两者相互协调，保证气血的正常运行，维持机体各脏腑组织的新陈代谢。血液的正常运行，必须依赖于心气的推动，亦有赖于肺气的辅助。肺朝百脉，助心行血，是血液正常运行的必要条件。正常的血液循环，又能维持肺主气功能的正常进行。由于宗气具有贯心脉而司呼吸的生理机能，从而加强了血液运行与呼吸吐纳之间的协调平衡。因此，积于胸中的宗气是连结心之搏动和肺之呼吸的中心环节。在病理上，肺气虚或肺失宣肃均可影响心的行血功能，导致血液的运行失常，出现胸闷、心悸，甚则唇青、舌紫等血瘀之病理表现。反之，若心气不足、心阳不振等导致血行异常时，也会影响肺的宣发和肃降功能，出现咳嗽、气促等肺气上逆的病理现象。心与肺，血与气，是相互依存的。

（二）心与脾

心主血，脾统血，脾又为气血生化之源，故心与脾的关系主要表现在血液生成和运行方面。

（1）血液生成方面：脾主运化而为气血生化之源。脾的运化功能正常，则化生血液的功能旺盛，以保证心血充盈。血液充盈，则心有所主。

（2）血液运行方面：血液在脉中正常运行，既有赖于心气的推动，又依靠脾气的统摄，使血行脉中而不溢出。故血液能正常运行全赖心主行血与脾主统血的协调。心气充足，则运血有力，而不致瘀滞。脾气健旺，脾的统血功能正常，则血行脉中，而不溢出于脉外。

在病理上，心脾两脏亦常互为影响，如思虑过度，不仅暗耗心血，且可影响脾的运化功能；若脾气虚弱，运化失职，则气血生化无源，也可导致血虚而心无所主。若脾不统血而致血液妄行，则也会造成心血不足。以上种种，均可形成以眩晕、心悸、失眠、多梦、腹胀、食少、体倦、面色无华等为主症的心脾两虚证。

（三）心与肝

心主行血而肝主藏血，心藏神而肝主疏泄、调畅情志。因此，心与肝的关系主要表现在血液运行以及精神情志两个方面。

（1）血液运行方面：心主血，肝藏血、调节血量。两者相互配合，共同维持血液的正常运行。人体的血液，生化于脾，贮藏于肝，通过心以运行全身。心之行血功能正常，则血运正常，肝有所藏；若肝不藏血，则心无所主，血液的运行失常。正是由于心和肝在血行方面密切相关，故临床上"心肝血虚"常同时出现。

（2）精神情志方面：心主神志，肝主疏泄、调畅情志。人的精神、意识和思维活动，虽由心所主，但与肝的疏泄功能亦密切相关。心肝两脏，相互为用，共同维持正常的精神情志活动。

（四）心与肾

心在五行属火，位居于上而属阳；肾在五行属水，位居于下而属阴。从阴阳、水火的升降理论来说，位于下者，以上升为顺；位于上者，以下降为和。所以，心火必须下降于肾，肾水必须上济于心，这样心肾之间的生理功能才能协调，称为"心肾相交""水火既济"。反之，若心火不能下降于肾而独亢，肾水不能上济于心而凝聚，心肾之间的生理功能就会失去协调，而出现一系列的病理表现，即称为"心肾不交""水火失济"。例如：在临床上出现的以失眠为主症的心悸、怔忡、心烦、腰膝酸软，或见男子梦遗、女子梦交等症，多属"心肾不交"。

（五）肺与脾

肺主气司呼吸，脾主运化、化生水谷精气；肺主宣发肃降、通调水道，脾主运化水液。肺与脾的关系,主要表现于气的生成和津液的输布代谢两个方面。

（1）气的生成：机体气的生成,主要依赖于肺的呼吸功能和脾的运化功能,肺所吸入的清气和脾胃所运化的水谷精气,是组成气的主要物质基础。因此,肺的呼吸功能和脾的运化功能是否健旺,与气的盛衰密切相关。

（2）水液代谢：津液的输布代谢是由肺的宣发肃降、通调水道和脾的运化水液、输布津液所构成。肺的宣发肃降和通调水道,有助于脾的运化水液功能,从而防止内湿的产生;而脾的转输津液,上输于肺,不仅是肺通调水道的前提,也为肺的生理活动提供了必要的营养。因此,二者之间在津液的输布代谢中存在着相互为用的关系。

肺脾二脏之间在病理上的相互影响,主要也在于气的生成不足和水液代谢失常两个方面。例如:脾气虚损时,常可导致肺气的不足;脾失健运,津液代谢障碍,水液停滞,则聚而生痰、成饮,往往影响肺的宣发和肃降,而出现喘咳痰多等症状,所以有"脾为生痰之源,肺为贮痰之器"之说。反之,肺病日久,气耗太过,也可累及脾导致脾气虚,影响脾的健运,从而出现纳食不化、腹胀、便溏,甚则水肿等病理表现。

（六）肺与肝

肺与肝的关系,主要表现于气机的调节方面。肺主降而肝主升,二者相互协调,对于全身气机的调畅是一个重要的环节。若肝升太过或肺降不及,则多致气火上逆,而出现咳逆上气,甚则咯血等病理表现,称之为"肝火犯肺"。相反,肺失清肃,燥热内盛,亦可影响到肝的疏泄条达,在咳嗽的同时出现胸胁引痛胀满、头晕头痛、面红目赤等症。

（七）肺与肾

肺为水之上源,肾为主水之脏;肺主呼吸,肾主纳气;肺属金,肾属水,金水相生。肺与肾的关系,主要表现在水液代谢、呼吸运动及阴液互资三个方面。

（1）水液代谢：肾为主水之脏,肺为"水之上源"。肺的宣发肃降和通调水道,有赖于肾的蒸腾气化。反之,肾的主水功能,亦有赖于肺的宣发肃降和通调水道。因此,肺失宣肃,通调水道失职,必累及肾,而至尿少,甚则水肿;肾的气化失司,关门不利,则水泛为肿,甚则上为喘促,咳逆倚息而不得卧。

（2）呼吸运动：肺主呼气,肾主纳气,肺的呼吸功能需要肾的纳气作用来协助。肾气充盛,吸入之气方能经肺之肃降而下纳于肾,故有"肺为气之主,肾为气之根"之说。若肾的精气不足,摄纳无权,气浮于上;或肺气久虚,久病及肾,均可导致肾不纳气,出现呼多吸少、动则气喘等症。

（3）阴液互资：肺肾阴液,相互资生。金为水之母,肺阴充足,下输于肾,使肾阴充盈;肾阴为一身阴液之根本,肾阴充盛,上滋于肺,使肺阴充足。故肺肾阴虚常同时并见,而出现颧红、骨蒸潮热、盗汗、干咳音哑、腰膝酸软、舌红少苔、脉细数等症。

（八）肝与脾

肝藏血而主疏泄,脾统血、主运化而为气血生化之源。肝脾两脏的关系,主要表现在疏泄与运化的相互为用、藏血与统血的相互协调关系。

（1）饮食物消化：肝主疏泄,调畅气机,协调脾胃升降,并疏利胆汁,输于肠道,促进脾胃对饮食物的消化及对精微的吸收和转输功能;脾气健旺,运化正常,水谷精微充足,气血生化有源,肝体得以濡养而使肝气冲和条达,有利于疏泄功能的发挥。

（2）血液运行：血的正常运行,虽由心所主持,但与肝、脾也有密切的关系。肝主藏血,调节血量;脾主生血,统摄血液。脾气健旺,生血有源,统血有权,使肝有所藏;肝血充足,藏泄有度,血量得以正常调节,气血才能运行无阻。若脾虚气血生化无源,或脾不统血,失血过多,均可导致肝血不足。

此外,如脾胃湿热郁蒸,熏蒸肝胆,可形成黄疸。在病理上肝病可以传脾,脾病也可以及肝,肝脾两脏病变常常互为影响。

(九)肝与肾

肝肾之间关系极为密切,有"肝肾同源"或"乙癸同源"之说。肝藏血,肾藏精;肝主疏泄而肾主封藏,故肝肾之间的关系主要表现在精血同源、藏泄互用以及阴阳互资互制等方面。

(1)精血同源:血的化生有赖于肾中精气的气化;肾中精气的充盛,亦有赖于血液的滋养。所以说精能生血,血能化精,称之为"精血同源"。在病理上,精与血的病变亦常相互影响,如肾精亏损,可导致肝血不足;反之,肝血不足,也可引起肾精亏损。

(2)藏泄互用:肝主疏泄与肾主封藏之间亦存在着相互制约、相反相成的关系,主要表现在女子的月经来潮和男子泄精的生理功能。若二者失调,则可出现女子月经周期的失常,经量过多或闭经;男子遗精滑泄或阳强不泄等症。

(3)阴阳互资互制:由于肝肾同源,所以肝肾阴阳之间的关系极密切。肝肾阴阳,息息相通,相互制约,协调平衡,故在病理上也常相互影响。如肾阴不足可引起肝阴不足,阴不制阳而导致肝阳上亢,称之为"水不涵木";如肝阴不足,可导致肾阴的亏虚,而致相火上亢。反之,肝火太盛,也可下劫肾阴,形成肾阴不足的病理变化。

(十)脾与肾

脾主运化,化生精微,为后天之本;肾主藏精,内藏元阴元阳,为先天之本。脾主运化水液,肾为主水之脏。故脾与肾之间的关系,主要表现在先后天之间的相互资助和水液代谢方面。

(1)先天后天相互资助:脾之健运,化生精微,须借助于肾阳的温煦,故有"脾阳根于肾阳"之说。肾中精气亦有赖于水谷精微的培育和充养,才能不断充盛和成熟。因此,脾与肾在生理上是后天与先天的关系,它们是相互资助,相互促进。在病理上亦常相互影响,互为因果。如肾阳不足,不能温煦脾阳,则可见腹部冷痛,下利清谷,或五更泄泻,水肿等症。若脾阳久虚,进而可损及肾阳而成脾肾阳虚之病证。

(2)水液代谢:脾气运化水液功能的正常发挥,须赖于肾气的蒸化及肾阳温煦功能的支持。肾主水液输布代谢,又须赖脾气及脾阳的协助,即所谓"土能制水"。

二、腑与腑之间的关系

六腑,以"传化物"为其生理特点。六腑之间的相互关系,主要体现于饮食物的消化、吸收和排泄过程中的相互联系和密切配合。

饮食入胃,经胃的腐熟和初步消化,下传于小肠,通过小肠的进一步消化,泌别清浊,其清者为精微物质,经脾的转输,以营养全身;剩余之水液,吸收后,成为渗入膀胱的尿液之化源;其浊者为糟粕(食物之残渣),下达于大肠。渗入膀胱的尿液,经气化作用及时排出体外;进入大肠的糟粕,经传导与燥化,而由肛门排出体外。饮食物的消化、吸收和排泄过程,还有赖于胆汁的排泄以助消化;三焦不仅是水谷传化的道路,更重要的是三焦的气化,推动和支持着传化功能的正常进行。由于六腑传化水谷,需要不断地受纳、消化、传导和排泄,虚实更替,宜实而不宜满,宜通而不宜滞,所以后世医家有"六腑以通为用"和"腑病以通为补"的说法。

病理上,如胃有实热,烧灼津液,则可致大肠传导不利,大便秘结不通;而大肠燥结,便闭不行,亦可影响胃的和降,而使胃气上逆,出现恶心、呕吐等症。又如胆火炽盛,常可犯胃,导致胃失和降而见呕吐苦水。脾胃湿热,熏蒸肝胆,而使胆汁外泄,可发生黄疸病证。

三、脏与腑之间的关系

脏与腑的关系,实际上就是阴阳表里关系。由于脏属阴,腑属阳;脏为里,腑为表,一脏一腑,一阴一阳,一表一里相互配合,并有经脉相互属络,从而构成了脏腑之间阴阳表里相互配合的密切联系。

(一)心与小肠

手少阴心经属心而络小肠,手太阳小肠经属小肠而络心,二者通过经脉的相互属络构成了表里关系。病理上,如心有实火,可移热于小肠,引起尿少、尿热赤、尿痛等症。反之,如小肠有热,亦可循经上炎于心,引起心火上炎的表现,可见心烦、舌赤、口舌生疮等症。

(二)肺与大肠

肺与大肠亦是通过经脉的属络而构成表里关系。肺气的肃降,有助于大肠传导功能的发挥;大肠传导功能正常,则有助于肺的肃降。若大肠实热,腑气不通,则可影响肺的肃降,而产生胸满、喘咳等症。如肺失清肃,津液不能下达,可见大便困难;肺气虚弱,气虚推动无力,则可见大便艰涩而不行,称之为"气虚便秘"。若气虚不能固摄,清浊混杂而下,可见大便溏泄。

(三)脾与胃

脾与胃通过经脉相互属络而构成表里关系。脾主运化,胃主受纳;脾主升,胃主降;脾性湿而喜燥,胃性燥而喜湿。两者之间的关系表现为以下三个方面。

(1)纳运相合:二者共同完成饮食物的消化吸收及其精微的输布,从而滋养全身,故称脾胃为"后天之本"。胃所受纳的水谷,要经过脾的运化才能化生为精微以营养全身,故说"脾为胃行其津液"。

(2)升降相因:脾主升,胃主降,相反相成。脾气升,则水谷之精微得以输布;胃气降,则水谷及其糟粕得以下行,故说:"脾宜升则健,胃宜降则和"。因脾胃居于中焦,气机一升一降,故二者间的升降关系又是维持全身气机升降的枢纽。

(3)燥湿相济:胃喜润恶燥,脾喜燥恶湿,两脏燥湿相济,阴阳相合,是保证二者纳运、升降协调的必要条件。

由于脾胃在生理上的相互联系,因而在病理上也是相互影响的。如脾为湿困,运化失职,清气不升,即可影响胃的受纳与和降,可出现食少、呕吐、恶心、脘腹胀满等症。反之,若饮食失节,食滞胃脘,胃失和降,亦可影响脾的升清与运化,可出现腹胀、泄泻等症。

(四)肝与胆

胆附于肝,有经脉互为属络,构成表里关系。胆汁来源于肝之余气,胆汁之所以能正常排泄和发挥作用,亦依靠肝的疏泄功能。若肝的疏泄功能失常,就会影响胆汁的分泌与排泄;反之,若胆汁排泄不畅,亦会影响肝的疏泄。因此,肝与胆在生理和病理上密切相关,肝病常影响胆,胆病也常波及肝,最终肝胆同病,如肝胆火旺、肝胆湿热等。

(五)肾与膀胱

肾为水脏,膀胱为水府,足少阴经属肾络膀胱,足太阳经属膀胱络肾,两者构成表里相合关系。生理上,肾为主水之脏,开窍于二阴;膀胱贮尿、排尿,是为水腑。膀胱的贮尿、排尿功能,取决于肾气的盛衰。

病理上,若肾气虚弱,蒸化无力,或固摄无权,可影响膀胱的贮尿、排尿,而见尿少、癃闭或尿失禁。膀胱湿热,或膀胱失约,也可影响到肾气的蒸化和固摄,以致出现小便色质或排泄的异常。

小 结

藏象基本知识	学习要点
1.藏象的概念和脏腑的分类	藏象是脏腑的总称,分为五脏、六腑、奇恒之腑
2.五脏	五脏的生理功能、生理特性和系统联属
3.六腑	六腑的生理功能和生理特性
4.奇恒之腑	奇恒之腑的生理功能
5.脏腑之间的关系	相互制约,相互依存,相互协调,相互为用

能力检测

一、选择题

1. 五脏生理功能的特点是（ ）。

A.传化物而不藏,实而不能满 　　　　　　B.藏精气而不泻,实而不能满

C.藏精气而不泻,满而不能实 　　　　　　D.传化物而不藏,满而不能实

E.虚实交替,泻而不藏

2. 宣发卫气的脏是（ ）。

A.心 　　　　B.肺 　　　　C.脾 　　　　D.肝 　　　　E.肾

3. 脾主升清是指（ ）。

A.水谷精微的上升与输布 　　B.气血的上升与输布 　　C.营气的上升与输布

D.卫气的上升与输布 　　　　E.津液的上升与输布

4. 气机升降之"枢纽"是指哪一种升降关系？（ ）

A.肾主纳气,肺主呼气 　　　B.肝主升,肺主降 　　　C.脾主升,胃主降

D.心火下降,肾水上承 　　　E.以上均是

5. 当人安静时,血液主要归于（ ）。

A.心 　　　　B.肝 　　　　C.脾 　　　　D.肺 　　　　E.肾

6. 主司二便的脏是（ ）。

A.肾 　　　　B.脾 　　　　C.小肠 　　　　D.大肠 　　　　E.肺

7. 被称为"水谷之海"的是（ ）。

A.脾 　　　　B.胃 　　　　C.大肠 　　　　D.小肠 　　　　E.六腑

8. 主"决断"是哪一腑的功能？（ ）

A.胆 　　　　B.肾 　　　　C.小肠 　　　　D.三焦 　　　　E.肝

9. 以下脏器中既属于六腑之一,又属奇恒之腑的是（ ）。

A.脑 　　　　B.胆 　　　　C.心包 　　　　D.三焦 　　　　E.膀胱

10. 主持诸气,总司人体气化的是（ ）。

A.三焦 　　　　B.脾 　　　　C.肾 　　　　D.肺 　　　　E.心

11. "元神之腑"是指下列哪项？（ ）

A.脑 　　　　B.髓 　　　　C.心 　　　　D.肝 　　　　E.肾

12. 机体水液代谢过程中起主要作用的脏腑是（ ）。

A.肺、脾、肾及膀胱 　　　　　　B.肺、脾、肾及三焦

C. 肺、脾、肾及大小肠　　　　　　D. 肺、脾、肝及肾

E. 肺、脾、肾及心

13. 脏与脏之间主要表现为气血关系的是（　　）。

A. 心与肺　　　B. 肺与肝　　　C. 脾与肾　　　D. 肝与肾　　　E. 心与肾

14. "精血同源"主要是指哪两脏的关系？（　　）

A. 心与肺　　　B. 肝与脾　　　C. 肝与肾　　　D. 心与肾　　　E. 脾与肾

二、简答题

1. 心的生理功能有哪些？

2. 肝的生理功能有哪些？

3. 肺主治节的作用，主要体现在哪几个方面？

4. 为什么脾病会致四肢肌肉瘦削、软弱无力，甚至痿废不用？

5. 心与肺之间的生理关系怎样？

6. 脾与肾之间的生理关系怎样？

参考答案

Note

第三章　精、气、血、津液

学习目标

1. 掌握　精、气、血、津液的概念和作用及其相互关系。
2. 熟悉　精、气的分类及精、气、血、津液在人体的生成、运行、输布等。
3. 了解　精、气、血、津液功能失常的常见临床表现。

案例导入

陈某,女,33 岁。

主诉:月经量多,淋漓不尽 15 天。

病史:因近来工作繁忙,本次行经时骤下量多,经医院医生注射止血剂(药名不详),量虽减少,但仍淋漓不断 15 天,血色淡红。自觉全身疲乏无力,少气懒言,食欲下降,易心悸头晕,出汗,多梦健忘,两目干涩,肢体麻木。舌淡苔薄白,脉细弱。

请根据精、气、血、津液的理论试分析患者出现这些症状的原因及机制。治疗上应该如何制订方案? 理论依据何在?

精、气、血、津液是构成和维持人体生命活动的基本物质。精是人体内最精华的、液态的精微物质;气是一种活力很强、运行不息且无形可见的极细微物质;血是循行于脉中的具有丰富营养的红色液态样物质;津液是人体内一切正常水液的总称。精、气、血、津液是人体脏腑、经络、形体、官窍进行生理活动的物质基础,同时精、气、血、津液的生成和代谢又有赖于脏腑、经络等组织器官的正常生理活动。因此,人体的精、气、血、津液和脏腑、经络等组织器官在生理和病理方面都有着十分密切的关系。

精、气、血、津液学说是研究人体精、气、血、津液的生成、运行及其生理功能的学说,是中医学理论体系的重要组成部分。它从整体角度来研究构成和维持人体生命活动的基本物质,揭示人体脏腑、经络等组织器官生理活动和病理变化的物质基础。

第一节　精

中医学中精的理论,是研究人体之精的概念、代谢、功能及其与脏腑、气血等相互关系的学说。中医学的精与古代哲学的精或精气,在概念上既有着密切的联系,又有着严格的区别。

一、精的基本概念

精,是指人体内最精华的、液态的精微物质,是人体生命的本原,是构成人体和维持人体生

Note

命活动的最基本物质之一。正如《素问·金匮真言论》所说:"夫精者,身之本也。"精的概念有广义和狭义之分。广义之精是泛指体内一切有用的液态精华物质,包括先天之精、水谷之精、生殖之精、脏腑之精和血、津液、髓等。狭义之精是指生殖之精,是禀受于父母而贮藏于肾,具有生殖繁衍功能的精微物质。

二、精的生成

从精的生成来源而言,有先天之精和后天之精之分。

1. 先天之精 又称"生殖之精",是禀受于父母、与生俱来、具有生命活力、构成胚胎的原始物质,是生命的基础。男女两性之精结合形成胚胎之后,在胞宫中全赖于母体的气血和摄取的水谷精微养育。因此,先天之精实际上包括了父母生殖之精以及从母体所获得的各种营养物质。先天之精秘藏于肾。

2. 后天之精 又称"水谷之精",是人出生之后,从饮食物中摄取的营养精华和脏腑代谢化生的精微物质。后天之精化生于脾,贮藏于五脏,以充养五脏,灌溉六腑,维持人体的生命活动。

先天之精与后天之精藏于肾中,融合为一,不可分离,统称为"肾精"。两者相互促进、相互资生,先天之精依赖后天之精的不断培育和充养,才能保持充盈;后天之精又需要先天之精的活力资助,方可不断化生,故有"先天生后天,后天养先天"之说。临床上无论是先天之精匮乏或后天之精不足,均可导致肾精不足。

三、精的贮藏与施泄

1. 精的贮藏 人体之精分藏于五脏,但主要藏于肾中。先天之精在胎儿形成时期就贮藏于肾,是肾精的主体成分。后天之精是饮食中的水谷经脾胃化生的精微物质,它们源源不断地转输到各个脏腑组织,化为脏腑之精,以供给脏腑生理活动的需要。同时,又将其剩余部分输送于肾中贮藏,以充养肾藏的先天之精。因此,五脏皆藏先天之精和后天之精。各脏所藏之精是其功能活动的物质支撑。

2. 精的施泄 精的施泄有两种形式:一是分藏于全身各个脏腑之中,濡养脏腑,并化气以推动和调控各脏腑的机能;二是化为生殖之精而有度地排泄以繁衍生命。

四、精的生理功能

1. 繁衍生命 生殖之精是生命的原始物质,是生身之本,具有生殖繁衍的作用。男子二八天癸至,精气溢泻;女子二七天癸至,月事应时下。男女具备了生殖的能力,此时若男女媾精,阴阳和调,则胎孕方成。由此可见,精是繁衍生命的物质基础,肾精充足,则生殖功能强健;肾精不足,则生殖功能减弱或者障碍。故补肾填精是临床治疗生殖功能低下的重要方法之一。

2. 生长发育 人出生之后,从婴儿至青年生长的成熟时期,均依赖肾精的充养。随着肾中精气的盛衰变化,人体则呈现出生、长、壮、老、已的生命运动规律。若肾精不足,小儿则可出现生长发育迟缓或障碍,成人可出现须发早白、记忆力减退等早衰现象。因此临床上治疗小儿五迟、五软等生长发育障碍和防止成人早衰常用填补肾精之法。

3. 濡润脏腑 精是人体重要的精华物质,由脾胃将水谷消化吸收并转化为水谷精微输布到五脏六腑等全身各组织器官之中,起着滋养作用,以维持人体的生理活动,其剩余部分归藏于肾,储以备用。因此,脏腑功能的正常发挥有赖于精的滋润濡养。若先天不足或后天失调,肾精化生不足,则各脏腑组织器官失养,生命活动减弱,人体呈现虚弱及衰竭状态,抗病力弱,易发生疾病。

4. 生髓化血 肾藏精,精生髓,髓充脑。肾精充盛,脑海充盈,则思维敏捷,目明耳聪,延年益寿。若肾精亏虚，不能生髓充脑，髓海不足，则头晕耳鸣，两眼昏花，智力减退，健忘等。故小儿智力障碍或老年性痴呆多从补益肾精着手。

肾主骨，藏精而生髓。肾精充盛，骨骼得养而坚固有力，运动自如，反之，肾精不足，骨髓空虚，则小儿易出现囟门迟闭，骨软无力；老年人则常发生骨质疏松、脆弱，易于骨折等病理变化。

精生髓，髓又可生血，为血液生化之器，精足则血充，故有"精血同源"之说。此外，水谷之精是血液化生的物质基础，脏腑之精也是不断地融合于血中以发挥化血作用，故临床上常用血肉有情之品补益精髓以治疗血虚证。

第二节　气

中医学中的气学说是研究人体之气的概念、生成、分布、功能及其与脏腑、精、血、津液之间关系的系统理论。中医学的气概念与古代哲学中的概念，既有联系，又有区别。前者是医学科学中的物质概念，后者是标志世界本原的物质存在的抽象概念。

一、气的基本概念

气是人体内一种活力很强、不断运动、肉眼看不见的极细微物质，是构成人体和维持人体生命活动的基本物质之一。

气是构成人体最基本物质。古代哲学认为，宇宙万物在气的不断运动中聚合形成。气是构成天地万物的最基本物质，而人是自然界发展到一定阶段的必然产物，也就是"天地和气"，因此，人体的构成也是以气为最基本的物质基础。中医学在强调"天地之气"是构成人体最基本的物质基础的同时，也进一步指出人体是父母之精气相结合而直接构成的。父母之精气相合，形成胚胎，转化为自身之精气，这种精气源于父母，先身而生，成为人体生长发育和繁衍新生命的物质基础。

气又是维持人体生命活动的基本物质之一。"天食人以五气，地食人以五味"（《素问·六节藏象论》）。人的生存必须时刻依赖着自然界中各种物质条件的供给。各项生命活动的维持都需要从自然界中摄取营养（水谷之气）和吸入清气（呼吸之气）。同时，人体内存在的气又不断地进行升降出入运动以推动和调控人体内的新陈代谢，维系着人体的生命活动。所以，气又是维持人体生命活动的基本物质。

二、气的生成

1. 气的来源　气的来源主要有三个方面：一是源于父母的先天之精气，二是来源于饮食物中的营养物质，即水谷之精气，简称"谷气"；三是来源于自然界中的清气。先天精气禀受于父母的生殖之精，它是构成胚胎的原始物质；水谷精气和自然界的清气是人出生以后获得的，因此合称为"后天精气"，它是人类赖以生存的物质条件。

2. 气的生成过程　气的生成，有赖于全身各个脏腑的协同作用，其中与肾、脾胃和肺的生理功能尤为密切相关，通过肾、脾胃、肺等脏腑的共同作用，将先天之精气、水谷之精气和自然界清气三者结合而生成人体之气（图3-1）。

（1）肾为生气之根：肾主藏精，肾精包括先天之精和后天之精。肾精是化生元气的物质基础，"精化为气，元气由精而化也。"（《黄帝内经》）元气是人体之气的根本，因而肾

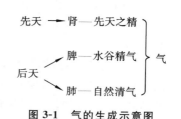

图3-1　气的生成示意图

藏精的生理功能对于气的生成至关重要。肾精充足,元气充沛,则人体之气的生化源源不竭。反之,肾精不足,元气不充,则人体之气生化无源而衰少。

(2)脾胃为生气之源:脾司运化,胃主受纳,两者纳运结合,将饮食水谷中的营养物质化生为水谷精气,并通过脾气散清,将水谷之精气上输心肺,布散脏腑经络,成为人体之气的主要来源,所以《灵枢·营卫生会》曰:"人受气于谷。"若脾胃受纳腐熟及运化转输功能失常,则不能消化吸收饮食水谷之精微,水谷之气的来源匮乏,必然影响一生之气的生成。

(3)肺为生气之主:肺主气,司呼吸,为体内外气体交换的场所,肺在气的生成过程中占有重要地位。一方面,通过吸清呼浊,将自然界的清气源源不断地吸入人体内,同时不断地呼出浊气,保证了体内之气的吐故纳新。另一方面,肺将吸入的清气与脾化生的水谷之气两者在胸中汇聚,生成宗气,宗气走息以司呼吸,贯心脉而行气血,通达内外,周流全身,促进一身之气的生成。若肺主气功能失常,清气吸入减少,则宗气生成不足,导致一身之气衰少。

3. 气生成的基本条件 气生成的基本条件主要有两个方面:一是物质来源充足,即先天精气、水谷精气和自然界清气的供应充足。二是脏腑生理功能正常,尤其是肾、脾胃、肺等脏腑的生理功能正常,人体的气才能充足旺盛;若肾、脾胃、肺等脏腑的生理功能失常,则影响气的生成,或影响气的生理效应,形成气虚等病理变化。

三、气的运化与气化

1. 气机

(1)气机的概念:气在体内的升降出入运动,称为"气机"。气是不断运动着的、肉眼看不见的精微物质,它流行于全身各脏器、经络、形体、官窍,无处不在,无处不有。通过气在体内不断的运动,以此来推动和激发人体脏腑、经络等组织器官的各种生理活动,维持着人的正常生命活动。气的运动一旦停止,机体新陈代谢的气化因而停止,人的生命活动也就终止。

(2)气的运动形式:升、降、出、入是气运动的四种基本形式。如呼吸之气,实际上就是气的升降出入运动的具体体现,呼出浊气是气流由肺向上经喉、鼻而排出体外,既是出,又是升;吸入清气是气流向下经鼻、喉而内入肺脏,既是入,又是降。气的升降出入运动一旦停止,生命也就结束。

人体之气的升和降、出和入,是对立统一的矛盾的运动。从脏腑的局部生理特点而言,各有所侧重,是以降为主,还是以出为主,由该脏腑的生理特性和位置等来决定。一般来说,五脏藏精气,其气宜升;六腑传化物,其气宜降。就五脏而言,肺位居上焦,又借气道与外界相通,其气就有升、降、出、入四种形式;心位居于上焦,主降;肾位居于下焦,主升;肝气以升发为主,肺气则肃降;脾胃同居中焦,通连上下,脾主升清,胃主降浊,为人体气机升降的枢纽。总之,脏腑之气的升降运动,在生理状态下,体现了升中有降、降中有升的特点。同时,这种升与降,出与入之间又保持相对协调平衡,脏腑正常的生理功能才得以完成,人体正常生命活动才能维持正常。因此,气机升降出入的协调平衡是生命活动正常进行的重要保证。

气的升降出入运动协调平衡,通常称之为"气机调畅",若气的升降出入之间失去平衡,则概称为"气机失调"。气机失调常有气滞、气逆、气陷、气脱、气闭等表现形式。气滞为气的运行不畅,或在局部发生阻滞不通;气逆为气的上升太过或下降不及;气陷为气的上升不及或下降太过;气脱指气不能内守而大量外逸;气闭指气不能外达而郁闭于内。

2. 气化

(1)气化的概念:所谓气化,是指通过气的运动而产生的各种变化。具体来说,气化是指由气的运动而引起的体内物质新陈代谢的各种变化,包括物质与物质之间的转化,能量与能量之间的转化,物质与能量之间的转化。气化是生命最基本的特征之一。

(2)气化的形式:气化的形式多种多样。如饮食水谷转化为精微,化生成精、气、血、津液;

津液经过代谢转化成汗液和尿液；饮食物经过消化和吸收后，其残渣转化为糟粕等；血的化生以及化气生神；精血互生；津血互化；气生血、化精、生神；气的热量转化为能量等，这都是气化的具体表现。概言之，体内物质的新陈代谢过程、物质转化及能量转化的过程，都是气化的基本形式。

气化过程的产生和维系，离不开脏腑的功能活动。气化过程的有序进行，是脏腑生理功能协调互用的结果。如果脏腑功能受损，气化失常，则可影响精、气、血、津液的新陈代谢及其相互转化，导致各种精微物质的生成不足及代谢异常。

3. 气机与气化的关系 气的运动在人体生命活动中普遍存在，气的升降出入运动协调平衡是气化赖以进行的前提与条件，气运动不止，气化也始终存在。气化过程中又寓有气的升降出入运动，气的各种运动形式正是在气化过程中得以体现。气机与气化的关系，既有因果关系，又有互寓关系，分之为二，合之为一，共同存在于人体生命活动的始终。

四、气的分类

根据气在人体分布、来源和功能的不同，中医学中的气分为多种，主要有元气、宗气、营气、卫气。

1. 元气 元气又名真气、原气，属先天之气，是人体最根本、最重要的气。它来源于父母，为先天之精所化生，藏于肾，依靠后天之气的滋养和补充。元气的主要功能是推动和调节人体的生长和发育，温煦与激发各个脏腑、经络等组织器官的生理活动。故常说，元气是人体生命活动的原动力。若元气充沛，则人体健壮，反之如先天禀赋不足，或后天失养，则元气不足，身体虚弱，易致各种疾病。

2. 宗气 由肺吸入之清气和脾运化之水谷精气在胸中汇聚而成，属后天之气。主要功能有二：一是走息道以行呼吸；二是贯心脉而行气血。《灵枢·邪客篇》说：宗气积于胸中，出于喉咙，以贯心脉，而行呼吸。故凡语言、声音、呼吸的强弱，气血运行正常与否，均与宗气的盛衰有关。

3. 营气 主要由脾胃运化的水谷精微所化生，是水谷精微中富有营养的物质。它分布于脉管之中，主要功能是化生血液，营养人体。《灵枢·邪客篇》说：营气者，泌其津液，注之于脉，化以为血，以荣四末，内注五脏六腑。营气与血同行于脉中，有着不可分离的密切关系，故常"营血"并称。

4. 卫气 由脾胃运化的水谷精微所化生，是水谷之气的剽悍滑利部分。行于脉外，其运行迅速而滑利，主要功能有三：一是卫护肌肤，抗御外邪入侵；二是控制汗孔开合，调节体温；三是温煦脏腑，润泽皮毛等。正如《灵枢·本脏篇》所说：卫气者，所以温分肉，充皮肤，肥腠理，司开合者也。卫气属于阳气的一部分，故有"卫阳"之称。

营气与卫气，既有联系，又有区别。营气与卫气都来源于水谷之精微，均由脾胃所化生。虽然来源相同，但是营气性质精纯，富有营养，卫气性质剽悍滑利，易于流行；营气行于脉中，卫气行于脉外；营气有化生血液和营养全身的功能，卫气有防卫、温养和调控腠理的功能。营属阴，卫属阳，由于机体内部的阴阳双方必须相互协调，故营卫和调才能维持正常的体温和汗液分泌，人体才能有旺盛的抗邪力量和脏腑的正常生理活动。若营卫二者失和，则可能出现恶寒发热、无汗或汗多，易于感冒等。

五、气的功能

气既是人的立命之本，也是推动脏腑功能和维持生命活动的基本物质，正如《难经·八难》说："气者，人之根本也。"因此，气对人体而言具有非常重要的作用。概括起来有以下六个方面。

1. 推动作用 气是推动宇宙万物运动变化的根本动力。人体的生长发育,各脏腑经络的生理活动,血液的生成与运行,津液的输布和排泄,也都依赖气的激发。若气的推动功能不足,就会影响人体的生长发育或出现早衰,脏腑、经络功能会减退,还会引起血虚、血脉瘀滞和水湿停滞等病变。

2. 温煦作用 《难经·二十二难》曰:"气主煦之",即指气有熏蒸温煦的作用,是人体热量的来源。人体能维持正常的体温与气的温煦作用密切相关。其温煦作用是通过激发和推动各脏腑器官生理功能,促进机体的新陈代谢来实现的。气具有温煦作用,常谓之阳气。具体言之,气的温煦作用是通过阳气的作用而表现出来的。若温煦作用不足,便可出现畏寒肢冷、血运迟缓等。

3. 防御作用 气能护卫肌表,防御外邪侵犯,又能与入侵之病邪作斗争。通常气盛则人体脏腑经络的机能旺盛,从而抗病能力较强。若气的防御功能不足,则易受邪而发病。正如《素问》中说:"正气存内,邪不可干""邪之所凑,其气必虚"。

知识链接 3-1

4. 固摄作用 气的固摄作用,主要是对血、精、津液等液态物质具有统摄管理,防止其无故流失的作用。例如气能摄血,约束血液,而不致于溢出脉外。气能摄津,约束汗液、尿液、唾液、精液、胃肠液等人体体液的正常分泌与排泄,防止其异常丢失。若固摄功能不足,便可出现出血、自汗、遗尿、遗精等病证。

5. 气化作用 气化是指通过气的运动而产生的各种变化。具体地说,是指精、气、血、津液各自的新陈代谢及其相互转化。若气化功能失常,就会影响到气、血、津液的新陈代谢,饮食物的消化吸收,以及汗液、尿液和粪便等的排泄。

6. 营养作用 气具有为脏腑组织提供营养的作用。具有营养作用的气,主要是指脾胃运化的水谷精气而化生的营气和卫气。如果脾胃功能失常,脾失健运,气血生化无源,则会导致脏腑形体官窍组织失养,功能减弱。

上述气的六种功能,它们密切配合,相互为用,才能保持人体正常的生命活动。

第三节 血

血是构成人体和维持人体生命活动的基本物质之一。某些原因导致血溢出脉外,即为出血。脉,具有阻遏血液溢出的功能,故有"血府"之称。

一、血的概念

血是运行于脉管中的红色液体,是有很高的营养和滋润作用,通过气之推动,循着经脉运行全身,以维持脏腑组织器官的正常功能活动。

二、血的生成

血液合成的物质基础主要包括水谷精微、营气、津液、精髓等。血液生成的途径主要有两个方面:一是由脾胃所摄取的水谷精微,化为营气,经过肺的朝百脉作用,贯注心脉而成为血。《灵枢·营卫生会篇》说:中焦受气取汁,变化而赤,是谓血。故称脾胃为气血生化之源。二是肾取五脏六腑之精而藏之。精能生髓,髓可化血,故有"精血同源"之说。

因此,血液的生成是以水谷精微和精髓为主要物质基础,在脾胃、心肺、肝肾等脏腑的共同作用下而生成的。故临床上常用补养心血、补益心脾、滋养肝血和补肾益髓等法以治血虚之证。

Note

三、血的运行

血液运行于脉道之中,血液要正常运行必须满足三个条件:一是血液充盈,寒温适度;二是脉管通利;三是心肺肝脾脏腑功能正常,特别是心脏功能尤为重要。同时,血在体内的正常运行还离不开气的作用。它需要依赖于气的推动固摄和温煦作用。若气的推动和温煦作用减弱,则可见血运迟缓、四肢发凉。气的固摄作用下降,易导致各种出血现象。此外,血液清浊与黏稠、寒热病邪等也可直接影响血液运行,黏浊易致成瘀,减缓流速,寒易致血凝,热易致妄行。

血液的正常运行与脏腑关系也极为密切,尤其是心、肺、肝、脾等脏腑。首先,心主血脉,依靠心气来推动血液在脉中运行至全身。肺朝百脉,能助心行血。同时,依赖肺的宣发与肃降,肝的疏泄作用,调节全身的气机,带动血液运行至全身。又通过脾的统血和肝调节血量的作用来调控血液在脉中正常运行,防止血溢脉外。

由此可见,正是心、肝、脾、肺等脏相互协调与密切配合,才能保证人体血液的正常运行。其中任何一脏的生理功能失调,都可以引起血行失常的病变。例如,心气不足,血运无力,可以形成血瘀;肺气不足,宣降失司,也可以导致血瘀;脾气虚弱,统摄无力,可以产生多种出血病证;肝失疏泄,肝气上逆,可致出血;抑郁不畅可致血瘀等。

四、血的功能

血具有营养和滋润全身的生理功能。血在脉中循行,内至脏腑,外达皮肉筋骨,如环无端,运行不息,不断地对全身各脏腑组织器官起着营养和滋润的作用,《难经·二十二难》中“血主濡之”就是此意。因此,若血不足,便可引起全身或局部血虚的病理变化,出现头晕、目眩、面色无华、毛发干枯、肌肤干燥、四肢麻木等症状。

血是神志活动的物质基础,血液充足,才能神志清晰,精神充沛,正如《灵枢·平人绝谷》中所说“血脉和利,精神乃居”。若血虚,则神无所养,常会出现惊悸、失眠、多梦、健忘等病证。

第四节 津 液

一、津液的概念

津液是人体各种正常水液的总称,也是构成和维持人体生命活动的基本物质之一。津液包括各脏腑组织的正常体液和分泌物,如唾液、胃液、肠液和泪涕等。其中清稀者为津,浊稠者为液。津与液既有区别,也有联系,二者还可相互转化,故统称为“津液”(表3-1)。

表3-1 津与液的比较表

项目	津	液
性状	清轻稀薄,流动性大	浊重稠厚,流动性小
分布	散布于皮肤、肌肉、孔窍并渗入血脉	灌注于脏腑、骨节和脑髓等处
作用	滋润	濡养

二、津液的生成、输布与排泄

津液的生成、输布和排泄,即人体水液的代谢,其实是一个复杂的生理过程(图3-2)。《素问·经脉别论》说:"饮入于胃,游溢精气,上输于脾,脾气散精,上归于肺,通调水道,下输膀胱,水精四布,五经并行。"这是对津液的生成、输布和排泄过程的简要说明,由此可见,津液来源于饮食水谷,通过胃的受纳腐熟,小肠分清泌浊、主液,大肠主津等功能,经脾的运化与散精作用,上输到肺,再由肺的宣降,通调水道,下输到肾与膀胱。之后由肾的气化蒸腾、升清降浊,以三焦为通道,随着气的升降出入,布散于全身而环流不息。而多余的废液,气化成汗与尿排出体外,以维护人体水液代谢平衡。因此,参与人体津液的输布排泄最重要的三个脏分别是肺、脾、肾,故有云:"肺为水之上源""脾为水之中州""肾为水脏"。同时,此过程还有赖于气的推动、固摄、气化等作用,临床上不论是气的病变或脏腑的功能失调,尤其是肺、脾、肾三脏的失调,都可影响津液的代谢平衡而发生疾病。

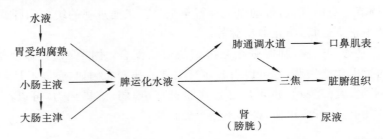

图 3-2　人体津液生成、输布与排泄示意图

三、津液的生理功能

1. 滋润和濡养作用　津液的功能主要是滋润和濡养作用,即润泽皮毛、肌肤,滋润脏腑、经脉,充养骨髓、脑髓,润滑眼、鼻、口等孔窍和滑利关节等。临床上津液不足常可出现皮肤毛发干枯、口鼻干燥等表现。

2. 化生血液　津液经孙络渗入血脉之中,成为化生血液的基本成分之一。津液使血液充盈,并濡养和滑利血脉,而血液环流不息,故常有"血汗同源"一说,《灵枢·营卫生会》也有"夺血者无汗,夺汗者无血"的论述。

3. 排泄代谢产物　津液在其自身的代谢过程中,能把机体的代谢产物通过汗、尿等形式不断地排出体外,使机体各脏腑的气化活动正常。若津液在体内的输布排泄障碍,就会使代谢产物潴留于体内,而产生痰、饮、水、湿等多种病理变化。

4. 调节机体阴阳平衡　津液作为阴精的一部分,对调节人体的阴阳平衡起着重要作用。人体通过津液的自我调节使机体保持正常状态,以适应外界的变化。如外界气候寒冷,则皮肤汗孔闭合,排汗减少,小便增多;夏暑季节,天气炎热,排汗较多,津液下行减少,小便减少。当机体丢失大量水液后,则须多饮水以增加体内的津液,由此调节机体的阴阳平衡,从而维持人体的正常生命活动。

第五节　气、血、津液之间的关系

人体是一个有机的整体,气、血、津液均是人体内的基本精微物质,是产生一切功能和维持生命活动的物质基础,其组成均依赖于脾胃化生水谷精微的不断补充,在脏腑功能活动的主导下,又存在着相互依存、相互促进、相互转化的关系。

一、气和血的关系

气与血是人体内的两大类基本物质。气属阳,血属阴,具有互根互用的关系。气有推动、激发、固摄等作用,血有营养、滋润等作用。气是血液生成和运行的动力,血是气的化生基础和载体,因而"气为血之帅,血为气之母"。

(一)气为血之帅

气为血之帅,包含气能生血、气能行血、气能摄血三个方面。

1. 气能生血 气直接参与并促进血液的生成。一是营气、津液和肾精作为血液的化生物质基础,是血液的组成成分。二是气化作用。气化是血液生成的原动力,可促进脾胃从饮食中摄取水谷精微,转化为血液。三是脏腑之气的直接参与。心肺将精微物质转化为血液离不开有关脏腑的参与。因此,气充盛,则化生血液的功能增强,血液充足;气虚亏,则化生血液的功能减弱,易于导致血虚的病变。临床上治疗血虚的病变,常常以补气药配合补血药使用,取得较好疗效,即是源于气能生血的理论。

2. 气能行血 气的推动作用是血液运行的原动力。血液的运行有赖于心气、肺气的推动及肝气的疏泄调畅,因此,气充盛,气机调畅,气行则血行,血液的正常运行得以保证。反之,气亏少,则无力推动血行,或气机郁滞不通,则不能推动血行,都能够产生血瘀的病变。

3. 气能摄血 血液能正常循行于脉中离不开气的固摄作用。气能摄血主要体现在脾气统血的生理功能之中。脾气充足,发挥统摄作用使血行脉中而不致溢出脉外,从而保证了血液的正常运行及其濡养功能的发挥。

(二)血为气之母

血为气之母,包含血能养气和血能载气两个方面。

1. 血能养气 气的充盛及其功能发挥离不开血液的濡养。在人体各个部位中,血不断地为气的生成和功能活动提供营养,故血足则气旺。人体脏腑、肢节、九窍等任何部位,一旦失去血的供养,这些部位即可出现气虚或功能丧失的病变。血虚的患者往往兼有气虚的表现,其道理即在于此。

2. 血能载气 气存于血中,依附于血而不致散失,赖血之运载而运行至全身。血液虚少的患者,也就会出现气虚病变。而大失血的患者,气亦随之大量地丧失,往往导致气的涣散不收,漂浮无根的气脱病变,称为"气随血脱"。

二、气和津液的关系

气属阳,津液属阴,两者均源于脾胃所运化的水谷精微,其生成和输布过程中有着密切的关系。病理上,病气即病水,病水即病气。治疗上,治气即是治水,治水即是治气。

(一)气对津液的作用

气对津液的作用表现为气能生津、行津、摄津三个方面。

1. 气能生津 气是津液生成的主要动力。津液的生成依赖于气的推动作用。在津液生成的一系列气化过程中,脾胃之气起到至关重要的作用。脾胃之气充盛,则化生津液的力量增强,人体津液充足。若脾胃之气虚亏,则化生津液力量减弱,导致津液不足的病变,治疗时往往采取补气生津的法则。

2. 气能行津 气是津液在体内正常输布运行的动力,津液的输布、排泄等代谢活动离不开气的推动作用。津液经过脾、肺、肾及三焦之气的升降出入运动,输布到全身各处,发挥其生理作用。此后,代谢所产生的废液和人体多余的水分,都转化为汗、尿或通过呼吸排出体外。津液在体内输布转化及排泄的一系列过程都是通过气化来完成的。如若气虚或气机郁滞不畅,都可以引起津液的输布、排泄障碍,并形成痰、饮、水、湿等病理产物,病理上称为"气不行水",也可称为"气不化水"。

3. 气能摄津 气的固摄作用可以防止体内津液无故地大量流失,气通过对津液排泄的控制,维持着体内津液量的相对恒定。例如,卫气司汗孔开合,固摄肌腠,防止津液过多外泄;肾气固摄下窍,使膀胱正常储尿,防止津液过多排泄等,都是气对于津液发挥固摄作用的体现。若气虚亏,固摄力量减弱,则会出现诸如多汗、自汗、多尿、遗尿、小便失禁等病理现象,临床上往往采取补气方法以控制津液的过多外泄。

（二）津液对气的作用

1. 津液化气 由饮食水谷化生的津液,通过脾脏的升清散精,上输于肺,再经肺之宣降,通调水道,下输于肾和膀胱。津液在输布过程中受到各脏腑阳气的蒸腾温化,可以化生为气,并为气提供营养,以敷布于脏腑、组织、形体、官窍,促进正常的生理活动。因此,津液亏耗不足,也会引起气的衰少。

2. 津液载气 津液是气运行的载体之一。在血脉之外,气的运行必须依附于津液,否则也会使气漂浮失散而无所归,故说津能载气。因此,津液的丢失,必定导致气的损耗,例如暑热病证,不仅伤津耗液,而且气亦随汗液外泄,出现少气懒言、体倦乏力的气虚表现。而当大汗、大吐、大泻等津液大量丢失时,气亦随之大量外脱,称为"气随津脱"。因此,临床中在使用汗法、下法和吐法时,必须做到中病即止。

由于津液是气的载体,气依附于津液得以运行,因而津液输布代谢正常,则气机调畅,谓之津行则气行。而当津液输布运行受到阻碍时,也往往会引起气机的郁滞不畅,谓之津停则气滞。因此临床常见利水与行气并用以治疗水湿停积。

三、津液和血的关系

津液与血均是液态物质,均有滋润和濡养作用,与气相对而言,二者均属于阴,在生理上相互补充,病理上相互影响。

（一）津液对血的作用

津液和血液同源于水谷精微。被输布于肌肉、腠理等处的津液,不断地渗入孙络,成为血液的组成成分,所以有"津血同源"之说。汗为津液所化,汗出过多则耗津,津耗则血少,故又有"汗血同源"之说。如果津液大量损耗,不仅渗入脉内之津液不足,甚至脉内之津液还要渗出于脉外补充,形成血脉空虚、津枯血燥的病变。所以,对于多汗夺津或津液大量丢失的患者,不可用破血逐瘀之峻剂,故《灵枢·营卫生会》有"夺汗者无血"之说。

血与津液均是周流于全身的液态物质,在运行输布过程中相辅相成,互相交汇,津可入血,血可成津,共同发挥其滋养、濡润作用。在病理上,血与津液又相互影响,水肿可导致血瘀,血瘀亦可导致水肿,这在临证时屡见不鲜。瘀血也可是水肿形成后的病理产物,而水肿则往往有瘀血见证。

（二）血对津液的作用

运行于脉中的血液,渗于脉外便化为有濡润作用的津液。当血液不足时,可导致津液的病变。如血液瘀结,津液无以渗于脉外,以濡养皮肤肌肉,则肌肤干燥粗糙甚至甲错。失血过多时,脉外之津液渗入脉中以补偿血容量的不足,因而导致脉外的津液不足,出现口渴、尿少、皮肤干燥等表现。故有"夺血者无汗""衄家不可发汗""亡血者,不可发汗"之说。

另外,血、津液还可以同时发病,如咳喘日久,往往可以继发水肿;妇女经闭水肿;外伤瘀血水肿等。由于血液与津液在病理上常互相影响而并存,故在治疗上应注意水病治血、血病治水、水血兼顾等。

小 结

精、气、血、津液基本知识	学 习 要 点
1. 精的概念、作用	精是指人体内最精华的、液态的精微物质,是生命的本原,也是构成人体和维持人体生命活动的最基本物质之一。作用为繁衍生命、生长发育、濡润脏腑、生髓化血
2. 气的概念、作用	气是人体内一种活力很强、不断运动、肉眼看不见的极细微物质,是构成人体和维持人体生命活动的基本物质之一。作用为推动、温煦、防御、固摄、营养、气化
3. 气的分类	人体之气主要可分为元气、宗气、营气、卫气
4. 血的概念、作用	血是运行于脉管中的红色液体,循着经脉运行全身,以维持脏腑组织器官的正常功能活动。作用为营养和滋润作用,同时也是神的物质基础
5. 津液的概念、作用	津液是人体各种正常水液的总称,也是构成和维持人体生命活动的基本物质之一。作用为滋润和濡养、化生血液、排泄代谢产物、调节机体阴阳平衡
6. 气与血的关系	气为血帅,血为气母。气可生血、行血、摄血;血能载气、养气
7. 气与津液的关系	气可生津、行津、摄津;津能化气、载气
8. 血与精,津液关系	精血同源;津血同源

能 力 检 测

一、单项选择题

1. 气在中医学中的基本概念是(　　　　)。

A. 泛指机体生理功能　　　　　　　　　B. 构成人体的基本物质

C. 构成世界的基本物质　　　　　　　　D. 维持人体生命活动的基本物质

E. 构成人体和维持人体生命活动的基本物质

2. 血液的生成主要与哪个脏腑有关?(　　　　)

A. 心　　　　　B. 脾　　　　　C. 肺　　　　　D. 肝　　　　　E. 肾

3. 易自汗的患者是气的哪一功能失常?(　　　　)

A. 推动　　　　B. 温煦　　　　C. 防御　　　　D. 固摄　　　　E. 气化

4. "肝肾同源"的理论依据为(　　　　)。

A. 同居下焦　　B. 精血互化　　C. 同寄相火　　D. 水能生木　　E. 同源与水谷

5. 理气活血以治血瘀的理论依据是(　　　　)。

A. 气能生血　　B. 气能行血　　C. 气能摄血　　D. 血能载气　　E. 血可化气

6. 具有司呼吸、行血气功能的气为(　　　　)。

A. 卫气　　　　B. 元气　　　　C. 宗气　　　　D. 营气　　　　E. 心气

7. 下列哪一个脏腑与津液的输布无直接关系?(　　　　)

A. 脾　　　　　B. 肺　　　　　C. 肝　　　　　D. 肾　　　　　E. 心

8. 气与津液的关系不包括(　　　　)。

A. 气能生津　　B. 气能行津　　C. 气能摄津　　D. 津能生气　　E. 津能载气

9. 与人体津液代谢有关的脏腑是(　　　　)。

参考答案

A. 肺、肝、肾 　　B. 心、脾、肾 　　C. 肺、脾、肾 　　D. 心、肝、脾 　　E. 心、肝、肾

10. 气机失常引起的病理变化不包括(　　)。

A. 气虚 　　　　B. 气闭 　　　　C. 气陷 　　　　D. 气脱 　　　　E. 气逆

二、简答题

1. 如何理解中医学中气的概念? 气的作用有些什么?

2. 中医学中如何理解大失血、大出汗的患者会出现虚脱?

第四章 病因病机

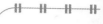

学习目标

1. 掌握 六淫各自的性质和致病共同特点，正邪相争与虚实变化情况。
2. 熟悉 七情的概念、七情内伤的含义和七情内伤的致病特点，阴阳盛衰与寒热变化情况等。
3. 了解 痰饮、瘀血、结石的基本概念和致病特点，气机失常的主要分类。

案例导入

　　患者，张某，女，35 岁。1991 年 9 月 20 日就诊。咳嗽气粗，口鼻干燥，咽喉干痛，痰少而黏，小便短赤，大便燥结。舌红苔少微黄、脉细数。

　　请使用中医理论，具体分析该患者的何脏腑受何种病邪侵袭。

　　中医学认为，人体是一个有机的整体，人体与外界环境之间维持着既对立又统一的相对动态平衡状态，从而保持机体正常的生理功能活动。当这种动态平衡因某种原因遭到破坏，又不能自行调节、及时恢复时，机体就会发生疾病。所以，凡是能破坏机体相对平衡状态而导致疾病的任何因素，均称为病因，又称为致病因素。各种致病因素作用于人体，导致疾病发生、发展与变化的机理，称为病机。

第一节 病 因

　　导致疾病发生的原因多种多样，主要有六淫、疠气、七情以及饮食、劳逸等。

　　任何证候都是在某种原因的影响和作用下，患病机体所产生的一种病态反应。中医主要是以病证的临床表现为依据，通过分析疾病的症状、体征来推求病因，为治疗提供依据，这种方法称为"辨证求因"。所以，中医病因学，不但研究病因的性质和致病特点，同时也探讨各种致病因素所致病证的临床表现，从而更好地指导临床诊断和治疗。本章根据病因的发病途径、形成过程，将病因分为外感病因、内伤七情、饮食失宜、劳逸失度、病理产物性病因以及其他病因六大类。

一、外感病因

　　外感病因，是由外而入，或从肌表、口鼻侵入机体，引起外感疾病的致病因素。外感病一般发病较急，病初多见恶寒、发热、脉浮等症状。外感病因大致分为六淫和疠气两类。

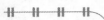

（一）六淫

六淫，即风、寒、暑、湿、燥、火六种外感病邪的统称。风、寒、暑、湿、燥、火，正常的情况下称为"六气"，是自然界六种不同的气候变化。正常的六气一般不会使人生病，只有气候异常急骤变化或人体抵抗力下降时，六气才能成为致病因素，侵犯人体而发生疾病，这种情况下的六气就称为"六淫"。淫，有太过和浸淫之意。由于六淫是不正之气，所以又称"六邪"，属于外感病的一类病因。

六淫致病，一般具有下列几个特点：①六淫致病多与季节气候、居住环境有关。如春季多风病，夏季多暑病，长夏多湿病，秋季多燥病，冬季多寒病等。另外，久居潮湿之地常有湿邪为病，高温环境作业又常有燥热或火邪为病等。②六淫邪气既可单独侵袭人体，又可两三种邪气夹杂在一起同时侵犯人体而致病，如风寒感冒、湿热泄泻、风寒湿痹等。③六淫在发病过程中，在一定条件下其证候性质可以发生转化。如寒邪入里可以化热，暑湿日久可以化燥伤阴等。④六淫致病，其发病途径多侵犯肌表，或从口鼻而入，或两者同时受邪，故称之为"外感病"。

从临床实践看，除了气候因素外，六淫致病还包括了生物（细菌、病毒等）、物理、化学等多种致病因素作用于人体所引起的病理变化。

1. 风 为春季主气，但四季皆有风。故风邪致病虽春季多见，但不限于春季，其他季节皆可发生。风邪外袭多自皮毛肌腠而入，从而产生外风病证。中医学认为风邪为外感发病的一种极为重要的致病因素。

风邪的性质及致病特点如下：①风为阳邪，其性开泄。风邪善动不居，具有升发、向上、向外的特性，故属阳邪。其性开泄是指易使腠理疏泄张开。风邪侵袭常伤害机体的上部（头面）和肌表，使皮毛腠理开泄，常出现头痛、汗出、恶风等症状。②风性善行而数变。善行是指风邪致病具有病位行无定处的特性。如风寒湿三气杂至而引起的"痹证"，若见游走性关节疼痛，痛无定处，即属于风气偏盛的临床表现，故又称谓"风痹"或"行痹"。数变是指风邪致病具有变幻无常和发病迅速的特性，如风疹就有皮肤瘙痒、发无定处、此起彼伏的特点。同时，由风邪为先导的外感疾病，一般发病多急，传变也较快。③风为百病之长。风邪为六淫病邪中主要的致病因素，是外邪致病的先导，其他病邪多依附于风而共同侵犯人体。如外感风寒、风热、风湿、风寒湿等。

2. 寒 为冬季主气。寒邪为病有外寒、内寒之分。外寒是指寒邪外袭，其致病又有伤寒、中寒之别。寒邪伤于肌表，郁遏卫阳，称为伤寒；寒邪直中于里，伤及脏腑阳气，则为中寒。内寒则是机体阳气不足，失却温煦的病理反映。外寒与内寒虽有区别，但它们又是互相联系，互相影响的。阳虚内寒之体，容易感受外寒；外来寒邪侵入人体，积久不散，继而损及人体阳气，导致内寒。

寒邪的性质及致病特点如下：①寒为阴邪，易伤阳气。寒为阴气盛的表现，其性属阴，故寒邪致病，最易损伤人体阳气。如寒邪袭表，卫阳被遏，可见恶寒；寒邪直中脾胃，脾阳受损，可见脘腹冷痛、呕吐、腹泻等症。②寒性凝滞。凝滞，即凝结阻滞之意。寒邪伤人可使人之经脉气血凝滞，运行不畅，而导致各种疼痛。③寒性收引。收引，即收缩牵引之意。寒邪侵入人体，使气机收敛，腠理、经络、筋脉收缩而挛急。如寒邪侵袭肌表，毛窍腠理闭塞，卫阳被郁，不得宣泄，可见恶寒、发热、无汗；寒客血脉，则气血凝滞，血脉挛缩，可见头身疼痛，脉紧；寒邪客于经络关节，筋脉拘急收引，则见肢节屈伸不利，拘挛作痛。

3. 暑 为夏季主气，乃火热所化。暑邪具有明显的季节性，独见于夏季。暑邪为外邪，无内暑之说。

暑邪的性质及致病特点如下：①暑为阳邪，其性炎热。暑为夏季的火热之气所化，火热属阳，故暑为阳邪。暑邪伤人，多表现出壮热、烦渴、面赤、脉洪等症。②暑性升散，伤津耗气。升散,即上升、发散之意。暑邪伤人,易使腠理开泄而多汗。出汗过多则耗伤津液,津液亏损即可出现口渴喜饮、尿赤短少等症。在大量汗出的同时,往往气随津泄而致气虚,出现气短乏力,甚则突然昏倒、不省人事等症。③暑多挟湿。暑季多雨而潮湿,热蒸湿动,使空气的湿度增加,故暑邪为病,常兼挟湿邪以侵犯人体,在发热烦渴的同时,兼见四肢困倦、胸闷呕恶、大便溏泄不爽等症。

4. 湿 为长夏主气,夏秋之交,为一年中湿气最盛的季节。湿邪为病有外湿、内湿之分。外湿多由于气候潮湿、涉水淋雨、居处潮湿等外在湿邪侵袭人体所致。内湿多由于脾失健运、水湿停聚而生。外湿和内湿虽有不同,但在发病过程中又常相互影响。伤于外湿,湿邪困脾,脾失健运,则湿从内生;而脾阳虚损,水湿不化,亦易招致外湿的侵袭。

湿邪的性质及致病特点如下:①湿为阴邪,易伤阳气,阻遏气机。湿性重浊,其性类水,故为阴邪。湿邪侵犯人体,最易损伤人体阳气。湿邪困脾,脾阳不振,运化无权,水湿停聚,发为泄泻、尿少、水肿等症。湿邪侵及人体,留滞于脏腑经络,最易阻遏气机,使其升降失常,经络阻滞不畅,出现胸闷脘痞、小便短涩、大便不爽等症。②湿性重浊趋下。重,即沉重、重着之意。常指湿邪为病,多见头身困重、四肢酸软沉重等症。浊,即秽浊,多指分泌物或排泄物秽浊不清,如面垢眵多、大便溏泄、小便混浊、妇女白带过多、湿疹流水等病证。趋下是指湿邪为病,其症多见于下部,如带下、淋浊、泄利等。③黏滞。黏,即黏腻;滞,即停滞。湿性黏滞主要表现在两方面:一是湿病症状多黏腻不爽,如分泌物及排泄物多滞涩不畅;二是湿邪为病多缠绵难愈,病程较长或反复发作,如湿痹、湿疹、湿温等病。

5. 燥 为秋季主气。此时气候干燥,水分亏乏,故多燥病。燥邪多从口鼻而入,侵犯肺卫。燥邪为病有温燥、凉燥之分:初秋有夏热之余气,燥与热邪相合而侵犯人体,则多见温燥病证;深秋又有近冬之寒气,燥与寒邪相合侵犯人体,故有时亦见凉燥病证。

燥邪的性质及致病特点如下:①燥为阳邪,其性干涩,易伤津液,故外感燥邪最易耗伤人体的津液,造成阴津亏虚的病证,而出现各种津亏干涩的症状和体征,如口鼻干燥、咽干口渴、皮肤干涩甚则皲裂、毛发不荣、小便短少、大便干结等症。②燥易伤肺。肺为娇脏,喜润恶燥。肺主气司呼吸,外合皮毛,开窍于鼻,故燥邪伤人,多从口鼻而入,伤及肺阴,影响肺的宣发肃降功能,出现干咳少痰、痰黏难咯,或痰中带血以及喘息胸痛等症。

6. 火 火与热均为阳盛所生,故火热常并称。但火与温、热,同中有异,热为温之渐,火为热之极,热多属外淫,如风热、暑热、湿热之类病邪;而火常由内生,如心火上炎、肝火亢盛、胆火横逆等。

火热为病亦有内外之分,属外感者,多是直接感受温热邪气侵袭;属内生者,则常由脏腑阴阳气血失调,阳气亢盛而成。此外,感受风、寒、暑、湿、燥等各种外邪,或精神刺激,在一定条件下皆可化火,故有"五气化火""五志化火"之说。

火邪的性质及致病特点如下:①火为阳邪,其性炎热。阳主躁动而向上,火热之性,燔灼焚焰,升腾上炎,故属阳邪。因此,火热伤人,多见高热、烦渴、汗出、脉洪数等症。②火性炎上。火邪致病,证候多表现在人体的上部,如头面部位。若火热阳邪常可上炎扰乱神明,则出现心烦失眠、狂躁妄动、神昏谵语等症。若心火上炎,则见舌尖红赤、口舌生疮;胃火炽盛,可见齿龈肿痛;肝火上炎,常见目赤肿痛。③火易伤津耗气。火邪为患,最易迫津外泄,煎灼津液,耗伤阴津,故常兼有口渴喜饮、咽干舌燥、小便短赤、大便秘结等津伤症状。火邪最能损伤人体的正气,故火邪致病,还可兼见少气懒言、肢倦乏力等气虚之症。④火易生风动血。火热之邪侵袭人体,往往灼伤肝经,劫耗阴液以致"热极生风",表现为高热、神昏谵语、四肢抽搐、目睛上视、项背强直、角弓反张等症。同时,火热之邪,可加速血行,灼伤脉络,甚则迫血妄行,而致各种出血,如吐血、衄血、便血、尿血、皮肤发斑及妇女月经过多、崩漏等病证。⑤火易致肿疡。火热之邪入于血分,可聚于局部,腐蚀血肉,发为痈肿疮疡,表现为红肿热痛,甚则化脓溃烂。

Note

59

知识链接 4-1

此外,火与心相应,心主血藏神,故火盛除可见血热或动血症状外,尚有火邪扰心的神志不安、烦躁、谵妄发狂或昏迷等症。

(二)疠气

疠气是一类具有强烈致病性和传染性的外感病邪。在中医文献记载中,又有"瘟疫""疫毒""戾气""异气""毒气""乖戾之气"等名称。

疠气致病具有发病急骤、病情较重、症状相似、传染性强、易于流行等特点。疠气病邪可通过空气或接触感染,多从口鼻侵入人体。

疠气致病既可散在发生,也可形成瘟疫流行,如大头瘟、虾蟆瘟、疫痢、白喉、烂喉丹痧、天花、霍乱、鼠疫等,这些实际包括了现代医学中的许多传染病和烈性传染病。

疠气的发生与流行多与下列因素有关:①气候因素。自然气候的反常变化,如久旱、洪涝、酷热、湿雾瘴气以及地震等自然灾害之后。②环境与饮食。如空气、水源或食物受到污染。③社会因素。战乱、贫穷落后、社会动荡及不良卫生习惯,现代战争中的细菌战,均可导致疠气流行。④没有及时做好预防隔离工作。

二、内伤七情

七情即喜、怒、忧、思、悲、恐、惊七种情志变化,是机体的精神情绪状态。七情是人体对客观事物的不同反应,在正常情况下,一般不会使人致病。只有突然、强烈或长期持久的情志刺激,超过了人体的生理活动所适应的范围,使得机体气机紊乱、脏腑阴阳气血失调,才会导致疾病的发生,由于它是造成内伤病的主要致病因素之一,故又称"内伤七情"。

(一)七情与脏腑气血的关系

人的情志活动与脏腑有密切的关系。脏腑的功能活动需要气的推动、温煦和血的濡养,中医学认为某一脏腑常与某一情志活动有关,即心在志为喜,肝在志为怒,脾在志为思,肺在志为悲,肾在志为恐。怒喜思悲恐,统称为"五志"。不同的情志变化对脏腑有不同的影响,而脏腑气血的变化,也会影响情志的变化。

(二)七情的致病特点

七情致病不同于六淫。六淫侵袭人体,从皮肤或口鼻而入,发病多见表证,而七情内伤直接影响相应的脏腑,使脏腑气机逆乱,气血失调,导致各种病变的发生。①直接伤及内脏。怒伤肝,喜伤心,思伤脾,悲伤肺,恐伤肾。心主血藏神,肝主疏泄藏血,脾主运化而位于中焦是气机升降的枢纽,又为气血生化之源。故情志所伤的病证,常以心、肝、脾三脏和气血失调为多见,如思虑劳神过度,则损伤心脾,导致心脾气血两虚,出现神志异常和脾失健运等症;郁怒伤肝,怒则气上,血随气逆,可出现肝经气郁的两胁胀痛、善太息等症;或气滞血瘀,出现胁痛、妇女痛经、闭经或癥瘕等症。此外,情志内伤还常会化火,即"五志化火",而致阴虚火旺或导致湿、食、痰诸郁为病。②影响脏腑气机。由于导致各种情志变化的刺激因素不同,脏腑气机的变化也不一样,常表现为与各种情志相关的特殊气机变化。即"怒则气上,喜则气缓,悲则气消,恐则气下,惊则气乱,思则气结"。

1. 怒则气上 过度愤怒可致肝气上逆或肝阳上亢,出现头晕头痛,面红目赤,或呕血,甚则昏厥猝倒。若肝气横逆脾土,则可见腹胀、纳呆、便溏等症。

2. 喜则气缓 包括缓和紧张情绪和心气涣散两个方面。在正常情况下,喜能缓和精神紧张,使营卫通利,心情舒畅。但暴喜过度,又可使心气涣散,神不守舍,出现精神不集中,甚则失神狂乱等症状。

3. 悲(忧)则气消 过度悲忧,使肺气抑郁耗伤,可见意志消沉、精神萎顿、少气乏力等症。

4. 恐则气下 恐惧过度,使得肾气失于固摄,气泄以下,临床可见二便失禁,或因恐惧不解则伤精,而发生骨酸痿厥、遗精等症。

5. 惊则气乱 突然受惊,以致心无所倚、神无所归、虑无所定、惊慌失措,出现心悸、失眠、心烦、气短,甚则精神错乱等症。

6. 思则气结 思虑劳神过度,伤神损脾而导致气机郁结。思虑过度不但耗伤心神,也会影响脾气。阴血暗耗,心神失养则见心悸、健忘、失眠、多梦;气机郁结阻滞,脾失运化,胃的受纳腐熟失职,便会出现纳呆、脘腹胀满、便溏等症。情志异常波动,可使病情加重,或迅速恶化。

三、饮食失宜

饮食是维持人体生命活动所不可缺少的物质。但若饥饱失常、饮食不洁及饮食偏嗜,将导致疾病发生。饮食物主要靠脾胃消化,故饮食失宜主要伤及脾胃,致使脾胃功能失职,升降失常,并可聚湿、生痰、化热或变生它病。

(一)饥饱失常

饮食以适量为宜,过饥、过饱均可发生疾病。过饥即摄食不足,气血生化之源匮乏,气血得不到足够的补充,久则气血衰少而为病。同时,气血不足则正气虚弱,抵抗力降低,易于感受外邪,继发其他病证。过饱即饮食摄入过量,超过了脾胃的消化、吸收和运化能力,可导致饮食阻滞,脾胃受损,出现脘腹胀满、嗳腐泛酸、厌食呕吐、泻下臭秽等症。小儿由于脾胃尚弱,不知饥饱,更易患病。

(二)饮食不洁

进食不洁的食物,可引起多种胃肠道疾病,出现腹痛、吐泻、痢疾等,或引起寄生虫病,如蛔虫、蛲虫、寸白虫等,常见腹痛、嗜食异物、面黄肌瘦等症。若蛔虫窜入胆道,还可出现上腹部剧痛、时发时止、四肢厥冷甚或吐蛔的蛔厥证。若进食腐败变质的有毒食物,则出现剧烈腹痛、吐泻等中毒症状,重者可出现昏迷或死亡。

(三)饮食偏嗜

饮食要适当调节,才能起到全面营养人体的作用,若任其偏嗜则易引起部分营养物质缺乏或机体阴阳的偏盛偏衰,从而发生疾病,如佝偻病、夜盲症等就是某些营养物质缺乏的表现。过食生冷,则易损伤脾阳,寒湿内生,发生腹痛、泄泻等症。过食肥甘厚味,或嗜酒无度,易致湿热痰浊内生,气血壅滞,发生痔疮下血,以及痈疽等病证。

四、劳逸失度

劳逸,包括过度劳累和过度安逸两个方面。正常的劳动和体育锻炼有利于人体的气血流通,增强体质;必要的休息可以消除疲劳,恢复体力和脑力,不会使人生病。只有比较长时间的过度劳累,或过度安逸,劳逸失常才作为致病因素而使人发病。

(一)过劳

过劳是指过度劳累,包括劳力过度、劳神过度和房劳过度三个方面。

1. 劳力过度 较长时间的体力劳动过度而积劳成疾。劳则耗气,劳力过度则伤气,久则气少力衰。表现为四肢困倦、懒言少语、气短乏力、精神疲惫、动则气喘、汗出等症。

2. 劳神过度 脑力劳动过度,思虑太过,劳伤心脾。劳神过度,耗伤心血,损伤脾气,可出现心神失养的心悸、健忘、失眠、多梦以及脾不健运的纳呆、腹胀、便溏等症。

3. 房劳过度 性生活不节,房事过度。房事过频则肾精耗伤,出现腰膝酸软、眩晕耳鸣、精神萎靡,或男子遗精、滑泄、阳痿,女子月经不调、带下等病证。

(二)过逸

过逸是指过度安逸,不参加劳动,或缺乏运动。人体每天需要适当的活动,气血才能流畅,若长期不劳动,缺乏锻炼,使得气血不畅,筋骨柔弱,脾胃呆滞,常表现为精神不振、肢体酸软、食少乏力、动则心悸、气喘、汗出,或发胖臃肿,抗病能力低下,易受外邪侵袭。

五、病理产物性病因

疾病是人体在一定条件下,由致病因素所引起的一种复杂而有一定表现形式的病理过程。在这个复杂的病理过程中,每一阶段都有其特有的病理变化和临床表现。痰饮、瘀血、结石等都是在疾病过程中所形成的病理产物。这些病理产物形成后,又会直接或间接作用于人体某一脏腑组织,发生多种病证,故又属致病因素之一。

(一) 痰饮

1. 痰饮的含义 痰和饮都是水液代谢障碍所形成的病理产物。一般以较稠浊的称为痰,较清稀的称为饮。

痰不仅是指咯吐出来的可见的"有形之痰",还包括瘰疬、痰核和停滞在脏腑经络等组织中不能排出的痰浊,临床上可通过其所表现出的证候来确定,这种痰称为"无形之痰"。

饮即水液停留于人体局部者,因其所停留的部位和表现出的症状不同而有不同的名称,有"痰饮""悬饮""溢饮""支饮"的区分。

2. 痰饮的形成 痰饮多由外感六淫、饮食失宜及七情内伤等病因所致,肺、脾、肾及三焦等脏腑气化功能失常,水液代谢障碍,水津停滞而成。水湿内停,受阳气煎熬则为痰,得阴气凝聚则为饮。痰饮形成后,饮多留积于肠胃、胸胁、肌肤,而痰则随气升降流行,内而脏腑,外至筋骨皮肉,形成多种病证。

3. 痰饮的致病特点 ①阻滞气机:痰饮为有形之邪,若阻滞于经络,可致气血运行失畅;若停滞于脏腑,可使脏腑气机升降失常。②影响水液代谢:痰饮停滞脏腑,可影响脏腑气机,导致脏腑功能失调,气化不利,水液代谢障碍。③易蒙蔽心神:心神以清明为要。痰饮为浊物,随气上逆,易蒙蔽清窍,扰乱心神。④致病广泛,变幻多端:痰饮可随气流行,内至脏腑,外至肌肤,造成各种不同的病变。痰饮不仅致病广泛,而且变幻多端,从而产生错综复杂的病证。

(二) 瘀血

1. 瘀血的含义 瘀血是指体内有血液停滞,包括溢出脉外尚未消散之血,或血行不畅所致的瘀滞之血。瘀血是在疾病过程中形成的病理产物,又是某些疾病的致病因素。

2. 瘀血的形成 瘀血的形成主要有两个方面:一是气虚、气滞、血寒、血热等使血行不畅所致。气为血帅,气虚或气滞,不能推动血液的正常运行;或寒邪客于血脉,使经脉拘挛,血液凝滞不畅;或热入营血,血热搏结等,均可形成瘀血。二是因内外伤、气虚失摄或血热妄行等原因造成离经之血未能及时消散而停留体内,形成瘀血。

3. 瘀血的致病特点 ①阻碍气血运行:血能载气,瘀血形成后,导致气机失畅;气能行血,气机失畅,进而引起血行不畅。②影响新血生成:瘀血内阻,气血运行不畅,脏腑失于濡养,功能失常,影响新血的生成。③病位固定,病证繁多:瘀血常停留在机体某一部位,不易及时消散,表现出病位相对固定的特征。瘀血停留的部位不同,形成的原因各异,其病理表现也不相同,从而表现出病证繁多的临床特点。

六、其他病因

导致疾病发生的原因,除外感病因、内伤病因和病理产物之外,还有胎传、寄生虫、外伤等。

(一) 胎传

胎传是指在胎儿发育过程中形成或由父母遗传胎儿,导致出生后发病的因素,又称先天性病因。

胎传可由父母精气不足,或在妊娠之时,因情志、饮食、起居调摄失常,影响胎儿的正常生长发育,导致出生以后发生的各种疾病。常见有五软(头项软、口软、手软、足软、肌肉软),五迟(立迟、行迟、齿迟、发迟、语迟),解颅(囟门迟闭),梅疮,胎搐,胎寒,胎热等。

(二)寄生虫

进食被寄生虫卵污染的食物,或接触疫水、疫土等,寄生虫(或卵)侵入人体,内聚寄生于脏腑,即可导致多种疾病的发生。因此寄生虫也可归属病因范围。常见的寄生虫有蛔虫、钩虫、蛲虫、绦虫、血吸虫等。

寄生虫大都寄生于肠道之中,发病一般常见腹痛、嗜食异物、面黄肌瘦等,但由于感染的途径、虫体寄生的部位不同,其临床表现也不完全一样,如蛔虫病常见脘腹疼痛;胆道蛔虫病发作时上腹部剧痛,四肢厥冷;蛲虫病多见肛门瘙痒等。此外,钩虫、血吸虫则是直接从皮肤侵入人体,内聚脏腑,导致脏腑功能失调而发病。

(三)外伤

外伤是指金创伤、烧烫伤、冻伤、雷电击伤、溺水、虫兽伤等直接侵害人体的损伤。

1. 金创伤 包括枪弹伤、金刃伤、跌打损伤、持重努伤、压轧撞击伤等。这些外伤,均能直接损伤人体的皮肤、肌肉、筋脉、骨骼以及内脏。

2. 烧烫伤 主要由高温物品、火焰、火器等所引起的灼伤。烧烫伤属火毒致病,机体受到火毒伤害,受伤部位立即出现水疱、皮焦、疼痛等症状。

3. 冻伤 人体遭受低温侵袭引起的全身性或局部性损伤。一般来说,温度越低,冻伤时间越长,则冻伤程度越重。冻伤可分全身和局部两种,局部冻伤多发生在手、足、耳郭、鼻尖和面颊部位。

4. 雷电击伤 雷电对人体造成的伤害。

5. 溺水 由于各种原因沉溺水中,导致人体窒息,甚则死亡。

6. 虫兽伤 包括毒蛇、猛兽、疯狗咬伤,或蝎、蜂蜇伤等。人体被虫兽所伤,轻则损伤皮肉,重则损伤内脏,甚至导致死亡。

此外,各类结石、食物中毒、用药不当、医疗差错等,均可导致疾病的发生。

第二节 病 机

病机,即是疾病发生、发展与变化的机理。疾病的发生、发展与变化和患病机体的体质强弱与致病因素的性质相关。病机包括发病原理、发病类型和基本病机三个方面。

一、发病原理

在正常的情况下,人体脏腑经络的生理功能正常,气血阴阳协调平衡,即所谓"阴平阳秘"。在致病因素的作用下,人体的脏腑、经络的生理功能失常,气血阴阳协调平衡关系被破坏,导致"阴阳失调",出现各种临床症状。

(一)疾病的发生与正气和邪气的关系

正气是指人体正常的功能活动、抗病能力和康复能力,简称为"正"。邪气,泛指各种致病因素,简称为"邪"。疾病的发生与变化,就是在一定条件下邪正斗争的反映。

1. 正气不足是疾病发生的内在根据 中医学重视人体的正气。在一般情况下,人体的正气旺盛,气血充盈,卫外固密,邪气就不易侵入,人体就不会得病。只有人体的正气相对虚弱,

知识链接 4-2

Note

卫外不固,抗邪无力,邪气才会乘虚而侵犯人体,发生疾病。

2. 邪气是发病的重要条件　中医学重视正气,强调正气在病机学中主导地位的同时,不排除邪气对疾病发生的重要作用。邪气虽是发病条件,但在一定的条件下,起着主导作用,例如疠气、外伤。

（二）邪正斗争的胜负决定发病与否

邪正斗争是指病邪与正气的斗争。这种斗争不仅关系着疾病的发生,而且影响疾病的发展与转归。

1. 正能胜邪则不发病　在邪正斗争过程中,若正气强盛,抗邪有力,则病邪难以侵入,或侵入后即被正气及时驱除,不产生病理反应,则不发病。如自然界中经常存在着各种各样的致病因素,但并不是所有接触的人都会发病,此即正能胜邪的结果。

2. 邪胜正负则发病　在正邪斗争过程中,若邪气偏胜,正气相对不足,邪胜正负,使脏腑阴阳气血失调,气机逆乱,则会导致疾病的发生。

发病以后,由于正气强弱的差异、病邪性质的不同、感邪的轻重以及所中部位的浅深,从而产生不同的病证。

（1）疾病与正气强弱的关系:正气强,邪正斗争剧烈,多表现为实证;正气虚,抗邪无力,多表现为虚证或虚实错杂证。

（2）疾病与感邪性质的关系:一般来说,感受阳邪易导致阳偏盛而伤阴,出现实热证;感受阴邪,则易导致阴偏盛而伤阳,出现寒实证。

（3）疾病与感邪轻重的关系:一般来说,邪轻则病轻,邪重则病重。

（4）疾病与病邪所中部位的关系:病邪侵犯人体,有在皮毛者,有在筋骨经脉者,有在脏腑者,病位不同,病证各异。

（三）影响正气的各种因素

中医学认为致病因素（邪）是发病的重要条件,正气不足是发病的内在根据。影响正气的主要因素是体质和精神状态。

1. 体质与正气的关系　体质强壮,则脏腑机能活动旺盛,其正气充盛;体质虚弱,则脏腑机能活动减退,精、气、血、津液不足,其正气虚弱。

体质与先天禀赋、饮食调养、身体锻炼等方面有关。禀赋充实,体质多壮实;禀赋不足,体质多虚弱。合理的饮食和充足的营养是保证人体生长发育的必要条件。饮食不足,缺少必要的营养,则影响气血生成,导致体质虚弱。暴饮暴食,则损伤脾胃;饮食偏嗜,营养不均衡,也影响体质。体育锻炼和体力劳动,可使气血畅通,体质增强。而过度安逸,则不利气血的流畅,脾胃功能减退,使人的体质虚弱。

2. 精神状态与正气的关系　精神状态受情志因素的直接影响。情志舒畅,精神愉快,则气机畅达,气血调和,脏腑功能正常,正气充盛;若情志不畅,精神抑郁,则使气机逆乱,阴阳气血失调,脏腑功能失常,正气减弱。因此,平时要注意调摄精神,保持思想上清静安定,不贪欲妄想,从而使真气调和,精神内守。

总之,正气不足是发病的内在根据。体质和精神状态影响着正气的强弱。体质强壮,情志舒畅,则正气充足,抗病力强,邪气难于侵入,即使受邪,病邪也易被驱除,难于发展。若体质虚弱,情志不畅,则正气不足,抗病力弱,邪气易于侵入而发病。

二、发病类型

由于致病邪气的性质、感邪的轻重和致病途径等不同,以及人体体质和正气强弱的差异,因此发病类型各不相同,主要有感而即发、徐发、伏而后发、继发、复发等不同发病类型。

（一）感而即发

感而即发，又称"猝发"或"顿发"，是指机体感邪后立即发病，这是一种常见的发病类型。感而即发者多见于以下几种情况：一是新感外邪，外感六淫病邪致病，大多是感而即发的外感病；二是疫疠邪气致病，某些疫疠邪气因具有强烈的致病性和传染性，感邪后病多猝发，而且所致病情较危重；三是情志骤变，如暴怒、大悲等剧烈的情志波动，可致气血逆乱而猝发病变；四是中毒，如误食误服有毒的食物、药物或吸入秽毒之气，或毒虫、毒蛇咬伤，可迅速引起中毒反应而发病，甚者致人死亡；五是急性外伤，如金刃、枪弹、坠落、跌打、烧烫伤、冻伤、电击等，均可直接迅速致病。

（二）徐发

徐发，又称缓发，指徐缓发病。徐发是与感而即发相对而言的。疾病徐发与致病邪气的性质、机体体质等因素密切相关，如外感病中的湿邪致病，因湿性黏滞，故湿邪为病，多发病缓，病程长。年老体弱者，正气多虚，常徐缓发病。在内伤性病变中，也有徐缓发病者，如思虑过度，忧愁不释，房事不节，嗜酒成癖，嗜食膏粱厚味等致病，往往是积时日久，经渐进性病理变化过程，方可表现出明显的病变特征。

（三）伏而后发

伏而后发，又称伏邪发病，是指感受邪气后，病邪在机体内潜伏一段时间，或在诱因作用下，过时而发病。这种发病形式多见于外感性疾病或某些外伤，如破伤风、狂犬病、艾滋病及中医"伏气温病"等。在内伤性病变中，伏邪致病者也较多见，如痰饮内伏，日久不去，可在情志波动等因素诱发下致风痰阻络发为中风、偏瘫等病证。

（四）继发

继发是指在原有疾病的基础上继发新的病变。继发病变必然以原发病为前提，二者之间有着密切的病理联系。如胁痛、黄疸，若失治或久治不愈，日久可继发"癥积""臌胀"。小儿脾胃虚弱、消化不良或虫积日久，则可继发"疳积"病等。

（五）复发

复发是指疾病初愈或疾病的缓解阶段，在某些诱因的作用下，引起疾病再度发作或反复发作的一种发病形式。引起复发的机理是余邪未尽，正气未复，同时有诱因的作用。如饮食失宜、用药不当、过度劳累、复感新邪等，均可致余邪复炽，正气更虚，使疾病复发。由复发引起的疾病，称为"复病"。

1. 复发的特点 疾病的复发是指原有病变通过治疗或自身修复，经过一段相对静止过程后再度发作。疾病复发的主要特点：一是原有疾病的基本病理变化和主要病理特征的重现；二是大多较原病有所加重，且复发次数越多，病情越复杂；三是多与一定的诱发因素有关。

2. 复发的因素 导致疾病复发的因素主要有以下几方面：①食复：因饮食不调或饮食不洁，以致疾病复发。②劳复：病后过早操劳，或房事不节，或劳神思虑，致气血失调，正气损伤，从而引起疾病复发。③药复：病后药物调理不当，或滥施补药，或补之过早、过急，则易导致邪留不去，引起疾病复发。④重感致复：疾病将愈而未愈之际，病变虽已进入静止期，但余邪并未尽除，而正气损伤未复，抗病能力低下，复感新邪而诱使原病复发。⑤其他因素致复：疾病的复发还与精神因素、地域环境、护理不当等因素有关。⑥自复指疾病初愈，不因劳损、饮食、药物、情志所致复发，亦不因外感新邪引发，而自行复发者。多由余邪在里，正气亏虚，无力驱邪，而致使邪气暗长，旧病复发。

三、基本病机

基本病机是指在疾病过程中病理变化的一般规律及其基本原理。

病邪作用于人体,正气奋起抗邪,正邪相争,破坏了人体的阴阳相对平衡,导致脏腑气机升降失常,气血运行紊乱,从而产生一系列的病理变化。所以,疾病虽然错综复杂,千变万化,但就其病理过程来讲,总不外乎正邪相争、阴阳失调、气血津液失常等病机变化的一般规律。

（一）邪正盛衰

正气与邪气的斗争不仅关系着疾病的发生,而且影响着疾病的发展与转归,同时还直接影响着病证的虚实变化。因此,从某种意义上来说,许多疾病的过程就是正邪斗争、邪正盛衰的过程。

1. 正邪斗争与虚实变化 正邪双方在斗争过程中是互为消长的。一般来说,正气增长则邪气消退,而邪气增长则正气消减。随着正邪的消长变化,患病机体就反映出虚实两种不同的病机与证候。

实,主要指邪气亢盛,是以邪气盛为矛盾主要方面的一种病理反映。其病理特点是邪气亢盛而正气未衰,正邪斗争激烈,临床表现为反应剧烈的实证。常见于外感病的初、中期以及痰、食、血、水等滞留所引起的病证。

虚,主要指正气不足,是以正气虚为矛盾主要方面的一种病理反映。其病理特点是正气已虚,无力与邪气抗争,病理反应不剧烈,临床可出现一系列虚弱、不足的证候。虚证多见于素体虚弱或疾病后期以及多种慢性疾病,如大病久病,精气耗损,或大汗、吐、利、大出血等耗伤人体气血津液等,均会导致正气虚弱,机能衰退。

正邪斗争的消长,不仅决定着虚或实的病理变化,而且在某些长期的、复杂的疾病过程中,由于病邪久留,损伤正气,或正气本虚,无力驱邪而致痰食血水凝结阻滞而成虚实错杂的病变,以致实邪结聚,阻滞经络,气血运行不畅,或脏腑功能失调,运化无力而致的真虚假实、真实假虚的病变,也是临床常见的病证。

2. 邪正盛衰与疾病转归 在疾病发展过程中,正气与邪气不断进行斗争的结果或为正胜邪退,疾病趋于好转而痊愈;或为邪胜正衰,疾病趋于恶化甚或死亡。若正邪斗争势均力敌,任何一方都不能即刻取得胜利,便会在一定的时间内出现正邪相持。

（1）正胜邪退:在正邪斗争中,若正气充盛,抵抗力强,邪气难于发展进而促使病邪对机体的损害消失或终止,机体的脏腑、组织、经络受到的病理性损害逐渐得到修复,精、气、血、津液等耗伤也逐渐得到恢复,机体阴阳两方面在新的基础上又获得动态平稳,疾病即可痊愈。

（2）邪胜正衰:在正邪斗争中,若邪气强盛,正气虚衰,机体抗病能力低下,不能阻止邪气的发展,机体脏腑、组织、经络受到的病理性损害日趋加剧,病情就会趋向恶化。若正气衰竭,邪气独盛,脏腑、气血等生理功能衰惫,阴阳离决,生命活动亦告终止而死亡。例如,在外感热病过程中,"亡阴""亡阳"等证候的出现,即是正不敌邪,邪胜正衰的表现。

此外,在正邪斗争过程中,若正邪双方力量对比势均力敌,出现正邪相持或正虚邪恋,邪去而正气不复的情况,常是许多疾病由急性转为慢性,或留下某些后遗症,或慢性病经久不愈的主要原因之一。

（二）阴阳失调

阴阳失调是指机体在疾病过程中,由于致病因素的作用,机体的阴阳双方失去相对平衡,从而形成阴阳偏胜、阴阳偏衰、阴阳互损、阴阳格拒、阴阳亡失的病理状态。同时,阴阳失调又是脏腑、经络、气血、营卫等相互关系失调,以及上下升降、表里出入等气机失常的概括。

阴阳失调的病理变化非常复杂,但其本质不外乎阴阳偏胜、阴阳偏衰、阴阳互损、阴阳格拒,以及阴阳亡失五个方面。

1. 阴阳偏胜 阴或阳的偏胜主要是指"邪气盛则实"的实证。病邪侵入机体,必从其类,即阳邪侵入机体,可形成阳偏胜;阴邪侵入机体,会形成阴偏胜。

阴和阳是相互制约的,阳长则阴消,阴长则阳消。阳偏胜必然会制阴,而导致阴偏衰;阴偏胜也必然会制阳,而导致阳偏衰。

(1)阳偏胜:机体在疾病过程中,所出现的阳气偏胜、机能亢奋、产热过剩的病理状态。其病机特点多表现为阳盛而阴未虚的实热证。阳偏胜多由于感受温热阳邪,或虽感受阴邪,但从阳化热;也可因情志内伤,五志过极化火;或因气滞、血瘀、食积等郁而化热所致。阳以热、动、燥为特点,常表现为壮热、面红、目赤、烦躁不安、舌红苔黄燥,或腹部胀满、腹痛拒按、潮热、谵语等实热证。由于阳胜则阴病,故阳偏胜还可兼见口渴、喜冷饮、大便秘结、小便短少等阴伤症状。

(2)阴偏胜:机体在疾病过程中,所出现的阴气偏胜、机能障碍或减退、产热不足,以及病理性代谢产物积聚的病理状态。其病机特点多表现为阴盛而阳未虚。阴偏胜多由感受寒湿阴邪,或过食生冷,寒滞中阻,阳不制阴而致阴寒内盛。阴以寒、静、湿为特点,阴偏胜多表现为形寒、肢冷、舌淡、脘腹冷痛拒按、大便溏泄等寒实证。由于阴胜则阳病,故阴偏胜还可兼见畏寒、神疲倦卧等阳虚症状。

2. 阴阳偏衰 阴或阳的偏衰是指"精气夺则虚"的虚证。由于某些原因,出现阴或阳的某一方面物质减少或功能减退时,导致一方不能制约对方而引起对方的相对亢奋,形成阳虚则阴盛、阳虚则寒;阴虚则阳盛、阴虚则热的病理现象。

(1)阳偏衰:机体在疾病过程中所出现的阳气虚损、机能减退或衰弱、温煦不足的病理状态。其特点多表现为机体阳气不足,阳不制阴,阴相对亢盛的虚寒证。阳偏衰多因先天禀赋不足,或后天饮食失养,劳倦内伤,或久病损伤阳气所致。阳虚则寒,临床多表现为畏寒肢冷、神疲蜷卧、腹痛喜温喜按、大便稀溏、小便清长、脉迟无力等虚寒证。

(2)阴偏衰:机体在疾病过程中所出现的精、血、津液等物质亏耗,以及阴不制阳,导致阳相对亢盛,机能虚性亢奋的病理状态。其特点多表现为阴液不足,滋养、宁静和制约阳热的功能减退,阳气相对偏盛的虚热证。阴偏衰多因阳邪伤阴,或因五志过极,化火伤阴,或因久病耗伤阴液所致。阴虚则热,临床表现为五心烦热、骨蒸潮热、面部潮红、消瘦、盗汗、咽干口燥、舌红少苔、脉细数无力等虚热证。

3. 阴阳互损 阴阳互损是指在阴或阳任何一方虚损的前提下,病变发展影响到相对的另一方,形成阴阳两虚的病理状态。

(1)阴损及阳:由于阴液亏损,累及阳气生化不足或无所依附而耗散,从而在阴虚的基础上又导致的阳虚,形成了以阴虚为主的阴阳两虚的病理状态。如肾阴不足,临床表现出头晕目眩、腰膝酸软,一旦累及肾阳的化生,会同时兼见阳痿、肢冷等肾阳虚的症状,转化为阴损及阳的阴阳两虚证。

(2)阳损及阴:由于阳气虚损,累及阴液的生化不足,从而在阳虚的基础上又导致的阴虚,形成了以阳虚为主的阴阳两虚的病理状态。如阳虚水泛引起的水肿,一旦累及阴精的生成,可同时兼见消瘦、心烦,甚则瘛疭等阴虚症状,转化为阳损及阴的阴阳两虚证。

4. 阴阳格拒 阴阳失调中比较特殊的一类病机,包括阴盛格阳和阳盛格阴两方面。由于某些原因引起阴或阳的一方偏盛至极,因而壅遏于内,将另一方排斥格拒于外,使阴阳之间不相维系,从而出现真寒假热或真热假寒等复杂的病理现象。

(1)阴盛格阳:阴寒之邪壅盛于内,逼迫阳气浮越于外,使阴阳之气不相顺接,相互格拒的一种病理状态。阴寒内盛是疾病的本质,但由于格阳于外,会出现面红、烦热、口渴、脉大等假热之象,故称之为真寒假热证。

(2)阳盛格阴:阳热内盛,深伏于里,阳气被遏,郁闭于内,不能外达于肢体而格阴于外的一种病理状态。阳热内盛是疾病的本质,但由于格阴于外,会出现四肢厥冷、脉象沉伏等假寒之象,故称之为真热假寒证。

Note

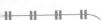

5. 阴阳亡失 包括亡阴和亡阳两大类,是指机体阴液或阳气突然大量地亡失,导致生命垂危的病理状态。

(1)亡阳:机体的阳气发生突然性脱失,而致全身机能突然衰竭的病理状态。亡阳多由于邪气亢盛,正不敌邪,阳气突然脱失所致;或素体阳虚,正气不足,疲劳过度,耗气过甚;或误用、过用汗、吐、下,阳随津泄;或慢性消耗性疾病而致亡阳等,使虚阳外越所致,出现大汗淋漓、肌肤手足逆冷、倦卧、神疲、脉微欲绝等危重证候。

(2)亡阴:由于机体阴液发生突然性大量消耗或丢失,而致全身机能严重衰竭的病理状态。亡阴多由于热邪炽盛,或邪热久留,煎灼阴液所致,也可因其他因素大量耗损阴液而致亡阴,出现喘渴烦躁、手足虽温而汗多欲脱的危重证候。

亡阴、亡阳虽病机不同,表现各异,但由于阴阳互根互用,阴亡,则阳无所依附而耗散;阳亡,则阴无以化生而耗竭。故亡阴可迅速导致亡阳,亡阳亦可继而出现亡阴,最终导致"阴阳离决"而死亡。

(三)气血失常

气血失常是指在疾病过程中,由于正邪斗争的盛衰或脏腑功能的失调导致气或血的不足、运行失常和各自生理功能及其相互关系的失常而产生的病理状态。

1. 气的失常 指气的化生不足或耗散过多而致气的亏损,或气的功能减退,以及气机失调的病理状态。

(1)气虚:在疾病过程中,气的化生不足或耗散太过而致气的亏损,从而使脏腑组织功能活动减退,抗病能力下降的病理状态。其形成多由于先天禀赋不足;或后天失养;或久病劳损,耗气过多;或肺、脾、肾等脏腑功能失调,以致气的生成减少。气虚的病变,常表现为推动无力,固摄失职,气化不足等异常改变,如精神疲乏、全身乏力、自汗、易于感冒等。气虚的发展,还可进一步导致精、血、津液的生成不足,运行迟缓,或失于固摄而流失等。

(2)气机失调:在疾病过程中,由于致病邪气的侵袭或脏腑功能失调导致气的升降出入运动失常所引起的病理变化。气机失调可以概括为气滞、气逆、气陷、气闭、气脱五个方面。

①气滞:气运行不畅而郁滞的病理状态。主要是由于情志郁结不舒,或痰湿、食积、瘀血等有形实邪阻滞,或因外邪困阻气机,或因脏腑功能障碍,影响气的正常运行,引起局部或全身的气机不畅或阻滞所致。气机阻滞的部位不同,其具体病机和临床表现亦各不相同,如外邪犯肺,则肺失宣降,上焦气机壅滞,多见喘咳胸闷;饮食所伤,胃肠气滞,则通降失职,多见腹胀而痛,时轻时重,得矢气、嗳气则舒等。但气机郁滞不畅是其共同的病机特点。

②气逆:气的升降运动失常,气的上升太过,下降不及,以致气逆于上的病理状态。多由于情志所伤,或因饮食寒温不适,或因外邪侵犯,或因痰浊壅滞所致。气逆病变以肺、胃、肝等脏腑最为多见,如外邪犯肺,或痰浊阻肺,可致肺失肃降而致肺气上逆,出现气喘、短息等症;饮食寒温不适,或饮食积滞不化,可致胃失和降而致胃气上逆,出现恶心、呕吐、嗳气、呃逆等症;情志所伤,怒则气上,或肝郁化火,可致肝气升动太过,气血冲逆于上,出现面红目赤、头胀头痛、急躁易怒,甚至吐血、昏厥等症。

③气陷:在气虚病变基础上发生的,以气的升清功能不足和气的无力升举为主要特征的病理状态,也属于气的升降失常。由于脾胃居于中焦,为气血生化之源,脾气主升,胃气主降,为全身气机升降之枢纽,所以气陷病变与脾胃气虚关系密切,通常称气陷为"中气下陷"或"脾气下陷"。本证主要是由于久病体虚,或年老体衰,或泄泻日久,或妇女产育过多等,气虚较甚,升举无力所致。脾气亏虚,升清不足,无力将水谷精气上输至头目,上气不足,头目失养,出现头晕眼花、耳鸣耳聋等;脾虚升举无力,气陷不举,甚至引起内脏下垂,出现小腹坠胀、便意频频,或见脱肛、子宫脱垂、胃下垂等病证。

④气闭:气机郁闭,外出受阻的病理变化。主要是指气机郁闭、气不外达,出现突然闭厥的病理状态。多因情志过极,肝失疏泄,阳气内郁,不得外达,气郁心胸;或外邪闭郁,痰浊壅滞,肺气闭塞,气道不通等所致。所以气闭病变大都病情较急,临床表现为突然昏厥、不省人事、四肢欠温、呼吸困难、面唇青紫等症。

⑤气脱:气虚之极而有脱失消亡之危的病理变化。主要是正不敌邪,或正气持续衰弱,气虚至极,气失内守而外脱,出现全身性功能衰竭的病理状态。气脱是各种虚脱性病变的主要病机,多由于疾病过程中邪气过盛,正不敌邪;或慢性疾病,长期消耗,气虚至极;或大汗出、大出血,气随津血脱失所致。由于气的大量丢失,全身功能活动衰竭。所以气脱者多表现为面色苍白、汗出不止、口开目闭、全身软瘫、手撒、二便失禁等危重征象。

2. 血的失常 指血的生化不足或耗损太过而致血虚,或血的濡养功能减退,以及血的运行失常的病理状态。

(1) 血虚:血液不足,或血的功能减退的病理状态。由于心主血,肝藏血,故血虚的病变以心、肝两脏最为多见。形成血虚病变的原因主要有三个方面:一是大出血等导致失血过多,新血未能及时生成补充;二是化源不足,如脾胃虚弱,运化无力,血液生化减少,或肾精亏损,精髓不充,精不化血;三是久病不愈,日渐消耗营血。血虚时,血脉空虚,濡养作用减退,就会出现全身或局部的失荣失养,功能活动逐渐衰退,神志活动衰惫等一派虚弱表现。

(2) 血行失常:在疾病过程中,由于某些致病因素的影响,或脏腑功能失调,导致血液运行淤滞不畅,或血液运行加速,甚至血液妄行,溢出脉外而出血的病理变化。

(3) 血瘀:血液运行迟缓或运行不畅的病理状态。常见的导致血瘀病变的因素:气滞而血行受阻;气虚而推动无力,血行迟缓;寒邪入血,血寒而凝滞不通;邪热入血,煎熬津血,血液黏稠而不行;痰浊等阻闭脉络,气血瘀阻不通,以及"久病入络"等,影响血液正常运行而瘀滞。血瘀既可见于某一局部,又可见于全身。血液瘀滞于脏腑、经络等某一局部,不通则痛,可出现局部疼痛,固定不移,甚至形成癥积肿块等病证。

(4) 血行迫疾:在某些致病因素的作用下,血液被迫加速运行,失于宁静的病理变化。血行迫疾的形成多是外感阳热邪气,或情志郁结化火,或痰湿等阴邪郁久化热,热入血分所致;也可因脏腑阳气亢奋,如肝阳上亢,血气躁动等所致。血液失于宁静而躁动,必然会引起血行迫疾,甚至损伤脉络,迫血妄行。同时因血液与神志关系十分密切,血躁则神亦躁,而致神志不宁。

(5) 出血:血液运行不循常道,溢出脉外的病理变化。导致出血的原因颇多,常见的有:外感阳热邪气入血,迫使血液妄行或损伤脉络;气虚固摄无力;各种外伤;脏腑阳亢,气血冲逆;或痰血阻滞,以致脉络破损等。由于出血的原因不同,临床表现亦各异。火热迫血妄行,或外伤破损脉络者,其出血较急,且血色鲜红、血量较多;气虚固摄无力所致出血,其病程较长,且出血色淡、量少;瘀血阻滞,脉络破损所致出血,多是血色紫黯或有血块等。

3. 气血关系失调 气与血相互依存、相互为用的关系破坏,而产生的病理状态。

(1) 气滞血瘀:气滞和血瘀同时存在的病理状态。气的运行阻滞,可以导致血液运行的障碍,而血液瘀滞又必将进一步加重气滞。由于肝主疏泄、主藏血,肝的疏泄在气机调畅中起着关键性作用,关系到全身气血的运行,因而气滞血瘀多与肝的功能异常密切相关。由于心主行血,肺朝百脉,主司全身之气,所以心、肺两脏的功能失调也可导致气滞血瘀病变。

(2) 气不摄血:因气的不足,固摄血液的功能减弱,血不循经,溢出脉外,导致各种出血的病理状态。由于脾主统血,若脾气亏虚,统血无力,可致血液不循常道而外溢,甚至中气不举,血随气陷于下。气不摄血的病变多与脾气亏虚有关。

(3) 气虚血瘀:气虚无力推动血液运行,致使血液瘀滞的病理状态。

(4) 气血两虚:气虚与血虚同时存在的病理状态。多由久病消耗,渐致气血两伤;或先有失血,气随血脱;或先因气虚,血液生化无源而日渐衰少等原因所致。

(5)气随血脱:在大量出血的同时,气也随着血的流失而耗脱的病理状态。由于血为气母,血能载气,大量出血,则气无所依附,随之耗散而亡失。气随血脱是以大量出血为前提,如外伤出血、妇女崩漏、产后大失血等。

(6)气血不荣经脉:因气血虚衰或气血失和,以致对经脉、筋肉、皮肤的濡养作用减弱,从而出现肢体筋肉等运动失常或感觉异常的病理状态。

(四)津液代谢失常

津液代谢失常是指津液的生成、输布、排泄失常,引起体内津液不足或在体内滞留的病理变化。

1. 津液不足 因津液亏少,导致脏腑组织官窍失于濡润滋养而干燥枯涩的病理状态。多由外感阳热病邪,或五志过极化火,煎灼津液;或多汗、剧烈吐泻、多尿、失血;或过用辛燥之物等引起津液耗伤所致。津伤多见口渴,尿少,口、鼻、皮肤干燥等症状,易于耗散,也易于补充。液伤多见形瘦肉脱、手足震颤等,亏损后不易迅速补充。伤津时不一定脱液,脱液时则必兼伤津。

2. 水液停聚 因津液的输布、排泄障碍,导致水湿痰饮积聚的病理概括。津液的输布和排泄障碍主要与肺、脾、肾、膀胱、肝、三焦的功能失常有关。如脾失健运,则津液运行迟缓,清气不升,水湿内生;肺失宣降,则水道失于通调,津液不行;肾阳不足,气化失职,则清者不升,浊者不降,水液内停;三焦气机不利,则水道不畅,津液输布障碍;膀胱气化失司,浊气不降,则水液不行;肝失疏泄,则气机不畅,气滞则水停,影响三焦水液运行等。

汗液和尿液是体内津液代谢后排泄的重要途径。肺、肾、膀胱的生理功能衰退,不仅影响到津液的输布,还影响着津液的排泄过程。其中肾阳的蒸腾气化功能起着主要作用。当肺气失于宣发布散,腠理闭塞,汗液排泄障碍时,津液代谢后的废液,仍可化为尿液而排出体外。但是如果肾阳的气化功能减退,尿液的生成和排泄出现障碍,则导致水液停留而为病。

3. 津液与气血关系失调 津液的生成、输布和排泄,依赖于脏腑的气化和气的升降出入,而气的运行也以津液为载体,通达上下内外遍布全身。津液与气血的功能协调是保证人体生理活动正常的重要方面。一旦津液与气血关系失调,可出现如下几种病理变化。

(1)水停气阻:津液代谢障碍。水液停聚于体内,导致气机阻滞的病理状态。其病理表现因津气阻滞部位不同而异,如痰饮阻肺,则肺气壅滞,宣降不利,可见胸满咳嗽、痰多、喘促不能平卧等病证;水湿停留中焦,则阻遏脾胃气机,导致清气不升,浊气不降,可见脘腹胀满、嗳气食少症;水饮泛溢四肢,则阻滞经脉气机,而见肢体沉重、胀痛不适等症。

(2)气随津脱:由于津液大量亡失,气随津液外泄,致使阳气暴脱的病理状态。多由高热伤津,或大汗,或严重吐泻、多尿等,耗伤津液,气随津脱所致。如暑邪致病,迫使津液外泄而大量汗出,不仅表现有口渴、尿少等津伤症状,而且常伴有疲倦乏力、少气懒言等气虚表现。轻者津气两虚,重者津气俱脱。

(3)津枯血燥:津液和血液同时出现亏损不足的病理状态。由于津血同源,津液是血液的重要组成部分,所以津伤可致血亏,失血可致津少。如大汗、大吐、大泻等大量耗伤津液的同时,可导致不同程度的血液亏少,形成津枯血燥的病变。

(4)津亏血瘀:因津液亏损而导致血液运行瘀滞不畅的病理状态。由于津液是血液的重要组成部分,因此津液充足则血行滑利。如因高热、大面积烧烫伤,或大吐、大泻、大汗等引起津液大量耗伤,则可致血量减少,血液浓稠而运行涩滞不畅,在津液耗损的基础上发生血瘀病变。

(五)内生五邪

内生五邪又称"内生五气",是指在疾病的发展过程中,由于脏腑阴阳失调,气、血、津液代谢失常所产生的类似风、寒、湿、燥、火(热)五种外邪致病特征的病理变化。由于病起于内,所以分别称为"内风""内寒""内湿""内燥""内火(热)"。"内生五邪"不是致病邪气,而是由脏腑阴阳失调,气、血、津液失常所形成的综合性病理变化。

1. 风气内动 简称"内风",是指机体阳气亢逆变动而形成的一种病理状态。由于风气内动多是肝失调畅出现的一系列病理现象,故又称"肝风"或"肝风内动"。按其成因和临床特点不同,分为肝阳化风、热极生风、阴虚风动、血虚生风四类。

(1)肝阳化风:多是情志所伤,操劳太过等耗伤肝肾之阴,以致筋脉失养,阴虚阳亢,水不涵木所形成的病理状态。

(2)热极生风:又称热甚动风。多见于外感热性病的热盛阶段,是由邪热炽盛,煎灼津液,伤及营血,燔灼肝经,导致筋脉失养,阳热亢盛而化风的病理状态。热极生风的主要病机是邪热亢盛,属实性病变。

(3)阴虚风动:机体阴液枯竭,无以濡养筋脉,致使筋脉失养而变生内风的病理状态。多由热性病后期,阴津亏损,或慢性久病阴液耗伤所致。由于其病变本质属虚,所以其动风之状多较轻、缓,常表现为手足震颤、蠕动,肢体抽搐等症。

(4)血虚生风:血液亏虚,筋脉失养,或血不荣络而变生内风的病理状态。多因失血过多,或血液化生减少,或久病耗伤阴血,或年老精血亏少,以致肝血不足所引起。

2. 寒从中生 寒从中生即是内寒,是指机体阳气虚衰,温煦气化功能减退,虚寒内生,或阴寒之邪弥漫的病理状态。内寒的形成多与脾肾阳虚有密切关系。

阳气不足,虚寒内生,其病理变化主要表现在两个方面:一是阳气不足,机体失于温煦;二是气化功能减退,津液代谢障碍导致病理产物在体内聚积或排泄过多。

寒从中生与外感寒邪之间既有区别,又有联系。"内寒"主要是体内阳虚阴盛而寒,以正虚为主,属虚寒;"外寒"主要是外感寒邪为病,虽然也有寒邪伤阳的病理变化,但以邪实为主,属实寒。两者之间的主要联系是寒邪侵犯机体,必然会损伤机体的阳气,病变进一步发展可致阳虚;而阳气亏虚之体,因抗御外邪能力低下,则又易感寒而致病。

3. 湿浊内生 即"内湿",是指因体内津液输布、排泄障碍,导致水湿痰饮内生并蓄积停滞的病理状态。内湿病理状态的形成主要以脾的运化功能失常为病机关键。

湿浊内生的病理变化主要表现在两个方面:一是由于湿性重浊黏滞,多易阻滞气机,出现胸闷、腹胀、大便不爽等症;二是湿为秽浊之物,湿邪内阻,可进一步影响肺、脾、肾等脏腑的功能活动,如湿阻于肺,则肺失宣降,可见胸闷、咳嗽、咯痰等症;若湿浊内困日久,进一步损伤脾、肾阳气,则可致阳虚湿盛的病理改变。湿浊虽可阻滞于机体三焦的任何部位,但以湿阻中焦,脾虚湿困最为常见。

外感湿邪与湿邪内生之间,既有区别,又有联系。"外湿"是从外感受湿邪为病,以湿邪伤于肌表、筋骨关节为主;"内湿"是由肺、脾、肾等脏腑的功能失调,尤其是脾失健运,水津不布,留而生湿所致。两者之间的联系是湿邪外袭则易伤脾,若湿邪困脾,损伤阳气,则易致脾失健运而生内湿;脾虚失运,内湿素盛者,又易招致外湿入侵而致病。

4. 津伤化燥 即"内燥",是指体内津液不足,导致机体各脏腑组织官窍失于濡润而出现一系列干燥枯涩症状的病理状态。

内燥病变的形成多由久病耗伤阴津,或大汗、大吐、大泻,或亡血、失精等导致阴液亏少,或某些外感热性病过程中热盛伤津等所致。由于津液亏少,内不足以灌溉脏腑,外不足以润泽肌肤官窍,临床多出现为一系列干燥失润的症状。由于内燥的本质是体内津液亏损,故内燥病变可发生于各脏腑组织,以肺、胃、大肠最为多见。

5. 火热内生 即"内火",又称"内热",是指由于阳盛有余,或阴虚阳亢,或五志过极化火等所致的火自内扰,机能亢奋的病理状态。火热内生有虚实之别,其病机如下。

（1）阳气过盛化火：机体的阳气在正常情况下，有温煦脏腑组织的作用，称为"少火"。但在病理状态下，若阳气过于亢奋，则亢烈化火，可使机能活动异常兴奋，这种病理性的阳亢则称为"壮火"。

（2）邪郁化火：包括两个方面，一是外感风、寒、湿、燥等病邪，在病理过程中，郁久而化热化火，如寒邪化热、湿郁化火等；二是体内的病理性产物，如痰湿、瘀血、饮食积滞等，郁久化火。

（3）五志过极化火：由于精神情志过度刺激，影响脏腑气血阴阳，导致脏腑阳盛，或气机郁结，进而从阳化火所形成的病理状态。

（4）阴虚火旺：阴液大伤，阴不制阳，阴虚阳亢，虚热内生的病理状态。多见于慢性久病之人，如阴虚而引起的牙龈肿痛、咽喉疼痛、骨蒸潮热、颧红等为虚火上炎所致。

小　　结

病因病机基本知识	学习要点
1.病因	病因的概念及病因学说的特点； 六淫、疠气的概念及其各自的致病特点及主要病理表现； 七情的概念，七情与内脏精气的关系，七情内伤的致病特点； 痰饮、瘀血的基本概念、形成原因和致病特点
2.病机	发病的基本原理； 邪正盛衰的病理变化； 阴阳失调的病理变化； 气血失常和津液代谢失常的病理变化

能 力 检 测

1. 以下属于病理产物形成的病因是（　　　）。

A. 疠气　　　　　B. 六淫　　　　　C. 七情　　　　　D. 瘀血　　　　　E. 劳逸

2. 易袭阳位，具有升发向上特性的邪气是（　　　）。

A. 暑邪　　　　　B. 燥邪　　　　　C. 风邪　　　　　D. 火邪　　　　　E. 寒邪

3. 下列何气能兼其五气？（　　　）

A. 暑　　　　　B. 湿　　　　　C. 寒　　　　　D. 风　　　　　E. 热

4. 六淫中最易导致疼痛的邪气是（　　　）。

A. 寒邪　　　　　B. 火邪　　　　　C. 风邪　　　　　D. 燥邪　　　　　E. 湿邪

5. 湿邪、寒邪的共同致病特点是（　　　）。

A. 损伤阳气　　　B. 阻遏气机　　　C. 黏腻重浊　　　D. 凝滞收引　　　E. 易袭阴位

6. 致病后可出现各种秽浊症状的邪气是（　　　）。

A. 风邪　　　　　B. 寒邪　　　　　C. 热（火）邪　　　　D. 湿邪　　　　　E. 燥邪

7. 燥邪致病最易损伤人体的（　　　）。

A. 津液　　　　　B. 气血　　　　　C. 肾精　　　　　D. 肝血　　　　　E. 阳气

8. 患者持续高烧，突然出现面色苍白，四肢厥冷，脉微欲绝，其病机应是（　　　）。

A. 重阳必阴　　　　　　　　B. 寒极生热　　　　　　　　C. 阳胜则热，从阴化寒

D. 阳损及阴　　　　　　　　E. 阳长阴消

9. 患者先有阴虚内热病证，以后又出现畏寒肢冷，大便溏泄，其病机应是（　　　）。

A. 阴损及阳 B. 阳损及阴 C. 阴盛格阳 D. 阳盛格阴 E. 阴阳亡失

10.《黄帝内经》所说的"大怒则形气绝,而血菀于上,使人薄厥"的病机,是指（ ）。

A. 气不摄血 B. 气机逆乱 C. 血随气脱 D. 血随气逆 E. 血随气结

11. 形成血虚病机的原因,下列哪项是不确切的？（ ）

A. 失血过多,血脉空虚 B. 脾虚气弱,生化无源 C. 房劳过度而耗伤

D. 久病不愈,慢性消耗 E. 思虑无穷而暗耗

12. 形成津液不足病理状态的原因,下列哪一项是不确切的？（ ）

A. 燥热之邪灼伤 B. 五志过极化火耗伤 C. 忧愁思虑而暗耗

D. 多汗、多尿,吐泻太过 E. 过用辛燥药物化火耗伤

13. 下列哪一种症状在亡阳时最多见？（ ）

A. 热汗多 B. 身热肢冷 C. 畏寒蜷卧 D. 气喘 E. 脉数疾

14. 下列哪一种症状在亡阴时最多见？（ ）

A. 烦躁不安 B. 面色苍白 C. 冷汗淋漓 D. 脉微欲绝 E. 以上皆非

二、简答题

1. 简述风邪的性质和致病特点。

2. 如何理解"风性善行而数变"？

3. 如何理解阴阳失调的基本概念？其病理变化主要表现在哪几个方面？

4. 何谓亡阳？其病理表现如何？

参考答案

Note

第五章 诊 法

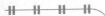

学习目标

1. 掌握 望、闻、问、切四诊的方法和主要内容。
2. 熟悉 常见舌质、舌苔的表现特点及其临床意义。
3. 了解 小儿络脉的望诊及其内容。

案例导入

王某,男,30岁,近两年来,由于工作繁忙,饮食经常无规律,渐致脘腹隐痛时发,纳食逐渐减少,口淡乏味,时嗳气,无泛酸,食后脘胀尤甚,喜按,气短乏力,体重下降3千克,大便时溏。查:面色㿠白,形体瘦弱,舌淡苔白,脉弱无力。

1. 本案例病变部位是哪个脏腑?
2. 如何从面色、舌、脉来分析证候?

诊法是中医诊察疾病、收集病情资料的基本方法。其内容十分丰富,分为望、闻、问、切四个方面。临证时应四诊合参,将四诊所收集的资料进行全面综合分析,以发现和认识各种症状、体征的特点,为诊断病种、辨别证候提供准确的依据。

第一节 望 诊

望诊是指医生运用视觉对人体的神色形态、局部表现、舌象、分泌物、排泄物等方面的异常改变进行有目的的观察,以了解健康状况,收集病情资料、诊察病情的方法。主要包括全身望诊(望神、色、形体、姿态)、局部望诊(望头、五官、颈项、四肢、皮肤)、望舌(望舌质和舌苔)、望排出物(望痰涎、呕吐物、二便)和望小儿络脉五个部分。

一、望神

神是人体生命活动的总称,是对人体生命现象的高度概括。神有广义与狭义之分,广义之神是对人体生命活动表现于外的各种现象的高度概括。望神乃指望广义之神,是通过观察人体生命活动的整体表现,以了解患者精气的盛衰,分析病情的轻重,推测预后的吉凶。具体表现于对人体的目光、色泽、神情、体态诸方面的诊察,其中眼神的变化为望神的重点。主要有得神、少神、失神、假神等。

(一)得神

得神又称"有神",是精充气足、神旺的表现。

表现为精神饱满或良好,神志清楚,反应灵敏,两目灵活,明亮有神,面色荣润,表情自然,语言清晰,呼吸平稳,肌肉不削,动作灵活等。得神提示脏腑精气充足,正气旺盛,为健康表现;或虽病而精气未衰,病轻易治,预后良好。

(二)少神

少神又称"神气不足",是轻度失神的表现。

表现为精神不振,目光乏神,面色少华,肌肉松软,倦怠乏力,少气懒言,动作迟缓。少神提示正气不足,脏腑机能减退,多见于虚证患者或疾病恢复期患者。

(三)失神

失神又称"无神",是精亏神衰或邪盛神乱的重病表现,有虚、实之分。

1. 正虚失神 精神萎靡,反应迟钝,目光无彩,晦暗呆滞,面色无华,语言断续,呼吸微弱或喘促无力,形体羸瘦,动作艰难,甚或神昏郑声等。正虚失神提示患者正气大伤,精气衰竭,脏腑功能衰败,病情深重。

2. 邪盛失神 壮热烦躁,四肢抽搐,神昏谵语,或循衣摸床,撮空理线,或猝倒神昏,两手握固,牙关紧闭等。邪盛失神提示邪热亢盛,内陷心包,热扰神明,神明失司,阴阳离绝之危候;或肝风挟痰浊蒙蔽心窍,气机闭塞,经络闭阻。

(四)假神

假神是危重患者出现的精神暂时"好转"的虚假表现。

久病、重病之人,本已失神,突然精神转佳,目光转亮,言语不休,想见亲人;或原来语声低微,断断续续,突然语声清亮;或原来面色晦暗,突然两颧浮红如妆;或原本不思饮食或毫无食欲,忽然食欲大增,而欲进食。假神提示脏腑精气极度衰竭,正气将脱,阴不敛阳,虚阳外越,阴阳即将离绝。

二、望色

望色,又称"色诊",是医生通过观察人体皮肤的色泽变化来诊察病情的方法。古人把观察到的人体颜色分为五种,即青、赤、黄、白、黑,称为五色诊。五色诊的部位既有面部,又包括全身,但由于五色的变化在面部表现最明显,因此,常以望面色来阐述五色诊的内容。

(一)常色

健康人面部皮肤的色泽,谓之常色。其特点是明润、含蓄。明润,即面部皮肤光明润泽,是有神气的表现,显示人体精充神旺、气血津液充足、脏腑功能正常;含蓄,即面色红黄隐隐,含于皮肤之内,而不特别显露,是胃气充足、精气内含而不外泄的表现。

中国人属黄种人,其正常面色可概括为"红黄隐隐,明润含蓄",不过由于体质禀赋、季节、气候、环境等的不同而有差异。常色又分为主色和客色。

1. 主色 凡与生俱来,一生基本不变的基本肤色、面色,称主色。人群中,每一个人的面色是不一致的,这与遗传因素、民族、禀赋、体质等因素有关,然而只要终生不变,即属主色。

2. 客色 凡因季节气候、地理环境、生活条件等改变而发生相应变化的肤色、面色,称为客色。人与自然环境相应,随四时、昼夜、阴晴等天时的变化,面色亦相应改变。

(二)病色

人体在疾病状态时面部显示的色泽,称为病色。病色有青、黄、赤、白、黑五种。五色主病分述如下。

1. 青色 主寒证、痛证、气滞、血瘀、惊风、肝病。

患者面见青色,多由寒凝气滞,或痛则不通,或瘀血内阻,或筋脉拘急,使面部脉络血行瘀阻所致。

面色苍白、淡青或青黑者,多属寒盛、痛剧;面色青灰,口唇青紫,肢凉脉微者,多属心阳暴脱、心血瘀阻;小儿眉间、鼻柱、唇周发青者,多属惊风。

2. 黄色 主脾虚、湿证。

患者面色发黄,多由脾失健运,气血不足,机体失养,面部失荣;或脾失健运,水湿内停,湿邪内阻,面部失荣所致。

面色淡黄而枯槁无光者,称为萎黄,多属脾胃气虚,气血不足,或长期慢性失血,或小儿疳积、虫积等,致营血不能上荣于面所致。面色淡黄而虚浮者,称为黄胖,属脾虚湿蕴,因脾虚不运,机体失养,水湿内停,泛溢肌肤所致。面目肌肤一身俱黄者,称为黄疸,其中面黄鲜明如橘皮者,属阳黄,乃肝胆湿热熏蒸所致;面黄而晦暗如烟熏者,属阴黄,乃寒湿郁阻为患。

3. 赤色 主热证。气血得热则行,热盛而血脉充盈,血色上荣,故面色赤红。

热证有虚实之别。满面通红者,属实热证;午后两颧潮红者,属虚热证。此外,若久病重病致面色苍白,却时而泛红如妆者,属戴阳证。

4. 白色 主虚证(包括血虚、气虚、阳虚)、寒证。

患者面色发白,多由气虚血少,或阳衰寒盛,气血不能上充于面部脉络所致。

面色㿠白而虚浮,多属阳虚水泛;面色淡白无华,多属血虚证;面色苍白,多属亡阳、气血暴脱或阴寒内盛。

5. 黑色 主肾虚证、水饮证、寒证、血瘀、剧痛。

面色发黑,多因肾阳虚衰,水寒内盛,血失温养,或因剧痛,脉络拘急,血行不畅所致。面黑暗淡或黧黑者,多属肾阳虚;面黑而焦干,多属肾阴虚;目眶周围色黑,多属肾虚水泛或寒湿带下;面色黧黑,肌肤甲错者,多由血瘀日久所致。

三、望形态

(一) 望形体

望形体是通过观察患者形体的强弱胖瘦、体质形态和异常表现来诊察病情的方法。

1. 形体强弱

(1)体强:指身体强壮。表现为骨骼粗大,胸廓宽厚,肌肉充实,皮肤润泽,筋强力壮等。为形气有余,说明体魄强壮,内脏坚实,气血旺盛,抗病力强,不易生病,有病易治,预后较好。

(2)体弱:指身体衰弱。表现为骨骼细小,胸廓狭窄,肌肉瘦削,皮肤枯槁,筋弱无力等。为形气不足,说明体质虚衰,内脏脆弱,气血不足,抗病力弱,容易患病,有病难治,预后较差。

2. 形体胖瘦

(1)体重超过正常标准20%者,可视为肥胖。若胖而能食,为形气有余;肥而食少,是形盛气虚。肥胖多因嗜食肥甘,喜静少动,脾失健运,痰湿积聚等所致。

(2)体重明显下降,较标准体重减少10%以上者,一般可视为消瘦。若形瘦食多,为中焦有火;形瘦食少,是中气虚弱。消瘦多因脾胃虚弱,气血亏虚,或病气消耗所致。

3. 体质形态 体质是个体在其生长发育过程中形成的形体结构与机能方面相对稳定的特殊属性(详见中医体质)。

(二) 望姿态

望姿态是通过观察患者的动静姿态、体位变化和异常动作以诊察病情的方法。

1. 动静姿态 坐而喜伏,少气懒言,多为肺虚少气;坐而喜仰,胸胀气粗,多属肺实气逆;但坐不得卧,卧则气逆,多为咳喘肺胀,或水饮停于胸腹。

卧时面常向外,身轻能自行转侧,为阳证、热证、实证;反之,卧时面常向里,身重不能自行转侧,多为阴证、寒证、虚证,若重病至此,多是气血衰败已极,预后不良。蜷卧成团者,多为阳虚畏寒,或有剧痛;反之,仰面伸足而卧,则为阳证热盛而恶热。

2. 异常动作 猝然昏倒,半身不遂,口眼㖞斜,不省人事或神志恍惚,属肝阳上亢,化风挟痰,蒙蔽神窍,气血逆乱所致,为中风之中脏腑;若神志清楚,仅半身不遂或口眼㖞斜,为中风之中经络,或中风后遗症。猝倒而口开,手撒遗尿,是中风脱证;牙关紧闭,两手握固,是中风闭证。

猝然昏倒,不省人事,伴四肢抽搐,口吐白沫,有怪叫声,移时苏醒,醒后如常者,多属脏气失调,肝风挟痰,阻闭清窍所致,见于痫病;若猝然昏倒,而呼吸自续,多为厥证。盛夏猝倒,面赤汗出,甚而昏迷痉厥者,多为中暑。

若手足软弱无力,行动不灵而无痛,为痿证,多由阳明湿热或脾胃气虚,或肝肾不足所致;若关节肿痛,以致肢体动作困难,为痹证,多由风寒湿邪或湿热病邪侵犯关节,使关节痹阻不通所致。

四、望局部

局部望诊是在全身望诊的基础上,根据病情或诊断需要,对患者身体某些局部进行深入、细致的观察,以测知相应脏腑的病变情况。局部望诊的内容包括望头、望五官、望颈项、望四肢、望皮肤等。

(一)望头

头为精明之腑,内藏脑髓,为元神所居之处;脑为髓之海,为肾所主,肾之华在发;头又为诸阳之会,脏腑精气皆上荣于头。望头主要可以诊察肾、脑的病变和脏腑精气的盛衰。

1. 望头形 小儿头形过大或过小,伴有智力低下者,多因先天不足,肾精亏虚。头形过大,亦可因脑积水引起。望小儿头部,尤须诊察囟门。若小儿囟门凹陷,称为囟陷,多因吐泻伤津,气血不足和先天肾精亏虚,脑髓失充所致;囟门突起,称囟填,多因温病火邪上攻,或脑髓有病,或颅内水液停聚所致;若小儿囟门迟迟不能闭合,称为解颅,是为肾气不足,发育不良的表现。

2. 望发 正常人发黑浓密润泽,是肾气充盛,精血充足的表现。若发黄干枯,稀疏易落,多为精血不足;若片状脱发,显露圆形或椭圆形光亮头皮,称为斑秃,为血虚受风所致;青少年落发,多因肾虚或血热;青年白发,伴有耳鸣、腰酸等症者,属肾虚,伴有失眠健忘等症者,属劳神伤血所致;因先天禀赋所致者,不属病态。

(二)望五官

面部眼、耳、鼻、口、舌五官,与五脏相关联。望五官的异常变化,可以了解脏腑的病变。

1. 望目 应重点观察目的神、色、形、态的异常改变。

(1)目神:人之两目有无神气,是望神的重点。凡视物清楚,精彩内含,神光充沛者,是目有神;若视物昏暗,目无精彩,浮光暴露者,是目无神。目有神者,精气未虚,虽病易治;目无神者,精气亏虚,病重难治。

(2)目色:正常人眼睑内及两眦红润,白睛色白,黑睛褐色或棕色,角膜无色透明。若目赤肿痛,多属实热证;白睛发红,为肺火或外感风热;两眦赤痛,为心火上炎;睑缘赤烂,为脾有湿热;全目赤肿,为肝经风热上攻。白睛发黄,为黄疸的主要标志,多由湿热或寒湿内蕴,肝胆疏泄失常,胆汁外溢所致;目眦淡白,属血虚、失血。

(3)目形:目胞浮肿,多为水肿的表现;眼窝凹陷,多见于吐泻伤津或气血虚衰的患者;眼球突出兼颈前肿块,急躁易怒者,为瘿气。

(4)目态:瞳孔缩小,可见于川乌、草乌、有机磷农药中毒,以及某些西药导致的药物性瞳孔缩小等;瞳孔散大,常见于绿风内障、青风内障等五风内障、青盲等患者,亦见于杏仁中毒以及某些西药导致的药物性瞳孔散大等。

2. 望耳 望耳应注意观察耳的色泽、形态及耳内病变的情况。

(1)耳之色泽:正常耳郭色泽红润。耳轮淡白,多属气血亏虚;耳轮红肿,多为肝胆湿热或热毒上攻;耳轮青黑,多见于阴寒内盛或有剧痛的患者;耳轮焦黑干枯,多属肾精亏虚,精不上荣所致;耳背有红络,耳根发凉,多为出麻疹的先兆。

(2)耳之形态:正常人耳郭厚大,是肾气充足的表现。耳郭瘦小而薄,是先天亏损,肾气不足;耳郭肿大,是邪气充盛之象。耳轮干枯萎缩,多为肾精耗竭,属病危;耳轮皮肤甲错,多见于血瘀日久。耳轮萎缩是肾气竭绝之危候。

(3)耳内病变:耳内流脓,是为脓耳,由肝胆湿热,蕴结日久所致;脓耳后期转虚,则多属肾阴不足,虚火上炎;耳道内赘生小肉团,称为"耳痔",因湿热痰火上逆,气血瘀滞耳道而成。

3. 望鼻 望鼻主要是审察鼻之色泽、形态及鼻内病变等。

(1)鼻之色泽:正常人鼻色红黄隐隐,含蓄明润,是胃气充足的表现。鼻端色赤,多属肺脾蕴热;鼻端色青,多见于阴寒腹痛患者;鼻端色白,多属气虚血少;鼻端晦暗枯槁,为胃气已衰,属病重。

(2)鼻之形态:鼻头红肿生疮,多属胃热或血热;鼻端生红色粉刺,为酒糟鼻,多因肺胃蕴热,由血瘀凝结所致;鼻翼煽动频繁、呼吸喘促者,称为"鼻煽",多见于肺热,或为哮病,是肺气不宣,呼吸困难的表现;若重病出现鼻孔煽张,喘而额汗如油,是肺气衰竭之危候。

(3)鼻内病变:鼻孔干燥,黑如烟煤,多属高热日久或阳毒热深;鼻流清涕,多属外感风寒;鼻流浊涕,多属外感风热;鼻流腥臭脓涕者,多为鼻渊,为外邪侵袭或胆经蕴热上攻所致。

4. 望牙齿 正常情况下牙齿洁白润泽而坚固,为肾气充足,津液未伤;齿龈淡红而润泽,为胃气充足,气血调匀。如牙齿干燥如石,多属阳明热盛;燥如枯骨,多属肾阴枯竭;齿焦有垢为胃肾热盛,但气液未竭;齿焦无垢为胃肾热盛,气液已竭。

5. 望咽喉 正常情况下,咽喉色淡红润泽,不痛不肿,呼吸通畅,发育正常,食物下咽顺利无阻。如咽喉色泽深红,肿痛明显,多为实热;咽喉娇嫩,肿痛不甚,多为阴虚。若一侧或两侧喉核红肿肥大,形如乳头或乳蛾,表面或有脓点,咽痛不适者,为乳蛾,多为肺胃热盛,邪客喉核,或虚火上炎,气血瘀滞。

(三)望颈项

颈项是连接头部和躯干的部分,其前部称颈,后部称项,正常人颈项直立,两侧对称,颈动脉在安静时不易见到。男性喉结突出,女性不显。

1. 外形

(1)瘿瘤:颈部喉结处有肿块突起,或大或小,或单侧或双侧,可随吞咽运动上下移动。多因肝郁气结痰凝或水土失调,痰气搏结所致。

(2)瘰疬:发于颈侧颌下,肿块如豆,累累如串珠,故名瘰疬。多因肺肾阴虚,虚火灼津,结成痰核,或因感受风火时毒,夹痰结于颈部所致。相当于淋巴结炎或结核。

(3)颈瘘:颈部痈肿、瘰疬溃破后,久不收口,形成瘘道。多因痰火久结,气血凝滞,疮孔不收所致。

(4)项痈、颈痈:颈项部局部的红肿结块,灼热疼痛,甚至溃烂流脓,由于风热邪毒蕴蒸,气血壅滞,痰毒互结。

2. 动态

(1)项强:指项部拘急或强硬。项强兼恶寒、发热,是风寒侵袭太阳经脉,经气不利所致;项强兼壮热、神昏、抽搐者,多属温病火邪上攻,或脑髓有病。

(2)项软：见于小儿，为先天不足，肾精亏损；若见于久病重病，则为脏腑精气衰竭。

(3)颈脉搏动：在安静状态时出现颈侧人迎脉搏动明显。可见于肝阳上亢或血虚重症。

(4)颈脉怒张：颈部脉管明显胀大，平卧时更甚。多见于心血瘀阻，肺气壅滞，心肾阳衰，水气凌心。

（四）望四肢

1. 外形

(1)四肢萎缩：四肢或某一肢体肌肉消瘦、萎缩、松软无力。多因气血亏虚、经络闭阻、肢体失养所致。

(2)肢体肿胀：四肢或某一肢体肿胀。若四肢肿胀，兼红肿疼痛者，多为瘀血或热壅血瘀；若足跗肿胀，兼全身浮肿，多见于水肿。

(3)膝部肿大：膝部红肿热痛，见于热痹。若膝部肿大而股胫消瘦，形如鹤膝，称为"鹤膝风"，多因寒湿久留、气血亏虚所致。

2. 动态

(1)肢体痿废：肢体肌肉萎缩，筋脉弛缓，痿废不用，多见于痿病，常因精津亏虚或湿热浸淫，筋脉失养。

(2)四肢抽搐：四肢筋脉挛急与弛张间作，舒缩交替，动作有力，多见于惊风。

（五）望皮肤

皮肤为一身之表，内合于肺，卫气循行其间。脏腑气血通过经络而外荣于皮肤。故望皮肤可诊察脏腑虚实、气血盛衰。正常皮肤荣润有光泽，是精气旺盛、津液充沛的征象。望诊时应注意观察皮肤色泽、形态和表现于皮肤的某些病证，如斑、疹、痘等。

1. 色泽异常

(1)皮肤发赤：皮肤突然鲜红成片，色如涂丹，边缘清楚，灼热肿胀者，为丹毒。发于头面者，名抱头火丹；发于小腿足部者名流火；发于全身，游走不定者，名赤游丹。发于上部者多由风热化火所致，发于下部者多因湿热化火而成，亦有因外伤染毒而引起者。

(2)皮肤发黄：面目、皮肤、爪甲发黄者，为黄疸，多因外感湿热、疫毒，内伤酒食，或脾虚湿困，血瘀气滞等所致。

(3)皮肤白斑：四肢、面部等处出现白斑，大小不等，界限清楚，病程较缓者，为白驳风（白癜风），因风湿侵袭，气血失和，血不荣肤所致。

2. 形态异常

(1)皮肤干燥：皮肤干燥无华，多因津液不足，营血亏虚，肌肤失养，或因外邪侵袭、气血滞涩等所致。

(2)肌肤甲错：皮肤干枯粗糙，状若鱼鳞的症状。多属血瘀日久、肌肤失养所致。

(3)皮肤硬化：皮肤粗厚硬肿，失去弹性，活动度减低的症状。可因外邪、禀赋不足、阳虚血少、情志不遂、瘀血阻滞等导致肌肤失养所致。

3. 皮肤病证

(1)斑疹：

①斑：皮肤黏膜出现深红色或青紫色片状斑块，平铺于皮肤，抚之不碍手，压之不褪色的症状。多因外感温热邪毒，热毒窜络，内迫营血；或脾虚血失统摄，阳衰寒凝气血；或外伤血不循经，外溢肌肤所致。

②疹：皮肤出现红色或紫红色、粟粒状疹点，高出皮肤，抚之碍手，压之褪色的症状。多因外感风热实邪或过敏，或热入营血所致。包括风疹、瘾疹、麻疹。

(2)水疱：皮肤出现成簇或散在性小水疱的症状。有白痦、水痘、热气疮、湿疹等。

①白痦：皮肤上出现的一种白色小疱疹，晶莹如粟，高出皮肤，擦破有淡黄色浆液，有腐臭气，多发于颈胸部，四肢偶见，面部不见。因外感湿热之邪，湿郁肌表，汗出不彻而发。

②水痘：小儿皮肤上出现粉红色斑丘疹，很快变成椭圆形的小水疱。因外感时邪，内蕴湿热所致。

（3）疮疡：发于皮肉筋骨之间的疮疡类疾病。主要有痈、疽、疖、疔等。

①痈：患部红肿高大，根盘紧束，灼热疼痛。未脓易消，已脓易溃，脓汁黄稠，溃后易敛。多为湿热火毒蕴结、气血壅滞所致。

②疽：患部漫肿无头，肤色不变，或紫黑塌陷，不热少痛。未脓难消、已脓难溃、脓汁稀薄，溃后难敛。多为气血亏虚、阴寒凝滞而发。

③疔：患部形小如粟，根深如钉，漫肿灼热，麻木痒痛。多因外感毒邪或火毒蕴结而发。

④疖：患部形小而圆，红肿热痛不甚，脓出即愈。因外感风邪或邪热内蕴所致。

五、望排出物

望排出物是观察患者的分泌物和排泄物，如痰涎、呕吐物、二便、涕唾、汗、泪、带下等。这里重点介绍痰涎、呕吐物和二便的望诊，审察其色、质、形、量等变化，以了解有关脏腑的病变及邪气性质。一般排出物色泽清白，质地稀，多为寒证、虚证；色泽黄赤，质地黏稠，形态秽浊不洁，多属热证、实证；如色泽发黑，夹有块物者，多为瘀证。

（一）望痰涎

1. 望痰　痰是由肺和气道排出的病理性产物。观察痰的色、质、量，可以判断脏腑的病变和病邪的性质。痰色白清稀者，多属寒痰，因阳虚或伤寒，津凝不化，聚而为痰。痰黄稠有块者，多属热痰，因邪热犯肺，煎津为痰，痰聚于肺所致。痰少而黏，难以咳出者，多属燥痰，因燥邪伤肺，耗伤肺津，或肺阴虚津亏，清肃失司所致。痰色白量多，易于咳出者，多属湿痰，因脾失健运，水湿内停，湿聚为痰所致。

2. 望涎　涎是从口中流出的清稀黏液。涎为脾之液，望涎主要诊察脾胃的病变。口流清涎量多，多属脾胃虚寒。小儿口角流涎，多由脾虚不能摄津，亦可见于胃热虫积。

（二）望呕吐物

呕吐物是指胃气上逆，由口吐出的胃内容物。呕吐物清稀无酸臭，多因胃阳不足，腐熟无力或寒邪伤胃，损伤胃阳导致水饮内停于胃，胃失和降所致。呕吐物秽浊酸臭味，多因邪热犯胃，胃失和降，邪热蒸腐胃中饮食，则吐物酸臭。呕吐不消化食物，味酸，多属伤食。呕吐黄绿苦水，多属肝胆郁热或湿热。吐血色鲜红或紫暗有块，夹有食物残渣，属胃积热火或肝火犯胃或胃腑血瘀所致。

（三）望大便

正常的大便色黄，呈软圆柱状或条状。大便清稀如水样，多为外感寒湿，或饮食生冷，脾失健运，清浊不分所致。大便色黄褐如糜状，黏而臭秽，多为湿热或暑湿伤及肠胃，大肠传导失常所致。大便如黏冻，夹有脓血，多见于痢疾和肠癌等病。大便白如陶土，多见于黄疸。

（四）望小便

正常小便色淡黄，清净而不混浊。小便清长量多，多属虚寒证。因阳虚不能蒸化津气，水津下趋膀胱所致。小便短少黄赤，多属实热证，因热盛津伤，或汗、吐、下、利，伤津所致。尿中有砂石，见于石淋患者，因湿热蕴结下焦，煎熬尿浊杂质，久而结为砂石。尿如脂膏，排尿困难而痛称为膏淋，因湿热蕴结于下焦，气化不利所致。

六、望舌

舌诊是观察患者舌质和舌苔的变化以诊察疾病的方法,是望诊的重要内容,是中医诊法的特色之一。机体阴阳的盛衰,气血的调和,津液的存亡,五脏六腑的变化均可直接反映在舌象变化之中,察舌象的变化,便可知脏腑的盛衰,病邪凶吉进退,疾病轻重缓急。

舌分为舌尖、舌中、舌根、舌边四部分,而分别与各脏腑相配。舌尖候心和肺,舌中候脾胃,舌根候肾,舌两侧候肝胆。舌苔为胃气熏蒸所生,舌苔的变化直接受脾胃功能变化的影响。舌体的润燥、荣枯反映肾水的盛衰。

舌诊一般在充足而柔和的自然光线下进行观察,多是从舌尖到舌根,先看舌体的色泽、斑点、胖瘦、老嫩及动态变化,再看舌苔的有无、厚薄、腐腻、色泽、润燥等,注意患者的饮食情况,同时结合季节和患者的年龄和体质。此外,光线的强弱与色调,饮食或药品,牙齿残缺、镶牙等口腔问题对舌象亦有影响。

正常舌象的主要特征是舌体柔软灵活,舌色淡红明润,舌苔薄白均匀,苔质干湿适中,简称"淡红舌,薄白苔"。望舌包含望舌质、望舌苔两个方面的变化。

知识链接 5-1

(一)望舌质

舌质,即舌的本体,故又称舌体,是舌的肌肉和脉络组织。望舌质主要观察舌色、舌形、舌态三个方面的内容。

1. 舌色 舌色,即舌质的颜色。一般可分为淡红、淡白、红、绛、青、紫六种。

(1)淡红舌:舌色淡红润泽、白中透红。为气血调和的征象,常见于正常人、病中见之多属病轻。

(2)淡白舌:比正常舌色浅淡,白色偏多,红色偏少。主气血两虚、阳虚。

(3)红舌:较正常舌色红,甚至呈鲜红色。主实热、阴虚。

(4)绛舌:较红舌颜色更深,或略带暗红色。主里热亢盛、阴虚火旺。

(5)青紫:全舌呈现青色或紫色,或局部呈现青紫斑点。主血瘀、寒极、热极、食物中毒。

2. 舌形 舌质的形状,包括老嫩、胖瘦、点刺、裂纹等异常变化。

(1)老、嫩舌:舌质纹理粗糙或皱缩,紧敛而不柔软,舌色较暗者,为苍老舌;舌质纹理细腻,浮胖娇嫩,舌色浅淡者,为娇嫩舌。老舌多见于实证;嫩舌多见于虚证。

(2)胖、瘦舌:舌体比正常舌大而厚,伸舌满口,称为胖大舌;舌体比正常舌瘦小而薄,称为瘦薄舌。胖大舌多主水湿内停、痰湿热毒上泛。瘦薄舌多主气血两虚、阴虚火旺。

(3)点、刺舌:点,指凸起于舌面的红色或紫红色星点。大者为星,称红星舌;小者为点,称红点舌。刺指舌乳头凸起如刺,摸之棘手的红色或黄黑色点刺,称为芒刺舌,提示脏腑热极,或为血分热盛。

(4)裂纹舌:舌质上出现各种形状的裂纹、裂沟,沟裂中并无舌苔覆盖。多由邪热炽盛、阴液亏虚、血虚不润、脾虚湿浸所致。

(5)齿痕舌:舌体边缘有牙齿压迫的痕迹。主脾虚、水湿内盛证。

3. 舌态 舌态,指舌体的动态。舌体伸缩自如,运动灵活,为正常舌态。常见的病理舌态有舌体痿软、强硬、歪斜、颤动、吐弄和短缩等异常变化。

(1)痿软舌:舌体软弱无力,不能随意伸缩回旋。多见于伤阴或气血俱虚。

(2)强硬舌:舌失柔和,屈伸不利,或不能转动,板硬强直。多见于热入心包,或为高热伤津,或为风痰阻络。

(3)歪斜舌:伸舌时舌体偏向一侧,或左或右。多见于中风,或中风先兆。

(4)颤动舌:舌体震颤、抖动,不能自主。轻者仅伸舌时颤动;重者不伸舌时亦抖动难宁。

为肝风内动的征象。可因热盛、阳亢、阴虚、气血两虚等所致。

（5）吐弄舌：伸舌于口外，不即回缩者，称为吐舌；舌反复吐而即回，掉动不宁者，称为弄舌。一般属心脾有热。

（6）短缩舌：舌体卷短、紧缩，不能伸长。多为病情危重的征象。

（二）望舌苔

舌苔，指舌面上的一层苔状物，由脾胃之气蒸化胃中食浊而产生。望舌苔重点观察苔质和苔色两方面的变化。

1. 苔色

（1）白苔：舌面上附着的苔呈现白色。可为正常舌苔，病中主表证、寒证、湿证，亦可见于热证。

（2）黄苔：舌苔呈现黄色。主热证、里证。

（3）灰、黑苔：苔色浅黑，称为灰苔；苔色深灰，称为黑苔。主阴寒内盛，或里热炽盛等。

2. 苔质

（1）薄、厚苔：舌苔的厚薄以"见底""不见底"作为衡量标准。通过舌苔能隐隐见到舌质者，称为薄苔；不能透过舌苔见到舌质者，称为厚苔。主要反映邪正的盛衰和邪气之深浅。

（2）润、燥苔：舌苔润泽有津，干湿适中，不滑不燥，称为润苔。舌面水分过多，伸舌欲滴，扪之湿滑，称为滑苔。舌苔干燥，扪之无津，甚则舌苔干裂，称为燥苔。主要反映体内津液的盈亏和输布情况。

（3）腐腻苔：苔质致密，颗粒细小，融合成片，如涂有油腻之状，中间厚边周薄，紧贴舌面，揩之不去，刮之不脱，称为腻苔，主湿浊、痰饮、食积。苔质疏松，颗粒粗大，形如豆腐渣堆积舌面，边中皆厚，揩之易去，称为腐苔，主胃气衰败，湿浊上泛之证。

（4）剥落苔：舌面本有舌苔，疾病过程中舌苔全部或部分脱落，脱落处光滑无苔而可见舌质。一般主胃气不足，胃阴枯竭或气血两虚。

七、望小儿络脉

小儿络脉是指3岁以内小儿两手食指掌侧前缘部的浅表络脉。望小儿络脉是观察3岁以内小儿络脉的形色变化以诊察病情的方法。

（一）络脉三关定位

小儿食指按指节分为三关：食指第一节（掌指横纹至第二节横纹之间）为风关，第二节（第二节横纹至第三节横纹之间）为气关，第三节（第三节横纹至指端）为命关。

（二）观察络脉的方法

诊察小儿络脉时，令家长抱小儿面向光亮，医生用左手拇指和食指握住小儿食指的末端，再以右手拇指的侧缘蘸少许清水后在小儿食指掌侧前缘自指尖向指根推擦几次，用力要适中。

（三）观察络脉的内容

1. 三关测轻重 络脉显于风关，提示邪气入络，邪浅病轻；显于气关提示邪气入经，邪深病重；显于命关提示邪入脏腑，病情严重；络脉直达指端（透关射甲）提示病情凶险，预后不良。

2. 浮沉分表里 络脉浮而显露提示病邪在表；沉隐不显提示病邪在里。

3. 红紫辨寒热 络脉鲜红提示属外感表证、寒证；紫红提示属里热证；青色提示主疼痛、惊风；淡白提示属脾虚、疳积；紫黑为血络郁闭，属病情危重。

4. 淡滞定虚实 络脉色浅淡而纤细，多属虚证；络色浓滞而增粗多属实证。

第二节 闻 诊

闻诊包括听声音和嗅气味两个方面的内容,是医者通过听觉和嗅觉了解由病体发出的各种异常声音和气味,以诊察病情。闻诊作为一种不可缺少的诊察方法,是医者获得客观体征的一个重要途径。

一、听声音

听声音是指听辨患者言语气息的高低、强弱、清浊、缓急变化及咳嗽、呕吐、肠鸣等脏腑病理变化所发出的异常声响,以判断病变寒热虚实等性质的诊病方法。

（一）语声

1. 发声 指语声的高低清浊。一般来说,在疾病状态下,语声高亢洪亮有力,声音断续者,多属阳证、实证、热证;语声低微细弱,懒言而沉静,声音断续者,多属阴证、虚证、寒证;语声重浊者,称为声重,多属外感风寒或湿浊阻滞以致肺气不宣,鼻窍不通所致。

2. 音哑与失音 语声嘶哑者为音哑,语而无声为失音,前者病轻,后者病重。新病音哑或失音者,多属实证,多因外感风寒或风热袭肺,或痰湿壅肺,肺失清肃,邪闭清窍所致,即所谓"金实不鸣"。久病音哑或失音者,多属虚证,多因各种原因导致阴虚火旺,肺肾精气内伤所致,即所谓"金破不鸣"。暴怒喊叫或持续高声宣讲,伤及喉咙所致喑哑或失音者,亦属气阴耗伤之类。

3. 鼻鼾 鼻鼾指熟睡或昏迷时鼻喉发出的一种声响,是气道不利所发出的异常呼吸声。熟睡鼾声若无其他症状,多因慢性鼻病,或睡姿不当所致,体胖、老年之人较常见。昏睡不醒或神识昏迷而鼾声不绝,见于高热神昏或中风入脏之危候。

4. 呻吟 呻吟指病痛难忍所发出的痛苦哼哼声。新病呻吟,声音高亢有力,多为实证、剧痛;久病呻吟,声音低微无力,多为虚证。

（二）言语

1. 谵语 谵语指神识不清,语无伦次,声高有力。多属邪热内扰神明所致,属实证。见于外感热病,温邪内入心包或阳明实热证、痰扰心神等。

2. 郑声 郑声指神志不清,语言重复,时断时续,语声低弱模糊。多因久病脏气衰竭,心神散乱所致。见于多种疾病的晚期、危重阶段。

3. 独语 独语指自言自语,喃喃不休,见人语止,首尾不续。多因心气虚弱,神气不足,或气郁痰阻,蒙蔽心神所致,属阴证。常见癫病、郁病。

4. 错语 错语指患者神识清楚而语言时有错乱,语后自知言错。有虚实之分,虚证多因心气虚弱,神气不足所致,多见于久病体虚或老年脏气衰微之人,实证多为痰湿、瘀血、气滞阻滞心窍所致。

5. 狂语 狂语指精神错乱,语无伦次,狂叫骂詈。多因情志不遂,气郁化火,痰火互结,内扰神明所致。多属阳证、实证,常见于狂病等。

（三）呼吸

1. 气粗与气微 气粗者,呼吸疾出疾入,多属实证;气微者,呼吸徐出徐入,多属虚证。

2. 喘与哮 喘即气喘,指呼吸困难、急迫,甚至张口抬肩,鼻翼煽动,难以平卧。常由肺、心病变及白喉、急喉风等导致,此外,还与脾、肾有关。哮指呼吸急促似喘,喉间有哮鸣音。多因痰饮内伏,复感外邪所诱发,或因久居寒湿之地,或过食酸咸生冷所诱发。

3. 短气 以呼吸短促、不相接续为特点,似虚喘而不抬肩,似呻吟而无痛楚。有虚实之分,虚者常兼有形瘦神疲、气短息微,多因肺气不足或体质虚弱所致;实证常兼有呼吸声粗,或胸部窒闷,或胸腹胀满,多因痰饮、积滞、气滞所致。

4. 少气 少气又称气微,指呼吸微弱而声低,气少不足以息,言语无力。属诸虚劳损,多因久病体虚或肺肾气虚所致。

(四)咳嗽

咳嗽指肺气向上冲击喉间而发出的一种"咳——咳"声音。有声无痰谓之咳,有痰无声谓之嗽,有痰有声谓之咳嗽。多因六淫外邪袭肺、有害气体刺激、痰饮停肺、气阴亏虚等而致肺失肃降、肺气上逆而成。除肺咳以咳嗽为主症外,所有肺系疾病均可见咳嗽,他脏疾病亦可影响到肺而伴有咳嗽。

(五)呃逆

呃逆指从咽喉发出的一种不由自主的冲击声,声短而频,呃呃作响,俗称打呃,唐以前称"哕",是胃气上逆的表现。呃声频作,高亢而短,其声有力者,多属实证。呃声低沉,声弱无力,多属虚证。

新病呃逆,其声有力,多属寒邪或热邪客于胃。久病、重病呃逆不止,声低气怯无力者,属胃气衰败之危候。

(六)嗳气

嗳气指胃中气体上出咽喉所发出的一种声长而缓的声音,古称"噫",是胃气上逆的一种表现。嗳气酸腐,兼脘腹胀满者,多因宿食内停。嗳气频作而响亮,嗳气后脘腹胀减,发作因情志变化而增减者,多为肝气犯胃。嗳气频作,兼脘腹冷痛,得温减者,多为寒邪犯胃或胃阳亏虚。嗳气低沉断续,无酸腐气味,兼见纳呆食少者,为胃虚气逆。多见于老年人或体虚之人。

(七)呕吐

呕吐指饮食物、痰涎从胃中上涌,由口中吐出的症状,是胃失和降,胃气上逆的表现。前人以有声有物为呕吐,有物无声为吐,有声无物为干呕。吐势徐缓,声音微弱,呕吐物清稀者,多属虚寒证。常因脾胃阳虚,胃气上逆所致。吐势较猛,声音壮厉,呕吐出黏稠黄水,或酸或苦者,多属实热证。常因热伤胃津,胃失濡养所致。

二、嗅气味

嗅气味是指嗅辨与疾病有关的气味,分嗅病体气味与病室气味。疾病情况下,由于邪气侵袭,气血运行失常,脏腑功能失调,秽浊排除不利,产生腐浊之气。一般气味酸腐臭秽者,多属实热证;气味偏淡或微有腥臭者,多属虚寒证。

(一)病体气味

病体所散发的各种异常气味,临床上除医生直接闻诊所得外,其他诸如痰、二便、月经、恶露等排出物的异常气味,还可通过询问患者或陪护者而获知。

1. 口气 口气指从口中散发出的异常气味。若口中散发臭气者,称为口臭,多与口腔不洁、龋齿、便秘或消化不良有关;口气酸臭,并伴食欲不振、脘腹胀满者,多属食积胃肠。口气腐臭,或兼咳吐脓血者,多是内有溃疡。

2. 汗气 汗气指汗液散发出的气体。汗出腥臭,可见于瘟疫或暑热火毒炽盛之证;腋下随汗散发阵阵臊臭气味者,是湿热内蕴所致,可见于狐臭病。

3. 痰、涕之气 正常状态下,人体排出少量痰和涕,无异常气味。咳吐浊痰脓血,腥臭异常者,多是肺痈,为热毒炽盛所致;咳痰黄稠味腥者,是肺热壅盛所致;咳吐痰涎清稀味咸,无特异气味者,属寒证。

4. 呕吐物之气 呕吐物清稀无臭味者,多属胃寒;气味酸腐臭秽者,多属胃热。呕吐未消化食物,气味酸腐者为食积。

5. 二便之气 大便酸臭难闻者,多属肠有郁热;大便溏泄而腥者,多属脾胃虚寒。小便黄赤混浊,有臊臭味者,多属膀胱湿热;小便甜并散发烂苹果样气味者,为消渴病。

(二)病室气味

病室气味是由病体本身或排出物、分泌物散发而形成。气味从病体发散到病室,说明病情重笃,临床上通过嗅病室气味,可作为推断病情及诊断特殊疾病的参考。病室臭气触人,多为瘟疫类疾病;病室有血腥味,病者多患失血;病室散发腐臭气,多患溃腐疮疡;病室有尿臊气,多见于肾衰;病室有烂苹果气味,多为消渴者,属危重症;病室有蒜臭气味,多见于有机磷中毒。

第三节 问 诊

问诊是医生对患者或陪诊者进行有目的的询问,以了解病情的方法。

一、问诊概述

(一)问诊的意义

问诊是了解病情,诊察疾病的重要方法,在四诊中占有重要的地位。疾病的很多情况,如疾病的发生、发展、变化的过程及治疗经过,患者的自觉症状、既往病史、生活史和家族史等,只有通过问诊才能获得。

(二)问诊的方法

医生询问患者,了解病情,需要一定的方法。首先,问诊应在较安静适宜的环境中进行,以免受到干扰,尤其对某些病情不便当众表述者,应单独询问;其次,医生态度要严肃和蔼,对患者的疾苦要关心体贴,视患者为亲人;再次,询问病情时,切忌使用患者听不懂的医学术语;再者,医生在问诊时,既要重视主症,又要注意了解一般情况,全面收集病情资料,以避免遗漏病情;最后,应重视主诉的询问。

(三)问诊的内容

1. 一般情况 一般情况,包括姓名、性别、年龄、民族、职业、婚姻状况、籍贯、工作单位、现住址等。

询问一般情况,一是为了便于与患者或家属进行联系和随访,对患者诊治负责;二是方便医生获得与疾病有关的资料,为疾病的诊断提供一定的依据,如年龄不同,发病亦多有不同,麻疹、水痘、百日咳等病多见于小儿;青壮年气血充足,患病多实证;老年人气血已衰,患病多虚证。

2. 主诉 主诉包括患者就诊时最感痛苦的症状、体征及其持续时间。主诉往往是疾病的主要矛盾,通过主诉常可初步估计疾病的范畴和类别、病情的轻重缓急。医生在询问时,首先应善于抓住主诉,同时还要将主诉所述的症状或体征的部位、性质、程度、时间等情况询问清楚,不能笼统、含糊。在描述主诉时,不能用诊断术语,如"肺阴虚"等,而只能用具体的症状、体征进行描述。

3. 现病史 现病史是指患者从起病到此次就诊时疾病的发生、发展及其诊治的经过。

（1）发病情况：主要包括发病的时间，是突发还是缓慢发作；发病的原因或诱因；最初的症状及其性质、部位，当时曾做何处理等。

（2）病变过程：按照疾病发生的时间顺序询问患者的病变过程，如某一阶段出现哪些新的症状，其性质、程度；何时病情好转或加重等。

（3）诊治经过：某些患者，尤其是久病患者，在就诊前已经在其他医院进行过诊断和治疗。因此对初诊者，应询问曾做过哪些检查，结果如何；做过何种诊断，诊断依据是什么；经过哪些治疗，效果如何等。

（4）现在症状：现在症状是问诊的主要内容，因其内容较多，故专列讨论，详见问现在症。

4. 既往史 主要包括患者平素身体健康状况，以及过去患病情况。

5. 个人生活史 主要包括生活经历、精神情志、饮食起居、婚姻生育等。

6. 家族史 询问患者的家庭成员，包括父母、兄弟姐妹、配偶、子女等的健康和患病情况。

二、问现在症

问现在症是询问患者就诊时所感受到的痛苦和不适，以及与病情相关的全身情况。现在症是疾病现阶段病理变化的客观反映，是医生诊病、辨证的主要依据，是问诊的主要内容，为历代医家所重视。

（一）问寒热

问寒热指询问患者有无怕冷或发热的感觉。寒，指患者自觉怕冷的感觉；热，即发热，包括患者体温升高，或者体温正常而患者自觉全身或局部发热。寒与热是临床最常见症状，是辨别病邪性质和机体阴阳盛衰的重要依据，为问诊的重点内容。

1. 恶寒发热 患者恶寒与发热同时出现，是表证的特征性症状。因外邪侵袭肌表，正气与邪气相互斗争，卫气宣发失常所致。外邪袭表，郁遏卫阳，肌表失煦，故恶寒；卫阳失宣，郁而发热。

恶寒重，发热轻，多因外感风寒之邪所致。发热重，恶寒轻，多因外感风热之邪所致。发热轻而恶风，多由外感风邪所致。

2. 但寒不热 患者只感寒冷而不发热的症状，是里寒证的寒热特征。怕冷的产生，多为感受寒邪致病，或为阳气不足而阴寒内生。

3. 但热不寒 患者只发热，而无怕冷的感觉。多为阳盛或阴虚所致。

（1）壮热：多属里实热证。为风寒之邪入里化热或温热之邪内传于里，阳热炽盛。

（2）潮热：一为下午3—5时热势较高者，称为日晡潮热，常见于阳明腑实证；二为午后和夜间有低热者，称为午后或夜间潮热，有热自骨内向外透发的感觉者，称为骨蒸潮热，多为阴虚火旺所致。发热以夜间为甚者，称为身热夜甚。多属温病热入营分，耗伤营阴。

（3）微热：低热或自觉发热。多见于温病后期和某些内伤杂病如血虚发热、气郁发热等，也可见于阴虚。

4. 寒热往来 患者自觉恶寒与发热交替发作的症状，是正邪相争，互为进退的反映，为半表半里证寒热的特征，可见于少阳病和疟疾。其中寒热往来，发无定时者，可见于少阳病，主半表半里证；若寒热往来，发有定时，多为疟疾。

（二）问汗

汗的有无、多少，是体内阴阳失调的表现之一。正常人在体力活动、进食辛辣、气候炎热、衣被过厚、情绪激动等情况下汗出，属生理现象。

1. 有汗 病理性有汗有表证里证之分。表证有汗出者，多见于外感表虚证和风热表证。

由于风邪犯表,风性开泄,腠理疏松;或风热袭表,热性升散,而致汗出。里证有汗出者,多见于里实热证,由于里热炽盛,迫津外泄,故汗出量多;亦可见于里虚证,如阳气亏虚,肌表不固,或阴虚内热,蒸津外泄,均有汗出。

其中具有某些特征的病理性汗出,亦见于里证,主要有以下几种。

(1)自汗:经常日间汗出不止,活动后尤甚,称为自汗。多见于气虚或阳虚证,常伴有神疲乏力,气短懒言或畏寒肢冷等症。多因阳虚或气虚不能固护肌表,腠理疏松,玄府不密,津液外泄所致。

(2)盗汗:入睡之后汗出,醒则汗止,称为盗汗。多见于阴虚内热证,多伴有潮热、颧红、五心烦热、舌红脉细数等症。

(3)战汗:病势深重时,先见全身恶寒战栗,而后汗出者,称为战汗。战汗是邪正交争,病变发展中好转与恶化的转折点。若汗出热退,脉静身凉,是邪去正复之佳象;若汗出而身热不减,仍烦躁不安,脉来疾急,为邪盛正衰之危候。

2. 无汗 病理性无汗有表证里证之分。表证无汗,多属风寒表证或寒湿束表证,因寒性收引,腠理致密,玄府闭塞所致。里证无汗出者,多因津血亏虚,化汗乏源,或阳虚无力化汗所致。

3. 局部汗出 头汗、心胸汗、手足汗、阴汗。身体的某一部位汗出,也是体内病变的反映。应注意询问具体部位及其兼症。

(1)头汗:仅见头部或头颈部出汗较多者,谓之头汗,或称但头汗出,可因上焦热盛,迫津外泄;中焦湿热蕴结,湿郁热蒸,迫津上越;元气将脱,虚阳上越,津随阳泄所致。

(2)心胸汗:心胸部易出汗或汗出过多的症状。多见于心脾两虚或心肾不交之证。

(3)手足心汗:手足心微汗出者,一般为生理现象。若手足心汗出较多,可因阴经郁热熏蒸;阳明燥热内结,热蒸迫津外泄;脾气虚弱,气不统摄,津液旁达四肢所致。

(4)阴汗:外生殖器及其周围汗出的症状。多因下焦湿热郁蒸所致。

(三)问疼痛

疼痛是临床上最常见的一种自觉症状。可出现在患病机体各个部位。导致疼痛的原因很多,概括为虚实两类:一是感受外邪,或气滞血瘀,或痰浊凝滞,或食滞虫积等,阻滞气机,血流不畅,"不通则痛",属因实而致痛;二是因气血不足,或阴精亏损,脏腑经络失养,"不荣则痛",属因虚而致痛。

1. 问疼痛性质 导致疼痛的病因、病机不同,疼痛的性质亦异。询问疼痛的性质,可以辨别疼痛的病因与病机。

(1)胀痛:疼痛兼有胀感的症状,是气滞作痛的特点。如胸、胁、脘、腹胀痛,多是气滞为患。但头目胀痛,则多因肝火上炎或肝阳上亢所致。

(2)刺痛:疼痛如针刺之状,多固定不移,是瘀血致痛的特征之一。

(3)冷痛:疼痛有冷感而喜暖。常见于腰脊、脘腹及四肢关节等处。

(4)灼痛:疼痛有灼热之感,且喜冷恶热。常因火邪窜络,或阴虚火旺,组织被灼所致。

(5)窜痛:疼痛部位游走不定或走窜攻痛的症状。胸胁脘腹疼痛而走窜不定,称为窜痛,多因气滞所致;肢体关节疼痛游走不定,称为游走痛,多见于痹病,因风邪偏胜所致。

(6)固定痛:疼痛部位固定不移的症状。若胸胁脘腹等处固定作痛,多是瘀血为患;若四肢关节固定作痛,多因寒湿、湿热阻滞,或热壅血瘀所致。

(7)重痛:疼痛伴有沉重感的症状。多因湿邪困阻气机所致。由于湿性重浊黏滞,故湿邪阻滞经络,气机不畅,使人有沉重而痛的感觉。多见于头部、四肢、腰部以及全身。

(8)绞痛:疼痛剧烈如刀绞。多因有形实邪闭阻气机,或寒邪凝滞气机所致。

（9）隐痛：疼痛不剧烈，尚可忍耐，但绵绵不休的症状。多因阳气精血亏虚，脏腑经脉失养所致。

（10）空痛：疼痛兼有空虚之感。多因气血亏虚，阴精不足，脏腑经脉失养所致。一般多见于头部或小腹部。

2. 问疼痛部位

（1）头痛：头的某一部位或整个头部疼痛的症状。根据头痛部位，参照经络循行部位，以辨别病属何经。如头项痛者，属太阳经；两侧头痛者，属少阳经；前额连眉棱骨痛者，属阳明经；巅顶部痛者，属厥阴经等。

头痛有虚实之分。凡外感风、寒、暑、湿、燥、火以及瘀血、痰浊等所致者，多属实证；凡气血阴精亏虚，不能上荣于头者，则为虚证。

（2）胸痛：临床应根据胸痛的具体部位、性质结合兼症进行诊断。左胸心前区憋闷作痛，时痛时止，多因痰、瘀等邪阻滞心脉所致，可见于胸痹等病。胸痛剧烈，面色青灰，手足青冷者，多因心脉急骤闭塞所致，可见于真心痛等病。

（3）背痛：背痛不可俯仰者，多因寒湿阻滞或督脉损伤所致；背痛连项者，多因风寒客于太阳经所致；肩背痛，多因寒湿阻滞，经脉不利所致。

（4）脘痛：寒、热、食积、气滞等原因，均可导致胃脘疼痛，应根据疼痛的性质及兼症进行辨证。一般进食后痛势加剧者，多属实证；进食后疼痛缓解者，多属虚证。

（5）腹痛：问腹痛常与按诊密切配合。首先查明疼痛的部位，判断病变所在脏腑，然后结合疼痛的性质及兼症，了解引起疼痛的原因，以辨病证虚实。

因寒、热、寒湿、湿热、气滞、瘀血、结石、虫积等所致者，多属实证；因气虚、血虚、阴虚、阳虚所致者，多属虚证。

（6）胁痛：胁的一侧或两侧疼痛的症状。多与肝胆及其经脉的病变有关，如肝郁气滞、肝胆湿热、肝胆火盛、肝阴亏虚等病证，均可出现胁痛。

（7）腰痛：腰部两侧，或腰脊正中疼痛的症状。多为肾及局部经脉组织病变。腰部经常酸软而痛，多因肾虚所致；腰部冷痛沉重，阴雨天加重，多因寒湿所致；腰部刺痛，或痛连下肢者，多因瘀血阻络或腰椎病变所致；腰部突然剧痛，向少腹部放射，尿血者，多因结石阻滞所致。

（8）四肢痛：四肢肌肉筋脉及关节疼痛。多因风寒湿侵袭，或湿热蕴结所致。亦可因脾胃虚损水谷精微不能布达于四肢引起。

（9）周身痛：头身、腰背、四肢等部位均感觉疼痛。新病周身痛者，多属实证，以外感风寒、风湿或湿热疫毒所致者居多。久病卧床不起而周身疼痛者，多属虚证，常因气血亏虚，形体失养所致。

（四）问饮食与口味

问饮食口味主要是询问口渴与饮水、食欲与食量以及口中气味等情况。饮食口味的异常，不仅提示津液的盈亏、脾胃运化的失常，也能够反映疾病的寒热虚实性质。

1. 问口渴与饮水　口渴是指口干渴的感觉；饮水是指实际饮水的多少。口渴与饮水的异常，主要反映体内津液的盈亏和输布情况，以及证候的寒热虚实。一般口渴则欲饮，不渴则不欲饮，但津液输布发生障碍时，有时也会出现口渴而不欲饮的情况。

（1）口不渴饮：口不渴，亦不欲饮。提示津液未伤，多见于寒证、湿证。因寒、湿之邪为阴邪，不耗伤津液，故口不渴，亦不欲饮，或见于无明显燥热症状的病证。

（2）口渴欲饮：口干，欲饮水，饮水则舒的症状。津液耗伤，阴液亏少；气化不利，津液输布障碍，均可使津液不能上承于口，而见口渴欲饮。

口渴多饮，小便量多，多食易饥，形体消瘦者，属消渴病。

大渴喜冷饮,壮热,汗出,为里热炽盛,津液大伤的表现。严重腹泻,或汗、吐、下及利尿太过,耗伤津液,均可导致大渴引饮。

渴不多饮,兼身热不扬,心中烦闷,苔黄腻者,属湿热证。兼渴喜热饮,饮水不多,水入则吐,属痰饮内停。

2. 问食欲与食量 食欲是指进食的要求和对进食的欣快感觉;食量是指实际的进食量。询问食欲与食量,对于判断脾胃功能强弱以及疾病的预后转归有重要意义。

(1)食欲减退:患者进食的欲望减退,甚至不想进食的症状。包括不欲食、纳少与纳呆。

新病食欲减退,一般是正气抗邪的保护性反应,不一定是脾胃本身的病变;久病食欲减退,兼面色萎黄,食后腹胀,疲倦者,多因脾胃虚弱,腐熟运化无力所致。

(2)厌食:厌恶食物,甚至恶闻食臭的症状。

厌食,兼脘腹胀痛,嗳腐食臭,舌苔厚腻者,为食滞胃脘,腐熟不及所致。厌食油腻,脘闷呕恶,便溏不爽,肢体困重者,为湿热蕴脾,运化机能障碍所致。厌食油腻,胁肋灼热胀痛,口苦泛恶者,为肝胆湿热,肝失疏泄,脾失健运所致。孕妇厌食,多是妊娠反应,因妊娠后冲气上逆,胃失和降所致。

(3)消谷善饥:指食欲过于旺盛,食后不久即感饥饿,进食量多的症状。乃胃火炽盛所致。若消谷善饥,形体反消瘦者,多见于消渴病。

(4)饥不欲食:指患者虽有饥饿感,但不欲进食,或进食不多。多因胃阴不足,虚火内扰所致。

(5)食量变化:主要指进食量的改变。疾病过程中,食欲渐复,食量渐增,是胃气渐复,疾病向愈之征;若食欲减退,食量渐减,是脾胃功能渐衰之兆,提示疾病逐渐加重。

3. 问口中气味 口中气味是指口中有无异常的味觉和气味。口中气味异常多为脾胃功能失常或其他脏腑病证的反映。

(1)口淡:指口中无味,味觉减退的症状。多为脾胃虚弱、寒湿中阻及寒邪犯胃。

(2)口苦:指自觉口中有苦味。多见于心火上炎或肝胆火热之证。

(3)口甜:指自觉口中有甜味。多因湿热蕴结于脾,与谷气相搏,上蒸于口,故口甜而黏腻不爽。

(4)口酸:指自觉口中有酸味,或泛酸。多见于伤食、肝胃郁热等。

(五)问睡眠

问睡眠主要询问睡眠时间的长短、入睡的难易、是否多梦等情况,以便了解机体阴阳气血的盛衰,心脾肝肾等脏腑功能状况等。睡眠失常主要有失眠、嗜睡。

1. 失眠 失眠又称不寐。因营血亏虚,或阴虚火旺,心神失养,或心胆气虚,心神不安所致,其证属虚。因火邪、痰热内扰心神,心神不安,或食滞内停所致,其证属实。

2. 嗜睡 嗜睡是指患者精神疲倦,睡意很浓,经常不自主地入睡,亦称多寐、多睡眠。困倦嗜睡,头目昏沉,胸闷脘痞,肢体困重者,多是痰湿困脾,清阳不升所致。饭后困倦嗜睡,纳呆腹胀,少气懒言者,多因脾失健运,清阳不升,脑失所养引起。精神极度疲惫,神识朦胧,困倦易睡,肢冷脉微者,多因心肾阳虚,神失温养所致。大病之后,神疲嗜睡,乃正气未复的表现。

(六)问二便

问二便应注意了解大小便的性状、颜色、气味、时间、量的多少、排便次数、排便感觉及兼有症状等。

1. 问大便 健康人一般每日或隔日大便1次,排便通畅,成形不燥,多呈黄色,内无脓血黏液及未消化的食物。

(1)便次异常:便秘,又称大便难,指大便秘结不通,排便时间延长,或欲便而艰涩不畅的症状。胃肠积热,或阳虚寒凝,或气血阴津亏损,或腹内结块等,可导致肠道燥化太过,肠失濡润,或推运无力,传导迟缓,气机阻滞而成便秘。

泄泻,又称腹泻,指大便次数增多,粪质稀薄不成形,甚至呈水样的症状。内伤饮食、感受外邪、机体阳气不足、情志失调等均可引起泄泻。

(2)便质异常:除便秘、泄泻时的便质异常外,便质异常还有以下几种。

①完谷不化:大便中含有较多未消化食物的症状。病久体虚者见之,多属脾虚、肾虚;新起者多为食滞胃肠。

②溏结不调:大便时干时稀的症状。多因肝郁脾虚,脾胃气虚所致。

③脓血便:大便中夹有脓血黏液,多见于痢疾。

(3)排便感异常:

①肛门灼热:排便时自觉肛门灼热的症状。多因大肠湿热,或热结旁流,热迫直肠所致。

②里急后重:便前腹痛,急迫欲便,便时窘迫不畅,肛门重坠,便意频频的症状。常见于湿热痢疾。

③排便不爽:排便不畅,有滞涩难尽之感。可因湿热蕴结,肠道气机不畅;肝气犯脾,肠道气滞;食滞胃肠等所致。

2. 问小便 一般情况下,健康成人日间排尿3~5次,夜间排尿0~1次。一昼夜总尿量1000~2000 mL。尿次和尿量受饮水、温度、出汗、年龄等因素的影响。问小便,主要应询问尿次、尿量及排尿时的异常感觉。

(1)尿量异常:

①尿量增多:尿次、尿量皆明显超过正常量次。小便清长量多并伴有畏寒喜暖者,属虚寒证。

②尿量减少:尿次、尿量皆明显少于正常量次。多由热盛津伤;或汗下津伤;或肺、脾、肾功能失常所致。

(2)尿次异常:

①小便频数:排尿次数增多,时欲小便。新病小便频数,短赤而急迫,是膀胱湿热。小便频数,量多色清,夜间尤甚,为下焦虚寒,因肾阳不足,肾气不固,膀胱失约所致。

②癃闭:小便不畅,点滴而出为癃;小便不通,点滴不出为闭,合成癃闭。因肾阳不足,气化失常,或由肾阴亏损,津液内停所致者,多属虚证;若因湿热下注,或瘀血、结石阻塞而成者,多属实证。

(3)尿感异常:

①小便涩痛:小便排出不畅而痛,或伴急迫、灼热等感觉,多因心火下移或膀胱湿热所致。

②余沥不尽:小便点滴不尽。多因病久体弱,肾阳亏虚,肾气不固,膀胱失约等所致。

(七)问经带

1. 月经失调 月经是发育成熟妇女所特有的一种生理现象,月经的正常情况:初潮年龄为13~15岁,周期为28天左右,持续时间为3~5天,经色正红无块,在妊娠期及哺乳期月经不来潮,绝经期年龄约在49岁。正常经量为50~80毫升/次。问月经应重点询问月经的期、量、色、质及伴随症状。月经失调临床常见月经周期、经期、经量的异常。

2. 闭经 女子年逾18周岁,月经尚未来潮,或已行经,未受孕、不在哺乳期,而又停经,闭止在3个月以上者,称为闭经。因气血亏虚、肝肾不足、阴虚血燥,血海空虚而致闭经者,多属虚证;因气滞血瘀、寒凝痰阻,冲任不通而致者,多属实证。

3. 崩漏 非正常行经期间阴道出血的症状。若来势猛,出血量多者,为崩;势缓而量少,淋漓不断者,为漏。二者病机相同,多因热盛、瘀血、脾虚、肾阳虚、阴虚火旺等。凡崩漏经色深红有块者,多属热证;经色淡红无块者,多为冲任损伤或中气下陷、脾虚不能统血所致。

4. 痛经 行经时或行经前后,周期性出现小腹疼痛,或痛引腰骶的症状称为痛经。

凡经前小腹胀痛、行经后痛减者,多属实证,多因气滞血瘀,"不通则痛"所致;凡经后小腹隐痛兼腰部酸痛,多属虚证,因气血不足或肾虚,胞络失养所致。

5. 带下异常 在正常情况下,妇女阴道内有少量无色、无臭的分泌物,谓之带下。若带下量多、淋漓不断,或色质改变,或有臭味,即为带下病。

三、问小儿

1. 问出生前后 新生儿的疾病多与先天因素或分娩情况有关,故应着重询问妊娠期及产育期母亲的营养健康状况,有何疾病,曾服何药,分娩时是否难产等,以了解小儿先天情况。

婴幼儿时,发育较快,需要供给充足的营养,但脾胃功能又较弱,故应重点询问喂养的方式及坐、爬、走、出牙、学语的迟早情况,从而了解小儿后天营养状况和生长发育是否符合规律。

2. 问预防接种 小儿6个月至5周岁之间,从母体获得的先天免疫逐渐消失,而后天的免疫机能尚未形成,故易患水痘、麻疹等急性传染病。预防接种可减少感染发病。询问预防接种的情况,可作为诊断的依据。

第四节 切 诊

切诊包括脉诊和按诊两部分内容,脉诊又称切脉,是医生用手指对患者身体某些特定部位的动脉进行切按,体验脉动应指的形象,以了解健康或病情,辨别病证的一种诊察方法;按诊是医生用手直接触摸或按压患者某些部位,以了解局部异常变化,从而推断病情的一种诊断方法。

一、脉诊

(一)脉诊概述

1. 脉诊原理 脉象是手指感觉脉搏跳动的形象,或称为脉动应指的形象。人体的血脉贯通全身,内连脏腑,外达肌表,运行气血,周流不息,所以脉象能反映全身脏腑功能、气血、阴阳的综合信息。脉象的产生,与心脏的搏动、心气的盛衰、脉管的通利和气血的盈亏及各脏腑的协调密切相关。

2. 诊脉部位 历史上,诊脉部位有多种,现在普遍采用的切脉部位是寸口。

寸口又称脉口或气口,是指单独切按桡骨茎突内侧的一段桡动脉的搏动,根据其脉动形象,以推测人体生理、病理状况的一种诊察方法。寸口脉分寸、关、尺三部。通常以腕后高骨(桡骨茎突)为标记,其内侧的部位关前(腕侧)为寸,关后(肘侧)为尺。两手各有寸、关、尺三部,共六部脉。

3. 诊脉方法

(1)时间:诊脉的时间,以清晨和上午为最佳。诊脉时应保持诊室安静,脉诊前让患者休息片刻,使其气血平静。特殊情况下应随时随地诊察患者,不必拘泥时间。

(2)体位:诊脉时患者的正确体位是正坐或仰卧,前臂自然向前平展,置于与心脏同一水平,手腕伸直,手掌向上,手指微微弯曲,在腕关节下垫一松软的脉枕,使寸口充分暴露伸展,气血畅通,便于诊察脉象。

知识链接 5-2

Note

（3）布指：医生下指时，先以中指按在掌后高骨内侧动脉处，称为中指定关，然后用食指按在关前定寸，用无名指按在关后定尺。切脉时布指应疏密得当，要与患者手臂长短和医生手指粗细相适应，患者的手臂长或医生手指较细者，前者布指宜疏，后者宜密。

（4）举按寻：医生布指之后，运用指力的轻重、挪移，以探索脉象的一种手法。持脉之要有三，就是举、按、寻。用手指较轻地按在寸口脉搏跳动部位以诊察脉象，为举（轻取）；手指用力较重，甚至按到筋骨以体察脉象，为按（沉取）；手指用力不轻不重，按至肌肉，并调节适当指力，或左右推寻，以细细体察脉象，为寻（中取）。

（二）正常的脉象

正常脉象也称平脉、常脉，是正常人在生理条件下出现的脉象，其特征为：寸关尺三部皆有脉，不浮不沉，不快不慢，一息四～五至，相当于 72～80 次/分（成年人），不大不小，从容和缓，节律一致，尺脉沉取有一定力量，并随生理活动、气候、季节和环境等的不同而有相应变化。古人将正常脉象的特点概括为"有胃""有神""有根"。

1. 有胃 脉有胃气。古人说法很多，现在一般认为，有胃气的脉象表现是不浮不沉，不疾不徐，来去从容，节律一致。脉来有胃气，反映脾胃功能正常，气血生化有源。

2. 有神 脉有神气。综合各家之说，脉之有神，是指脉律整齐，柔和有力。即使微弱之脉，未至于散乱而完全无力；弦实之脉，仍带柔和之象，皆属脉有神气。脉来有神，反映全身整体机能活动较旺。

3. 有根 脉有根基。有根脉主要表现为尺脉有力，沉取不绝。因为左手尺脉候肾，沉取候肾，尺脉沉取应指有力，反映肾气充足。

（三）常见病脉与主病

1. 浮脉 轻取即得，重按稍减而不空，举之有余，按之不足。一般见于表证。

浮脉为阳脉，在脏应肺。瘦人肌薄而见浮脉，夏秋脉象偏浮，皆属常脉。表证见浮脉是机体驱邪向外的表现。外邪侵袭机表，卫阳抗邪于外，脉气鼓动于外，故见浮脉。

2. 沉脉 轻取不应，重按始得，举之不足，按之有余。多见于里证，亦可见于正常人。

肥人脂厚，脉管深沉；冬季气血收敛，脉象亦偏沉；有人两手六脉皆沉细而无临床症状，均可视为平脉。

沉脉，一为邪实内郁，邪正相争，致气滞血阻，不能鼓搏脉气于外，故脉沉而有力，见于气滞、血瘀、食积、痰饮等病证；二为气血不足，故脉沉而无力，可见于各脏腑虚证。

3. 迟脉 脉来迟慢，一息不足四至（相当于每分钟脉搏 60 次以下）。多见于寒证。迟而有力为实寒；迟而无力为虚寒。亦见于邪热结聚之实热证。心阳不振也可见迟而无力。

4. 数脉 脉来急促，一息五至以上而不满七至。多见于热证，亦见于里虚证。

实热内盛，或外感病邪热亢盛，见数而有力。久病阴虚，气血不足等，见脉细数无力。

5. 虚脉 三部脉举之无力，按之空虚，应指松软。见于虚证，多为气血两虚。

气虚无力推运血行，故脉来无力，按之空虚；血虚不能充盈脉管，则脉细无力。

6. 实脉 三部脉充实有力，其势来去皆盛。见于实证，亦见于常人。

邪盛而正未虚，邪正相搏，气血壅盛，脉来充实有力。若为久病出现实脉，则预后不良，但必须结合其他症状加以鉴别。平人亦可见实脉，必兼和缓之象，且无病证表现。

7. 洪脉 脉体宽大，充实有力，来盛去衰，状若波涛汹涌。多见于阳明气分热盛。

夏令阳气充盛，肤表开泄，气血向外，故脉象稍现洪大，为夏令之平脉。洪脉多见于外感热病的中期，此时邪热亢盛气盛血涌，故脉大而充实有力。

8. 细脉 脉细如线，但应指明显。多见于气血两虚，湿证。

阴血亏虚不能充盈脉管，气虚则无力鼓动血行，故脉来细小且无力。湿性重浊黏滞，脉管受湿邪阻遏,气血运行不利而致脉体细小而缓。

9. 濡脉 浮细无力而软。多见于各种虚证,湿证。

气虚无力推运血行,形成松弛软弱之势;精血虚而不荣于脉,则脉形细小应指乏力。湿困脾胃,阻遏阳气,也可出现濡脉。

10. 缓脉 脉来和缓,一息四至,或脉来怠缓无力。多见于湿病,脾胃虚弱,亦可见于正常人。

脾胃虚弱,气血不足,则脉管不充其脉必见怠缓无力、弛纵不鼓之象。湿性黏滞,气机被困,则脉来迟缓。

11. 滑脉 往来流利,如珠走盘,应指圆滑。多见于痰湿、食积、实热等病证。亦是青壮年的常脉,妇女的孕脉。

痰湿停聚,食积饮停,气实邪壅,脉见圆滑流利。火热之邪波及血分,脉来滑兼数。

12. 涩脉 形细而行迟,往来艰涩不畅,如轻刀刮竹。多见于气滞、血瘀、痰食内停和精伤、血少。

气滞、血瘀、痰浊、饮食等邪气内停,阻滞脉道,实邪内盛,脉涩而有力。精血亏少,津液耗伤,以致脉气往来艰涩而无力。

13. 弦脉 端直以长,如按琴弦。多见于肝胆病、疼痛、痰饮、疟疾等。亦见于老年健康者。

脉弦劲有力,多主肝胆病变;寒热诸邪、痰饮内停、情志不遂、疼痛等,均可使肝失疏泄,气机郁滞,故脉来强硬而弦。

14. 紧脉 绷急弹指,状若牵绳转索。见于实寒证、疼痛和食积等。

寒性收引凝滞,则脉管收缩紧束而拘急;正气未衰,则脉来绷急而搏指,状如切绳,故主实寒证。宿食积于中焦亦可见紧脉。

15. 革脉 浮而搏指,中空外坚,如按鼓皮。多见于亡血、失精、半产、漏下等。

精血耗伤,脉管不充,气浮越于外,以致脉来浮大搏指,外急中空,为无胃气的真脏脉,多属危候。

16. 促脉 脉来数而时一止,止无定数。多见于阳热亢盛,气血痰食停滞。亦见于脏气衰败。

阳邪亢盛,热迫血行,故脉来急数;热灼阴伤,心气受损,故脉有歇止;心气衰败,虚阳浮动,亦可见脉促而细弱;气滞、血瘀、痰饮、食积等亦可见脉促而有力。

17. 结脉 脉来缓慢,时有中止,止无定数。多见于阴盛气结、寒痰血瘀,亦可见于气血虚衰。

阴寒偏盛则脉气凝滞,故脉率缓慢;气结、痰凝、血瘀等阻滞失畅,故脉来缓慢有力而时有一止;久病气血衰弱,心阳虚衰,脉气不续,故脉来无力缓慢而时有一止。

18. 代脉 脉来一止,止有定数,良久方来。见于脏气衰微、疼痛、惊恐、跌扑损伤等。

脏气衰微,元气不足,故脉来软弱而时有中止,止有定数。疼痛、惊恐、跌扑损伤等代脉应指有力,是气结、血瘀等阻抑脉道,血行涩滞的表现。

（四）常见相兼脉与主病

凡两种或两种以上的单因素脉相兼出现,复合构成的脉象即为"相兼脉"。临床常见相兼脉及其主病列举如下。

浮紧脉,多见于表寒证,或风寒痹病疼痛。浮缓脉,多见于风邪伤卫,营卫不和的太阳中风证。浮数脉,多见于表热证。浮滑脉,多见于表证挟痰,或素体多痰湿而又感受外邪。沉迟脉,多见于里寒证。弦数脉,多见于肝郁化火或肝胆湿热、肝阳上亢。滑数脉,多见于痰热、湿热或食积内热。洪数脉,多见于阳明经证、气分热盛及外感热病。沉弦脉多见于肝郁气滞,水饮内停。沉涩脉,多见于血瘀,尤常见于阳虚而寒凝血瘀者。

(五)脉诊的临床意义

1. 辨别病证的部位 病证的部位就是指机体发生疾病时,病邪在表或在里,或侵犯机体的何脏何腑等。五脏六腑之气血,无不通于心脉。因此,当脏腑生理功能发生病变时,便会影响气血的正常运行而在脉象上反映出来,如浮脉多主表证,沉脉多主里证。

2. 判断病证的性质 病证的性质就是指病证属寒或属热,以及痰饮瘀滞等。临床上数脉、洪脉、滑脉、长脉等,多见于热证;迟脉、紧脉等,多见于寒证。

3. 分辨邪正的盛衰 疾病过程中邪正双方的盛衰,必然影响脉象的变化,故诊察脉象可以分辨疾病过程中的邪正盛衰。

4. 推断病证的进退 通过诊脉能及时反馈病变信息,可以判断病情的轻重,推测预后吉凶,观察疗效的好坏。

二、按诊

(一)按诊概述

按诊是医生用手直接触摸或按压患者某些部位,以了解局部冷热、润燥、软硬、疼痛、肿块或其他异常变化,从而推断疾病部位、性质和病情轻重等情况的一种诊断方法。

按诊时,应根据按诊的目的和准备检查的部位不同,采取不同的体位和手法。一般患者应取坐位或仰卧位或侧卧位。按诊的手法主要有触、摸、按、叩四法,按诊时,应由轻到重,由远到近,由浅到深。

(二)按诊的内容

1. 按胸腹 按胸腹就是根据病情的需要,有目的地对胸前区、胁肋部和腹部进行触摸、按压,必要时进行叩击,以了解其局部的病变情况。胸腹各部位的划分如下:膈上为胸、膈下为腹。侧胸部从腋下至十一、十二肋骨的区域为胁。腹部剑突下方位置称为心下。胃脘相当于上腹部。大腹为脐上部位,小腹在脐下,少腹即小腹之两侧。

胸腹按诊的内容,又可分为按虚里、按胸胁和按腹部三部分。

(1)按虚里:虚里位于左乳下心尖搏动处,为诸脉所宗。触摸虚里搏动的情况,可以了解宗气的强弱,疾病的虚实,预后的吉凶。虚里按之应手,动而不紧,缓而不急,为健康之征。其动微弱无力,为不及,是宗气内虚;若动而应衣,为太过,是宗气外泄之象。若按之弹手,洪大而博,属于危重的证候。

(2)按胸胁:主要是诊察心、肺、肝的病变。前胸高起,按之气喘者,为肺胀证。胸胁按之胀痛者,可能是痰热气结或水饮内停。若扪及肿大之肝脏,或软或硬,多属气滞血瘀,若表面凹凸不平,则要警惕肝癌。右肋胀痛,摸之热感,手不可按者,为肝痈。

(3)按腹部:通过按腹部主要了解凉热、软硬度,胀满、肿块、压痛等情况,以协助疾病的诊断与辨证。腹壁冷、喜暖手按抚者,属虚寒证;腹壁灼热、喜冷物按抚者,属实热证。腹痛、喜按者属虚,拒按者属实;按之局部灼热、痛不可忍者,为内痈。腹部胀满,按之有充实感觉,有压痛,叩之声音重浊的,为实满;腹部膨满,但按之不实,无压痛,叩之作空声的,为气胀,多属虚满。

2. 按肌肤 按肌肤是指触摸某些部位的肌肤,通过诊察其寒热、润燥、滑涩、疼痛、肿胀、皮疹等情况,以分析病情的寒热虚实及气血阴阳盛衰的诊断方法。

按肌肤时,可根据病变部位不同,选择适宜体位,以充分暴露按诊部位为原则,医生位于患者右侧,右手手指自然并拢,掌面平贴诊部肌肤之上轻轻滑动,以诊肌肤的寒热、润燥、滑涩、有无皮疹、结节、肿胀、疼痛等。

一般肿硬不热者,属寒证;肿处灼手而有压痛者,属热证;根盘平塌漫肿者,属虚证;根盘收束而隆起者,属实证。患处坚硬多无脓;边硬顶软的已成脓。

3. 按手足 按手足是通过触摸患者手足部位的冷热程度,以判断病情的寒热虚实及表里内外顺逆。

按诊时,患者可取坐位或卧位(仰、侧皆可),充分暴露手足。医生可单手抚摸,亦可用双手分别抚握患者双手足,并做左右比较。按诊的重点在手足寒热的程度。

正常情况的手足一般是温润的。诊手足寒温,对判断阳气存亡,推测疾病预后,具有重要意义。阳虚之证,若四肢犹温,为阳气尚存;若四肢厥冷,多病情深重。手足俱冷者,为阳虚寒盛,属寒证;手足俱热者,多为阳盛热炽,属热证。热证见手足热者,属顺候;热证反见手足逆冷者,属逆候,多因热盛而阳气闭结于内,不得外达,即热深厥亦深的表现,应注意鉴别。

4. 按腧穴 按压身体的某些特定穴位,通过穴位的变化和反应来判断内脏某些疾病的方法。

按腧穴可据按诊需要取坐位或卧(仰卧、俯卧、侧卧)位,关键在于找腧穴。医生用单手或双手的食指或拇指按压腧穴,若有结节或条索状物时,手指应在穴位处滑动按寻,进一步了解指下物的形态、大小、软硬程度、活动情况等。

按腧穴要注意发现穴位上是否有结节或条索状物,有无压痛或其他敏感反应,然后结合望、闻、问诊所得资料综合分析判断疾病。

正常腧穴按压时有酸胀感、无压痛、无结节或条索状物、无异常感觉和反应。腧穴的病理反应,则有明显压痛,或有结节,或有条索状物,或其他敏感反应等。

小 结

诊法	学习要点
1.概念	望诊,得神,闻诊,问诊,主诉,脉诊
2.望诊内容	望神,望色,望形态,望局部,望排泄物,望舌,望小儿络脉等
3.病理言语	谵语、郑声、独语、错语、狂语等
4.问诊内容	寒热,汗出,疼痛,饮食,睡眠,二便,经带等
5.病理脉象	浮、沉、迟、数、滑、涩、弦、濡、结、代、促等

能 力 检 测

一、单项选择题

1. 假神最主要的病理机制是( )。

A. 气血不足,精神亏损　　B. 机体阴阳严重失调　　C. 脏腑衰竭,功能低下

D. 精气衰竭,虚阳外越　　E. 阴盛于内,格阳于外

2. 面色淡白无华,唇舌色淡,多属( )。

A. 气虚　　　B. 血虚　　　C. 阳虚　　　D. 阳虚水泛　　　E. 阳气暴脱

3. 面色苍白,时而泛红如妆,多属( )。

A. 实热证　　B. 阴虚证　　C. 肝胆湿热证　　D. 戴阳证　　　E. 阳虚证

4. 面色黧黑,肌肤甲错,多属( )。

A. 肾精久耗　　B. 肾阳亏虚　　　　C. 水饮内停　　　D. 寒湿带下　　　E. 血瘀日久

5. 郑声的病机为（　　）。

A. 热扰心神,神明失主　　　　B. 脏气衰竭,心神散乱　　　C. 瘀血内阻,心脉痹塞

D. 心血不足,神失所养　　　　E. 痰湿内阻,心脉痹塞

6. 吐脓血腥臭痰者,属于（　　）。

A. 白喉　　　B. 顿咳　　　C. 肺燥　　　D. 肺痿　　　E. 肺痈

7. 气从胃中逆上,出咽喉而发声短频者称（　　）。

A. 呃逆　　　B. 太息　　　C. 干呕　　　D. 嗳气　　　E. 恶心

8. 太息的产生,多与下列哪项有关?（　　）

A. 脾气虚弱　　B. 肝气虚弱　　C. 肝气郁结　　　D. 肝阳上亢　　　E. 肝风内动

9. 外感风寒之邪初期的临床表现为（　　）。

A. 寒热俱重　　　　　　B. 寒热俱轻　　　　　C. 恶寒重而发热轻

D. 发热重而恶寒轻　　　E. 但寒不热

10. 自汗的临床意义是（　　）。

A. 气虚　　　B. 阴虚　　　C. 血虚　　　D. 气滞　　　E. 痰盛

11. 血瘀致痛的临床表现是（　　）。

A. 胀痛　　　B. 刺痛　　　C. 重痛　　　D. 走窜痛　　　E. 空痛

12. 迟脉的临床意义是（　　）。

A. 痰饮　　　B. 虚热证　　　C. 寒证　　　D. 血瘀　　　E. 气滞

二、简答题

1. 何谓"寒热往来"? 如何鉴别不同原因所致的寒热往来?

2. 问疼痛的要点是什么? 有何意义?

3. 弦脉的表现特点及临床意义是什么?

参考答案

Note

第六章　辨　　证

学习目标

1. 掌握　掌握八纲辨证、脏腑辨证的概念及其基本内容。
2. 熟悉　熟悉八纲辨证、脏腑辨证的临床应用；熟悉中医的基本治则。
3. 了解　气血津液辨证、六经辨证、卫气营血辨证、三焦辨证的概念及内容。

教学 PPT

案例导入

　　某患者感受风热病邪为病，初见发热微恶寒等表证，继则表现为发热不恶寒，反恶热，以及汗出、烦渴、咳喘，或胸闷胸痛、痰黏不爽，舌红苔黄，脉数。根据病史及临床表现，运用卫气营血辨证，当属气分证；结合三焦辨证，当属上焦病变。临床诊断当综合考虑。

　　1. 运用八纲辨证，当属何证？
　　2. 结合脏腑辨证，病位在哪一脏？

案例解析

　　辨证，即分析、辨认疾病的证候。中医中的"证""症""病"三者概念不同，但又相互联系，密不可分。"症"为单个症状和体征，如咽痛、苔黄、脉浮等。"证"为证候，是疾病发展过程中，某一阶段的病因、病位、病性、病势等的病理概括，包括若干相关联症状的总结，从某一角度反映了疾病的本质，如外感风寒证、脾肾阳虚证等。"病"则是对疾病全过程特点和规律的概括。因此，辨证是以中医基本理论为依据，对四诊所收集的症状、体征以及其他相关临床资料进行归纳、综合和分析，辨清疾病原因、性质、部位，以及邪正之间的关系，进而概括、判断为某种证候。

　　中医的辨证方法有很多，常用的有八纲辨证、脏腑辨证、气血津液辨证、六经辨证、卫气营血辨证、三焦辨证等。这些辨证方法各有特点，相互联系又相互补充。其中，八纲辨证为各种辨证的总纲；六经辨证、卫气营血辨证、三焦辨证主要用于外感热病；脏腑辨证主要用于内伤杂病；气血津液辨证与脏腑辨证密切相关，相互补充。本教材将分节重点介绍八纲辨证和脏腑辨证。

第一节　八纲辨证

　　八纲，指表、里、寒、热、虚、实、阴、阳八个纲领。

　　根据四诊及相关资料，运用八纲进行分析归纳，以辨别疾病病变部位、疾病性质、邪正盛衰和类别，作为辨证纲领的方法，称为八纲辨证。

　　临床疾病的表现尽管复杂多样，但总体都可概括到八纲之中。如表证与里证可表明病位

Note

的浅深;寒证与热证可表明疾病的性质;实证与虚证可表明邪正的盛衰;而阴证与阳证是疾病的两大类别。其中,表证、热证、实证可概括为阳证;里证、寒证、虚证可概括为阴证。所以,阴阳又是八纲的总纲。

八纲辨证是分析疾病共性的辨证方法,突出地反映了中医学辨证思维的特点,是其他辨证方法的总纲。八纲之间既有区别,又有联系,具体应用时需结合脏腑辨证、气血津液辨证等进行综合归纳,灵活运用,才能全面、准确地认识和辨别疾病的证候。

一、表里辨证

表里是辨别病变部位和病势转归趋向的两个纲领,它是一个相对概念。临床辨证时,一般把外邪侵犯肌表、腠理、经络为外,其病位相对较浅,属表;病在脏腑、气血、骨髓为内,其病位相对较深,属里。在疾病的发展过程中,表证入里为病进,里证出表为病退。

辨别表里对外感病的诊断和治疗具有重要的意义,这是由于内伤杂病的证候一般属于里证范畴。同时,外感病往往具有由表入里、由浅而深、由轻而重的发展传变过程,了解疾病的轻重缓急,病势进退,预测疾病的演变规律,有利于取得治疗上的主动权,采取适当的预防治疗措施。

(一) 表证

表证是指病位轻浅,邪在肌表的一类证候。一般指外邪经皮毛、口鼻侵入人体时所产生的证候。多见于外感病的初期,一般起病急,病程短,病位浅,病情轻,病性一般属实。以发热、恶寒并见,脉浮为主要特征。

【临床表现】 恶寒、发热并见、头身疼痛,舌苔薄白,脉浮,或兼有鼻塞、流涕、咳嗽、打喷嚏、咽喉痒痛等症。

【证候分析】 表证见于外感病初期阶段,一般因感受六淫等外邪致病。

外邪袭表,正邪相争,阻遏卫气,故发热;卫气受遏,温煦失常,故恶寒发热并见;外邪郁滞,经气不畅,不通则痛,故有头身疼痛;肺主皮毛,开窍于鼻,皮毛受邪,肺气失宣,故鼻咽不利,打喷嚏,鼻塞,流涕,咽痒;肺主气,司呼吸,肺气不利,故咳嗽,气喘;病邪在表,未伤及里,故舌苔薄白;正邪相争,脉气鼓动于外,故脉浮。

(二) 里证

里证指病位相对在内(脏腑、气血、骨髓等)的一类证候。范围甚广,除了表证以外,其他疾病都可以说属里证范畴。多见于外感病中、后期及各种内伤杂病。一般起病缓,病程长,病情较重,病性复杂。临床表现也多种多样。

【临床表现】 里证病因复杂,病位广泛,症状繁多,常以或寒或热,或虚或实的形式出现,故详细内容见各章辨证。

【证候分析】 里证由于形成的原因、性质不同,其证候、机理亦各不相同。大致成因有三:一是外邪袭表,表证不解,病邪入里,形成里证;二是外邪直接入里(直中),侵犯脏腑气血等发病;三是情志失调、饮食不节、劳逸过度等因素,直接损伤脏腑气血,或脏腑气血功能紊乱而出现种种证候。

(三) 表证与里证的鉴别要点

表证和里证的辨别,主要是审察寒热症状,内脏证候是否突出,以及舌象、脉象及临床表现等变化(表 6-1)。

(1) 外感病中,发热恶寒同时并见者属表证;但热不寒或但寒不热者属里证。

(2) 表证以头身疼痛、鼻塞或打喷嚏等为常见症状,内脏症状不明显;里证以内脏症状如咳喘、心悸、腹痛、呕吐、泄泻之类表现为主症,鼻塞、头身痛等非其常见症状。

（3）表证舌苔变化不明显，多为舌淡红，苔薄白；里证舌苔多有变化。表证多见浮脉，里证多见沉脉或其他脉象。

（4）表证常起病急、病情轻、病程短；里证常发病缓、病情重、病程长。

表 6-1　表证与里证的鉴别要点

证型	临床表现	舌象	脉象
表证	起病急，病情轻，病程短，恶寒发热并见，内脏症状不明显	舌淡红，苔薄白	浮脉
里证	起病缓，病情重，病程长，但寒不热，或但热不寒，内脏症状明显	舌苔多样	沉脉或见其他脉

附：半表半里证

外邪既没有完全入里，同时又未完全出表，正邪相争于半表半里之间，枢机不利所表现出的证候。临床上以往来寒热，胸胁苦满，心烦喜呕，不欲饮食，口苦，咽干，目眩为主要表现。

二、寒热辨证

寒热是辨别疾病性质的两个纲领。寒证与热证反映了疾病中机体阴阳的偏盛偏衰情况，阳盛或者阴虚阳亢表现为热证，阴盛或者阳虚阴盛则表现为寒证。《素问·至真要大论》说："寒者热之""热者寒之"。因此，辨明疾病的寒热属性在治疗上有重要意义。

（一）寒证

寒证是感受寒邪或阳虚阴盛而致机体功能活动减退所表现的一类证候。

由于寒证的病因与病位不同，又可分出几种不同的证型。如感受寒邪，有侵犯肌表，有直中脏腑，故有表寒、里寒之别。里寒的成因有寒邪入侵或过食生冷者，有素体阳虚或内伤久病，耗伤阳气者，故又有实寒、虚寒之分。这里仅分析寒证的共性。

【临床表现】　恶寒或畏寒喜暖，面色㿠白，四肢不温，口淡不渴，痰、涎、涕清稀，小便清长，大便稀溏，舌淡苔白润滑，脉迟或紧等。

【证候分析】　由于寒邪外侵，阳气被郁，或阳气虚弱，阴寒内盛，导致阳气不足以温煦形体，故见恶寒或畏寒、肢冷、喜暖、蜷卧等症；寒不消水，津液未伤，故口不渴；阳虚不能温化水液，故痰、涎、涕、尿等分泌物、排泄物皆澄澈清冷，苔白而润；阳虚鼓动血脉运行之力不足，故脉迟。寒性收引、凝滞，脉道收缩拘紧，故见脉紧。

（二）热证

热证是感受热邪或阴虚阳亢而致机体功能活动亢进所表现的一类证候。

根据热证的病因与病位的不同，亦可分出几种不同的证型。如外感热邪，病位在表，则为表热；热邪入里，病位在里，则为里热。里热中，有实热之邪入侵则为实热，自身虚弱造成则为虚热。本节仅分析热证的共性。

【临床表现】　恶热喜冷，口渴喜冷饮，面红目赤，烦躁不宁，痰涕黄稠，吐血衄血，小便短赤，大便干结，舌红苔黄而干燥，脉数等。

【证候分析】　因外感火热阳邪、外邪入里化热，或五志化火，或过服辛辣温热之品，或体内阳热之气过盛所致。病势急骤，形体壮实者，多为实热证；因内伤久病，阴液耗损而阳偏亢者，多为虚热证。

阳热偏盛，则恶热喜冷。火热伤津，津伤则需引水自救，所以口渴喜冷饮。火性上炎，则见面红目赤。热扰心神，则烦躁不宁。津液被阳热煎熬，则痰涕等分泌物黄稠。火热之邪灼伤血

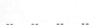

络,迫血妄行,则吐血衄血。火热伤阴,津液被耗,故小便短赤,肠热津亏,传导失司,势必大便秘结。舌红苔黄为热证,舌干少津为伤阴,阳热亢盛,血行加速故见数脉。

(三) 寒证与热证的鉴别要点

寒证与热证是机体阴阳偏盛偏衰的反映,是疾病性质的主要体现,鉴别寒热不能孤立地根据某一症状做判断,而应根据疾病的全部表现进行综合观察、分析。主要鉴别要点如表 6-2 所示。

表 6-2　寒证与热证鉴别表

鉴别项目	寒　证	热　证
寒热喜恶	恶寒喜温	恶热喜凉
口渴	不渴,喜热饮	渴喜冷饮
面色	白	红
四肢	冷	热
痰涕	清稀	黄稠
大便	稀溏	秘结
小便	清长	短赤
舌象	舌淡苔白润	舌红苔黄
脉象	迟或紧	数

三、虚实辨证

虚实是辨别邪正盛衰的两个纲领。虚指正气不足;实指邪气盛实。虚证是机体气血阴阳虚损、正气不足所导致的以各种衰退、虚弱、不足为特征的一类证候。实证则是机体感受外邪或体内病理产物蓄积而导致的亢奋有余、邪盛而正未虚,正邪相争剧烈的一类证候。辨虚实,可以掌握机体邪正盛衰的情况,为治疗提供依据,实证宜攻,虚证宜补。

(一) 虚证

虚证是对人体因正气虚弱而出现各种临床表现的概括。虚证的形成,有先天不足、后天失养和疾病耗损等多种原因。

虚证的临床表现相当复杂,因为人体的正气包括气、血、精、津液等,故阳虚、阴虚、气虚、血虚、津伤、精亏等均属于虚证的范畴。在此,仅介绍一些共同的、规律性的表现。

【临床表现】　面色淡白或萎黄,精神萎靡、身疲乏力,心悸气短,形寒肢冷,自汗,大便滑脱,小便失禁,遗精滑精,舌淡胖嫩,脉虚沉迟,或为五心烦热,消瘦颧红,口咽干燥,盗汗潮热,舌红少苔,脉虚细数。

【证候分析】　虚证可由先天禀赋不足所导致,但主要是后天失调和疾病耗损所致,如饮食失调,气血生化不足;思虑太过、悲哀惊恐、劳倦内伤等,以致气血亏虚;房室不节,耗损肾精元气;久病失治、误治,损伤正气;大吐、大泻、大汗、出血、失精等,使阴液气血耗损等,均可形成虚证。

虚证病机主要表现在伤阴或伤阳两个方面。若伤阳者,以阳气虚的表现为主。由于阳失温运与固摄无权,所以见面色淡白,形寒肢冷,神疲乏力,心悸气短,大便滑脱,小便失禁等现象。若伤阴者,以阴精亏损的表现为主。由于阴不制阳,失去濡养、滋润的功能,故见手足心热,心烦心悸,面色萎黄或颧红,潮热盗汗现象。阳虚则阴寒盛,故舌胖嫩,脉虚沉迟;阴虚则阳偏亢,故舌红干少苔,脉细数。

（二）实证

实证是对人体因感受外邪或体内病理产物蓄积而导致各种邪气盛而正气未虚的临床表现的概括。其成因有两个方面：一是外邪侵入人体，二是脏腑功能失调以致痰饮、水湿、瘀血等病理产物停积于体内所致。

实证临床表现以邪气亢盛为主，机体感受外邪或阴阳气血失调而以阳、热、滞、闭等为主，或体内痰饮、瘀血、食积等病理产物蓄积均可形成实证。在此，仅介绍部分共同的特征和表现。

【临床表现】 发热，腹胀痛拒按，胸闷，烦躁，甚至神昏谵语，呼吸气粗，痰涎壅盛，大便秘结，或下利，里急后重，小便不利，淋沥涩痛，脉实有力，舌质苍老，舌苔厚腻。

【证候分析】 实证范围广泛，临床表现十分复杂，其病因病机主要可概括为两个方面：一是风寒暑湿燥火、疫疠以及虫毒等邪气侵犯人体，正气奋起抗邪，故病势较为亢奋、急迫，以寒热显著、疼痛剧烈，或呕泻咳喘明显、二便不通、脉实等症为突出表现。二是内脏功能失调，气化失职，气机阻滞，形成痰、饮、水、湿、脓、瘀血、宿食等有形病理物质，壅聚停积于体内。因此，风邪、寒邪、暑邪、湿邪、热邪、燥邪、疫毒为病。痰阻、饮停、水泛、食积、虫积、气滞、血瘀、脓毒等病理改变，一般都属实证的范畴。

邪气过盛，正气与之抗争，阳热亢盛，故发热；实邪扰心，或蒙蔽心神，故烦躁，甚则神昏谵语；邪阻于肺，则宣降失常而胸闷，喘息气粗。痰盛者尚可见痰声漉漉。实邪积肠胃，则腑气不通，可见大便秘结，腹胀满痛拒按。湿热下攻，可见下痢里急后重，水湿内停，气化不得，所以小便不利。湿热下注膀胱，致小便淋漓涩痛。邪正相争，搏击于血脉，故脉盛有力。湿热蒸腾则舌苔多见厚腻。

（三）虚证与实证的鉴别要点

虚实证主要可从病程、病势、体质及症状、舌脉等方面加以鉴别。具体鉴别要点如表6-3所示。

表 6-3 虚证与实证鉴别表

鉴别项目	虚 证	实 证
病程	长（久病）	短（新病）
形体	多虚弱	多壮实
精神	萎靡	兴奋
声息	声低息微	声高气粗
疼痛	喜按	拒按
胸腹胀满	按之不痛，胀满时减	按之疼痛，胀满不减
发热	五心烦热，午后微热	蒸蒸壮热
恶寒	畏寒，得衣近火则减	恶寒，添衣加被不减
舌象	质嫩，苔少或无苔	质老，苔厚腻
脉象	无力	有力

四、阴阳辨证

阴阳是辨别病证属性的两个纲领。阴、阳分别代表事物相互对立的两个方面，在中医学中运用广泛，既可概括整个病情，也可划分某一个症状的性质。疾病的性质、临床的证候等一般都可归属于阴或阳的范畴，因而阴阳是辨证的基本大法。

阴阳是八纲辨证的总纲，可以概括其余六纲。八纲中表证、热证、实证都可归属于阳证的范畴;而里证、寒证、虚证均可归属于阴证的范畴。

(一)阴证和阳证

1. 阴证 凡符合"阴"的一般属性的证候,称为阴证。如里证、寒证、虚证属阴证范围。不同疾病所表现的阴性证候不尽相同,各有侧重,一般所说的阴证,主要是指虚寒证。

【临床表现】 面色暗淡,精神萎靡,身重蜷卧,形寒肢冷,倦怠无力,语声低怯,纳差,口淡不渴,大便稀溏,小便清长,舌淡胖嫩,脉沉迟,或弱或细涩。

【证候分析】 精神萎靡、倦怠乏力,语声低怯,是气虚的表现;畏冷肢凉、口淡不渴、小便清长、大便溏泄,是里寒的症状;舌淡胖嫩、脉沉迟、微弱、细均为虚寒舌脉。

2. 阳证 凡符合"阳"的一般属性的证候,称为阳证。如表证、热证、实证属于阳证范围。不同疾病所表现的阳性证候亦不相同,一般而言,阳证多指实热证。

【临床表现】 面色红赤,恶寒发热,肌肤灼热,烦躁不安,语声高亢,呼吸气粗,喘促痰鸣,口干渴饮,大便秘结,小便短赤,舌质红绛,苔黄黑或生芒刺,脉象浮数,洪大,滑实。

【证候分析】 恶寒发热并见是表证特征;面红,肌肤灼热,烦躁不安,口干渴饮,小便短赤涩痛,为热证表现;语声高亢,呼吸气粗,喘促痰鸣,大便秘结,为实证症状;舌红绛,苔黄黑起刺,脉浮数、洪大、滑实,均为实热的特征。

3. 阴证与阳证的鉴别要点 阴证与阳证,其要点可见于表里、寒热、虚实证候的鉴别之中,亦可从四诊角度进行对照鉴别(表6-4)。

表6-4 阴证与阳证鉴别表

四诊	表征	阴 证	阳 证
望诊	面色	面色苍白或暗淡	面色潮红或通红,口唇燥裂
	神态	身重,倦怠,精神萎靡	烦躁不安
	舌象	舌淡胖嫩,舌苔润滑	舌红绛,苔黄燥或黑而生芒刺
问诊	寒热	恶寒畏冷,喜温	身热,恶热,喜凉
	口渴	食少乏味,不渴或喜热饮	口干渴引饮
	二便	小便清长或短少,大便溏泄	小便短赤涩痛,大便干硬,或秘结不通,或有奇臭
	疼痛	腹痛喜按	腹痛拒按
闻诊	声息	语声低微,静而少言,呼吸怯弱,气短	语声壮厉,烦而多言,呼吸气粗,喘促痰鸣
切诊	脉象	肢凉,脉沉、细、迟、无力等	肌肤灼热,脉浮、洪、数、大、滑、有力等

(二)阴虚证和阳虚证

1. 阴虚证 阴液亏虚,不能制阳所致的虚热证候。又称虚热证。

【临床表现】 咽干口燥,形体消瘦,潮热盗汗,颧红,五心烦热,小便短赤,大便干结,舌红少津少苔,脉细数。

【证候分析】 阴虚证常因热病伤阴;或五志过极;或过服温燥之品;或房劳太过;或久病暗耗;或衰老以致阴液亏乏所致。

阴液不足,机体失却滋润和濡养,则见口咽干燥,形体消瘦。阴虚不能制阳,阳亢而虚热内生,故见潮热盗汗,五心烦热,两颧潮红。阴虚火旺,膀胱化源不足,则见小便短赤;大肠失润即见大便干结。舌红少津少苔,脉细数为阴虚火旺之征。

2. 阳虚证 阳气虚衰,不能制阴所致的虚寒证候。又称虚寒证。

【临床表现】 畏寒肢冷,面色㿠白,口淡不渴,或渴喜热饮,神疲乏力,少气懒言,自汗,大便溏薄,小便清长,舌淡胖嫩,苔白滑,脉沉迟无力。

【证候分析】 阳虚证多因久病体弱;或久居寒冷之处;或过服苦寒清凉之品;过度劳倦;年高命门火衰而致。

阳气亏虚,机体失煦,故见畏寒肢冷。阳虚推动无力,则见神疲乏力,少气懒言。阳虚失于温化和蒸腾津液,故见口淡不渴,渴喜热饮,大便溏薄,小便清长。阳气亏虚,固摄无权,故自汗。阳虚水气上泛,可见面色㿠白。舌淡胖嫩,苔白滑,脉沉迟无力为阳虚阴盛之象。

3. 阴虚证与阳虚证鉴别要点 由于阴虚则阳偏亢,虚热内生;阳虚则阴偏盛,虚寒内生,故阴虚证多有热象表现,阳虚证多有寒的症状。临床上重点从寒热、面色、口渴、出汗、二便、舌象、脉象等方面鉴别(表6-5)。

表6-5 阴虚证与阳虚证鉴别表

鉴别项目	阴 虚 证	阳 虚 证
寒热	午后潮热,五心烦热	畏寒肢冷
面色	两颧潮红	淡白
口渴	口燥咽干	口淡不渴
出汗	盗汗	自汗
二便	小便短赤,大便干结	小便清长,大便稀溏
舌象	舌红少苔	舌淡苔白
脉象	脉细数	脉沉迟无力

(三)亡阴证和亡阳证

1. 亡阴证 指阴液严重耗损欲竭所表现的危重证候。

【临床表现】 汗热味咸而黏、如珠如油,肢温身热,烦躁或昏愦,面赤唇焦,口渴欲饮,目眶凹陷,皮肤皱瘪,小便极少,呼吸急促,舌红而干瘦,脉细数疾。

【证候分析】 亡阴可在久病阴液亏虚的基础上进一步发展而成,也可因高热不退、大汗不止、剧烈吐泻、严重烧伤致阴液暴失。

阴液欲绝,或仍有火热阳邪内炽,故汗出而黏,如珠如油。阴液消亡,津不上承,则口渴欲饮;组织器官失于充盈和润泽,故见目眶凹陷,皮肤皱瘪,唇焦,舌干瘦。阴液欲竭,膀胱化源不足,则小便极少。阴液大量脱失,阳气无所依附而浮越,故见呼吸急促。阴竭阳亢,虚火内炽,则面赤,身热烦躁,舌红,脉细数疾而无力。

2. 亡阳证 指体内阳气极度衰微而欲脱所表现的危重证候。

【临床表现】 冷汗淋漓,汗质稀淡,表情淡漠,面色苍白,肌肤不温,四肢厥冷,口不渴或渴喜热饮,呼吸微弱,舌质淡润,脉微欲绝。

【证候分析】 亡阳是在阳气虚衰的基础上进一步恶化而致;也可因阴寒极盛而导致阳气暴伤;或因大汗、剧烈吐泻、大失血等导致阳随阴脱;或因中毒、严重外伤、瘀痰阻塞心窍等而使阳气暴脱。

阳气暴脱,其温煦、固摄功能丧失,故冷汗淋漓、汗质稀淡,肌肤不温,四肢厥冷。阳亡无以养神,故表情淡漠。阳气暴脱,推动乏力,血行迟滞,则面色苍白。阳气虚衰,人体功能活动低下,则见呼吸微弱,脉微欲绝。

五、八纲证候之间的关系

八纲各自反映疾病某一方面的病理本质,但并不是孤立、绝对的,彼此之间往往相互兼夹、错杂,并且随病情发展而不断变化。所以临证时,既要注意八纲基本证候的辨别,更要注意八纲证候之间的相互关系,对病情做综合性的分析归纳和辨别,才能得出正确诊断。

八纲证候间的相互关系,主要可归纳为证候相兼、证候错杂、证候转化、证候真假四个方面。

(一) 证候相兼

八纲中不具相对性的两纲或两纲以上并存所表现的证候,叫作证候相兼。临床上,常见的八纲相兼证候有表寒证、表热证、表实证、表虚证、里实寒证、里实热证、里虚热证、里虚寒证等。其临床表现可为有关纲领证候的相加,如恶寒重发热轻,头身疼痛,无汗,脉浮紧等,为表实寒证;五心烦热,盗汗,口咽干燥,颧红,舌少津,脉细数等,为里虚热证。

需要注意的是,传统上表虚证是指外感风邪,致腠理疏松,或者气虚卫表不固而致汗出的病理表现,前者为"外感表虚",后者为"内伤表虚"。外感表虚,实为外感风邪,是与感受寒邪,腠理闭塞而无汗的表实证相对而言的,实质上属于实证的范畴。内伤表虚实为脾肺气虚,卫表不固所致,是里虚而易外感的表现,实质上属于里虚证的范畴,其中表虚热证实属阴虚,表虚寒证实属阳虚。

(二) 证候错杂

证候错杂是指疾病某一阶段,八纲中相对的两纲或两纲以上并存所表现的证候。常见的有表里同病、寒热错杂、虚实夹杂三种情况。临床辨证应对其进行综合分析。

表里同病的出现,往往与寒热、虚实互见,如表里俱寒、表里俱实或表寒里热或表实里虚等。辨证时要分清表里之缓急。表急里缓者,表为主,重在治表;里急表缓者,里为主,重在治里。

寒热错杂是疾病在某一阶段寒证与热证并存所表现的证候。主要有上热下寒、上寒下热、表寒里热、表热里寒几种。辨证时重在分清寒热的轻重,寒多热少者,寒为主,重在治寒,兼顾热证。热多寒少者,热为主,重在治热,兼顾寒证。

虚实夹杂是疾病在某一阶段虚证与实证并存所表现的证候。一种是虚实与表里、上下等病位的错杂;另一种是正邪力量对比程度的错杂,如实中夹虚、虚中夹实、虚实并重。辨证时应分清虚实的主次关系,从而相应地选择攻补兼施的方法。

临床上的证候错杂在辨证上存在难度,给治疗带来困难,因此应当认真辨析。同时应当认识,错杂的证候中存在着矛盾的两个方面,尽管都反映着疾病的本质,但临床辨证仍当辨析表里证候的缓急,寒热虚实病性的主次,以便采取正确的治疗。

(三) 证候转化

证候转化指疾病在其发展变化过程中,其病位、病性,或邪正盛衰的状态发生变化,由一种证候转化为对立的另一种证候。这种转化往往有一个量变积累过程。证候的转化有两种情况,一是病情由浅及深、由轻及重;二是病情由深及浅、由重及轻。

1. 表里出入 指疾病发展过程中病邪由表入里转化为里证,或由里出表转化为表证的疾病发展趋势。由表入里多提示病情转重,由里出表多预示病情减轻。

(1) 由表入里:指证候由表证转化为里证。表明病情由浅及深,病势加重。

表证转化为里证,一般见于外感病的初、中期阶段,由于机体未能抗邪向外,或邪气过盛,或护理不当,或失治误治等原因,邪气不从外解,以致向里传变,使病情加重。如六淫袭表,若不从外解,则常常内传入里,表现为先有恶寒发热、脉浮等表证的证候;继之恶寒消失,出现但热不寒,舌红苔黄,脉洪数等症时,表示表邪已入里化热而形成里热证。

(2) 由里出表:指在里的病邪向外透达而表现的证候。表明邪有出路,病情减轻或有向愈的趋势。

某些里证通过及时治疗,机体抵抗力增强,驱邪外出,从而表现出病邪向外透达的症状或体征。如麻疹患者热毒内闭,则疹不出而见发热、喘咳、烦躁,若麻毒外透,则疹出而烦热喘咳消除,便是邪气向外透达的表现。由里出表是在里之邪毒有向外透达之机,疾病有好转趋向,并非里证转化成表证。

2. 寒热转化 指一定条件下,疾病的寒热性质向相反的方向转变,即由寒证化热或热证转寒。

(1)寒证化热:指原为寒证,后出现热证,而寒证随之消失。

外感寒邪未及时发散,而机体阳气偏盛,阳热内郁,以致寒邪从阳化热,形成热证;或因用药温燥太过,亦可使寒证转化为热证。如寒湿痹病,初起关节冷痛、重着、麻木,病程日久或过服温燥之品,而变成患处红肿灼痛;或哮病因寒引发,痰白稀薄,久之见痰黄而稠,舌红苔黄等,均是由寒转热的表现。

(2)热证转寒:指原为热证,后出现寒证,而热证随之消失。

常见于热毒邪气严重的情况之下,或因失治、误治损伤正气,正不胜邪,机能减退;或因邪气极盛耗伤正气,转为虚寒证。这种转化有突变者,如高热患者,由于大汗不止,阳从汗泄,或吐泻太过,阳随津脱,而出现体温骤降、四肢厥冷、面色苍白、脉微欲绝的亡阳证;也有病情迁延不愈者,如热痢病久不愈,阳气损耗,转化为虚寒痢。

寒证与热证的相互转化是由邪正力量的对比所决定的,其关键因素是机体阳气的盛衰。寒证转化为热证,是人体正气尚强,阳气较为旺盛,邪气才会从阳化热,提示人体正气尚能抗御邪气;热证转化为寒证,是邪气虽衰而正气不支,阳气耗伤并处于衰败状态,提示正不胜邪,病情加重。

3. 虚实转化 指疾病的虚实向相反的方向转变,提示正邪盛衰关系出现了本质性变化。实证转虚为疾病的一般规律;虚证转实则临床较为少见,多为因虚致实,形成虚实夹杂证候。

(1)实证转虚:指先表现为实证,后来表现为虚证,而实证随之消失。提示机体正气受损,病情发展。

疾病日久,或失治误治,正气受损,都可导致实证转化为虚证。如本为咳嗽吐痰、息粗而喘、苔腻脉滑,病情迁延日久,见气短而喘、呼多吸少、动则喘盛、面白、舌淡、脉弱,即是由实证转化为虚证。

(2)虚证转实:指虚证患者经过积极治疗,正气来复,体质增强,虚证消失,又感受邪气而发病,表现为实证。

但临床上更多见的是因虚致实,即由于正气不足,脏腑功能减退,或气机不畅,以致气血郁滞,痰、湿、水饮、瘀血等病理产物停滞于体内,因虚而致实,实际上是由虚证转化为虚实夹杂证。如心阳气虚日久,温煦无能,推运无力,则可血行迟缓而成瘀,在原有心悸、气短、脉弱等心气虚证的基础上,而后出现心胸绞痛、唇舌紫暗、脉涩等症,则是心血瘀阻证,血瘀之实已超过心气之虚,疾病由虚证转化为实证。

(四)证候真假

所谓"真",是指与疾病内在本质相符的证候;所谓"假",是指疾病过程中表现出某些不符合常规认识的假象。证候真假指在疾病的危重阶段,出现的与病理本质所反映的常规证候相反的某些表现。对于证候的真假,必须抓住疾病的本质,认真辨别,才能去伪存真,对病情做出准确判断。

1. 寒热真假 当病情发展到寒极或热极的时候,有时会出现一些与其寒、热本质相反的"假象"症状或体征,即真寒假热或真热假寒。

(1)真热假寒:指内有真热而外见某些假寒的证候。

【临床表现】四肢凉甚至厥冷,但却不恶寒,反恶热,且胸腹灼热,口鼻气灼,口臭咽干,口渴引饮,神识昏沉,面色紫暗,小便短黄,舌红苔黄而干,脉沉迟有力。

【证候分析】 由于邪热内盛,阳气郁闭于内而不能布达于外,故可表现出四肢凉甚至厥冷、脉沉迟等类似阴证的"假寒"现象;邪热内闭,气血不畅,故见神识昏沉、面色紫暗;热邪内蕴,伤津耗液,故见身热、胸腹灼热、口鼻气灼、口臭息粗、口渴引饮、小便短黄、舌红苔黄而干、脉有力等实热证的表现。

真热假寒证常有热深厥亦深的特点,故可称作热极肢厥证,亦有称阳盛格阴证。

(2)真寒假热:指内有真寒而外见某些假热的证候。

【临床表现】 自觉发热,欲脱衣揭被,触之胸腹无灼热、下肢厥冷;面色浮红如妆,非满面通红;神识躁扰不宁,疲乏无力;口渴但不欲饮;咽痛而不红肿;便秘而便质不燥,或下利清谷;小便清长(或尿少浮肿),舌淡,苔白;脉浮大或数,但按之无力。

【证候分析】 由于阴寒内盛,壅阻于内,格阳于外,使阴阳之气不相顺接,相互格拒。也可因元阳虚衰至极,阳不制阴,偏盛之阴盘踞于内,逼迫虚阳浮越于上,阴阳不接而成,两者均为"阴盛格阳"证,后者又称"戴阳证"。

阳气浮越于上,故见面色浮红如妆,躁扰不宁,口渴咽痛;因格阳于外,故见脉浮大或数等类似阳热证的表现。但因阴寒内盛,故触之胸腹无灼热,且下肢厥冷;因其本质为阳气虚衰,肢体失其温煦,水液不得输布、气化,故口渴而不欲饮,咽部不红肿,面色亦不会满面通红,并见疲乏无力,小便清长,或尿少而浮肿,便不燥,甚至下利清谷,脉按之无力,舌淡,苔白等里虚寒的证候,故可知其所现"热证"为假象。

(3)寒热真假的鉴别:辨别寒热证候的真假,要注意以下几点:一要了解疾病的全过程,一般假象常见于疾病的后期或危重阶段,而真象则始终贯穿疾病全过程;二要注意胸腹、二便、舌等可以反映脏腑、气血、津液等方面内在表现的变化,常为真象,而四肢、肌肤等的变化则可能为假象;三要区别假象和真象的不同,如假热之面赤,常面色苍白而仅见颧颊浅红娇嫩,且时隐时现,而真热之面赤却是满面通红;假寒之四肢厥冷,必伴胸腹灼热而按之烫手,或四肢寒冷而反不欲近衣被,而真寒则是身冷蜷卧,欲得衣被。

2. 虚实真假 在虚证或实证发展到一定阶段时,部分病证会表现出与疾病本质相反的一些症状和体征,即真实假虚或真虚假实。即所谓"至虚有盛候""大实有羸状"。

(1)真实假虚:疾病本质为实证,反见某些虚羸现象的证候。

【临床表现】 可有神情默默,倦怠懒言,身体羸瘦,二便不利、脉象沉细等表现。虽默默不语却语时声高气粗;虽倦怠乏力却动之觉舒;肢体羸瘦而腹部硬满拒按;虽泻下稀水,但泻后反觉腹部爽快;脉沉细但按之有力。

【证候分析】 由于热结肠胃、痰食壅积、湿热内蕴、瘀血停蓄等,邪气大积大聚,以致经脉阻滞,气血不能畅达,因而表现出神情默默、倦怠懒言、身体羸瘦、脉象沉细等类似虚证的假象。但病变的本质属实,如《顾氏医镜》所云"聚积在中,按之则痛,色红气粗,脉来有力,实也;甚则默默不欲语,肢体不欲动,或眩晕昏花,或泄泻不实,是大实有羸状"。

(2)真虚假实:指疾病本质为虚证,反见某些盛实现象的证候。

【临床表现】 可有腹部胀满,呼吸喘促,或二便闭涩,脉数等假实证表现。但腹虽胀满而有时缓解,或触之腹内无肿块而喜按;虽喘促但气短息弱;虽大便闭塞而腹部不甚硬满;虽小便不利但无舌红口渴等症。并有神疲乏力,面色萎黄或淡白,脉虚弱,舌淡胖嫩等症。

【证候分析】 其病机多为脏腑虚衰,气血不足,运化无力,气机不畅,故可出现腹部胀满、呼吸喘促、二便闭塞等类似实证的假象。但其本质属虚,如《顾氏医镜》所云:"心下痞痛,按之则止,色悴声短,脉来无力,虚也;甚则胀极而不得食,气不舒,便不利,是至虚有盛候。"

(3)虚实真假的鉴别:虚实真假之辨,关键在于脉象的有力无力,有神无神;其次是舌质的嫩胖与苍老,舌苔的厚腻与薄少。言语呼吸的高亢粗壮与低怯微弱;胀痛的程度、久暂及是否拒按;患者体质状况、病之新久、治疗经过等也是辨析的依据。

第二节　脏　腑　辨　证

　　脏腑辨证是以藏象学说为指导，将四诊所收集到的病情资料进行综合分析，从而判断病变的脏腑虚实及转归预后的一种辨证方法。

　　脏腑辨证的意义在于可以较为准确地辨明病变的脏腑虚实及转归预后。由于脏腑辨证的体系比较完整，每一个脏腑有独特的生理功能、证候特征和病理表现。通过脏腑辨证，对病因病位进行判断，并与病性有机地结合，从而形成完整的证候诊断，为治疗立法提供确切依据。所以，脏腑辨证是中医辨证体系中的重要内容，是临床辨证的基本方法，是各科辨证的基础，具有广泛的适用性。

一、心与小肠辨证

　　心的病变主要表现为血脉运行失常及精神意识思维改变等方面，如心悸、心痛、失眠、神昏、精神错乱、脉结代或促等。

　　小肠的病变主要反映在清浊不分、转输障碍等方面，如小便失常，大便溏泄等。

（一）心血虚

　　【临床表现】　心悸，头晕眼花，失眠，多梦，健忘，面色淡白或萎黄，唇舌色淡，脉细无力。

　　【证候分析】　心血虚证是指血液亏虚，心神失于濡养之证。以心悸、失眠、多梦及血虚症状为主要辨证要点。本证因劳神过度而耗血，或失血过多，或久病伤及营血等引起；也可因脾失健运或肾精亏损，生血之源不足而导致。

　　血液不足，心失所养，心动失常，故见心悸；血虚心神失养，神不守舍，则见失眠、多梦；血虚不能上荣于头、面，故见头晕眼花、健忘、面色淡白或萎黄，唇舌色淡；血少脉道失充，故脉细无力。

（二）心阴虚

　　【临床表现】　心烦，心悸，失眠，多梦，口燥咽干，形体消瘦，或见手足心热，潮热盗汗，两颧潮红，舌红少苔少津，脉细数。

　　【证候分析】　心阴虚证是指阴液亏损，心神失养，虚热内扰之证。以心烦、心悸、失眠及阴虚症状为主要辨证要点。本证多因思虑劳神太过，暗耗心阴；或因温热火邪，灼伤心阴；或因肝肾等脏阴亏，累及于心所致。

　　阴液亏少，心失濡养，心动失常，故见心悸；心神失养，虚火扰神，神不守舍，则见心烦不宁、失眠、多梦；阴虚失润，不能制阳，故口燥咽干，形体消瘦；手足心热，午后潮热，盗汗，颧红，舌红少津，脉细数等，均为阴虚内热之象。

　　心血虚与心阴虚虽均可见心悸、失眠、多梦等症，但血虚以"色白"为特征而偏寒，阴虚以"色赤"为特征而属热。

（三）心气虚

　　【临床表现】　心悸，胸闷，气短，精神疲倦，或有自汗，活动后诸症加重，面色淡白，舌质淡，脉虚。

　　【证候分析】　心气虚证是指心气不足，鼓动无力之证。以心悸、神疲及气虚症状为主要辨证要点。本证多由先天禀赋不足，素体虚弱，或久病失养等原因导致。

　　心气虚弱，鼓动无力，故见心悸、胸闷；气虚卫外不固，故自汗；机能活动衰减，故气短、神疲;动则气耗,故活动劳累后诸症加剧;气虚运血无力,气血不足,血失充荣,故面色淡白、舌淡、脉虚。

(四) 心阳虚

【临床表现】 心悸怔忡,心胸憋闷或痛,气短,自汗,畏冷肢凉,神疲乏力,面色㿠白,或面唇青紫,舌质淡胖或紫暗,苔白滑,脉弱或结或代。

【证候分析】 心阳虚证是指心阳虚衰,温运失司,鼓动无力,虚寒内生之证。以心悸怔忡、心胸憋闷及阳虚症状为主要辨证要点。本证常由心气虚进一步发展,或由其他脏腑病证波及心阳而成。心阳虚衰则推运无力,阳失温煦则虚寒内生。

心阳虚衰,鼓动、温运无力,心动失常,故轻则见心悸,重则为怔忡;心阳虚弱,宗气衰少,胸阳不展,故心胸憋闷,气短;温运血行无力,心脉痹阻不通,则见心胸疼痛;阳虚而阴寒内生,故见畏寒肢冷;阳虚卫外不固,则可见自汗;温运乏力,血脉失充,寒凝而血行不畅,故见面色㿠白或面唇青紫,舌质紫暗,脉或结或代而弱;舌质淡胖,苔白滑,为阳虚寒盛,水湿不化之象。

(五) 心火亢盛(下移小肠)

【临床表现】 发热,口渴,心烦,失眠,便秘,尿黄,面红,舌尖红绛,苔黄,脉数有力,甚或口舌生疮、溃烂疼痛;或见小便短赤、灼热涩痛;或见吐血、衄血;或见狂躁谵语、神识不清。

【证候分析】 心火亢盛证是指火热内炽,扰乱心神,迫血妄行,或上炎口舌,或热邪下移小肠之证。以发热、心烦、吐衄、舌赤生疮、尿赤涩灼痛等为主要辨证要点。本证多因情志抑郁化火;或火热之邪内侵;或过食辛辣刺激、温补之品,久蕴化火,内炽于心所致。

心火炽盛,内扰于心,神不守舍,则为发热,心烦,失眠;火邪伤津,故口渴,便秘,尿黄;火热炎上,则面赤,舌尖红绛;气血运行加速,则脉数有力。

若以口舌生疮、赤烂疼痛为主者,称为心火上炎证。若兼小便赤、涩、灼、痛者,称为心火下移证,由于心火炽盛,心移热于小肠灼伤津液,以致尿少色赤而排尿灼热涩痛。若吐血、衄血表现突出者,称为心火迫血妄行证。若以狂躁谵语、神识不清为主症者,称为热扰心神证或热闭心神证。

(六) 心脉闭阻

【临床表现】 心悸怔忡,心胸憋闷疼痛,痛引肩背内臂,时作时止。或以刺痛为主,舌质晦暗或有青紫斑点,脉细、涩、结、代;或以心胸憋闷为主,体胖痰多,身重困倦,舌苔白腻,脉沉滑或沉涩;或以遇寒痛剧为主,得温痛减,畏寒肢冷,舌淡苔白,脉沉迟或沉紧;或以胀痛为主,与情志变化有关,善太息,舌淡红,脉弦。

【证候分析】 心脉闭阻证是指瘀血、痰浊、阴寒、气滞等因素阻痹心脉之证。以心悸怔忡、胸闷、心痛为主要辨证要点。本证又名心血(脉)瘀阻证。由于诱因的不同,临床又有瘀阻心脉证、痰阻心脉证、寒凝心脉证、气滞心脉证等之分。本证多因正气先虚,心阳不振,运血无力,而致气滞、血瘀、痰浊、阴寒等邪气痹阻,瘀阻心脉,故其性质多属本虚标实。

心阳不振,失于温运,或瘀血内阻,心脏搏动失常,故见心悸怔忡;阳气不宣,血行无力,心脉阻滞不通,故心胸憋闷疼痛;手少阴心经之脉横出腋下,循肩背、内臂后缘,故痛引肩背内臂。

瘀阻心脉的疼痛,以刺痛为特点,伴见舌暗,或有青紫色斑点,脉细涩或结或代。痰阻心脉的疼痛,以闷痛为特点,多伴体胖痰多,身重困倦,苔白腻,脉沉滑或沉涩。寒凝心脉的疼痛,以痛势剧烈,突然发作,遇寒加剧,得温痛减为特点,伴见畏寒肢冷,舌淡苔白,脉沉迟或沉紧。气滞心脉的疼痛,以胀痛为特点,其发作往往与精神因素有关,常伴见胁胀,善太息,脉弦。

(七) 痰火扰神

【临床表现】 发热,口渴,胸闷,气粗,咯吐黄痰,喉间痰鸣,心烦,失眠,甚则神昏谵语,或狂躁妄动,打人毁物,不避亲疏,胡言乱语,哭笑无常,面赤,舌质红,苔黄腻,脉滑数。

【证候分析】 痰火扰神证是指火热痰浊交结,扰闭心神之证。以狂躁、神昏及痰热症状为主要辨证要点。本证多因精神刺激,思虑动怒,气郁化火,炼液为痰,痰火内盛;或外感温热、湿热之邪,热邪煎熬,灼津为痰,痰火内扰所致。

本证既可见于外感热病,又可见于内伤杂病。外感热病中,由于邪热内蕴,里热蒸腾上炎,则见发热,面红目赤,呼吸气粗;热灼津伤,故便秘尿黄;痰火扰乱或蒙闭心神,可见烦躁不宁,神昏谵语。内痰火内盛,闭扰心神,轻则心烦失眠,重则神志狂乱而见胡言乱语,哭笑无常,狂躁妄动,打人毁物。痰火内盛,故有吐痰黄稠,或喉间痰鸣。痰阻气机,则胸闷不舒,舌质红,苔黄腻,脉滑数,为痰湿热象。

二、肺与大肠辨证

肺的病证有虚实之分,虚证多见气虚和阴虚,实证多见风寒燥热等邪气侵袭或痰湿阻肺所致。大肠病证有湿热内侵,津液不足以及阳气亏虚等。

肺的病变,主要为气失宣降,肺气上逆,或腠理不固及水液代谢方面的障碍,临床上往往出现咳嗽、气喘、胸痛、咯血等症状。

大肠的病变主要是传导功能失常,主要表现为便秘与泄泻。

（一）肺气虚

【临床表现】 咳喘无力,气少不足以息,动则益甚,体倦懒言,声音低怯,痰多清稀,面色㿠白,或自汗畏风,易于感冒,舌淡苔白,脉虚弱。

【证候分析】 肺气虚证指肺气不足或卫表不固之证。以咳喘无力、气短懒言、自汗畏风为主要辨证要点。肺气不足则咳喘气短,气少不足以息,且动则耗气,所以喘息益甚;气虚则体倦懒言,声音低怯;气虚不能输布津液,聚而成痰,故痰多清稀;面色㿠白为气虚常见症状;气虚不能宣发卫气于肌表,腠理不固,故自汗畏风,易于感冒;舌淡苔白,脉虚弱,为气虚之征。

（二）肺阴虚

【临床表现】 干咳无痰,或痰少而黏,口燥咽干,形体消瘦,午后潮热,五心烦热,盗汗,颧红,甚则痰中带血,声音嘶哑,舌红少津,脉细数。

【证候分析】 肺阴虚证是指肺阴不足,虚热内生之证。以干咳无痰、口燥咽干、午后潮热、舌红少津、脉细数为主要辨证要点。本证多由久咳伤阴,痨虫袭肺,或热病后期阴津损伤所致。肺阴不足,虚火内生,灼液成痰,故干咳无痰,或痰少而黏;阴液不足,则口燥咽干,不能濡养肌肉,则形体消瘦;虚热内炽则午后潮热,五心烦热,盗汗,虚热上炎则颧红,肺络受灼,则痰中带血;喉失津润,则声音嘶哑;舌红少津,脉象细数,皆为阴虚内热之象。

（三）风寒犯肺

【临床表现】 咳嗽,痰稀薄色白,鼻塞流清涕,或恶寒发热,无汗,苔薄白,脉浮紧。

【证候分析】 风寒犯肺证是指风寒外袭,肺卫失宣之证。以咳嗽,痰稀薄色白,鼻塞流清涕,恶寒发热,脉浮紧为主要辨证要点。感受风寒,肺失宣降,逆而为咳;寒属阴,故痰液稀薄色白;肺气失宣,见鼻塞流清涕。邪客肺卫,卫气郁遏则恶寒,正气抗邪则发热,毛窍郁闭则无汗,舌苔薄白,脉浮紧,为感受风寒之征。

（四）风热犯肺证

【临床表现】 咳嗽,痰稠色黄,鼻塞流黄浊涕,身热,微恶风寒,口干咽痛,舌红苔薄黄,脉浮数。

【证候分析】 风热犯肺证是指风热侵犯肺系,肺卫受病之证。以咳嗽、痰稠色黄、鼻塞流黄浊涕、舌红苔薄黄、脉浮数为主要辨证要点。风热袭肺,肺失清肃则咳嗽;热邪煎灼津液,故痰稠色黄。肺气失宣,见鼻塞不通,流黄浊涕;肺卫受邪,故恶风寒、发热;风热上扰,津液被耗则口干咽痛;肺为风热侵袭,故舌尖红;苔薄黄,脉浮数,皆为风热犯肺之征。

(五) 燥邪犯肺

【临床表现】 干咳无痰,或痰少而黏,不易咳出。唇、舌、咽、鼻干燥,肌肤失润,或身热恶寒,或胸痛咯血,舌红苔白或黄,脉数。

【证候分析】 燥邪犯肺证是指燥邪犯肺耗伤津液,侵犯肺卫之证。以干咳少痰,口鼻、咽喉干燥,肌肤失润为主要辨证要点。燥邪犯肺,津液被伤,肺失清肃,故干咳无痰,或痰少而黏,不易咳出;伤津化燥,见唇、舌、咽、鼻干燥;肺卫失宣,则见身热恶寒。若燥邪化火,灼伤肺络,可见胸痛咯血;燥邪伤津则舌红,邪偏肺卫,苔多白,燥邪袭肺,苔多黄,脉数为燥热之象。

(六) 肺热炽盛

【临床表现】 发热,口渴,咳嗽,气粗而喘,甚则鼻翼煽动,鼻息灼热,胸痛,或有咽喉红肿疼痛,小便短黄,大便秘结,舌红苔黄,脉洪数。

【证候分析】 肺热炽盛证是指火热炽盛,壅积于肺,肺失清肃之证。以咳喘气粗、鼻翼煽动为主要辨证要点,又称肺热证或肺火证。本证多因风热之邪入里,或风寒之邪入里化热,蕴结于肺所致。

肺热炽盛,肺失清肃,气逆于上,故见咳嗽,气喘,甚则鼻翼煽动,气粗息灼;邪阻胸中气机,则胸痛;肺热上熏于咽喉,故咽喉红肿疼痛;里热蒸腾,则发热较甚;热盛伤津,则口渴欲饮,大便秘结,小便短黄;舌红苔黄,脉洪数,为邪热内盛之征。

(七) 痰热壅肺

【临床表现】 咳嗽,咯痰黄稠而量多,胸闷,气喘息粗,甚则鼻翼煽动,喉中痰鸣,或咳吐脓血腥臭痰,胸痛,发热口渴,烦躁不安,小便短黄,大便秘结,舌红苔黄腻,脉滑数。

【证候分析】 痰热壅肺证是指痰热交结,壅滞于肺,肺失清肃之证。以发热、咳喘、痰多黄稠等为主要辨证要点。本证多因邪热犯肺,肺热炽盛,灼伤肺津,炼液成痰;或宿痰内盛,郁而化热,痰热互结,壅阻于肺所致。

痰壅热蒸,肺失清肃,故咳嗽气喘,气粗息涌,甚则鼻翼煽动;痰热互结,故咯痰黄稠而量多,或喉中痰鸣;若痰热阻滞肺络,肉腐血败,则见咳吐脓血腥臭痰;痰热内盛,则胸闷、胸痛;里热炽盛,故见发热;热扰心神,则烦躁不安;热灼津伤,则口渴,小便黄赤,大便秘结;舌红苔黄腻,脉滑数,为典型的痰热内盛之征。

(八) 寒痰阻肺

【临床表现】 咳嗽,痰多、色白、质稠或清稀、易咯,胸闷,气喘,或喉间有哮鸣声,恶寒,肢冷,舌质淡,苔白腻或白滑,脉弦或滑。

【证候分析】 寒痰阻肺证是指寒饮或痰浊停聚于肺,肺失宣降之证。以咳喘、痰白量多易咯为主要辨证要点。又名寒饮停肺证、痰浊阻肺证。本证多因有痰疾,罹感寒邪,内客于肺;或因外感寒湿,侵袭于肺,转化为痰;或因脾阳不足,寒从内生,聚湿成痰,上扰于肺所致。

痰浊(寒痰)阻肺,肺失宣降,肺气上逆,则咳嗽,呼吸喘促,咯痰色白而黏稠、量多易咯;寒饮停肺,则痰色白而清稀、量多易咯;痰气搏结,故喉中痰鸣,时发喘哮;痰浊或寒饮凝闭于肺,故胸部满闷;寒性凝滞,阳气被郁而不能外达,故恶寒、肢冷;舌淡,苔白腻或白滑,脉弦或滑,为寒饮痰浊内停之象。

(九) 大肠湿热

【临床表现】 腹痛,下痢脓血,里急后重,或暴注下泻,色黄而臭,伴见肛门灼热,小便短赤,身热口渴,舌红苔黄腻,脉滑数或濡数。

【证候分析】 大肠湿热证是指湿热侵袭大肠之证。以腹痛,泄泻,下痢脓血为主要辨证要点。多因感受湿热外邪,或饮食不节等因素引起。湿热在肠,故腹痛,里急后重;伤及气血腐化为脓血,故下痢脓血;湿热之气下迫,故见暴注下泻,肛门灼热;热邪伤津,故身热口渴,小便短赤;舌红苔黄腻,脉象多见濡数或滑数,为湿热之象。

(十)大肠津亏

【临床表现】 大便秘结干燥,难以排出,常数日一行,口干咽燥,或伴见口臭,头晕等症,舌红少津,脉细涩。

【证候分析】 大肠液亏证是指津液不足,不能濡润大肠之证。以便秘,舌红少津为主要辨证要点。本证多由素体阴亏,或久病伤阴,或热病后津伤未复,或妇女产后出血过多等因素所致。大肠液亏,肠道失其濡润而传导不利,故大便秘结干燥,难以排出,甚或数日一行;阴伤于内,故口干咽燥;大便日久不解,浊气上逆,致口臭头晕;阴伤则阳亢,故舌红少津;津亏脉道失充,故脉来细涩。

(十一)肠热腑实

【临床表现】 高热,或日晡潮热,脐腹硬满疼痛,拒按,大便秘结,汗出口渴,神昏谵语,狂乱,热结旁流,小便短黄,舌质红,苔黄厚而燥,焦黑起刺,脉沉数或沉迟有力。

【证候分析】 肠热腑实证是指里热炽盛,腑气不通之证。以大便秘结、腹满硬痛为主要辨证要点。又称大肠热结证、大肠实热证。里热炽盛则高热,或日晡潮热;腑气不通则脐腹硬满疼痛,拒按,大便秘结,或热结旁流;热扰心神则神昏谵语,狂乱;热盛伤津则汗出口渴,小便短黄,舌质红,苔黄厚而燥,焦黑起刺,脉沉数或沉迟有力。

三、脾与胃辨证

脾的病变主要反映在运化功能的失常和统摄血液功能的障碍,以及水湿潴留,清阳不升等方面。

胃的病变主要反映在食不消化,胃失和降,胃气上逆等方面。

(一)脾气虚

【临床表现】 纳少腹胀,饭后尤甚,大便溏薄,肢体倦怠,少气懒言,面色萎黄或㿠白,形体消瘦或浮肿,舌淡苔白,脉缓弱。

【证候分析】 脾气虚证是指脾气不足,运化失健之证。以纳少腹胀,肢体倦怠,少气懒言为主要辨证要点。本证多因饮食失调,劳累过度,以及其他急慢性疾病耗伤脾气所致。脾气虚弱,运化无能,故纳少;水谷内停则腹胀,食入则脾气益困,故腹胀尤甚;水湿不化,则大便溏薄;脾虚日久,可致气血两虚,见形体逐渐消瘦,面色萎黄;舌淡苔白,脉缓弱,是脾气虚弱之征。

(二)脾虚气陷

【临床表现】 脘腹重坠作胀,食后益甚,或便意频数,肛门重坠,或久泄不止,甚或脱肛,或小便浑浊如米泔,或内脏、子宫下垂,气短懒言,神疲乏力,头晕目眩,面白无华,食少,便溏,舌淡苔白,脉缓或弱。

【证候分析】 脾虚气陷证是指脾气虚弱,中气下陷之证。以脘腹重坠,内脏下垂及气虚症状为主要辨证要点。又名脾(中)气下陷证。本证多由脾气虚进一步发展,或因久泄久痢,或劳累太过,或妇女孕产过多,产后失于调护等,损伤脾气,清阳下陷所致。

脾气虚衰,升举无力,故脘腹重坠作胀,食后更甚;中气下陷,故便意频数,肛门重坠,或久泄不止,甚或脱肛,或子宫下垂,或胃、肝、肾等脏器下垂;精微不能正常输布,清浊不分,故小便

111

浑浊如米泔;清阳不升,头目失养,故头晕目眩;脾运失职,故食少,便溏;化源亏乏,气血津液不能输布全身,脏腑功能减退,故见气短懒言,神疲乏力,面白无华;舌淡白,脉缓或弱,为脾气虚之征。

(三)脾阳虚

【临床表现】 腹胀纳少,腹痛喜温喜按,畏寒肢冷,大便溏薄清稀,或肢体困重,或周身浮肿,小便不利,或白带量多质稀,舌淡胖,苔白滑,脉沉迟无力。

【证候分析】 脾阳虚证是指脾阳虚衰,阴寒内盛之证。以腹痛喜温喜按,畏寒肢冷,食少便溏为主要辨证要点。本证多由脾气虚发展而来,或过食生冷,或肾阳虚,火不生土所致。脾阳虚衰,运化失健,则腹胀纳少;中阳不足,寒凝气滞,故腹痛喜温喜热;阳虚无以温煦,故畏寒而四肢不温;水湿不化流注肠中,故大便溏薄较脾气虚更为清稀,甚则完谷不化;中阳不振,水湿内停,膀胱气化失司,则小便不利;流溢肌肤,则肢体困重,甚则全身浮肿;妇女带脉不固,水湿下渗,可见白带清稀量多;舌淡胖苔白滑,脉沉迟无力,皆为阳虚湿盛之征。

(四)脾不统血

【临床表现】 便血,尿血,肌衄,齿衄,或妇女月经过多,崩漏等。常伴见食少便溏,神疲乏力,少气懒言,面色无华,舌淡苔白,脉细弱等症。

【证候分析】 脾不统血证是指脾气亏虚,不能统摄血液之证。以多部位出血,神疲乏力为主要辨证要点。本证多由久病脾虚,或劳倦伤脾等引起。脾气亏虚,统血无权,则血溢脉外;溢于肠胃,则为便血;渗于膀胱,则见尿血;血渗毛孔而出,则为肌衄;由齿龈而出,则为齿衄;脾虚统血无权,冲任不固,则妇女月经过多,甚或崩漏;食少便溏,神疲乏力,少气懒言,面色无华,舌淡苔白,脉细弱等症,皆为脾气虚弱之征。

(五)寒湿困脾

【临床表现】 脘腹痞闷胀痛,食少便溏,泛恶欲吐,口淡不渴,头身困重,面色晦黄,或肌肤面目发黄,黄色晦暗如烟熏,或肢体浮肿,小便短少,舌淡胖苔白腻,脉濡缓。

【证候分析】 寒湿困脾证是指寒湿内盛,中阳受困之证。以脘腹痞闷,食少便溏,头身困重为主要辨证要点。本证多由饮食不节,过食生冷,淋雨涉水,居处潮湿,以及内湿素盛等因素引起。寒湿内侵,中阳受困,故脘腹痞闷胀痛,食欲减退;湿注肠中,则大便溏薄;胃失和降,故泛恶欲吐;寒湿属阴邪,故口淡不渴;寒湿滞于经脉,故见头身困重;湿阻气滞,故见面色黄晦;脾为寒湿所困,阻碍气机,胆汁随之外泄,故肌肤面目发黄,黄色晦暗如烟熏;湿泛肌肤可见肢体浮肿;膀胱气化失司,则小便短少;舌淡胖苔白腻,脉濡缓,皆为寒湿内盛的表现。

(六)湿热蕴脾

【临床表现】 脘腹痞闷,纳呆呕恶,便溏尿黄,肢体困重,或面目肌肤发黄,色泽鲜明如橘皮,皮肤发痒,或身热起伏,汗出热不解,舌红苔黄腻,脉濡数。

【证候分析】 湿热蕴脾证是指湿热内蕴中焦之证。以眼、皮肤黄染为主要辨证要点。本证常因感受湿热外邪,或过食肥甘酒酪酿湿生热所致。湿热蕴结脾胃,受纳运化失职,故脘腹痞闷,纳呆呕恶;脾为湿困,则肢体困重;湿热蕴脾,故大便溏泄,小便短赤;湿热内蕴,致胆汁不循常道,外溢肌肤,故皮肤发痒,面目肌肤发黄,其色鲜明如橘皮;湿热郁蒸,故身热起伏,汗出而热不解;舌红苔黄腻,脉濡数,均为湿热内盛之象。

(七)寒滞肠胃

【临床表现】 胃脘、腹部冷痛,痛势暴急,遇寒加剧,得温则减,恶心呕吐,吐后痛缓,口淡不渴,或口泛清水,腹泻清稀,或腹胀便秘,面白或青,恶寒肢冷,舌苔白润,脉弦紧或沉紧。

【证候分析】 寒滞肠胃证是指寒邪侵袭胃肠,阻滞气机之证。以胃脘、腹部冷痛,痛势急剧为主要辨证要点。又名中焦实寒证。本证多因过食生冷,或脘腹受冷,寒凝胃肠所致。

寒邪侵犯胃肠,凝滞气机,故脘腹冷痛,痛势急剧;寒邪得温则散,故疼痛得温则减;遇寒气机凝滞加重,则痛势加剧;胃气上逆,则恶心呕吐;寒伤胃阳,水饮上逆,则口中泛吐清水;吐后气滞暂得舒畅,则吐后痛减;寒不伤津,故口淡不渴;寒邪阻遏,则恶寒肢冷,面白或青;舌苔白润,脉弦紧或沉紧,为阴寒内盛、凝阻气机之象。

四、肝与胆辨证

肝的病变主要表现在疏泄失常,血不归藏,筋脉不利等方面。如胸胁少腹胀痛、窜痛,情志活动异常,头晕胀痛,手足抽搐,肢体震颤,以及目病,月经不调,睾丸胀痛等,常与肝有关。

胆病常见口苦发黄、失眠和胆怯易惊等情绪的异常。

(一)肝血虚

【临床表现】 眩晕耳鸣,面白无华,爪甲不荣,夜寐多梦,视力减退或雀目。或见肢体麻木,关节拘急不利,手足震颤,肌肉跳动,妇女常见月经量少、色淡,甚则经闭。舌淡苔白,脉弦细。

【证候分析】 肝血虚证是指肝脏血液亏虚之证。以面爪失荣,筋脉失润,视力减退或雀目为主要辨证要点。本证多因脾肾亏虚,生化之源不足,或慢性病耗伤肝血,或失血过多所致。肝血不足,不能上荣头面,故眩晕耳鸣,面白无华;爪甲失养,则干枯不荣;血不足以安魂定志,故夜寐多梦;目失所养,所以视力减退,甚至成为雀盲;肝主筋,血虚筋脉失养,则见肢体麻木,关节拘急不利,手足震颤,肌肉跳动等虚风内动之象;妇女肝血不足,不能充盈冲任之脉,所以月经量少色淡,甚至闭经;舌淡舌白脉弦细,为血虚常见之征。

(二)肝阴虚

【临床表现】 头晕耳鸣,两目干涩,面部烘热,胁肋灼痛,五心烦热,潮热盗汗,口咽干燥,或见手足蠕动,舌红少津,脉弦细数。

【证候分析】 肝阴虚证是指肝脏阴液亏虚之证。以两目干涩,面部烘热,胁肋灼痛为主要辨证要点。本证多由情志不遂,气郁化火,或慢性疾病、温热病等耗伤肝阴引起。肝阴不足,不能上滋头目,则头晕耳鸣,两目干涩;虚火上炎,则面部烘热;虚火内灼,则见胁肋灼痛,五心烦热,潮热盗汗;阴液亏虚不能上润,则见口咽干燥;筋脉失养则手足蠕动;舌红少津,脉弦细数,均为阴虚内热之象。

(三)肝郁气滞

【临床表现】 情志抑郁,善太息,胸胁、少腹胀满疼痛,走窜不定,或咽部异物感,或颈部瘿瘤、瘰疬,或胁下肿块,妇女可见乳房作胀疼痛,月经不调,痛经,舌苔薄白,脉弦。

【证候分析】 肝郁气滞证是指肝失疏泄,气机郁滞之证。以情志抑郁、胸胁或少腹胀痛为主要辨证要点。又名肝气郁结证,简称肝郁证。本证多因精神刺激,情志不遂,或病邪侵扰,阻遏肝脉,或其他脏腑病变的影响,使肝气郁结,失于疏泄、条达所致。

肝失疏泄,故胸胁或少腹胀满窜痛,情志抑郁寡欢,善太息;女子以血为本,肝郁气滞,冲任失调,故见乳房作胀或痛,痛经,月经不调;若肝气郁结,津聚为痰,或气郁化火,灼津为痰,肝气夹痰循经上行,见咽部有异物感;痰气搏结于颈部,则为瘿瘤、瘰疬;若气滞日久,血行瘀滞,肝络瘀阻,日久可形成肿块结于胁下;苔白,脉弦,为肝气郁滞之象。

(四)肝火炽盛

【临床表现】 头晕胀痛,痛如刀劈,面红目赤,口苦口干,急躁易怒,耳鸣如潮,甚或突发耳聋,失眠,噩梦纷纭,或胁肋灼痛,吐血、衄血,小便短黄,大便秘结,舌红苔黄,脉弦数。

【证候分析】 肝火炽盛证是指火热炽盛,内扰于肝,气火上逆之证。以头痛、烦躁、耳鸣、胁痛等火热症状为主要辨证要点。又名肝火上炎证、肝经实火证,简称肝火(热)证。本证多因情志不遂,肝郁化火,或因火热之邪内侵,或他脏火热累及于肝,以致肝经气火上逆所致。

肝气郁结,气郁化火,肝火内炽,热灼气阻,则胁肋灼痛;肝火炽盛,循经上攻头目,气血壅滞脉络,故头晕胀痛,面红目赤;肝藏魂,心藏神,热扰神魂,则心神不宁,魂不守舍,而见急躁易怒,失眠,噩梦纷纭;肝热移胆,循胆经上冲于耳,故见耳鸣如潮,甚则突发耳聋;肝火挟胆气上溢,则口苦;热盛迫血妄行,则见吐血、衄血;火邪灼津,故口渴,大便秘结,小便短黄;舌红苔黄,脉弦数,均为肝经实火内炽之象。

(五)肝阳上亢

【临床表现】 眩晕耳鸣,头目胀痛,面红目赤,急躁易怒,心悸健忘,失眠多梦,腰膝酸软,头重脚轻,舌红少苔,脉弦有力。

【证候分析】 肝阳上亢证是指肝肾阴虚,不能制阳,致使肝阳偏亢之证。以头晕耳鸣,急躁易怒为主要辨证要点。本证多因情志过极或肝肾阴虚,致使阴不制阳,水不涵木而发病。肝肾之阴不足,肝阳亢逆无制,则眩晕耳鸣头目胀痛,面红目赤;肝失柔顺,故急躁易怒;阴虚心失所养,则见心悸健忘,失眠多梦;肝肾阴虚,故腰膝酸软;阳亢于上,阴亏于下,上盛下虚,故头重脚轻;舌红少苔、脉弦有力,为肝肾阴虚,肝阳亢盛之象。

(六)寒滞肝脉

【临床表现】 少腹冷痛,阴部坠胀作痛,或阴器收缩引痛,或巅顶冷痛,得温则减,遇寒痛增,恶寒肢冷,舌淡,苔白润,脉沉紧或弦紧。

【证候分析】 寒滞肝脉证是指寒邪侵袭,凝滞肝经之证。以少腹、前阴、巅顶等肝经循行部位冷痛为主要辨证要点。又名寒凝肝经、肝寒证、肝经实寒证。本证多因感受外寒,寒凝肝经所致。

足厥阴肝经绕阴器,循少腹,上巅顶。寒袭肝经,温煦失职,经脉收引挛急,故见少腹牵引阴器收缩痛或坠胀冷痛,或见巅顶冷痛;寒为阴邪,阻遏阳气,则见恶寒肢冷;寒凝气血,故疼痛遇寒加剧,得热痛减;舌淡,苔白润,脉沉紧或弦紧,均为寒盛之象。

(七)肝胆湿热

【临床表现】 胁肋胀痛,或有痞块,口苦,腹胀,纳少呕恶,大便不调,小便短赤,舌红苔黄腻,脉弦数,或寒热往来,或身目发黄,或阴囊湿疹,或睾丸肿胀热痛,或带浊阴痒等。

【证候分析】 肝胆湿热证是指湿热蕴结肝胆之证。以口苦,胁肋胀痛,脉弦数为主要辨证要点。本证多由感受湿热之邪,或偏嗜肥甘厚腻,酿湿生热,或脾胃失健,湿邪内生,郁而化热所致。湿热蕴结肝胆,肝气失于疏泄,气滞血瘀,故胁肋痛,或见痞块;肝木横逆脾土,故纳少,呕恶,腹胀;胆气上溢,可见口苦;湿热蕴内,湿重于热则大便偏溏,热重于湿则大便不爽;膀胱气化失司则小便短赤;邪居少阳,枢机不利,则寒热往来;胆汁不循常道而外溢肌肤,则身目发黄;湿热随经下注肝脉,则见阴部湿疹或睾丸肿胀热痛,在妇女则见带浊阴痒;舌红苔黄腻,脉弦数,均为湿热内蕴肝胆之征。

(八)胆郁痰扰

【临床表现】 头晕目眩,耳鸣,惊悸不宁,烦躁不寐,口苦呕恶,胸闷胁胀,善太息,舌苔黄腻,脉弦滑。

【证候分析】 胆郁痰扰证是指胆失疏泄,痰热内扰之证。以惊悸不宁,烦躁不寐,口苦呕恶为主要辨证要点。本证多由情志不遂,疏泄失职,生痰化火而引起。痰浊上扰头目,见头晕目眩、耳鸣;痰热内扰,故见惊悸不宁,烦躁不寐;胆气郁滞,见胸闷胁胀、善太息;胆热上蒸则口苦,犯胃则泛恶呕吐;舌苔黄腻,脉象弦滑,为痰热内蕴之征。

(九) 肝风内动

肝风内动证是指因风阳、火热、阴血亏虚所致之证。以肢体抽搐、眩晕、震颤为主要辨证要点。根据病因病性、临床表现的不同,常可分为肝阳化风证、热极生风证、阴虚动风证和血虚生风证等。

1. 肝阳化风

【临床表现】 眩晕欲仆,步履不稳,头胀头痛,急躁易怒,耳鸣,项强,头摇,肢体震颤,手足麻木,语言謇涩,面赤,舌红,或有苔腻,脉弦细有力,甚至突然昏仆,口眼歪斜,半身不遂,舌强语謇。

【证候分析】 肝阳化风证是指肝阳上亢所致肝风内动之证。以眩晕、肢麻震颤、头胀痛、面赤,甚至突然昏仆、口眼歪斜、半身不遂为主要辨证要点。本证多由肝阳素亢,耗伤阴液,或肝肾阴亏,阴不制阳,日久而化风而形成。

肝阳上亢化风,则经常头晕欲仆,头摇;阳亢则上实下虚,见行走飘浮,步履不稳;气血壅滞络脉,则头胀头痛,面赤;风动筋脉拏急,阴亏筋脉失养,则项强,肢体震颤,手足麻木;风阳窜扰夹痰,则语言謇涩;舌红,脉弦细有力,为阳亢阴虚化风之征。若风阳暴升,气血逆乱,肝风夹痰,蒙蔽心神,则见突然昏仆,喉中痰鸣;风痰窜扰经络,则见口眼歪斜,半身不遂,舌强语謇。

2. 热极生风

【临床表现】 高热口渴,烦躁谵语或神昏,颈项强直,两目上视,手足抽搐,角弓反张,牙关紧闭,舌质红绛,苔黄燥,脉弦数。

【证候分析】 热极生风证是指邪热炽盛,热极动风之证。以高热、神昏、抽搐为主要辨证要点。本证在卫气营血辨证中归属血分证。本证多因外感温热病邪,邪热亢盛,热闭心神,燔灼筋膜,伤津耗液,筋脉失养所致。

邪热内盛,则高热持续;热扰心神,则烦躁不安、谵语;热闭心神,则神志昏迷;邪热炽盛,燔灼肝经,伤津耗液,筋脉失养而拘挛,则四肢抽搐,颈项强直,两目上视,角弓反张,牙关紧闭;舌红绛,苔黄燥,脉弦数,为肝经热盛之征。

3. 阴虚动风

【临床表现】 手足震颤、蠕动,或肢体抽搐,眩晕耳鸣,口燥咽干,形体消瘦,五心烦热,潮热颧红,舌红少津,脉弦细数。

【证候分析】 阴虚动风证是指肝阴亏虚,虚风内动之证。以眩晕,手足震颤、蠕动,或肢体抽搐及阴虚症状为主要辨证要点。本证多见于外感热性病后期,阴液耗损;或内伤久病,阴液亏虚,筋脉失养所致。

肝阴不足,筋脉失养,则见手足震颤、蠕动,或肢体抽搐;阴虚不能上滋,故头晕,眼花,耳鸣;虚热内蒸,故五心烦热,午后潮热,两颧发红;阴液不能上承,则口干咽燥;舌红少津,脉弦细数,为肝阴不足,虚热内炽之征。

4. 血虚生风

【临床表现】 眩晕,肢体震颤、麻木,手足拘急,肌肉瞤动,皮肤瘙痒,爪甲不荣,面白无华,舌质淡白,脉细或弱。

【证候分析】 血虚生风证是指肝血亏虚,虚风内动之证。以眩晕,肢体震颤、麻木、瘙痒、拘急,目瞤动及血虚症状为主要辨证要点。本证多见于内伤杂病,因久病血虚,或急、慢性失血,而致营血亏虚,筋脉肌肤失养所致。

肝血不足,不能上荣头面,故头晕,目眩,面白;筋失血养,则肢体震颤,手足拘急,肌肉瞤动,爪甲不荣;肢体、皮肤失养,则见肢体麻木,皮肤瘙痒;舌淡,脉细或弱,为血虚之象。

五、肾与膀胱辨证

肾的病变主要反映在生长发育、生殖机能、水液代谢的异常方面,临床常见症状有腰膝酸软而痛,耳鸣耳聋,发白早脱,齿牙动摇,阳萎遗精,精少不育,女子经少经闭,以及水肿,二便异常等。

膀胱的病变主要反映为小便异常及尿液的改变,临床常见尿频、尿急、尿痛、尿闭以及遗尿、小便失禁等症。

(一)肾阳虚

【临床表现】 腰膝酸软而痛,畏寒肢冷,尤以下肢为甚,精神萎靡,面色㿠白或黧黑,舌淡胖苔白,脉沉弱。或男子阳萎,女子宫寒不孕;或大便久泄不止,完谷不化,五更泄泻;或浮肿,腰以下为甚,按之没指,甚则腹部胀满,全身肿胀,心悸咳喘。

【证候分析】 肾阳虚证是指肾脏阳气虚衰之证。以畏寒肢冷,五更泄泻,男子阳萎,女子宫寒不孕主要辨证要点。本证多由素体阳虚,或年高肾亏,或久病伤肾,以及房劳过度等因素引起。肾阳虚衰,不能温养腰府、骨骼和肢体,则腰膝酸软疼痛,畏寒肢冷,下肢尤甚;阳虚不能振奋精神,故精神萎靡,面色㿠白;肾阳极虚,浊阴弥漫肌肤,则见面色黧黑;舌淡胖苔白,脉沉弱,均为肾阳虚衰之象;肾阳不足,命门火衰,生殖机能减退,男子则阳萎,女子则宫寒不孕;命门火衰,火不生土,脾失健运,故久泄不止,完谷不化或五更泄泻;肾阳不足,膀胱气化功能障碍,水液内停,溢于肌肤而为水肿;水湿下趋,故腰以下肿甚,按之没指;水势泛滥,阻滞气机,则腹部胀满,水气上逆凌心射肺,故见心悸咳喘。

(二)肾虚水泛

【临床表现】 腰膝酸软,耳鸣,身体浮肿,腰以下尤甚,按之没指,小便短少,畏冷肢凉,腹部胀满,或见心悸,气短,咳喘痰鸣,舌质淡胖,苔白滑,脉沉迟无力。

【证候分析】 肾虚水泛证是指肾的阳气亏虚,气化无权,水液泛溢之证。以下肢水肿为甚,尿少,畏冷肢凉为主要辨证要点。本证多由久病损伤肾阳,或素体阳气虚弱,气化无权,水湿泛溢所致。肾阳不足,不能蒸腾气化,水湿内停,泛溢肌肤,故身体浮肿;肾居下焦,阳虚气化不行,水湿趋下,故腰以下肿甚,小便短少;水气犯脾,脾失健运,气机阻滞,则腹部胀满;水气凌心,抑遏心阳,则心悸;水寒射肺,肺失宣降,则咳嗽气喘,喉中痰声漉漉;阳虚温煦失职,故畏冷肢凉,腰膝酸冷;舌质淡胖,苔白滑,脉沉迟无力,为肾阳亏虚,水湿内停之征。

(三)肾阴虚

【临床表现】 腰膝酸痛,眩晕耳鸣,失眠多梦,男子遗精早泄,女子经少经闭,或见崩漏,形体消瘦,潮热盗汗,五心烦热,咽干颧红,溲黄便干,舌红少津,脉细数。

【证候分析】 肾阴虚证是指肾脏阴液不足之证。以头晕耳鸣,形体消瘦,潮热盗汗,五心烦热为主要辨证要点。本证多由久病伤肾,或禀赋不足,房事过度,或过服温燥劫阴之品所致。肾阴不足,髓海亏虚,骨骼失养,故腰膝酸痛,眩晕耳鸣;肾水亏虚,水火失济则心火偏亢,致心神不宁,而见失眠多梦;阴虚相火妄动,故遗精早泄;女子以血为用,阴亏则经血来源不足,所以经量减少,甚至闭经;阴虚则阳亢,虚热迫血可致崩漏;肾阴亏虚,虚热内生,故见形体消瘦,潮热盗汗,五心烦热,咽干颧红,溲黄便干,舌红少津,脉细数等症。

(四)肾精不足

【临床表现】 男子精少不育,女子经闭不孕,性机能减退。小儿发育迟缓,身材矮小,智力和动作迟钝,囟门迟闭,骨骼痿软。成人早衰,发脱齿摇,耳鸣耳聋,健忘恍惚,动作迟缓,足痿无力,精神呆钝等。

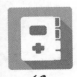

【证候分析】 肾精不足证是指肾精亏损之证。以男子不育,女子不孕,发脱齿摇,发育迟缓,早衰为主要辨证要点。本证多因禀赋不足,先天发育不良,或后天调养失宜,或房劳过度,或久病伤肾所致。肾精亏,则性机能低下,男子见精少不育,女子见经闭不孕;肾为先天之本,精不足则无以化气生血,充肌长骨,故小儿发育迟缓,身材矮小;无以充髓实脑,致智力迟钝,动作缓慢;精亏髓少,骨骼失养,则囟门迟闭,骨骼痿软,成人早衰;肾之华在发,精不足,则发不长,易脱发;齿为骨之余,失精气之充养,故齿牙动摇;耳为肾窍,脑为髓海,精少髓亏,脑少空虚,故见耳鸣耳聋,健忘恍惚;精损则筋骨疲惫,故动作迟缓,足痿无力;肾衰精,脑失充,则灵机失运,可见精神呆钝。

（五）肾气不固

【临床表现】 神疲耳鸣,腰膝酸软,小便频数而清,或尿后余沥不尽,或遗尿失禁,或夜尿频多。男子滑精早泄,女子白带清稀,胎动易滑,舌淡苔白,脉沉弱。

【证候分析】 肾气不固证是指肾气亏虚固摄无权之证。以夜尿频多,液体失于固摄为主要辨证要点。本证多因年高肾气亏虚,或年幼肾气未充,或房事过度,或久病伤肾所致。肾气亏虚则机能活动减退,气血不能充耳,故神疲耳鸣;骨骼失之温养,故腰膝酸软;肾气虚膀胱失约,故小便频数而清长,或夜尿频多,甚则遗尿失禁;排尿机能无力,尿液不能全部排出,可致尿后余沥不尽;肾气不足,则精关不固,精易外泄,故滑精早泄;肾虚而冲任亏损,下元不固,则见带下清稀;胎元不固,每易造成滑胎;舌淡苔白,脉沉弱,为肾气虚衰之象。

（六）膀胱湿热

【临床表现】 尿频、尿急、尿痛,小便灼痛,色黄赤或混浊,或尿血,或尿有砂石,或伴有寒热腰痛,小腹痛胀迫急,舌红、苔黄腻,脉滑数。

【证候分析】 膀胱湿热证是指湿热侵及膀胱之证。以尿频、尿急、尿痛为主要辨证要点。本证多由外感湿热之邪,侵及膀胱,或饮食失节,湿热内生,下注膀胱所致。

湿热侵及膀胱,致使气化失常,故尿频、尿急、尿痛,小便灼痛,色黄赤或混浊;热伤膀胱血络,则尿血;热灼湿蕴,煎熬尿垢,则尿有砂石,小腹痛胀迫急;外感湿热者,则恶寒发热;腰为肾之腑,肾与膀胱为表里,膀胱受邪累及肾,则腰痛;舌红、苔黄腻,脉滑数,是湿热内蕴之象。

六、脏腑兼证辨证

人体的每一个脏腑虽然有它独自特殊功能,但它们彼此之间是密切联系的,因而在发病时往往不是孤立的,而是相互关联的。常见有脏病及脏、脏病及腑、腑病及脏、腑病及腑四种情况。

凡两个或两个以上脏器相继或同时发病者,即为脏腑兼病。一般来说,脏腑兼病,在病理上有着一定的内在规律,具有表里、生克、乘侮关系的脏器,兼病较常见,反之则为较少见。因此在辨证时应注意辨析发病脏腑之间的因果关系,这样在治疗时才能分清主次、灵活运用。

脏腑兼病,证候极为复杂,但一般以脏与脏、脏与腑的兼病常见。具有表里关系的病变,已在五脏辨证中论述,现对临床最常见的兼证进行论述。

（一）心肾不交

【临床表现】 心烦不寐,心悸健忘,头晕耳鸣,腰酸遗精,五心烦热,咽干口燥,舌红,脉细数。或伴见腰部下肢酸困发冷。

心肾不交证是指心肾水火既济失调之证。以心悸健忘,腰酸遗精,五心烦热为主要辨证要点。本证多由五志化火,思虑过度,久病伤阴,房室不节等引起。

（二）心肺气虚

【临床表现】 心悸咳喘,气短乏力,动则尤甚,胸闷,痰液清稀,面色㿠白,头晕神疲,自汗声怯,舌淡苔白,脉沉弱或结代。

心肺气虚证是指心肺两脏气虚之证。以心悸,咳喘,气短乏力,自汗声怯为主要辨证要点。本证多由久病咳喘,耗伤心肺之气,或禀赋不足,年高体弱等因素引起。

(三) 心脾两虚

【临床表现】 心悸怔忡,头晕,多梦,健忘,食欲不振,腹胀,便溏,神疲乏力,或见皮下紫斑,女子月经量少色淡、淋漓不尽,面色萎黄,舌淡嫩,脉弱。

心脾两虚证是指心血不足,脾气亏虚之证,以心悸健忘、神疲乏力、食少腹胀为主要辨证要点。

(四) 心肝血虚

【临床表现】 心悸健忘,失眠多梦,眩晕耳鸣,面白无华,两目干涩,视物模糊,爪甲不荣,肢体麻木,震颤拘挛,妇女月经量少,色淡,甚则经闭,舌淡苔白,脉细弱。

心肝血虚证是指心肝两脏血液亏虚之证。以心悸健忘,两目干涩为主要辨证要点。本证多由久病体虚,或思虑过度暗耗阴血所致。

(五) 肺肾气虚

【临床表现】 咳嗽无力,呼多吸少,气短而喘,动则尤甚,吐痰清稀,声低,乏力,自汗,耳鸣,腰膝酸软,或尿随咳出,舌淡紫,脉弱。

肺肾气虚证是指肺肾气虚,摄纳无权之证。以久病咳喘,呼多吸少,动则尤甚为主要辨证要点。又名肾不纳气证。

(六) 肺肾阴虚

【临床表现】 咳嗽痰少,或痰中带血甚至咳血,口燥咽干,声音嘶哑,形体消瘦,腰膝酸软,颧红盗汗,骨蒸潮热,男子遗精,女子月经不调,舌红少苔,脉细数。

肺肾阴虚证是指肺、肾两脏阴液不足之证。以干咳少痰、颧红盗汗、骨蒸潮热为主要辨证要点。本证多由久咳肺阴受损,肺虚及肾或肾阴亏虚,肾虚及肺所致。

(七) 肝火犯肺

【临床表现】 胸胁灼痛,急躁易怒,头晕目赤,烦热口苦,咳嗽阵作,痰黏量少色黄,甚则咳血,舌红苔薄黄,脉弦数。

肝火犯肺证是指肝火上逆犯肺之证。以胸胁灼痛,急躁易怒,烦热口苦,咳嗽阵作为主要辨证要点。本证多由郁怒伤肝,或肝经热邪上逆犯肺所致。

(八) 肝郁脾虚

【临床表现】 胸胁胀满窜痛,善太息,情志抑郁,或急躁易怒,食少,腹胀,肠鸣矢气,便溏不爽,或腹痛欲便、泻后痛减,或大便溏结不调,舌苔白,脉弦或缓。

肝郁脾虚证是指肝失疏泄,脾失健运之证。以胁胀作痛、情志抑郁、腹胀、便溏为主要辨证要点。又称肝脾不调证。

(九) 肝肾阴虚

【临床表现】 头晕目眩,耳鸣健忘,失眠多梦,咽干口燥,腰膝酸软,胁痛,五心烦热,颧红盗汗,男子遗精,女子经少,舌红少苔,脉细数。

肝肾阴虚证是指肝肾两脏阴液亏虚之证。以耳鸣健忘,两目干涩,腰膝酸软为主要辨证要点。本证多由久病失调,房室不节,情志内伤等引起。

(十) 脾肾阳虚

【临床表现】 面色㿠白,畏寒肢冷,腰膝或下腹冷痛,久泻久痢,或五更泄泻,或下利清谷,或小便不利,面浮肢肿,甚则腹胀如鼓,舌淡胖,苔白滑,脉沉细。

脾肾阳虚证是指脾肾两脏阳气亏虚之证。以畏寒肢冷,腰膝或下腹冷痛,食少便溏为主要辨证要点。本证多由久病、久泻或水湿久停,导致脾肾两脏阳虚而成。

第三节　中医治则

治则,即治疗疾病的基本原则。它是在中医学整体观念和辨证论治理论指导下制定的治疗总则,对临床治疗立法、处方、用药等具有普遍的指导意义。

治则包括治病求本、扶正祛邪、调整阴阳、三因制宜四个方面。

一、治病求本

疾病在发生发展过程中,会表现出错综复杂、扑朔迷离的各种表象,我们需要透过表象,找出疾病发生的根本原因来治疗,正如《素问·阴阳应象大论》说:"治病必求于本",就强调了在治疗疾病时,必须抓住疾病的本质进行治疗的重要性,切不可"头痛医头,脚痛医脚"的简单处理。治病求本通常包含以下两种情况。

1. 治标与治本　"标"是现象,"本"是本质。标本是一个相对的概念,常常包括事物的本质与现象、因果联系及病变过程中的主次矛盾等关系。标本的含义也并非一尘不变,就正邪而言,正为本,邪为标;就病因和症状而言,病因为本,症状为标;就病变部位而言,内脏为本,体表为标;就病程新久而言,新病为标,旧病为本。因此在临床治疗时要先分清各种标本,遵循"急则治标""缓则治本""标本兼治"的原则予以实际运用。

（1）急则治标:指在标症危急,甚至关乎性命之时,要首先采取一切暂时性急救措施针对"标"的问题给予相应治疗,如各种原因造成的大失血发生时,首要止血,而后再针对具体的出血原因进行进一步的有效治疗。急则治标,属于一种应急性的处理,是为了创造条件来更好地进行治本。

（2）缓则治本:指在病情不会危及患者生命的情况下,抓住疾病的本质进行治疗的一个原则。一般多适用于病势较缓的患者,如脾虚泄泻,脾虚为本,泄泻为标,那么在治疗时应首先考虑健脾益气以实脾,而不能单纯采用收敛止泻的方法治标,只有脾气强健,泄泻问题才自然缓解。治标是应急时的权宜之计,而治本才是治病的根本大法。

（3）标本兼治:指标本俱急的情况下,采取标本兼顾的治疗原则。如虚人感冒,患者本身正气不足,复有外感,如外感不除,必将加重正虚,而如不顾正虚,一味攻邪,势必也会令患者病情加重,因此这时治疗上就应两者兼顾,既要补气养血以治本,又要解表祛邪以治标。

2. 正治与反治　指所用药物性质的寒热、补泻与疾病本质、现象之间的从逆关系,正如《素问·至真要大论》中所说"逆者正治,从者反治"。

（1）正治:即逆着疾病的征象而治,也叫"逆治"。通常用于疾病的临床表现与疾病本质相一致的病证。常用的正治法包括以下四种情况。

①寒者热之:用温热药治疗寒证出现的寒象。如表寒证用辛温解表药,里寒证用温里散寒药。

②热者寒之:用寒凉药治疗热证出现的热象。如表热证用辛凉解表药,里热证用苦寒清里药。

③虚则补之:用补益药治疗虚证出现的虚象。如阳气虚用温阳益气的药,阴血虚用滋阴养血的药。

④实者泻之：用攻逐药治疗实证出现的实象。如食积证用消导积滞药，血瘀证用活血化瘀药。

（2）反治：即顺从疾病的假象而治，也叫"从治"。通常用于疾病的临床表现与疾病本质不一致甚至相反的病证。常用的反治法也包括以下四种情况。

①寒因寒用：用寒凉药治疗假寒症状的病证。适用于真热假寒证，如外感高热，阳闭于内，反而出现四肢厥冷的假象时，顺从其假寒象而用寒凉药治疗。

②热因热用：用热性药治疗假热症状的病证。适用于真寒假热证，如阴邪内盛，格阳于外，而见虚阳外浮，面红如妆的假热证时，顺从其假热象而用温热药治疗。

③塞因塞用：用补益药治疗闭塞不通的病证。适用于真虚假实证，如脾虚便秘，用补气健脾的方法来治疗腹胀便秘。

④通因通用：用通利药治疗有通泄症状的实证。如食积腹泻用消导药来泻下，瘀血崩漏用活血化瘀药来破除瘀血等。

总之，正治与反治，虽方法上有从逆的不同，但究其实质，都是在治病求本的原则下针对疾病的本质而治。

二、扶正祛邪

邪正之间相互斗争的盛衰关系决定着疾病的发生、发展和转归，故而在疾病的治疗上，就应扶助正气，祛除邪气，才能促使疾病的康复。因此扶正祛邪是临床治疗中的一个重要法则。

1. 扶正　即扶助正气，增强体质，提高机体的抗病能力。适用于以正虚为主要矛盾的病证，如气虚者益气，血虚者补血，阴虚者滋阴，阳虚者温阳。

2. 祛邪　即祛除邪气，消弱或祛除病邪的侵袭和损害。适用于以邪气盛，而正气未衰，以邪实为主要矛盾的病证，如感寒者发汗，腑实者攻下，里热者清热，食积者消食，水肿者利湿等。

在具体运用扶正祛邪原则时，要全面分析正邪双方力量对比，分清矛盾的主次、先后及轻重而灵活运用。可单独先攻后补，也可单独先补后攻，或者攻补兼施，两者并举，但总体要遵循"扶正不留邪，祛邪而不伤正"的原则。

三、调整阴阳

阴阳平衡的打破是疾病发生的根本原因，因此，调整阴阳，损其有余，补其不足，恢复阴平阳秘的状态，是防治疾病的一个重要法则。调整阴阳的具体治则包括以下两个方面。

1. 损其有余　适用于阴或阳的一方偏盛有余的病证。阴或阳一方偏盛，多是由于邪实引起，故损其有余可归属于泻法。如阳热亢盛的实热证，采用"热者寒之"的治法，以清泻过多的阳热；阴寒内盛的实寒证，采用"寒者热之"的治法，以温散其阴寒。

2. 补其不足　适用于阴或阳一方虚损不足的病证。阴或阳一方不足，多是由于正虚引起，故补其不足可归属于补法。如"壮水之主，以制阳光"，即用滋阴养液的方药治疗阴液不足，阳热相对偏盛的虚热证；"益火之源，以消阴翳"，即用温补阳气的方药治疗阳气不足、阴寒内盛的虚寒证。

由于阴阳的互根互用，在阴阳盛衰的过程中，也应注意一方的偏盛（或偏弱），也可导致另一方的偏弱（或偏盛），因此在调整阴阳时，有时也应同时兼顾阴阳双方的总体状态，采取损补兼施的办法，以期最终恢复阴阳间的相对平衡。同时，还应说明的是，病理上出现的气机升降失调，寒热虚实的转化，气血津液失和等，都可看作是阴阳失调的具体表现，因此，广义上来讲，解表攻里，升清降浊，补虚泻实，调理气血，调和营卫等治法，均属于调整阴阳的范畴。

四、三因制宜

三因制宜包括因时、因地、因人制宜三个方面。旨在强调治疗疾病时应奉行中医的整体观念，根据季节气候、地理环境及患者的体质、性别、年龄等个体差异来制订适宜的治疗方法。

1. 因时制宜 即根据季节气候特点来考虑治疗用药的原则。如春夏之季，气候温热，人体腠理疏松开泄，则不宜过用辛温之品，以防开泄太过，伤及阴液；秋冬之季，气候寒冷，人体腠理致密，则应慎用寒凉之品，以免苦寒伤阳。

2. 因地制宜 即根据不同地区的地理环境来考虑治疗用药的原则。如我国西北地区，地势较高，气候寒冷少雨，病多燥寒，故治宜辛温润燥为主；东南地区，地势低洼，气候潮湿偏热，故治宜清热化湿为主。

3. 因人制宜 即根据患者的年龄、性别、体质、生活习惯等来指导治疗用药的原则。一般来说，小儿脏腑娇嫩，老人体质虚弱，治疗上用药剂量宜小，忌用峻攻之药。妇女在经带胎产的特殊时期，用药也应有所顾忌，尤其在妊娠期应慎用或禁用峻下、破血、走窜及有毒之品。因人的体质有所不同，用药也应有所变通，如阴虚之人，慎用温燥药物；阳虚之人，慎用苦寒之品等。此外，治疗时还应结合患者的生活习惯、工作性质、情志变化等多方面因素加以考虑。

小　结

辨证	学 习 要 点
1. 八纲辨证	八纲、八纲辨证的概念，临床表现及八纲证候间的关系
2. 脏腑辨证	心与小肠病、肺与大肠病、脾与胃病、肝与胆病、肾与膀胱病及脏腑兼病各证候的概念，临床表现及辨证要点
3. 中医治则	治则的概念，治病求本、扶正祛邪、调整阴阳、三因制宜的应用

能 力 检 测

一、单项选择题

1. 辨别疾病性质的纲领是（　　）。

A. 表里　　　　B. 寒热　　　　C. 虚实　　　　D. 阴阳　　　　E. 气血

2. 关于表证与里证的区别点，错误的是（　　）。

A. 表证一般脉浮，里证一般脉沉　　　　B. 表证病程较短，里证病程较长

C. 表证病情较轻，里证病情较重　　　　D. 表证恶寒为主，里证发热为主

E. 表证苔薄，里证舌苔多有变化

3. 实寒证与虚寒证最主要的区别点是（　　）。

A. 病程长短　　　　B. 病情缓急　　　　C. 脉之有力无力

D. 怕冷的新久　　　　E. 肢体痛与不痛

4. 心脉痹阻证以胸部胀痛为特点的是（　　）。

A. 气滞心脉　　B. 热郁心脉　　C. 瘀阻心脉　　D. 寒凝心脉　　E. 痰阻心脉

5. 诊断肾阳虚证的主要依据是（　　）。

A. 腰膝酸冷，夜尿频多　　　　B. 性欲减退，发脱齿松　　　　C. 梦遗早泄，烦热盗汗

D. 形寒肢冷，舌淡脉弱　　　　E. 呼多吸少，动则气喘

6. 表现为干咳少痰,甚则咯血,伴胸胁灼痛,头晕目赤,应诊断为(　　)。

A. 风热犯肺　　B. 燥邪犯肺　　C. 肝火犯肺　　D. 热邪壅肺　　E. 肺阴虚

7. 一般不出现气虚证的脏腑是(　　)。

A. 脾胃　　　　B. 心肺　　　　C. 脾肺　　　　D. 肺肾　　　　E. 肝肾

8. 张某,女,45岁,腹泻5年,每日晨起即有腹胀下坠感,随之肠鸣泄泻,腹部发凉,时时隐痛,得热稍舒,倦怠乏力,腰膝酸软,头晕失眠,形寒肢冷。近半年来泄泻加重,纳少力衰,渐感精力不支,消瘦,面色萎黄,舌淡而胖,苔白滑,脉沉细无力。应诊断为(　　)。

A. 脾肾阳虚证　　　　　　B. 肾阳虚证　　　　　　C. 胃阳虚证

D. 寒湿困脾证　　　　　　E. 脾阳虚证

9. "见肝之病,知肝传脾,当先实脾"的原则属于(　　)。

A. 标本同治　　B. 既病防变　　C. 扶正祛邪　　D. 调整阴阳　　E. 调节寒热

10. 中医治病的主导思想是(　　)。

A. 扶正祛邪　　　　　　B. 调理气血关系　　　　　　C. 治病求本

D. 三因制宜　　　　　　E. 既病防变

二、简答题

1. 何谓辨证?中医的辨证方法主要有哪些?

2. 试述风寒犯肺证和风寒犯表证的鉴别要点。

3. 试述正治与反治的异同。

参考答案

第七章 中 药

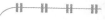

学习目标

1. **掌握** 中药的性能及常用中药的功效主治。
2. **熟悉** 中药的配伍与剂量及用药禁忌。
3. **了解** 中药的煎服方法及常用中成药。

案例导入

　　患者,女,平素健康,突然全身怕冷,鼻塞,流清涕,咳嗽,喉痒,舌淡苔薄白,脉浮紧。经用辛温解表药物为主要组成的汤剂治愈。
1. 什么是辛温解表药物?
2. 辛温解表药治疗哪些病证?
3. 应用辛温解表药时需注意哪些事项?

教学 PPT

案例解析

　　中药是我国传统药物的总称,包括植物药、矿物药、动物药及部分化学、生物制品类药物,是祖国医学的重要组成部分,有着数千年的发展历史,对中华民族的健康和繁衍昌盛发挥了重要的作用。中药的认识和应用以中医理论为基础,并具有独特的药物学理论体系和应用形式,充分反映了中华民族历史、文化、自然资源等方面的特点。

第一节 中药基本知识

　　中药的来源,主要是天然的植物、动物和矿物以及部分合成药。中药的产地、采集是否适宜是影响药材质量的重要因素,不合理的采收会影响药物的性能和疗效,并严重损害药材资源。

一、中药的产地和采集

　　1. 产地 我国幅员辽阔,各地的水土、气候、日照、生物分布等生态环境各不相同,甚至差别很大。因而各种药材的生产,无论产量和质量方面都有一定的地域性。

　　道地药材,或称地道药材,是指来自传统产区、质量好、疗效高的中药材。由于自然条件的不同,各地所产药材质量优劣不一。道地药材的形成受传统产地自然地理、气候、历史、文化等因素的影响,同时与生产、管理技术有关。

　　2. 采集 中药大部分是植物药材,各种植物在不同的生长发育阶段,其中化学成分的积累是不相同的。而且植物药材其根、茎、叶、花、果实各器官的生长成熟期有明显的季节性,大

知识链接 7-1

Note

123

致可按药用部位归纳为以下几种情况。

（1）全草类药材：大多在植物充分生长、枝叶茂盛的花前期或刚开花时采收。

（2）叶类药材：通常在花蕾将放或正盛开时采收，此时正当植物生长茂盛的阶段，药力雄厚，最适于采收。

（3）花类植物药材：应在花正开放时，由于花朵次第开放，所以要分次采摘。

（4）果实和种子类药材：除枳实、青皮、乌梅等少数药材要在果实未成熟时采收果实或果皮外，通常适于果实成熟时采收。

（5）根和根茎类药材：古人以二月、八月为佳，认为春初"津润始萌，未充枝叶，势力淳浓""至秋枝叶干枯，津润归流于下"，这种认识是很正确的。

（6）树皮、根皮类药材：在春夏时节植物生产旺盛时采集。

（7）矿物类药材：全年皆可采收，不拘时间，择优采选。

（8）动物类药材：根据生长活动季节采集，以保证药效和易获得为原则。

中药采集注意事项：①计划采收，以防滥采伐；②留根保种，以利更生、再生；③充分合理、有效地利用资源。

二、中药的贮藏与炮制

1. 中药的贮藏　指药物的妥善保管，包括以下几方面：①干燥处理贮藏；②密封贮藏；③吸潮养护；④化学药剂养护；⑤气调养护；⑥剧毒药物，应用专柜上锁，指定专人保管，如砒霜、水银、斑蝥等。

2. 中药的炮制　指药物在应用或制成各种剂型以前的加工处理过程。包括对原药材进行一般修治整理和部分药材的特殊处理。古代称"炮炙""修治""修事"等。

（1）炮制的目的：①消除杂质和非药用部分；②改变药物性能；③降低或消除毒、副作用；④矫味、矫臭；⑤便于制剂、煎服及贮藏。

（2）常用的炮制方法：①修治，主要是清洗药材、粉碎药材、切制药材；②水制，能使药物达到洁净、柔软、便于加工，并能减低药物毒性、烈性及不良气味，常用的有漂、洗、浸、泡、闷、润、淋、水飞等方法；③火制，直接或间接放置火上炮制以达干燥、松脆、焦黄或炭化之目的，如炒（炒黄、炒焦、炒炭）、炙、烫、煅、煨；④水火共制，包括蒸、煮、淬三种方法，其目的是改变药性、增强疗效；⑤其他制法有制霜、发酵、发芽等。

三、中药的性能

中药的性能是对中药作用的基本性质和特征的高度概括，药性理论是中药理论的核心内容，主要包括四气、五味、归经、升降浮沉、毒性等方面。

（一）四气

四气是指药物的寒、热、温、凉四种不同的属性，也称为四性。寒热温凉四性是对药物作用于机体所发生的反应的高度概括与总结，与所治疾病的寒热性质相对应。寒凉性药物，大多有清热作用，如清热、泻火、凉血、解毒、攻下、滋阴等功效，主要用于阳证、热证；温热性药物，大多有散寒作用，如散寒、温里、行气、活血、补气、助阳等功效，主要用于阴证、寒证。寒与凉的关系为凉次于寒（凉即微寒）；热与温的关系为温次于热，热即大温。此外，还有一种"平性"药，即药性较平和，偏热、偏寒不明显，未越出寒、热、温、凉四性范围，虽有寒、热、温、凉、平五种属性，一般仍称四气，而不称五气。

（二）五味

五味是指药物具有辛、甘、酸、苦、咸五种不同的滋味。用药物的真实滋味来解释药物的作用,五味是对药物作用的概括。

1. 辛味 能散、能行。散,可开腠发汗,解表散邪,用于治疗表证。行,指有行气、行血作用,可以促使气血运行,疏通郁滞,消肿止痛。

2. 甘味 能补、能和、能缓。补,可补益阴阳气血之虚,分别用于治疗气虚、血虚、阴虚、阳虚等证。和,协调、调和之意,如甘草调和诸药。缓,缓和急迫,用以治疗拘急疼痛。

3. 酸味 能收、能涩。收,即收敛;涩,即固涩。具体表现为止咳、止汗、止血、止泻、固崩、止带、固精、缩尿等作用。

4. 苦味 能燥、能泄、能坚。燥,即燥湿,用于湿证,如苍术味苦性温,用于寒湿证;黄连味苦性寒,用于湿热证。泄,有通泄、降泄、清泄之分。

5. 咸味 能软、能下。软,即具有软坚散结作用,多用于瘰疬、瘿瘤、痰核、癥瘕病证,如海藻、昆布、鳖甲等;下,即泻下,用以治疗坚结便秘,如芒硝。

中药除具有上述五种味道外,还有淡味之分。

6. 淡味 能渗、能利,即具有渗湿、利水的作用,多用于治疗水肿、小便不利之证,如茯苓、猪苓、薏苡仁等。

(三)归经

归经是对药物作用进行定位的概念,即表示药物的作用部位。归是指药物对作用部位的归属;经是脏腑经络的概称。归经是以脏腑经络理论为基础,以所治病证为依据而确定的。在运用时,一是要与药物性味、升降浮沉等相结合,二是要与各脏腑间的用药互相兼顾。因此,掌握归经有助于提高用药的准确性和疗效,起到执简驭繁的作用。

(四)升降浮沉

升降浮沉是指药物在体内作用的趋向性。升是上升举陷,趋向于上;降是下降平逆,趋向于下;浮是发散向外,趋向于表;沉是内敛泄利,趋向于里。

气机升降出入是人体生命活动的基础。气机升降出入发生障碍,机体便处于疾病状态,产生不同的疾病趋向。病势趋向表现为向上,如呕吐、喘咳;向下,如泄利、脱肛;向外,如自汗、盗汗;向内,如麻疹内陷。能够针对病情,改善或消除这些病证的药物,相对而言也就分别具有向下、向上、向内、向外的趋向作用。

(五)毒性

毒性,指药物对机体的损害性。一旦毒性对机体造成了伤害,这种现象称为毒性反应,简称中毒。药物的毒性对人体危害性较大,甚至可危及生命。为了确保用药安全,对中药的毒性必须有充分的认识,并了解毒性反应产生的原因及中毒的解救方法和预防措施。

药物毒性有大小强弱之分,古代本草著作中,大多分为大毒、有毒和小毒三级。迄今中国药典对毒药分级,大多仍沿袭历代用药经验,分为三级,尚缺乏客观实验的依据。大毒、有毒、小毒之间的界定有些不是十分明确。

药物引起毒性反应,除了因为剂量过大和用药时间过久外,还与药物贮存、加工炮制、配伍、剂型、给药途径及患者体质、证候性质等密切相关。因此,使用有毒药物时,应从上述各个环节进行控制,避免中毒发生。

四、中药的应用

中药的应用涉及配伍、用法和禁忌等内容。掌握这些知识和方法,对提高疗效,保证用药安全,有着十分重要的意义。

(一)配伍

配伍是指根据病情需要和药性特点,按照一定的法则将两味及以上药物配合使用的方法,是中医临床用药的主要形式,也是组成方剂的基础。

药物通过配伍,相互之间可以产生协同作用,或抑制作用,或对抗作用。前人将这种配伍关系总结为药物"七情"。

1. 单行 指用单味药治疗疾病,也称单方。适宜于病情比较单纯,或病证较轻者。

2. 相须 指性能功效相类似的药物配合应用,可起协同作用,提高疗效。

3. 相使 指在性能功效方面有某些共性,或性能功效虽不相同,但治疗目的一致的药物配合应用,且以一种药为主,另一种药为辅,能提高主药疗效。

4. 相畏 指一种药物的毒性或副作用,能被另一种药物减轻或消除。

5. 相杀 指一种药物能减轻或消除另一种药物的毒性和副作用。

6. 相恶 指两药合用,一种药物能使另一种药物原有功效降低,甚至丧失。

7. 相反 指两种药物合用,能产生或增强毒性反应或副作用。

(二)用法

中药的传统给药途径,主要是口服和皮肤给药两种,如供口服用的汤剂、丸剂、散剂、酒剂、滋膏剂、露剂等;供外用的软膏剂、硬膏剂、散剂、丹剂、涂擦剂、浸洗剂、熏剂等。

1. 内服方法 口服,是临床使用中药的主要给药途径。口服给药的效果,除受到剂型等因素的影响外,还与服药时间、服药次数、服药寒热等内服方法有关。

(1)服药时间:清晨空腹服药,可避免食物混合,能迅速入肠,充分发挥药效;饭前,胃中亦空虚,这时服药有利于药物吸收发挥作用;饭后,胃中存有较多食物,药物与食物混合,可减轻其对胃肠的刺激,故对胃肠道有刺激性的药宜饭后服。

(2)服药次数:一般疾病多采用每日一剂,每剂分二或三次服用。重病、急病可每隔四小时服药一次,昼夜不停,使药物在血液中保持有效浓度,药力持续,利于控制病势。

2. 外用方法 中药外用制剂主要有膏剂、霜剂、贴膜剂、散剂、油剂、酊剂等。外用制剂主要是通过皮肤、黏膜吸收发挥疗效。中医自古就有内病外治法,此为中医特色,近年来,此法已越来越受到重视。内科疾病使用外治方法,大大拓展了外治法适应范围。适宜外治的中药新剂型、新品种也应运而生,新的外用制剂有效安全,而且使用方便,临床应用时需要注意以下几点。

(1)一般根据疾病需要选用合适剂型,敷贴或涂抹局部皮肤。如皮肤出现红疹瘙痒等过敏现象,则不宜继续使用;敷贴处如毛发多者,应先剃毛发,以免撕揭时疼痛甚至撕伤皮肤。

(2)烧烫伤使用外敷中草药制剂时,一般涂布面积不宜过大。如鞣质类药物,涂布面积过大,可能对肝脏有损伤。

(3)有毒外用药,不宜涂布太多,也不宜持续使用,以免产生毒副反应。

(三)用量

用量即中草药在临床上应用的分量,包括重量(克)、数量(片、支)、容量(汤匙、毫升)。一般来说,中药安全性比较大,但个别有毒药物仍需十分注意,不可过量,确定用量的一般原则如下。

1. 根据药物性能确定用量 凡有毒的、峻烈的药物用量宜小,如乌头、雄黄之类;质重的药物用量要大,如代赭石、牡蛎类;质轻的用量宜轻,如蝉蜕;芳香类药物用量宜轻,如丁香、檀香。

2. 根据病情需要确定用量 病情轻或慢性病,用量宜轻;病情深重顽固,用量宜大;还有些药轻用、重用作用不同,如柴胡轻用升阳,重用疏肝。

3. 根据配伍、剂型确定用量 一味单用,用量宜重;复方配伍,用量宜轻。方中主药用量宜重,辅药用量宜轻;汤剂用量宜重,丸散剂用量宜轻。

4. 根据患者性别、年龄、体质确定用量 妇女、老年、体弱、儿童用量宜轻,男子、体壮、年轻用量宜重。

各类药物用量规律:花叶、芳香走窜之品3~9 g;根茎类9~15 g;矿石贝壳类15~30 g;特殊药物要严格控制用量,如细辛一般不超过3 g,沉香、麝香一般用1~1.5 g。

（四）禁忌

1. 配伍禁忌 如前面药物"七情"所述,相恶与相反所导致的后果不一样。相恶配伍可使药物某些方面的功效减弱,而并不是所有功效都减弱,它仍有可以利用的一面,故并非绝对禁忌。相反原则上属配伍禁忌。目前医药界共同认可的配伍禁忌有"十八反"和"十九畏"。

（1）十八反:甘草反甘遂、大戟、海藻、芫花;乌头反贝母、瓜蒌、半夏、白蔹、白及;藜芦反人参、苦参、沙参、丹参、玄参、细辛、芍药。

（2）十九畏:硫黄畏朴硝,水银畏砒霜,狼毒畏密陀僧,巴豆畏牵牛,丁香畏郁金,川乌、草乌畏犀角,牙硝畏三棱,官桂畏赤石脂,人参畏五灵脂。

2. 妊娠用药禁忌 妊娠期间服用某些药物,可引起胎动不安,甚至造成流产。根据药物对胎儿影响程度大小,分禁用与慎用两类。禁用药大多毒性较强或药性猛烈,如剧烈泻下药巴豆、芦荟、番泻叶;逐水药芫花、甘遂、大戟、商陆、牵牛子;催吐药瓜蒂、藜芦;镇痛药闹羊花;破血通经药干漆、三棱、莪术、阿魏、水蛭、虻虫;通窍药麝香、穿山甲;其他剧毒药如水银、砒霜、生附子、轻粉等。慎用药大多是烈性或有小毒的药物,如泻下药大黄、芒硝;活血祛瘀药桃仁、红花、乳香、没药、王不留行、益母草、五灵脂等;通淋利水药冬葵子、薏苡仁;重镇降逆药磁石;其他如半夏、天南星、牛黄、贯众等。凡禁用药都不能使用,慎用药则应根据孕妇病情酌情使用。可用可不用者,都应尽量避免使用,以免发生事故。

3. 饮食禁忌 饮食禁忌简称食忌,也就是通常所说的忌口。在古代文献上有常山忌葱,地黄、何首乌忌葱、蒜、萝卜,薄荷忌鳖肉,茯苓忌醋,鳖甲忌苋菜,蜜反生葱等记载。这说明服用某些药时不可同吃某种食物。此外,服用发汗药应忌生冷;调理脾胃药应忌油腻;消肿、理气药应忌豆类;止咳平喘药应忌鱼腥;止泻药应忌瓜果。

第二节 临床常用中药

中药按功效分类法,常分为解表药、清热药、泻下药、祛风湿药、化湿药、利水渗湿药、温里药、理气药、止血药、活血化瘀药、化痰止咳药、平肝熄风药、安神药、开窍药、补虚药、收涩药、消食药、驱虫药等。本节主要概述临床常用中药的性味归经、功效与应用、用法用量和使用注意等方面的内容。

一、解表药

凡以发散表邪为主要功效,常用以治疗表证的药物,称为解表药。解表药多具有辛味,主入肺和膀胱经,善走肌表,疏达腠理,使表邪由汗而解或从外而散。发散风寒药,药性偏温,主要用以治疗风寒表证;发散风热药,药性偏凉,主要用以治疗风热表证。

使用解表药应注意中病即止,不可过服,以免耗气伤阴。此外,解表药多辛散,不宜久煎,以免有效成分挥发,药效降低。

麻 黄

【性味归经】 辛、微苦,温。归肺、膀胱经。

【功效与应用】

1. 发汗解表　用于风寒表证表实无汗者。本品发汗力强,凡风寒在表之邪,均可使之从汗而解,常用于外感风寒,恶寒发热、无汗、头身疼痛者,常与桂枝配伍。

2. 宣肺平喘　用于肺气壅遏,胸闷咳喘者。本品辛散苦降,外开皮毛之郁闭,内降上逆之肺气,使肺宣发肃降有常,故能平喘。不论喘咳属寒属热,均可配伍应用。

3. 利尿消肿　用于风水浮肿者。本品既可发汗解表,使肌肤水湿从毛窍外散,又可宣通肺气,通调水道,下输膀胱,利尿以消肿,适宜于水肿、小便不利兼有表证者。

【用法用量】　煎服,2～10 g。发汗解表生用;止咳平喘蜜炙。

【使用注意】　表虚自汗、阴虚盗汗、肺肾虚喘者慎用。麻黄碱有兴奋作用,高血压患者及运动员慎用。

桂　枝

【性味归经】　辛、甘,温。归心、肺、膀胱经。

【功效与应用】

1. 发汗解肌　用于风寒表证。本品辛甘温煦,能通阳扶卫。发汗之力稍逊麻黄,但透达营卫之力较强。如表虚有汗,常与白芍配伍,如桂枝汤;若表实无汗,常与麻黄配伍,如麻黄汤。

2. 温通经脉　用于寒邪凝滞经脉诸痛证。本品能温通经脉,散寒止痛,一般寒凝所致的胸痹心痛,脘腹冷痛,月经不调,风寒湿痹,均可配伍使用。

3. 助阳化气　用于心悸、痰饮、水肿者。本品辛甘性温,可温助一身之阳气。上助心阳,止悸动,如枳实薤白桂枝汤;中温脾阳,化痰饮,如小建中汤;下温肾阳,助膀胱气化而消水肿,如五苓散。

4. 平冲降逆　用于奔豚。本品能温心阳,常重用以治疗心阳不足,不足以下温肾水所致奔豚,如桂枝加桂汤。

【用法用量】　煎服,3～10 g。

【使用注意】　本品辛温助热,凡外感热病、阴虚火旺、血热妄行者忌用。

紫　苏

【性味归经】　辛,温。归肺、脾经。

【功效与应用】

1. 解表散寒　用于风寒感冒,咳嗽痰多。本品辛温发散,若感冒兼咳喘痰多者,每与桔梗、杏仁等药同用,如杏苏散。

2. 行气和胃　用于脾胃气滞,胸闷呕吐。紫苏行气宽中,和胃降逆,并有理气安胎之功。用治外感风寒、内伤湿滞、胸闷呕吐者,常与藿香等药配伍,如藿香正气散。

【用法用量】　煎服,3～10 g。不宜久煎。

荆　芥

【性味归经】　辛,微温。归肺、肝经。

【功效与应用】

1. 解表散风　用于外感表证。本品药性缓和,表寒、表热均可配伍应用。风寒感冒常与羌活、防风等药同用,如荆防败毒散。

2. 透疹消疮　用于麻疹不透,风疹瘙痒及疮疡初起。本品能疏风止痒,宣散透疹。常蝉蜕、防风、当归等药同用,如消风散。

3. 炒炭收敛止血　用于吐衄下血。本品炒炭性涩,长于理血止血,可用于多种出血证。

常与白茅根、侧柏叶等止血药同用。

【用法用量】 煎服,3~10 g。不宜久煎。发表透疹宜生用,止血宜炒用。

防 风

【性味归经】 辛、甘,微温。归膀胱、肝、脾经。

【功效与应用】

1. 祛风解表 用于外感表证,风疹瘙痒。防风善于祛风,微温不燥,为"风药中之润剂",凡外感表证,无论风寒、风热皆宜。配伍羌活、白芷等,还可治风寒夹湿之表证,如九味羌活丸。

2. 胜湿止痛 用于风湿痹痛。本品祛风散寒,胜湿止痛,可用于治风寒湿痹,配伍羌活、姜黄等,如蠲痹汤。

3. 止痉 用于破伤风证。本品可用于风毒内侵、角弓反张的破伤风证,常配伍天麻、白附子,如玉真散。然其止痉力缓,不能独胜其功。

【用法用量】 煎服,3~10 g。

【使用注意】 阴虚火旺,热病动风者慎用。

羌 活

【性味归经】 辛、苦,温。归膀胱、肾经。

【功效与应用】

1. 解表散寒 用于风寒夹湿表证。本品气味雄烈,善散在表之游风,对恶寒发热、无汗、头痛项强、肢体酸痛者,尤为适宜。又为太阳经头痛的常用药,常配伍川芎、藁本等,如羌活芎藁汤。

2. 祛风除湿,止痛 用于风寒湿痹。本品辛散祛风,味苦燥湿,性温散寒,以除头项肩背等上半身风寒湿痹为佳,常与姜黄、当归等配伍,如蠲痹汤。

【用法用量】 煎服,3~10 g。

【使用注意】 血虚痹痛,阴虚头痛者慎用。本品气味雄烈,量大易致呕吐,脾胃虚弱者不宜。

白 芷

【性味归经】 辛,温。归胃、脾、肺经。

【功效与应用】

1. 解表散寒,祛风止痛 用于外感风寒,头痛鼻塞,尤以阳明头痛、眉棱骨痛为宜,亦可用于风寒湿痹,常配伍防风、川芎等。

2. 宣通鼻窍 用于鼻渊,鼻塞流涕,前额疼痛。本品辛香通,宣利肺气,通窍止痛,常与苍耳子、辛夷同用,如苍耳子散。

3. 燥湿止带 用于带下过多。本品能除阳明经湿邪而燥湿止带,善治寒湿下注,带下清稀者;若属湿热带下,可配伍车前子、黄柏同用。

4. 消肿排脓 用于疮痈肿毒。本品为外科常用药,无论成脓与否皆宜,常与金银花、天花粉、当归配伍,如仙方活命饮。

【用法用量】 煎服,3~10 g。外用适量。

【使用注意】 阴虚血热者忌服。

薄 荷

【性味归经】 辛,凉。归肺、肝经。

【功效与应用】

1. 疏散风热　用于风热表证,温病初起。本品清轻凉散,且有一定的发汗之力,为治风热感冒或温病初起之要药,常配金银花、连翘等同用,如银翘散。

2. 清利头目　用于风热头痛,目赤多泪。用于治疗风热上攻之偏正头痛,常配伍川芎、石膏等,如清眩丸;用治风上攻之目赤多泪,常配伍桑叶、菊花等。

3. 利咽透疹　用于麻疹不透,风疹瘙痒。本品有疏散风热、宣毒透疹之功,可用治风热束表,疹出不畅,常配蝉蜕、荆芥,如透疹汤。

4. 疏肝行气　用于肝郁气滞证。本品入肝经,常与柴胡、白芍等疏肝理气调经之品,治疗肝郁气滞,胸胁胀痛,月经不调,如逍遥散。

此外,还可用于治疗夏季感受暑湿秽浊之气,所致腹胀腹痛吐泻等症。

【用法用量】　煎服,3~6 g,宜后下。

【使用注意】　本品芳香辛散,发汗耗气,故体虚多汗者不宜使用。

蝉　蜕

【性味归经】　甘,寒。归肺、肝经。

【功效与应用】

1. 疏散风热,利咽　用于风热表证,温病初起,咽痛音哑。本品长于疏散肺经风热,宣肺开音,对于外感风热及温病初起,症见咽喉痒痛、声音嘶哑者尤为适宜。

2. 透疹　用于治麻疹不透,风疹瘙痒。本品疏散风热,透疹止痒,常与荆芥、防风等同用,如消风散。

3. 明目退翳　用于目赤翳障。本品长于疏散肝经风热,适宜于风热上攻或肝火上炎所致目赤肿痛,或翳膜遮睛,常配菊花等同用,如蝉花散。

4. 解痉　用于小儿惊风,破伤风。本品既能祛散外风,又能平息内风,故可用于小儿急慢惊风或破伤风等风动之证,常与全蝎、天麻等同用。

此外,本品还可治疗小儿夜啼不安。

【用法用量】　煎服,3~6 g。

【使用注意】　孕妇慎用。

桑　叶

【性味归经】　苦、甘,寒。归肺、肝经。

【功效与应用】

1. 疏散风热　用于风热表证,作用缓和。本品既能疏散风热,又能清肺止咳,故常用于风热感冒,或温病初起,发热、头痛、咳嗽等症。

2. 清肺润燥　用于肺热燥咳。本品有清肺热、润肺燥之功,多用于肺热、肺燥咳嗽,症见干咳少痰或无痰,口渴,咽干等,如桑杏汤。

3. 平肝明目　用于目赤肿痛,眼目昏花。本品苦寒,兼入肝经,对风热上攻及肝火上炎所致的目赤肿痛,常与夏枯草、菊花同用;对肝肾不足所致眼目昏花,也可与枸杞、黑芝麻配伍使用。

【用法用量】　煎服,5~10 g。或入丸散。清肺润燥常蜜炙,外用可煎水洗眼。

菊　花

【性味归经】　甘、苦,微寒。归肺、肝经。

【功效与应用】

1. 散风清热 用于风热感冒,温病初起。本品轻清上浮,长于疏肺经及在表之风热,用治风热表证,或温病初起,发热、头痛、咳嗽等症,常与桑叶相须为用。

2. 平肝明目 用于目赤肿痛、眼目昏花等症。本品清肝、平肝,兼能益阴,为明目要药。常与枸杞同用以养肝明目,如杞菊地黄丸。

3. 清热解毒 用于疮痈肿毒。常与金银花、生甘草同用,内服与外敷皆可。

【用法用量】 煎服,5～10 g。疏散风热宜用黄菊花,平肝、清肝明目多用白菊花,清热解毒多用野菊花。

柴 胡

【性味归经】 苦、辛,微寒。归肝、胆、肺经。

【功效与应用】

1. 疏散退热 用于寒热往来,外感发热。本品善于退热,对于外感发热,无论寒热,皆可使用。尤善于疏散少阳半表半里之邪,常与黄芩同用,共解少阳之功,如小柴胡汤。

2. 疏肝解郁 用于肝郁气滞证。本品善入肝经,能条达肝郁,疏畅气机,治疗胸胁胀痛、月经不调,常与当归、白芍同用,如逍遥散。

3. 升举阳气 用于气虚下陷,久泻脱肛。本品长于升举脾胃清阳之气,与补气药合用,可治疗气虚脱肛、子宫下垂、胃下垂等症,常与黄芪、人参、升麻等同用,如补中益气汤。

【用法用量】 煎服,3～10 g。疏散退热宜生用,疏肝解郁宜醋炙,骨蒸劳热当用鳖血拌炒。

【使用注意】 柴胡性升散,肝阳上亢、肝风内动、阴虚火旺及气机上逆者忌用或慎用。

葛 根

【性味归经】 甘、辛,凉。归脾、胃经。

【功效与应用】

1. 解肌退热 用于外感表证,兼见项背强痛者。本品透表解肌,凡外感表证,无论寒热皆可配伍使用。尤善"解经气之壅遏",缓项背之强痛。常与麻黄、桂枝配伍,如葛根汤。

2. 透发麻疹 用于麻疹不透。常用于治疗麻疹初起,疹出不畅,可与升麻同用,如升麻葛根汤。

3. 生津止渴 用于热病口渴,阴虚消渴。本品甘凉,入胃经,能生津止渴,常配伍天花粉,用治热病津伤口渴及内热消渴。

4. 升阳止泻 用于脾虚清阳下陷之泄泻。本品能升发清阳,鼓舞脾胃清阳之气而行止泻止痢之效。也可配伍黄芩、黄连,治疗湿热泻痢。

5. 通经活络 用于胸痹心痛,中风偏瘫。本品活血通经之功,可单用,如愈风宁心片,也可和丹参、川芎等配伍。

6. 解酒毒 用于饮酒过度、头痛、烦渴、呕吐等。

【用法用量】 煎服,10～15 g。退热,透疹,生津宜生用,升阳止泻宜煨用。

二、清热药

凡以清解里热为主要功效,治疗里热证的药物,称为清热药。清热药药性寒凉,可通过清热泻火、解毒、凉血及清虚热等作用,治疗外无表邪,内无积滞的里热证候,即所谓"疗热以寒药"。主要用于各种脏腑热病,热毒疮疡、湿热泻痢、血热发斑及阴虚发热等症所呈现的里热证。

石　膏

【性味归经】　甘、辛，大寒。归肺、胃经。

【功效与应用】

1. 生用清热泻火，除烦止渴　用于温热病气分实热证。本品为清肺胃实热的要药。见高热、汗多、烦渴、脉洪大等，常与知母相须为用，如白虎汤。亦可清阳明余热，常与黄连、升麻配伍，治疗胃火牙痛。

2. 煅用收湿，生肌，敛疮，止血　常研末外用，治疗疮疡溃而不敛、湿疹、水火烫伤等，可单用或配青黛、黄柏等同用。

【用法用量】　煎服，15～60 g。内服生用，打碎先煎 30 分钟；外用须火煅研末。

【使用注意】　脾胃虚寒、阴虚内热者不宜。煅石膏严禁内服。

知　母

【性味归经】　苦、甘，寒。归肺、胃、肾经。

【功效与应用】

1. 清热泻火　用于温热病肺胃实热证，见高热、烦渴、脉洪大等，常与石膏相须为用，如白虎汤。用于肺热咳嗽或阴虚燥咳，常与贝母同用，如二母散。

2. 滋阴润燥　用于内热消渴及肺肾阴虚所致的骨蒸潮热、盗汗、心烦等，常与黄柏相须为用，配入养阴药中，如知柏地黄丸。

此外，本品滋阴润燥，还可用于肠燥便秘。

【用法用量】　煎服，6～12 g。清热泻火生用；滋阴降火宜盐水炒用。

栀　子

为茜草科植物栀子的干燥成熟果实。生用、炒焦或炒炭用。

【性味归经】　苦，寒。归心、肺、三焦经。

【功效与应用】

1. 泻火除烦　用于热扰心神之证。常与淡豆豉合用，以宣泄邪热，解郁除烦，如栀子豉汤。

2. 清热利湿　本品通利三焦，导湿热从小便出，常用于湿热黄疸，配茵陈蒿、大黄等，如茵陈蒿汤。

3. 凉血解毒　本品炒黑则能清血分郁热，用于血热妄行的各种出血证。常与茅根、生地、黄芩同用。因其苦寒沉降，也可与金银花、连翘配伍，用于多种热毒证。

4. 外用消肿止痛　研末，醋调外敷，用于扭挫伤，可消肿止痛。

【用法用量】　煎服，6～10 g。

【使用注意】　苦寒伤胃，脾虚便溏、食少者忌用。

黄　芩

【性味归经】　苦，寒。归肺、胆、脾、大肠、小肠经。

【功效与应用】

1. 清热燥湿　用于湿温、泻痢、黄疸。善清上焦湿热。用于湿温发热，见胸闷、苔腻，配滑石、通草、白蔻仁等，如黄芩滑石汤。

2. 泻火解毒　用于肺热证、少阳证、疮疡肿毒。入肺能清肺泻火，以清肺热为长，常用于肺热咳嗽，单用即可，如清金丸。

3. 止血 治疗血热吐衄。本品凉血止血,常配伍生地、白茅根、三七等凉血止血药。

4. 安胎 用于胎热不安。本品清热安胎,常配当归、白术等,如当归散。

【用法用量】 煎服,3~10 g。清热宜生用,安胎宜炒用,止血多炒炭用,清上焦热宜酒炒。

【使用注意】 脾胃虚寒不宜使用。

黄 连

【性味归经】 苦,寒。归心、脾、胃、肝、胆、大肠经。

【功效与应用】

1. 清热燥湿 主入中焦,善清脾胃、大肠湿热,为治湿热泻痢的要药。湿热中阻,脘痞呕恶者,常与干姜、半夏配伍,如半夏泻心汤。

2. 泻火解毒 用于心、胃火炽盛证。本品泻火解毒力强,善治口舌生疮,心烦不寐,胃热呕吐及胃火牙痛等症。与吴茱萸配伍,还可治疗肝火犯胃之呕吐吞酸。

【用法用量】 煎服,2~5 g,外用适量。生用清热力强,炒用能降低寒性,姜黄连清胃止呕,酒黄连清上焦火,萸黄连舒肝和胃。

【使用注意】 本品大苦大寒,过服久服易伤脾胃,脾胃虚寒者忌服。苦燥伤津、阴虚津伤者慎用。

黄 柏

【性味归经】 苦,寒。归肾、膀胱经。

【功效与应用】

1. 清热燥湿 善清下焦湿热。用于痢疾、黄疸、带下、淋证、足膝肿痛。用于湿热痢疾,可与黄连、白头翁同用,如白头翁汤。

2. 泻火除蒸 既清实热,又退虚火。既可与黄芩、黄连等配伍用于各种火热病证,又可与知母相须为用,治疗阴虚发热、骨蒸盗汗,如知柏地黄丸。

3. 解毒疗疮 用于疮痈肿毒。黄柏清热解毒之功较黄连稍逊。可内服外用于各种热毒疮疡。

【用法用量】 煎服,3~12 g。外用适量。清热燥湿解毒多生用;泻火除蒸退热多盐水炙用。

【使用注意】 脾胃虚寒者,不宜使用。

金 银 花

【性味归经】 甘,寒。归肺、心、胃经。

【功效与应用】

1. 清热解毒 用于痈肿疔疮。本品甘寒,清热解毒,散痈消肿,为治一切痈肿疔疮阳证的要药。可单用煎服或以鲜品捣烂外敷,以加强解毒消肿作用。

2. 疏散风热 用于外感风热,温病发热。本品芳香疏散,善散肺经热邪,清心胃热毒。对热入营血,舌绛神昏,心烦少寐者,本品有透热转气之功,常与生地、黄连等配伍,如清营汤。

【用法用量】 煎服,6~15 g。生用清热解表,炒炭清热止痢,露剂解暑除烦。

【使用注意】 脾胃虚寒及气虚疮疡脓清者忌用。

连 翘

【性味归经】 苦,微寒。归肺、心、小肠经。

【功效与应用】

1. 清热解毒,消肿散结　用于痈肿疮毒,瘰疬痰核。本品苦寒,主入心经,既清心火,解疮毒,又能散气血凝聚,兼有消痈散结之功,故有"疮家圣药"之称。

2. 疏散风热　用于风热表证或温病初起。连翘能清热解毒透邪,并善清心而散上焦之热。常与金银花相须为用,并配伍牛蒡子、薄荷等药同用,如银翘散。

【用法用量】　煎服,6～15 g。

【使用注意】　脾胃虚寒及气虚疮疡脓清者不宜用。

蒲 公 英

【性味归经】　苦、甘,寒。归肝、胃经。

【功效与应用】

1. 清热解毒,消肿散结　用于热毒痈肿疮疡及内痈等证。本品苦以泄降,甘以解毒,寒能清热兼散滞气,为清热解毒,消痈散结之佳品,尤为治乳痈之要药。

2. 利尿通淋　用于湿热黄疸及小便淋沥涩痛,前者多与茵陈、栀子等配伍,后者多和白茅根、金钱草等同用。

此外,本品尚能清肝明目,用于肝火上炎所致目赤肿痛。

【用法用量】　煎服,9～15 g。外用鲜品适量捣敷或煎汤熏洗患处。

【使用注意】　用量过大,可致缓泻。

板 蓝 根

【性味归经】　苦,寒。归心、胃经。

【功效与应用】

清热解毒,凉血利咽,可用于风热表证,也可用于温病初起发热、头痛、咽痛、痄腮、痈肿疮毒、丹毒、大头瘟疫等多种热毒炽盛之证。本药为表里双解、气血两清之品,更以解毒利咽散结见长。

【用法用量】　煎服,9～15 g。

【使用注意】　脾胃虚寒者慎用。

鱼 腥 草

【性味归经】　辛,微寒。归肺经。

【功效与应用】

1. 清热解毒,消痈排脓　用于肺痈咳吐脓血、肺热咳嗽、痰稠等证。本品寒能泄降,辛以散结,主入肺经,以清肺见长,为治疗痰热蕴肺,发为肺痈,咳吐脓血之要药。

2. 利尿通淋　用于热淋热痢。本品可清热利湿,通淋,止泻。可同海金砂、石苇、金钱草等配伍。

【用法用量】　煎服,15～25 g,不宜久煎。鲜品用量加倍,水煎或捣汁服。外用适量,捣敷或煎汤熏洗患处。

【使用注意】　虚寒证及阴性疮疡忌服。

生 地

【性味归经】　甘,寒。归心、肝、肾经。

【功效与应用】

1. 清热凉血　用于温热病热入营分,见身热口干、舌绛神昏等症,配水牛角、黄连、玄参

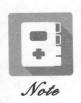

等,如清营汤。对温热病热入血分,血热发斑,吐血衄血,可与水牛角、赤芍、牡丹皮同用。

2. 养阴生津 用于阴虚发热、口渴消渴、津伤便秘。本品甘寒,清热养阴,生津止渴。治内热消渴,常与葛根、天花粉等配伍,如玉泉散。治温热伤阴,肠燥便秘,可与玄参、麦冬同用,如增液汤。

【用法用量】 煎服,鲜地黄 12～30 g,生地黄 10～15 g。鲜地黄味甘、苦,性大寒,作用与干地黄相似,滋阴之力稍逊,但清热生津、凉血之力较强。

【使用注意】 腹满便溏者,不宜使用。

玄 参

【性味归经】 苦、甘、咸,微寒。归肺、胃、肾经。

【功效与应用】

1. 清热凉血 用于温热病热入营分,伤阴耗液,见身热口干、舌绛等症,配生地、黄连、连翘等,如清营汤。邪陷心包,神昏谵语之证,可配伍连翘心、麦冬等,如清宫汤。

2. 滋阴降火 用于肾阴虚骨蒸潮热,肺阴虚劳嗽,阴虚消渴及津伤便秘。本品常与麦冬、百合、地黄等同用。

3. 解毒散结 用于咽喉肿痛,瘰疬痰核,痈肿疮毒。治外感瘟毒,热毒壅盛之咽喉肿痛,大头瘟疫,常与薄荷、连翘、板蓝根等同用,如普济消毒饮。

【用法用量】 煎服,9～15 g。

【使用注意】 不宜与藜芦同用。

赤 芍

【性味归经】 苦,微寒。归肝经。

【功效与应用】

1. 清热凉血 用于温热病热入营血,斑疹吐衄。常与牡丹皮相须为用,治疗温热病血分热证。

2. 散瘀止痛 用于妇科、内科及外科各种瘀血证。常与益母草、桃仁、丹皮、当归等配伍使用。

【用法用量】 煎服,6～12 g。

【使用注意】 不宜与藜芦同用。

青 蒿

【性味归经】 苦、辛,寒。归肝、胆经。

【功效与应用】

1. 清虚热、除骨蒸 用于温病后期,余热未清,夜热早凉,热退无汗,或热病后低热不退。本品苦寒,辛香透散,善于清透阴分伏热,常与鳖甲、生地、知母等同用,如青蒿鳖甲汤。

2. 解暑 用于感受暑邪,发热头痛口渴。本品芳香而散,善解暑热,常与藿香、滑石等同用。

3. 截疟 用于疟疾寒热。可单用较大剂量鲜品捣汁服,或随证配伍桂心、黄芩、滑石、通草等。

4. 退黄 用于湿热黄疸。本品醒脾胃而利湿热,常与茵陈、栀子配伍应用。

【用法用量】 煎服,6～12 g,入煎剂宜后下。

【使用注意】 脾胃虚弱,肠滑泄泻者忌服。

地 骨 皮

【性味归经】 甘,寒。归肺、肝、肾经。

【功效与应用】

1. 凉血除蒸 既可用于阴虚发热,骨蒸盗汗,又可用于血热出血证。前者常与知母、鳖甲等同用,如地骨皮汤;后者常与大蓟、侧柏叶同用。

2. 清肺降火 用于肺热咳嗽。本品能清肺中之郁热,降肺中之伏火,常与桑白皮、甘草同用,如泻白散。

【用法用量】 煎服,9～15 g。

【使用注意】 外感风寒发热及脾虚便溏者不宜用。

三、泻下药

凡以泻下通便为主要功效,治疗里实积滞证的药物,称为泻下药。

大 黄

【性味归经】 苦,寒。归脾、胃、大肠、肝、心包经。

【功效与应用】

1. 泻下攻积 用于肠道积滞,大便秘结。大黄苦寒沉降,有较好的泻下作用,为治疗积滞便秘的要药。因其苦寒泄热,故热结便秘尤为适宜。

2. 清热泻火 用于热毒证。本品能导热下行,用于目赤、咽喉肿痛等火热上攻之证,无论有无便秘均可,常与黄芩、栀子等同用。

3. 凉血 用于血热妄行的吐血衄血证。本品苦降,能使上炎之火下泄,有清热泻火、凉血止血之功,常与黄连、黄芩同用,如泻心汤。

4. 解毒 用于热毒疮疡及烧伤,取其清热解毒,并借其通便作用,使热毒下泄。治热毒痈肿疔疮,常与金银花、蒲公英、连翘等同用。

5. 活血逐瘀 用于瘀血证。本品有较好的活血祛瘀作用,为治疗瘀血证的常用药物。治妇女产后瘀阻腹痛、恶露不尽者,常与桃仁、蟅虫等同用,如下瘀血汤。也可配伍当归、红花,治疗外科跌打损伤。

6. 利湿退黄 用于湿热蕴结诸证。本品沉降下行,通畅肠腑,分消湿热,常与茵陈、栀子配伍,治疗湿热黄疸。

【用法用量】 煎服,3～30 g。外用适量。生大黄泻下力较强;酒制大黄泻下力较弱,活血作用较好,宜用于瘀血证;大黄炭则多用于出血证。

【使用注意】 脾胃虚弱及孕妇慎用,哺乳期忌用。

芒 硝

【性味归经】 咸、苦,寒。归胃、大肠经。

【功效与应用】

1. 泻下通便,润燥软坚 用于实热积滞,大便燥结。本品咸苦寒,咸能软坚,苦寒泻下,常与大黄相须为用,以增强泻下热结的作用,如大承气汤、调胃承气汤。

2. 清火消肿 用于痈肿疮疡、目赤咽肿口疮等热毒证,多为外用。治咽喉肿痛、口舌生疮,可与硼砂、冰片、朱砂同用,制成散剂外用,如冰硼散,或以芒硝置西瓜中制成的西瓜霜外用。

【用法用量】 冲入药液内或开水溶化后服,6～12 g。外用适量。

【使用注意】 孕妇禁用。不宜与硫黄、三棱同用。

火 麻 仁

【性味归经】 甘,平。归脾、胃、大肠经。

【功效与应用】

润肠通便,用于肠燥便秘。本品甘平,质润多脂,能润肠通便,且又兼有滋养补虚作用。适用于老人、产妇及体弱津血不足的肠燥便秘证。

【用法用量】 10～15 g。打碎入煎剂。

巴 豆 霜

【性味归经】 辛,热;有大毒。归胃、大肠经。

【功效与应用】

1. **峻下冷积** 用于寒实冷积,突然腹满胀痛,大便不通,甚至气急暴厥者。本品辛热,能峻下寒积,开通闭塞。

2. **逐水退肿** 用于腹水臌胀,是取其强烈泻下作用以消腹水。

3. **祛痰利咽** 用于喉痹痰阻,痰涎壅塞气道,呼吸急促,甚至窒息欲死者。常与朱砂、雄黄为伍,如缠喉散。

4. **外用蚀疮** 用于痈肿脓成未溃及疥癣恶疮。常与乳香、没药、木鳖子同用,外敷患处,以腐蚀皮肤,促进破溃排脓。

【用法用量】 入丸散服,每次 0.1～0.3 g。外用适量。

【使用注意】 孕妇及体弱者忌用。不宜与牵牛子同用。

四、祛风湿药

凡以祛除风湿、解除痹痛为主要功效,治疗风湿痹痛的药物,称祛风湿药。使用祛风湿药,可根据痹证的性质、部位、病程新久等具体情况,选用相应的药物,并予以适当的配伍。

独 活

【性味归经】 辛、苦,微温。归肾、膀胱经。

【功效与应用】

1. **祛风湿,通痹止痛** 用于风湿痹痛。凡风寒湿邪痹着于肌肉关节者,无问新久,皆可应用。尤以下部之痹证为适宜。

2. **解表** 用于风寒表证,兼有湿邪者。功似羌活,然发散之力稍逊,常与羌活同用,如羌活胜湿汤。

【用法用量】 煎服,3～10 g。

【使用注意】 本品有化燥伤阴之弊,素体阴虚及血燥者慎用。内风证忌用。

威 灵 仙

【性味归经】 辛、咸,温。归膀胱经。

【功效与应用】

1. **祛风湿,通经络** 用于风湿痹痛。本品辛散温通,性猛善走,通行十二经脉,既能祛风湿,又能通经止痹痛。

2. **消骨鲠** 用于诸骨鲠咽。可用本品煎汤,缓缓咽下,亦可加入米醋、砂糖服。

【用法用量】 煎服,6～10 g。

秦 艽

【性味归经】 辛、苦,平。归胃、肝、胆经。

【功效与应用】

1. 祛风湿,止痹痛 用于痹证。凡风湿痹痛,无问新久,皆可应用。本品性平偏凉,兼能清热,热痹、关节红肿者尤为适宜。

2. 退虚热 用于骨蒸潮热,疳积发热。为治疗阴虚骨蒸潮热的常用药。可与青蒿、鳖甲、知母、地骨皮等配伍,如秦艽鳖甲散。

3. 清湿热 用于湿热黄疸。本品能清利肝胆湿热而退黄疸,常与茵陈蒿、栀子等配伍。

【用法用量】 煎服,3～10 g。

防 己

【性味归经】 辛、苦,寒。归膀胱、肺经。

【功效与应用】

1. 祛风止痛 用于痹证,尤宜于湿热偏胜者,亦可与肉桂等药配伍,用于风湿寒痹。

2. 利水消肿 用于水肿、腹水、脚气、浮肿。本品能利水、清下焦湿热。常与利水消肿药配伍,如己椒苈黄丸,即以本品与葶苈子、椒目、大黄配伍。

【用法用量】 煎服,5～10 g。

【使用注意】 本品苦寒,易伤胃气,体弱阴虚,胃纳不佳者慎用。

桑 寄 生

【性味归经】 苦、甘,平。归肝、肾经。

【功效与应用】

1. 祛风湿,补肝肾,强筋骨 用于风湿痹痛,腰膝酸痛等。本品能祛风湿,舒筋络,尤长于补肝肾,强筋骨。故肝肾不足,腰膝酸痛,筋骨无力者更为适宜,如独活寄生汤。

2. 安胎元 用于胎漏下血、胎动不安。本品补肝肾而安胎,可治肝肾虚损,冲任不固之胎漏、胎动不安,常与艾叶、阿胶、杜仲、川续断等配伍。

【用法用量】 煎服,9～15 g。

五 加 皮

【性味归经】 辛、苦,温。归肝、肾经。

【功效与应用】

1. 祛风除湿 用于风湿痹痛,四肢拘挛。本品辛散、苦泄,善祛风湿,通经络。与桑寄生同为强壮性祛风湿药,可单用浸酒服,如五加皮酒。

2. 补益肝肾,强筋壮骨 用于肝肾不足之筋骨痿软及小儿行迟等。本品可补肝肾,强筋骨。治腰膝软弱,常与怀牛膝、杜仲、淫羊藿等药同用。

3. 利水消肿 可用于水湿内停之水肿。常与茯苓皮、大腹皮配伍。

【用法用量】 煎服,5～10 g。

五、化湿药

凡气味芳香,具有化湿运脾功效,治疗湿阻中焦证的药物,称为化湿药,亦称芳香化湿药。湿为阴邪,常阻遏气机,故常与行气药、健脾药同用。同时,使用化湿药时,还应根据寒湿和湿热给予不同配伍。

藿 香

【性味归经】 辛,微温。归脾、胃、肺经。

【功效与应用】

1. 芳香化浊 用于湿阻中焦证。本品为芳化湿浊的要药。若湿浊内阻,脾失健运,见脘腹胀满、食欲不振、恶心呕吐者,常与苍术、厚朴等配伍,如不换金正气散。

2. 和中止呕 用于呕吐。本品辛香湿化,善治湿浊中阻所致的呕吐。常与半夏配伍;偏于寒湿者,可配丁香、白豆蔻等;偏于湿热者,配黄连、竹茹等。

3. 发表解暑 用于暑湿证及湿温初起。对暑月外感风寒,内伤生冷而致恶寒发热、头痛脘痞、呕恶泄泻者,可与紫苏、半夏、厚朴等同用,如藿香正气散。

【用法用量】 煎服,5～10 g。鲜品加倍。阴虚血燥者不宜。

厚 朴

【性味归经】 苦、辛,温。归脾、胃、肺、大肠经。

【功效与应用】

1. 燥湿消痰 用于痰湿内阻,肺气不降之喘咳。本品能燥湿化痰,降逆平喘,亦可与麻黄、石膏配伍用于寒饮化热之喘逆。

2. 下气除满 用于湿阻、食积、气滞所致的脾胃不和,脘腹胀满。厚朴苦燥辛散温通,长于行气,燥湿,消积。本品为消胀除满之要药,凡湿阻、食积、气滞所致的脘腹胀满均可适用。

【用法用量】 煎服,3～10 g。

苍 术

【性味归经】 辛、苦,温。归脾、胃、肝经。

【功效与应用】

1. 燥湿健脾 用于湿阻中焦证。本品善燥脾湿,对湿阻中焦,脾失健运而致的脘腹胀满、食欲不振、吐泻乏力、舌苔白腻等症,最为适宜。

2. 祛风散寒 用于风寒湿痹、足膝肿痛、痿软无力等。本品辛散温燥,能祛风湿,治痹证以寒湿偏胜者为宜。

3. 明目 用于夜盲症及眼目昏涩。可单用,或与猪肝、羊肝蒸煮同食。

【用法用量】 煎服,3～9 g。

砂 仁

【性味归经】 辛,温。归脾、胃、肾经。

【功效与应用】

1. 化湿开胃 用于湿阻中焦及脾胃气滞证。本品为醒脾和胃的良药。若湿阻中焦,见脘腹胀满、食欲不振、恶心呕吐者,常与苍术、厚朴、白豆蔻等配伍。

2. 温脾止泻 用于脾胃虚寒吐泻。以其能化湿行气而调中止呕,温脾止泻,可单用研末吞服,或与干姜、附子等药同用。

3. 理气安胎 用于妊娠气滞,胎动不安。本品能行气和中而安胎,可与白术、人参等配伍。

【用法用量】 煎服,3～6 g。入煎剂宜后下。

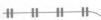

六、利水渗湿药

凡以利水渗湿为主要功效,治疗水湿内停证的药物称利水渗湿药。利水渗湿药能使尿量增多,有利于水湿排出,适用于小便不利、水肿、痰饮、淋证、湿疮、湿痹等病证。

茯　苓

【性味归经】　甘、淡,平。归心、肺、脾、肾经。

【功效与应用】

1. 利水渗湿　用于小便不利、水肿及停饮等水湿证。茯苓利水而不伤正气,药性平和,为利水渗湿要药,可用于水湿内停之水肿,小便不利;又因其健脾渗湿,亦为治痰要药,常用于痰饮目眩,心悸怔忡。

2. 健脾　用于脾虚泄泻。茯苓能健脾补中,又能渗利水湿而止泻。脾虚体倦、食少便溏者,每与人参、白术、甘草等补脾药同用,即四君子汤。

3. 宁心　用于心悸,失眠。本品益心脾而安心神。心脾二虚,气血不足的心神不宁,多与黄芪、当归、远志同用,如归脾汤。

【用法用量】　煎服,10～15 g。

薏　苡　仁

【性味归经】　甘、淡,凉。归脾、胃、肺经。

【功效与应用】

1. 利水渗湿　用于小便不利,水肿,脚气。本品甘补淡渗,功似茯苓。对于脾虚湿滞者尤为适用。

2. 健脾止泻　用于脾虚泄泻。本品健脾渗湿功似茯苓,常相须为用,但药力缓和,非量大难以奏效。

3. 除痹　用于风湿痹痛,筋脉挛急。本品既能渗湿,又能舒筋脉,缓和挛急。如配伍麻黄、杏仁、甘草,可治风湿患者一身尽痛,日晡发热者,可用麻黄杏仁薏苡甘草汤。

4. 清热排脓,解毒散结　用于肺痈、肠痈。本品上清肺金之热,下利肠胃之湿。治肺痈咳吐脓痰,可与苇茎、冬瓜仁、桃仁配伍,即苇茎汤。

【用法用量】　煎服,9～30 g。清热利湿宜生用,健脾止泻宜炒用。

【使用注意】　本品性质滑利,孕妇慎用。

泽　泻

【性味归经】　甘、淡,寒。归肾、膀胱经。

【功效与应用】

1. 利水渗湿　用于小便不利、水肿、泄泻、淋浊、带下及痰饮等证。本品甘淡渗湿,利水作用与茯苓相似,为水湿证所适用。

2. 泄热　本品性寒,长于清膀胱及肾经火邪,尤以利下焦湿热为宜。若用于湿热泄泻,带下,小便淋涩,配木通、车前子。

3. 化浊降脂　可用于高脂血症,常与山楂、决明子配伍。

【用法用量】　煎服,6～10 g。

滑　石

【性味归经】　甘、淡,寒。归膀胱、肺、胃经。

【功效与应用】

1. 利尿通淋 用于热淋,石淋。本品善清膀胱湿热而通利水道,为治疗湿热淋证的常用药,可配伍木通、车前子等,如八正散。

2. 清热解暑 用于暑湿,湿温。本品甘寒,既能利水,又解暑热,是治暑湿之常用药。若暑热烦渴,小便短赤,可与甘草同用,即六一散。

3. 外用祛湿敛疮 用于湿疮、湿疹、痱子等皮肤病,外用有收湿敛疮作用。

【用法用量】 煎服,10～20 g,宜包煎。外用适量。

茵　陈

【性味归经】 苦、辛,微寒。归脾、胃、肝、胆经。

【功效与应用】 清利湿热,利胆退黄,用于黄疸。本品苦泄下降,寒能清热,善清利脾胃肝胆的湿热,使之从小便排出,故为治黄疸要药。若湿热阳黄,可配伍大黄、栀子,即茵陈蒿汤。

【用法用量】 煎服,6～15 g。外用适量,煎汤外洗。

【使用注意】 蓄血发黄及血虚萎黄者慎用。

金　钱　草

【性味归经】 甘、咸,微寒。归肝、胆、肾、膀胱经。

【功效与应用】

1. 利湿退黄 用于湿热黄疸。本品清肝胆之火,又能除下焦湿热,有清热利湿退黄之效。常与茵陈蒿、栀子、虎杖等同用。

2. 利尿通淋 用于石淋、热淋。本品能利尿通淋,排除结石,故治石淋尤为多用。可单用大剂量煎汤代茶饮,或与海金沙、鸡内金、滑石等同用。

3. 解毒消肿 用于恶疮肿毒,毒蛇咬伤。本品有解毒消肿作用,可用鲜品捣烂取汁饮,并以渣外敷。

【用法用量】 煎服,15～60 g。鲜品加倍。外用适量。

七、温里药

凡以温散里寒为主,治疗里寒证的药物,称为温里药。本类药物多味辛而性温热,善走脏腑而能温里散寒、温经止痛,部分药物还能助阳、回阳,故可以用治里寒证。

附　子

【性味归经】 辛、甘,大热。有毒。归心、肾、脾经。

【功效与应用】

1. 回阳救逆 用于亡阳证,症见冷汗淋漓,四肢厥逆,脉微欲绝。本品为"回阳救逆第一品药",常与大补元气之人参配伍,以回阳救逆固脱。

2. 补火助阳 用于阳虚证。本品上助心阳,中温脾阳,下扶肾阳,凡阳虚者如肾、脾、心诸脏及卫阳虚弱者均适用。

3. 散寒止痛 用于痹证。本品辛散温通,有较强的散寒止痛作用。以寒湿偏盛、周身骨节疼痛较甚者为适宜,可与桂枝、白术等同用,如甘草附子汤。

【用法用量】 煎服,3～15 g,入汤剂应先煎 30～60 分钟以减弱其毒性。

【使用注意】 孕妇禁用。不宜与半夏、瓜蒌、贝母、白蔹、白及同用。

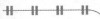

干　姜

【性味归经】　辛,热。归脾、胃、肾、心、肺经。

【功效与应用】

1. 温中散寒　用于脾胃寒证,症见脘腹冷痛,呕吐泄泻等。本品辛热燥烈,主入脾胃而长于温中散寒,健运脾阳。凡脾胃寒证,无论外寒内侵之实证,或阳气不足之虚证均适用。

2. 回阳通脉　用于亡阳证。用于治疗心肾阳虚,阴寒内盛所致的亡阳厥逆、脉微欲绝者,每与附子相须为用,如四逆汤。

3. 温肺化饮　用于寒饮伏肺,见咳嗽气喘,形寒背冷,痰多清稀。本品能温散肺寒而化痰饮。常与麻黄、细辛、五味子等同用,如小青龙汤。

【用法用量】　煎服,3～10 g。

肉　桂

【性味归经】　辛、甘,大热。归肾、脾、心、肝经。

【功效与应用】

1. 补火助阳,引火归元　用于肾阳虚证及虚阳上浮证。肉桂辛热纯阳,能补命门之火,益阳消阴,为治下元虚冷的要药。又可引上浮无根之火下归于肾,治疗虚阳上浮之眩晕、面赤、虚喘等。

2. 散寒止痛　用于脘腹冷痛,寒湿痹痛,寒疝腹痛,及血分有寒之瘀滞经闭、痛经等。

3. 温通血脉　用于阴疽及气血虚寒、痈肿脓成不溃,或溃后久不收敛等外科疾病。可配熟地、鹿角胶、麻黄等,如阳和汤。

【用法用量】　1～5 g,宜后下或焗服;研末冲服,每次 1～2 g。

【使用注意】　有出血倾向者及孕妇慎用。不宜与赤石脂同用。

八、理气药

凡以疏理气机为主要功效,治疗气滞或气逆证的药物,称为理气药,又叫行气药。应用理气药时应根据气滞所在部位、气滞程度的不同,辨证选择合适的药物。本类药物大多辛温香燥,易耗气伤阴,故气阴不足者慎用。

陈　皮

【性味归经】　苦、辛,温。归脾、肺经。

【功效与应用】

1. 理气健脾　用于脾胃气滞所致的脘腹胀满、恶心呕吐等证。对于寒湿中阻的脾胃气滞,常与苍术、厚朴等同用,如平胃散。

2. 燥湿化痰　用于咳嗽痰多。本品苦温燥湿,尤以湿痰、寒痰咳嗽为宜。常与半夏同用,如二陈汤。

【用法用量】　煎服,3～10 g。

枳　实

【性味归经】　苦、辛、酸,微寒。归脾、胃经。

【功效与应用】

1. 破气消积　用于胃肠气滞证。凡食积、湿热、热结等胃肠积结气滞,痞满胀痛、泻痢后重,大便不通者皆可应用。

2. 化痰散痞 用于胸痹痰结证。本品能行气消痰。如胸阳不振,寒痰内阻,可与薤白、桂枝等同用,如枳实薤白桂枝汤。

【用法用量】 煎服,3～10 g。

【使用注意】 孕妇慎用。

木 香

【性味归经】 辛、苦,温。归脾、胃、大肠、三焦、胆经。

【功效与应用】

行气止痛,健脾消食,用于脾胃气滞证及泻痢里急后重。本品善于行脾胃、大肠之滞气,为行气止痛及泻痢里急后重之要药。治疗脾胃气滞,脘腹胀痛,食少便溏,可与陈皮等药同用。

【用法用量】 煎服,3～6 g。宜后下。生用行气力强,煨用行气力缓而多用于止泻。

香 附

【性味归经】 辛、微苦、微甘,平。归肝、脾、三焦经。

【功效与应用】

1. 疏肝解郁 用于肝气郁滞所致的胁肋作痛、脘腹胀痛及疝痛等证。本品为疏肝解郁、行气止痛之要药。

2. 调经止痛 用于月经不调、痛经及乳房胀痛等证。香附为"女科之主帅",常配伍当归、川芎、白芍、柴胡治疗肝气郁结所致的月经不调。

3. 理气宽中 用于脾胃气滞证。本品味辛入脾,可与砂仁、木香配伍治疗脾胃气滞,脘腹胀痛。

【用法用量】 煎服,6～10 g。醋炙增强疏肝止痛之功。

沉 香

【性味归经】 辛、苦,微温。归脾、胃、肾经。

【功效与应用】

1. 行气止痛 用于寒凝气滞,胃脘胀闷作痛之证。本品能散胸腹寒凝,常与乌药、木香、槟榔配伍,即沉香四磨汤。

2. 温胃止呕 用于胃寒呕吐、呃逆。本品能温胃降逆,常配丁香、白豆蔻、柿蒂等药,用于胃寒呕逆之证。

3. 纳气平喘 用于肾虚喘证。本品既能温肾纳气,又能降逆平喘,常与肉桂、附子等同用,如黑锡丹。

【用法用量】 煎服,1～5 g,宜后下;或磨汁冲服,或入丸散剂,每次 0.5～1 g。

川 楝 子

【性味归经】 苦,寒。有小毒。归肝、小肠、膀胱经。

【功效与应用】

1. 疏肝泄热,行气止痛 用于肝郁气滞或肝胃不和所致的胁肋作痛、脘腹疼痛以及疝气痛等。本品苦寒,对于证见热象者较为适宜。

2. 杀虫疗癣 用于虫积腹痛。本品既能杀虫,又能止痛,常与槟榔、使君子等同用。此外,本品外用,可治头癣。

【用法用量】 煎服,5～10 g。外用适量。炒用寒性降低。

【使用注意】 本品有毒,不宜过量或持续服用。孕妇、脾胃虚寒者慎用。

143

九、止血药

凡以制止体内外出血为主要功效,治疗各种出血证的药物,称止血药。此类药物药性及作用特点有寒、温、散、敛之别,可根据出血原因及部位的不同,选择适宜的药物。应用时要注意"止血而不留瘀"。

小　蓟

【性味归经】　苦、甘,凉。归心、肝经。

【功效与应用】

1. 凉血止血　用于血热妄行所致的出血证。本品清热散瘀,兼能利尿通淋,尤善治尿血、血淋,凉血止血而无留瘀之弊,常与大蓟配伍同用。

2. 散瘀解毒消痈　用于热毒痈肿。其散瘀消痈之功效略逊大蓟。

【用法用量】　煎服,5～12 g,鲜品可 30～60 g。外用适量,捣敷患处。

【使用注意】　脾胃虚寒、便溏泄泻者慎用。

地　榆

【性味归经】　苦、酸、涩,微寒。归肝、大肠经。

【功效与应用】

1. 凉血止血　用于各种热性出血证。本品味苦而带酸涩,性属寒凉,主入血分,善走下焦,尤宜治疗衄血、便血、崩漏及血痢等下焦血热出血证。

2. 解毒敛疮　用于烫伤、湿疹及疮疡痈肿等。本品能泻火解毒敛疮,常作疡科外治之用,为治烧烫伤之要药。

【用法用量】　煎服,9～15 g;外用适量。

【使用注意】　本品性凉酸涩,凡虚寒性的便血、下痢、崩漏及出血有瘀者慎用。

三　七

【性味归经】　甘、微苦,温。归肝、胃经。

【功效与应用】

1. 散瘀止血　用于各种内外出血证,尤以有瘀者为宜。本品既能止血,又能散瘀,有止血而不留瘀,化瘀而不伤正之特点,诚为血证良药。

2. 消肿定痛　用于胸腹刺痛、跌打损伤。本品能活血化瘀而消肿定痛,为伤科要药。可单味内服或外敷,或配活血行气药同用。也可配伍用于气阴两虚、心脉瘀阻所致心悸、胸闷胸痛。

【用法用量】　研末,每次 1～3 g;煎服,3～9 g;外用适量。

【使用注意】　本品活血散瘀,故孕妇慎用。

蒲　黄

【性味归经】　甘,平。归肝、心包经。

【功效与应用】

1. 止血　用于各种内外出血证。本品性平,既能止血,又能化瘀,可用于各种出血证,但以属实夹瘀者尤宜。

2. 化瘀　用于瘀滞痛证。本品生用能化瘀止痛,治疗心腹痛等,常配五灵脂同用,即失笑散。

3. 通淋 用于血淋。本品能化瘀止血,生用有渗湿利小便的作用,治疗血淋。常配生地、冬葵子同用。

【用法用量】 煎服,5~10 g,布包。外用适量。

【使用注意】 孕妇忌服。

艾 叶

【性味归经】 辛、苦,温;有小毒。归肝、脾、肾经。

【功效与应用】

1. 温经止血 用于虚寒出血,尤宜于崩漏。本品气香味辛,性温散寒,能暖气血而温经脉,为温经止血之要药。常配阿胶、地黄等同用,如胶艾汤。

2. 散寒止痛 用于下焦虚寒或寒客胞宫所致的月经不调、痛经、宫冷不孕、胎漏下血、胎动不安等。常与香附、肉桂同用,如艾附暖宫丸。

3. 外用除湿止痒 用于湿疹瘙痒。本品煎汤外洗,可治湿疹瘙痒。若与地肤子、白鲜皮并投,效果更著。

【用法用量】 煎服,3~9 g;外用适量,用于灸治和熏洗。温经止血宜炒炭用,余则生用。

【使用注意】 阴虚血热者慎用。

十、活血化瘀药

凡以通畅血行,消散瘀血为主要功效,治疗瘀血证的药物,称活血化瘀药,或活血祛瘀药。简称活血药,或化瘀药。其中活血祛瘀之力峻猛者,又称破血逐瘀药。本类药物易耗血动血,故月经过多者不宜用,孕妇慎用或忌用。

川 芎

【性味归经】 辛,温。归肝、胆、心包经。

【功效与应用】

1. 活血行气 用于血瘀气滞诸痛证。本品辛散温通,既能活血,又能行气,为"血中气药",凡气滞血瘀所致胸腹诸痛及跌打损伤均可应用。同时,又善于"下调经水",治妇女月经不调、经闭、痛经、产后瘀滞腹痛等。

2. 祛风止痛 用于头痛,风湿痹痛。本品辛温升散,能"上行头目",祛风止痛。为治头痛之要药,无论风寒、风热、风湿,以及血虚、血瘀头痛,均可随证配伍用之。故前人有"头痛不离川芎"之说。

【用法用量】 煎服,3~10 g。

【使用注意】 本品味辛,性偏温燥,且有升散作用,故阴虚火旺多汗者不宜使用。

延 胡 索

【性味归经】 辛、苦,温。归肝、脾经。

【功效与应用】

活血,行气,止痛。主要用于气血瘀滞诸痛证。本品辛散温通,为活血行气止痛之要药。《本草纲目》称其"能行血中气滞,气中血滞,故专治一身上下诸痛"。

【用法用量】 煎服,3~10 g;研末服,1.5~3 g。多醋制后用。醋制后可使其有效成分的溶解度大大提高而加强止痛药效。

丹　参

【性味归经】　苦,微寒。归心、肝经。

【功效与应用】

1. 活血祛瘀,调经止痛　用于各科瘀血阻滞病证。本品活血祛瘀,作用较强,能内达脏腑而化瘀滞,外利关节而通脉络。善调妇女经水,为妇科活血化瘀之要药。

2. 清心除烦　用于热入营分,心烦失眠。本品入心经,性寒凉,能清心凉血,除烦安神。

3. 凉血消痈　用于疮疡痈肿。本品性寒凉血,又能活血,有清瘀热以消痈肿之功。常配金银花、连翘等清热解毒药同用。

【用法用量】　煎服,10~15 g。活血化瘀宜酒炙用。

【使用注意】　反藜芦。

红　花

【性味归经】　辛,温。归心、肝经。

【功效与应用】

1. 活血通经　用于血滞经闭、痛经、产后瘀滞腹痛等证。本品辛散温通,专入血分,活血祛瘀作用较强,为治血瘀证的常用之品,尤长于通经止痛。

2. 散瘀止痛　用于癥瘕积聚、心腹瘀痛、跌打损伤及血脉闭塞紫肿疼痛等。本品能活血祛瘀消癥,通畅血脉,消肿止痛。

【用法用量】　煎服,3~10 g;外用适量。

【使用注意】　孕妇忌用。

桃　仁

【性味归经】　苦、甘,平。有小毒。归心、肝、大肠经。

【功效与应用】

1. 活血祛瘀　用于瘀血所致的经闭、痛经、产后瘀滞腹痛、癥积、跌打损伤及肺痈、肠痈等证。本品味苦而入心肝血分,善泄血分之壅滞,祛瘀力较强,应用范围较广。

2. 润肠通便　用于肠燥便秘。本品为种仁,含油脂,能润燥滑肠,常配杏仁、柏子仁等同用,如五仁丸。

3. 止咳平喘　用治咳嗽气喘。可单用煮粥,也可与杏仁同用,如双仁丸。

【用法用量】　煎服,5~10 g,宜捣碎入煎。

【使用注意】　孕妇忌服,便溏者慎用。本品有小毒,不可过量,过量可出现头痛、目眩、心悸,甚至呼吸衰竭而死亡。

益　母　草

【性味归经】　苦、辛,微寒。归肝、心包、膀胱经。

【功效与应用】

1. 活血调经　用于血滞经闭、痛经、经行不畅、产后瘀滞腹痛、恶露不尽等。本品苦泄辛散,主入血分,善于活血祛瘀调经,为妇科经产要药,产后多用,故有益母之名。

2. 利尿消肿　用于水肿,小便不利。本品有利尿消肿之功。又因其具有活血化瘀的作用,对瘀水互阻的水肿尤为适宜。

3. 清热解毒　用于疮痈肿毒。本品味辛,能散瘀消痈,善"医各色疮疡"。

【用法用量】　煎服,9~30 g;鲜品 12~40 g。或熬膏服。外用适量。

【使用注意】 孕妇忌服,血虚无瘀者慎用。

牛　　膝

【性味归经】 苦、甘、酸,平。归肝、肾经。

【功效与应用】

1. 逐瘀通经 用于瘀血阻滞的经闭、痛经、月经不调、产后腹痛等及跌打伤痛。川牛膝活血祛瘀力较强,长于活血通经,祛瘀止痛。

2. 补肝肾,强筋骨 用于腰膝酸痛,筋骨无力等。肝主筋,肾主骨,肝肾不足,则筋骨痿软,足膝乏力。且牛膝性善下行,长于治疗下半身腰膝筋骨酸痛。

3. 利尿通淋 用于淋证,水肿,小便不利。牛膝性善下行,能通利小便。

4. 引血下行 用于吐血、衄血等火热上炎,头痛、眩晕等阴虚火旺之证。本品味苦泄降,能导热下泄,引血下行,以降上炎之火。

【用法用量】 煎服,5～12 g。逐瘀通经、利尿通淋、引血下行宜生用;补肝肾强筋骨宜酒炙用。

【使用注意】 孕妇忌用。

水　　蛭

【性味归经】 咸、苦,平。有小毒。归肝经。

【功效与应用】

破血逐瘀,通经消癥。用于癥瘕积聚,血瘀经闭及跌打损伤等。本品咸苦入血分,功擅破血逐瘀,作用较为峻猛。治癥瘕、经闭,常配三棱、桃仁、红花等同用;若中风后半身不遂,口舌歪斜,属气滞血瘀、脉络阻滞者,可配人参、全蝎等同用。

【用法用量】 入煎剂,1.5～3 g;研末服,0.3～0.5 g,以入丸散或研末服为宜。或以鲜活者放置瘀肿局部吸血消瘀。

【使用注意】 孕妇忌服。

十一、化痰止咳药

凡以祛痰或消痰为主要功效,治疗痰证的药物,称化痰药;以止咳平喘为主要功效,治疗咳嗽喘息的药物,称止咳平喘药。痰、咳、喘三者,在病机上相互影响。而化痰药多兼止咳平喘之功,止咳平喘药亦多有化痰之效。

半　　夏

【性味归经】 辛,温。有毒。归脾、胃、肺经。

【功效与应用】

1. 燥湿化痰 用于寒痰、湿痰证。本品入脾、肺二经。辛温而燥,善燥湿浊而化痰,兼能止咳,为治寒痰、湿痰要药。

2. 降逆止呕 用于多种原因的呕吐。半夏入胃经,长于降胃气,有"呕家必用半夏"之说,尤善于治痰饮或胃寒呕吐。

3. 消痞散结 用于心下痞、结胸、梅核气等。本品还具有辛开散结,化痰消痞之功。治心下痞满,配干姜、黄连、黄芩,以苦辛通降,开痞散结,如半夏泻心汤。

【用法用量】 煎服,3～10 g;外用适量。内服一般宜炮制。法半夏长于燥湿化痰;清半夏除燥湿化痰外,长于消痞和胃;姜半夏长于降逆止呕。

【使用注意】 不宜与乌头配伍。本品药性温燥,阴亏燥咳、出血证当慎用。

天　南　星

【性味归经】　苦、辛,温。有毒。归肺、肝、脾经。

【功效与应用】

1. 燥湿化痰　用于湿痰、寒痰、顽痰证。本品燥湿化痰功似半夏而温燥之性更甚,祛痰作用较强。治顽痰阻肺,咳喘胸闷,痰多色白清稀,常配半夏、枳实等,如导痰汤。

2. 祛风止痉　用于风痰证,如眩晕、中风、癫痫,口眼歪斜及破伤风等。本品专走经络,善祛风痰而止痉。治风痰眩晕,配半夏、天麻等。

3. 外用散结消肿　用于痈肿痰核、毒蛇咬伤等。本品外用有消肿散结止痛之功。治痈疽肿痛、痰核,可研末加醋调敷;治毒蛇咬伤,可配雄黄外敷。

【用法用量】　煎服,3～9 g,制用。外用适量。

【使用注意】　本品辛烈温燥,故阴虚燥痰者及孕妇忌用。

桔　　梗

【性味归经】　苦、辛,平。归肺经。

【功效与应用】

1. 宣肺祛痰　用于肺气不宣的咳嗽痰多,胸闷不畅。本品辛散苦泄,开宣肺气,祛痰利气,治疗咳嗽痰多,无论属寒属热皆可应用。

2. 利咽　用于咽喉肿痛,失音。本品能宣肺利咽开音。凡外邪犯肺,咽痛失音者,配甘草、牛蒡子等,如桔梗汤及加味甘桔汤。

3. 排脓　用于肺痈咳吐脓痰。本品性散上行,能利肺气以排壅肺之脓痰。临床上常配以鱼腥草、冬瓜仁等以加强清肺排脓之效。

此外,桔梗性散上行,能载诸药上行,"为诸药之舟楫"。

【用法用量】　煎服,3～10 g。

【使用注意】　本品性升散,凡气机上逆,呕吐、呛咳、眩晕、阴虚火旺咳血等,不宜单用。用量过大易致恶心呕吐。

川　贝　母

【性味归经】　苦、甘,微寒。归肺、心经。

【功效与应用】

1. 清热润肺,化痰止咳　用于肺热燥咳,肺虚久咳。本品性寒味微苦,能清肺泄热化痰,又味甘质润能润肺止咳,尤宜于内伤久咳,燥痰、热痰之证。

2. 散结消痈　用于瘰疬疮肿及乳痈、肺痈。本品能清热解郁,化痰散结。治痰火郁结之瘰疬,配玄参、牡蛎等以化痰软坚,如消瘰丸。

【用法用量】　煎服,3～10 g;研末服,1～2 g。

【使用注意】　本品性寒质润,脾胃虚寒及湿痰者不宜用。不宜与乌头、附子配伍。

浙　贝　母

【性味归经】　苦,寒。归肺、心经。

【功效与应用】

1. 清热化痰止咳　用于风热燥咳、痰热咳嗽。本品功似川贝母而偏苦泄。治风热咳嗽,常配桑叶、前胡等,治痰热郁肺之咳嗽,常配瓜蒌、知母等。

2. 解毒散结消痈　用于瘰疬、瘿瘤、痈疡疮毒、肺痈等。本品苦寒,清泄热毒,开郁散结,治瘰疬,配玄参、牡蛎等,如消瘰丸。

【用法用量】 煎服,5～10 g。

【使用注意】 不宜与乌头、附子配伍。

瓜　蒌

【性味归经】 甘、微苦,寒。归肺、胃、大肠经。

【功效与应用】

1. 清热涤痰 用于痰热咳喘。本品甘寒清润,有清肺化痰之功,用于肺热咳嗽,痰稠不易咯出之证。可单用,临床常配知母、浙贝母等同用。

2. 宽胸利气 用于胸痹、结胸。本品既能清化痰热,又能宽胸散结,故可通利胸膈之痹塞,为治胸痹、结胸要药。

3. 消痈散结 用于肺痈、肠痈、乳痈等。本品能消肿散结。治肺痈咳吐脓血,配鱼腥草、芦根等。治肠痈,则配败酱草、红藤等。

4. 润燥滑肠 用于肠燥便秘。瓜蒌仁质润多油,有润肠通便之功,用治胃肠实热、肠燥便秘者,常配火麻仁、郁李仁等。

【用法用量】 煎服,10～15 g。

【使用注意】 本品性寒润而滑肠,脾虚便溏及湿痰、寒痰者忌用。反乌头。

苦　杏　仁

【性味归经】 苦,微温。有小毒。归肺、大肠经。

【功效与应用】

1. 降气止咳平喘 用于咳嗽气喘。本品味苦能降,主入肺经,降肺气之上逆,兼能宣肺气之郁滞,为治咳喘之要药,随证配伍可用于多种咳喘病证。

2. 润肠通便 用于肠燥便秘。本品质润多脂,味苦而下气,故能润肠通便。常配柏子仁、郁李仁等,如五仁丸(《世医得效方》)。

【用法用量】 煎服,3～10 g,宜打碎入煎。

【使用注意】 本品有小毒,用量不宜过大,婴儿慎用。

枇　杷　叶

【性味归经】 苦,微寒。归肺、胃经。

【功效与应用】

1. 清肺止咳 用于肺热咳嗽。本品味苦能降,性寒能清,肃降肺气而止咳。治肺热咳嗽,常配桑叶、前胡等。

2. 降逆止呕 用于胃热呕吐。本品能清胃热,和胃下气而止呕,常配陈皮、竹茹等同用。

【用法用量】 煎服,6～10 g。止咳宜炙用,止呕宜生用。

桑　白　皮

【性味归经】 甘,寒。归肺经。

【功效与应用】

1. 泻肺平喘 用于肺热咳喘等。本品甘寒性降,长于泻肺火兼泻肺中水饮而定喘。治肺热咳喘,常配地骨皮同用,如泻白散。

2. 利水消肿 用于水肿实证。本品能清降肺气,通调水道而利水。故水肿胀满,面目肌肤浮肿,胀满喘急,小便不利者用之,常配茯苓皮、大腹皮等,如五皮饮。

【用法用量】 煎服,9～15 g。泻肺清热宜生用,肺虚咳嗽宜蜜炙用。

十二、平肝熄风药

凡以平抑肝阳,熄风止痉为主要功效,治疗肝阳上亢或肝风内动证的药物,称平肝熄风药。本类药物具有平肝潜阳、熄风止痉及镇静安神等作用。主要适用于肝阳上亢,肝风内动之证。其主要表现有眩晕头痛,抽搐震颤,或猝然昏倒,不省人事,口眼歪斜,半身不遂等。

石 决 明

【性味归经】 咸,寒。归肝经。

【功效与应用】

1. 平肝潜阳 用于肝阳上亢,头晕目眩。石决明咸寒清热,质重潜阳,专入肝经,为凉肝镇肝之要药,兼能滋养肝阴。常与生地黄、白芍、牡蛎等养阴、平肝药物配伍。

2. 清肝明目 用于目赤、翳障、视物昏花。肝开窍于目,肝火内盛,则上炎于目。本品清肝火而明目退翳,为治目疾之常用药。治疗肝火上炎目赤肿痛,可与夏枯草、决明子、菊花等配伍。

【用法用量】 煎服,6～20 g,应打碎先煎。平肝、清肝宜生用,外用点眼宜煅后水飞用。

牡 蛎

【性味归经】 咸,微寒。归肝、肾经。

【功效与应用】

1. 潜阳补阴,重镇安神 用于肝阳上亢、头晕目眩。本品咸寒质重,适用于肝肾阴虚,肝阳上亢之头晕目眩、耳鸣、烦躁等。亦常与龙骨配伍,镇惊安神。

2. 软坚散结 用于痰核、瘰疬、癥瘕积聚等证。牡蛎味咸,软坚散结。用治痰火郁结之痰核、瘰疬,常与浙贝母、玄参等配伍,如消瘰丸。

3. 收敛固涩 用于滑脱诸证。本品味涩,煅用有收敛固涩作用,可用于遗精、滑精、遗尿、尿频、崩漏、带下、自汗、盗汗等多种正虚不固、滑脱之证。

4. 制酸止痛 用于胃痛泛酸。

【用法用量】 煎服,9～30 g,宜打碎先煎。除收敛固涩煅用外,余皆生用。

羚 羊 角

【性味归经】 咸,寒。归肝、心经。

【功效与应用】

1. 平肝 用于肝阳上亢,头晕目眩。可与石决明、牡蛎、天麻等平肝潜阳药物同用。

2. 熄风 用于肝风内动,惊痫抽搐。羚羊角主入肝经,有较强的清肝热、熄肝风作用。为治疗惊风、癫痫、中风等肢体痉挛抽搐之要药。因其性寒,清热力强,故尤宜于火热炽盛、热极生风之证。

3. 清肝明目 用于肝火上炎,目赤头痛。本品入肝经,善于清泻肝火,故宜治肝火上炎之头痛、头晕、目赤肿痛、羞明流泪等症。

4. 清热解毒 用于温毒发斑,痈肿疮毒。本品"能清大热,兼能解热中之大毒"。用治热病神昏、壮热、躁狂、抽搐等症,常与石膏、寒水石等配伍,如紫雪丹。

【用法用量】 煎服,1～3 g。单煎2小时以上,取汁服。磨汁或研粉服,每次0.3～0.6 g。

钩　藤

【性味归经】　甘,微寒。归肝、心包经。

【功效与应用】

1. 熄风定惊　用于肝风内动,惊痫抽搐。钩藤甘而微寒,熄风止痉作用和缓,为治疗肝风内动、惊痫抽搐之常用药,亦多用于小儿。

2. 清热平肝　用于头痛、眩晕。本品既清肝热,又平肝阳,故可用治肝火上攻或肝阳上亢之头痛、眩晕。属肝火者,常与夏枯草、栀子、黄芩等配伍;属肝阳者,常与天麻、石决明、菊花等配伍。

【用法用量】　煎服,10～15 g。其有效成分钩藤碱加热后易被破坏,故不宜久煎,一般不超过 20 分钟。

天　麻

【性味归经】　甘,平。归肝经。

【功效与应用】

1. 熄风止痉　用于肝风内动证。天麻甘润不烈,作用平和。故可用治各种病因之肝风内动,惊痫抽搐,不论寒热虚实,皆可配伍应用。

2. 平抑肝阳　用于眩晕、头痛。天麻既息肝风,又平肝阳,故为止眩晕头痛之良药。不论虚证实证,随不同配伍皆可应用,尤以肝阳上亢所致者为宜。

3. 祛风通络　用于肢麻痉挛抽搐,风湿痹痛。天麻既息内风,又祛外风。用治风中经络之手足不遂、肢体麻木等症,常与川芎同用,如天麻丸;治疗风湿痹痛,常与独活、牛膝等同用。

【用法用量】　煎服,3～10 g。研末冲服,每次 1～1.5 g。

地　龙

【性味归经】　咸,寒。归肝、脾、膀胱经。

【功效与应用】

1. 清热定惊　用于高热惊痫、癫狂。地龙咸寒降泄,性走窜,既能熄风止痉,又善清解高热,故适用于肝经热极动风之证。

2. 通络　用于痹证及半身不遂。地龙长于通行经络,用于多种原因引起的经络阻滞,血脉不畅,肢节不利之证。

3. 平喘　用于肺热哮喘。本品长于清肺热。治疗邪热壅肺,肺失肃降之喘息,单用研末内服即效,亦可与麻黄、石膏、杏仁等同用。

4. 利尿　用于水肿尿少。本品性寒下行,用于热结膀胱之水肿,小便不利或尿闭,可用鲜品捣烂浸水,滤取浓汁服,也可与车前子、木通、泽泻等利水渗湿药同用。

【用法用量】　煎服,5～15 g;鲜品 10～20 g;研末吞服,每次 1～2 g。

【使用注意】　脾胃素弱,或无实热之证者忌用。

全　蝎

【性味归经】　辛,平。有毒。归肝经。

【功效与应用】

1. 熄风止痉　用于肝风内动证。本品性善走窜,搜风止痉之力较强。可用治各种原因之痉挛抽搐,常与蜈蚣同用,研细末服,即止痉散。

2. 通络止痛　用于风湿顽痹、偏正头痛。全蝎性善走窜,具有通络止痛之力,对风寒湿痹久治不愈,筋脉拘挛,甚则关节变形之顽痹,作用颇佳。

3. 攻毒散结 用于疮疡肿毒,瘰疬痰核。本品辛以散结,以毒攻毒。治疮毒、结核,可内服,亦可外敷。

【用法用量】 煎服,3～6 g;研末吞服,每次 0.6～1 g。外用适量。

【使用注意】 本品有毒,用量不宜过大。孕妇慎用。

十三、安神药

凡以安定神志为主要功效,治疗心神不宁证的药物,称为安神药。神志不安可由多种原因引起,临床亦有多种证型。临床应用时应针对不同病因、病机选择相应的药物。

朱　砂

【性味归经】 甘,寒。有毒。归心经。

【功效与应用】

1. 镇心镇惊,安神 用于心悸易惊,失眠多梦,癫痫发狂,小儿惊风。朱砂质重沉降,既可重镇安神,又能清心火,故最宜心火亢旺、心神不宁之证。又有清心镇惊止痉之功,用治小儿急慢惊风。

2. 清热解毒 用于疮痈肿毒、咽喉肿痛、口舌生疮及毒蛇咬伤。本品性寒,内服、外用均有较强的清热解毒作用。治疗疮疡肿毒,常与雄黄配伍,如紫金锭。

【用法用量】 入丸散,每次 0.1～0.5 g。不入煎剂。外用适量。

【使用注意】 内服不可过量或长期持续服用,以防汞中毒。忌火煅,火煅则析出水银,有剧毒。肝肾功能不良者慎用。

磁　石

【性味归经】 咸,寒。归心、肝、肾经。

【功效与应用】

1. 镇惊安神 用于心神不宁、烦躁失眠、惊悸癫痫。磁石质重性降,入心经,有镇惊安神之功。其味咸入肾,又有益肾之效。常用于肾虚肝旺,肝火上扰心神所致之心神不宁、失眠、惊悸及癫痫等证。

2. 平肝潜阳 用于肝阳上亢,头痛眩晕。磁石入肝肾二经,既能平肝潜阳,又能益肾阴而敛浮阳,常与石决明、白芍、生地等同用治疗阳亢眩晕之证。

3. 聪耳明目 用于肝肾亏虚之耳鸣、耳聋、目暗等。磁石能养肾益精、聪耳明目,常用于肝肾亏虚所致的视力、听力下降。

4. 纳气平喘 用于肾虚作喘。磁石既能养肾,又可纳气,常与五味子、胡桃肉、代赭石等同用,治肾不纳气之虚喘。

【用法用量】 煎服,10～30 g,打碎先煎。入丸散,每次 1～3 g。多煅用。

【使用注意】 因碍消化,如入丸散,不可多服。脾胃虚弱者慎用。

酸　枣　仁

【性味归经】 甘、酸,平。归肝、胆、心经。

【功效与应用】

1. 养心补肝,宁心安神 用于失眠、心悸。本品补养心肝阴血,"功专安神定志",是养心安神要药。主要用于心肝血虚引起的心烦、不眠,对兼有心悸不安、虚汗的患者尤宜。

2. 敛汗生津 用于体虚多汗,津伤口渴。本品味酸,有收敛止汗生津之功,常用于体虚汗出,津伤口渴。如合人参、茯苓各等份为末,米饮调下,治盗汗。

【用法用量】 煎服,10～15 g。

远　　志

【性味归经】 苦、辛,温。归心、肾、肺经。

【功效与应用】

1. 安神益智,交通心肾　用于心神不安、失眠、健忘、惊悸。远志主入心肾,为交通心肾、安定神志之佳品。治失眠健忘,常与人参、石菖蒲配伍,如不忘散。

2. 祛痰　用于咳嗽痰多及痰阻心窍之神志恍惚、惊痫发狂。远志有较强的祛痰作用,治咳嗽痰多、难咯出者,每与杏仁、桔梗、甘草同用。

3. 消肿　用于疮痈肿毒,乳房肿痛。单用为末,酒送服;或外用调敷。

【用法用量】 煎服,3～10 g。外用适量。蜜炙后,能增强其化痰止咳作用并可缓和药性,减少对胃的刺激。

【使用注意】 剂量过大易致呕吐。有胃炎及溃疡者慎用。

十四、开窍药

凡以开窍醒神为主要功效,治疗闭证神昏的药物,称开窍药。寒闭当温开,热闭当凉开。临床须视证候性质选取适宜的开窍药并予以必要的配伍。

麝　　香

【性味归经】 辛,温。归心、脾经。

【功效与应用】

1. 开窍醒神　用于闭证神昏。本品辛香走窜之性甚烈,为醒神回苏要药,无论寒热,均可使用。治热闭神昏,配合牛黄、朱砂等,即属凉开之剂,如安宫牛黄丸;治寒闭神昏,配合苏合香,组成温开之剂,如苏合香丸。

2. 活血通经　用于血瘀证。本品能行血脉之瘀滞,用治经闭、心腹暴痛、跌打损伤、痹证疼痛等瘀血阻滞病证。

3. 消肿止痛　用于痈肿瘰疬,咽喉肿痛。本品味辛行散,能除"恶疮痔漏肿痛",内服外用均可。

此外,本品活血通经,有催生下胎之效。

【用法用量】 入丸散,每次 0.03～0.1 g。不入煎剂。外用适量。

【使用注意】 孕妇忌用。

冰　　片

【性味归经】 辛、苦,微寒。归心、脾、肺经。

【功效与应用】

1. 开窍醒神　用于闭证神昏。本品苏醒神志力缓,一般不单独使用,常与麝香同用。因其性寒凉,故宜于热闭,如安宫牛黄丸中用之。但若与祛寒药及性偏温热的开窍药同用,亦可用治寒闭。

2. 清热止痛　用于目赤口疮,咽喉肿痛,耳道流脓。本品苦寒,能清热解毒、消肿止痛、防腐生肌。用治胸腹疼痛,常与苏合香等同用。治疮痈肿毒,单用即有效。

【用法用量】 入丸散,每次 0.15～0.3 g。不宜入煎剂。外用适量。

【使用注意】 孕妇慎用。

石 菖 蒲

【性味归经】 辛、苦,温。归心、胃经。

【功效与应用】

1. 开窍豁痰,醒神益智 用于痰湿秽浊之邪蒙蔽心窍之神志昏乱及健忘失眠、耳鸣、耳聋。本品芳香开窍、宁心安神,兼有化湿、豁痰、辟秽之功。

2. 化湿和胃 用于湿阻中焦。本品芳香化湿,醒脾和胃,是治疗湿阻中焦、脘闷腹胀之良药,常与砂仁、厚朴、苍术等化湿、行气之品同用。

【用法用量】 煎服,3～10 g。鲜品加倍。外用适量。

十五、补虚药

凡有补益正气、纠正气血阴阳不足之功效,以治疗虚证为主要作用的药物,称补虚药。补虚药不能用于纯实无虚的病证。但在实邪未除,正气已虚的情况下,于祛邪之中,可适当选用补虚药,以"扶正祛邪"。

（一）补气药

凡具有补气作用,以治疗气虚证为主的药物,称补气药。补气药性多甘温或甘平,能补益脏腑之气,特别是肺、脾之气,故多归脾、肺二经。

人 参

【性味归经】 甘、微苦,微温。归脾、肺、心经。

【功效与应用】

1. 大补元气,复脉固脱 用于气虚欲脱证。人参是补气固脱第一要药。可用于大失血、大吐泻或久病、大病所致之气虚欲脱、脉微欲绝的重证危候,可单用人参浓煎频服,即独参汤。

2. 补脾益肺 用于肺、脾气虚证。治肺气虚弱之短气喘促,声微懒言,易出虚汗等,常配黄芪、五味子同用;治脾气虚弱之倦怠乏力,食少便溏等,常配白术、茯苓、甘草等同用,如四君子汤。

3. 生津 用于津伤口渴,内热消渴。治热病气津两伤,身热汗多,口渴脉虚,常配石膏、知母等同用,如白虎加人参汤;治消渴,可合生地、玄参、麦冬等养阴生津之品同用。

4. 养血 用于气血亏虚,久病虚羸。本品益气养血,常与白术、当归配伍使用。

5. 安神益智 用于气血不足之心神不安,失眠多梦,心悸健忘。可单用,亦可配伍当归、龙眼肉等同用,如归脾汤。

【用法用量】 文火另煎,3～9 g。急重证 15～30 g。研末吞服,每次 2 g。

【使用注意】 反藜芦,畏五灵脂,恶皂荚。不宜同时吃萝卜或喝茶,以免影响药力。实证、热证而正气不虚者忌服。

党 参

【性味归经】 甘,平。归脾、肺经。

【功效与应用】

1. 补脾益肺 用于肺、脾气虚证。党参补中益气,药力和缓,凡气虚之轻证需用人参者,皆可以党参替代之。

2. 养血生津 用于气血亏虚及气津两伤证。前者常与当归、熟地等补血药同用,后者常与麦冬、五味子等生津药同用。

【用法用量】 煎服,10～30 g。

【使用注意】 热证、实证不宜单独服用。反藜芦。

黄　芪

【性味归经】 甘,微温。归脾、肺经。

【功效与应用】

1. 补气升阳 用于脾肺气虚、中气下陷证。黄芪为补气升阳要药,擅补脾、肺之气,又善升举阳气。合白术或人参,治脾胃气虚,食少便溏,倦怠乏力等。合当归补气生血,治气虚血亏,即当归补血汤。

2. 固表止汗 用于表虚卫外不固之自汗,易感冒者。本品既补肺气,又益卫气,能固表止汗。治表虚自汗常配白术、防风同用,如玉屏风散。

3. 利水消肿 用于气虚水肿。本品补肺气则水道通调,补脾气则水津四布。用于气虚不运,水湿停聚之水肿,小便不利。

4. 生津养血 用于血虚萎黄,消渴。本品为气血双补之剂,治疗血虚面色萎黄,神倦脉虚,常与当归配伍;津伤口渴常与地黄等配伍。

5. 行滞通痹 用于半身不遂,痹痛麻木。本品功善补气,气旺则血行而行滞通络,常与当归、川芎同用。

6. 托毒排脓,敛疮生肌 用于气血不足之痈疽不溃或久溃不敛。常与当归、穿山甲等同用,治痈疽脓成不溃,如透脓散。

【用法用量】 煎服,10～30 g。补气升阳炙用,余皆生用。

【使用注意】 表实邪盛,内有积滞,阴虚阳亢,疮疡阳证实证均不宜用。

白　术

【性味归经】 甘、苦,温。归脾、胃经。

【功效与应用】

1. 健脾益气 用于脾胃气虚证。白术甘温,"为脾脏补气第一要药",常配伍人参、茯苓、甘草等,治脾虚气弱之食少便溏、脘腹胀痛、倦怠乏力等证,如四君子汤。

2. 燥湿利水 用于痰饮眩悸、水肿尿少。白术既可补气健脾,又能燥湿利水,土旺自能胜湿,常与茯苓、苍术等配伍治疗脾虚不运、水湿内停证。

3. 止汗 用于气虚自汗。可配伍黄芪等同用,如玉屏风散。

4. 安胎 用于脾虚气弱所致胎动不安。常配伍当归、白芍,如当归散,为安胎常用之剂。有内热者,配伍黄芩同用。

【用法用量】 煎服,10～15 g。燥湿利水生用,补气健脾炒用,健脾止泻炒焦用。

【使用注意】 阴液不足、火热内盛者忌用。

山　药

【性味归经】 甘,平。归脾、肺、肾经。

【功效与应用】

1. 补脾养胃 用于脾虚气弱,食少便溏或泄泻。山药补脾气,益脾阴,且兼涩性,有止泻之功。常配伍人参、白术、茯苓等同用,如参苓白术散。

2. 生津益肺 用于肺虚喘咳。山药补肺气,养肺阴,可配伍党参、麦冬、五味子等同用治肺虚久咳虚喘。

3. 补肾涩精 用于肾虚遗尿、尿频、遗精、白带过多。山药有补肾之功,且能缩尿涩精止带。治肾虚遗精,以本品配伍熟地、山茱萸等同用,如六味地黄丸。

此外,本品有生津止渴之功,可用于气阴两虚所致消渴病。

【用法用量】 煎服,15～30 g。研末吞服,每次 6～10 g。健脾止泻、收涩止带炒用。

甘　草

【性味归经】 甘,平。归心、肺、脾、胃经。

【功效与应用】

1. 补脾益气 用于脾气虚证,心气虚证。前者常与人参、茯苓、白术配伍治疗食少便溏、倦怠乏力,如四君子汤;后者常重用炙甘草,并配人参、阿胶等同用,如炙甘草汤。

2. 清热解毒 用于热毒证及药食中毒。生甘草性凉,能清热泻火解毒,临床广泛用于各种热毒证,尤长于疮痈、咽喉肿痛等的治疗。

3. 祛痰止咳 用于咳嗽。甘草有止咳平喘和祛痰作用,对咳嗽痰喘之证,不分寒热,均有良效。如配伍麻黄、杏仁,即三拗汤,治风寒犯肺之喘咳;上方加石膏,即麻杏石甘汤,治肺热咳喘。

4. 缓急止痛 用于脘腹及四肢挛急作痛。常与白芍同用,即芍药甘草汤,治阴血不足所致的四肢拘挛作痛或脚挛急不伸。

5. 调和诸药 用于药性峻猛的方剂中,能缓和烈性或减轻毒副作用。

【用法用量】 煎服,2～10 g。清热解毒生用,补中缓急炙用。

【使用注意】 湿盛中满、浮肿者不宜用。不可长期大量使用。反大戟、芫花、甘遂、海藻。

(二) 补血药

凡有补血作用,以治疗血虚证为主的药物,称补血药。因气能生血,故补血药又常与补气药同用,可以增强疗效。又因脾为气血生化之源,故在使用补血药时,可适当配伍健脾助运药。

当　归

【性味归经】 甘、辛,温。归肝、心、脾经。

【功效与应用】

1. 补血 用于血虚诸证。本品味甘质润,补而不滞,为补血要药。常配伍熟地、白芍等同用,如四物汤。

2. 活血 用于瘀血作痛、跌打损伤、痹痛麻木。治瘀血作痛、跌打损伤,常配丹参、乳香、没药等,如活络效灵丹。

3. 调经止痛 用于月经不调、经闭、痛经。本品既能补血活血,又善温散寒凝,凡血虚、血瘀、血寒所致诸痛皆宜,尤善调经止痛,为妇科要药。

4. 润肠通便 用于血虚肠燥便秘。常配伍火麻仁、肉苁蓉等治疗年老体虚,妇女产后血虚津枯之肠燥便秘。

【用法用量】 煎服,6～12 g。酒制可增强活血化瘀作用。

【使用注意】 湿盛中满,大便溏泄者慎用。

熟　地　黄

【性味归经】 甘,微温。归肝、肾经。

【功效与应用】

1. 补血 用于血虚诸证及月经不调、崩漏等。本品为补血要药。合当归、川芎、白芍同用,即四物汤,为补血调经的基本方剂,可随证加减应用。

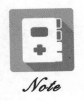

2. **滋阴** 用于肾阴虚证。本品为滋阴要药。合山茱萸、山药等,如六味地黄丸,可治肾阴不足引起的各种证候。

3. **益精填髓** 用于精血亏虚之证。可与制首乌、枸杞子等同用,治精血亏虚之腰酸脚软、头昏眼花、耳鸣耳聋、须发早白、小儿发育迟缓等。

【用法用量】 煎服,10～15 g。

【使用注意】 本品滋腻碍胃,气滞痰多、脘腹胀痛、食少便溏者忌服。

阿　　胶

【性味归经】 甘,平。归肺、肝、肾经。

【功效与应用】

1. **补血** 用于血虚证。本品为补血要药,常与黄芪、熟地等补气养血之品同用。亦可单味应用,黄酒化服。

2. **滋阴润燥** 用于阴虚心烦、虚劳喘咳或阴虚燥咳。本品入肾滋阴,入肺润燥,是治阴虚及肺燥的常用药物。治热病伤阴,心烦失眠,可以本品配伍黄连、白芍、鸡子黄等,如黄连阿胶汤。

3. **止血** 用于多种出血。本品质黏,长于补血、滋阴,尤宜于出血兼有血虚、阴虚者。

【用法用量】 烊化兑服,3～10 g。止血常用阿胶珠。

【使用注意】 本品滋腻,胃弱便溏者慎用。

何　首　乌

【性味归经】 苦、甘、涩,微温,归肝、肾经。

【功效与应用】

1. **制用补肝肾,益精血,乌须发,强筋骨** 用于肝肾精血亏虚之证。制首乌为滋补良药,常用于精血亏虚之头晕眼花、腰膝酸软、耳鸣耳聋、遗精滑精、崩漏带下、须发早白等。

2. **生用解毒消痈,截疟** 用于痈疽瘰疬,久疟体虚。生首乌有解毒之功,合金银花、连翘等同用,可治痈疽疮疡,如何首乌汤。亦可配伍人参、当归等,治气血两虚,久疟不止。

3. **润肠通便** 用于肠燥便秘。生首乌苦泄甘润,常合火麻仁、当归等养血润肠之品,治精血亏虚、肠燥便秘。

此外,制首乌还能化浊降脂,用于高脂血症。

【用法用量】 煎服,6～12 g。补益精血用制首乌,截疟、解毒、润肠通便用生首乌。

【使用注意】 便溏及有痰湿者不宜用。不宜与含铁离子的药物同用。

白　　芍

【性味归经】 苦、酸,微寒。归肝、脾经。

【功效与应用】

1. **养血调经** 用于血虚证。本品能养肝血,敛肝阴,治疗月经不调、崩漏等,为妇科调经常用药。

2. **敛阴止汗** 用于自汗、盗汗。本品味酸收敛,可敛阴津,固腠理,止虚汗,可治阴虚阳浮的自汗盗汗及营卫不和的表虚自汗。

3. **柔肝止痛** 用于胁腹、四肢挛急疼痛。本品有调和肝脾、柔肝止痛之功。常与甘草配伍治疗四肢、脘腹挛急疼痛。

4. **平抑肝阳** 用于肝阳上亢之头痛眩晕。常与牛膝、赭石配伍应用。

【用法用量】 煎服,6～15 g。平肝敛阴多生用,养血调经多炒用或酒炒用。

【使用注意】 痰湿内盛不宜。反藜芦。

（三）补阳药

凡有补阳作用，以治疗阳虚证为主的药物，称补阳药。主要用于肾阳虚之畏寒肢冷、腰膝酸软、阳痿早泄、宫冷不孕、小便清长、夜尿频多、五更泻、白带清稀、苔白脉迟等。本类药物易助火伤阴，故阴虚火旺者忌用。

鹿　茸

【性味归经】 甘、咸，温。归肾、肝经。

【功效与应用】

1. 壮肾阳，益精血 用于肾阳不足、精血亏虚之证。本品为峻补命门真元之专药，广泛用于阳虚精亏之阳痿早泄、宫冷不孕、腰膝酸软、遗尿尿频、肢冷神疲、头晕耳鸣、须发早白等。

2. 强筋骨 用于肝肾亏虚，筋骨不健。治疗筋骨痿软或小儿行迟，常与熟地、山药、山茱萸等同用，如加味地黄丸。

3. 调冲任 用于冲任虚寒之崩漏带下。本品有补肝肾，调冲任，固崩止带之功，合当归、乌贼骨、蒲黄等，可治崩漏不止；伍狗脊、白蔹等可治白带过多。

4. 托疮毒 用于疮疡内陷不起或久溃不敛。本品温补内托，并能生肌。可与黄芪、当归、肉桂等同用。

【用法用量】 研细末，1～2 g，一日三次分服。如入丸散，随方配制。

【使用注意】 服用本品宜从小量开始，缓缓增加，不宜骤用大量，以免阳升风动，头晕目赤，或伤阴动血。

淫　羊　藿

【性味归经】 辛、甘，温。归肝、肾经。

【功效与应用】

1. 补肾阳 用于肾阳虚证。本品为温肾壮阳起萎之要药，适用于肾阳不足所致的阳痿、不孕、腰膝酸软及妇女冲任虚损之宫冷不孕、性欲冷淡。

2. 强筋骨，祛风除湿 用于风寒湿痹或肢体麻木，尤其是肾阳虚者。可单用浸酒服。或与威灵仙、苍耳子、桂心等药同用，如仙灵脾散。

【用法用量】 煎服，6～10 g。亦可浸酒、熬膏或入丸散。

【使用注意】 阴虚火旺者忌服。

杜　仲

【性味归经】 甘，温。归肝、肾经。

【功效与应用】

1. 补肝肾，强筋骨 用于肝肾不足的腰痛脚弱、阳痿尿频。尤为治肾虚腰痛之要药，有"腰痛不离杜仲"之说。可单用或与补骨脂、胡桃肉同用。

2. 安胎 用于胎漏，胎动不安。本品可补肝肾，固冲任，安胎元。治胎动不安，可单用本品研末，合枣肉为丸服；治习惯性流产，可配伍续断、山药同用。

此外，本品尚能补肾平肝，用于肾虚肝旺之头晕目眩。

【用法用量】 煎服，6～12 g。盐炒用更佳。

（四）补阴药

凡有补阴作用，以治疗阴虚证为主的药物，称补阴药。补阴药适用于各脏腑阴液亏虚，滋润濡养作用减退所表现的各种干燥症状及虚热证。据阴阳互根之理,对肾阴虚证,可适当辅以补阳药,于阳中求阴,使阴得阳升而源泉不竭。

北　沙　参

【性味归经】　甘、微苦,微寒。归肺、胃经。

【功效与应用】

1. 养阴清肺　用于肺阴虚证。对于肺阴虚燥咳、劳嗽咯血或肺热咳嗽,可配伍麦冬、知母、川贝母、瓜蒌等药物同用。

2. 养胃生津　常用于热病伤津或胃阴虚证。常配伍麦冬、生地、玉竹等,如益胃汤。

【用法用量】　煎服,5～15 g。

南　沙　参

【性味归经】　甘、微寒。归肺、胃经。

【功效与应用】

1. 养阴清肺　用于肺阴虚证。对于肺阴虚燥咳、劳嗽咯血或肺热咳嗽,可配伍麦冬、知母、川贝母、瓜蒌等药物同用。

2. 益气　常用于热病伤津或脾胃虚弱证。咽干口燥、饥不欲食、舌红少津者,常配伍麦冬、石斛、山药、谷芽等。

【用法用量】　煎服,5～12 g。

麦　　冬

【性味归经】　甘、微苦,微寒。归肺、胃、心经。

【功效与应用】

1. 养阴生津　用于胃阴不足之口渴、消渴,津亏便秘。本品既能益胃阴,又能清胃热,并能生津止渴。治胃阴不足,舌干口渴,多配伍沙参、生地、玉竹等同用,如益胃汤。

2. 润肺　用于阴虚燥咳,咽喉干痛等。本品甘寒入肺,为常用的养肺阴、润肺燥的药物,常与天冬配伍,治肺阴虚证,如二冬膏。合桑叶、杏仁、枇杷叶等同用,可治温燥伤肺,如清燥救肺汤。

3. 清心　用于心神不宁。本品养心阴,清心火,既可治阴血虚少之心悸失眠,又可治温病热扰营血之身热夜甚,神烦少寐。

【用法用量】　煎服,6～12 g。

枸　杞　子

【性味归经】　甘,平。归肝、肾经。

【功效与应用】

滋补肝肾,益精明目,用于肝肾阴虚所致头晕目眩、视力减退、腰膝酸软、遗精消渴等症。本品常用于滋补肝肾,且为明目要药。合菊花、地黄等同用,如杞菊地黄丸,为治疗肝肾阴虚之头晕目眩、视力减退的常用方剂。合干地黄、天门冬等,可治肝肾阴虚之腰膝酸软、遗精。

【用法用量】　煎服,6～12 g。单用本品蒸熟嚼食。

龟　　甲

【性味归经】　咸、甘,微寒。归肝、肾、心经。

【功效与应用】

1. 滋阴潜阳 用于肝肾阴虚证。本品甘寒质重,能"壮肾水,退骨蒸,通任脉,潜虚阳",凡肝肾阴虚所致的内热、阳亢及风动诸证皆可应用。

2. 益肾强骨 用于肾虚骨痿,囟门不合。本品有滋肾养肝、健骨强筋之功,常配牛膝、熟地等补肝肾药同用。

3. 养血补心 用于阴血亏虚、心神失养所致的惊悸、失眠健忘。可与龙骨、远志、菖蒲同用,即孔圣枕中丹。

4. 固经止崩 用于阴虚血热及冲任不固之出血。可配伍椿根皮、香附等,如固经丸。

【用法用量】 先煎,9～24 g。

【使用注意】 虚寒泄泻不宜用。

鳖 甲

【性味归经】 咸,寒。归肝、肾经。

【功效与应用】

1. 滋阴潜阳 用于阴虚阳亢、阴虚风动。治阴虚阳亢,头晕目眩,常配菊花、牡蛎等同用。治阴虚风动,见手足蠕动、舌干红绛,常配龟甲、牡蛎、生地等同用。

2. 退热除蒸 用于阴虚发热、劳热骨蒸。本品为退虚热要药,常配青蒿、知母等同用,如青蒿鳖甲汤。

3. 软坚散结 用于癥瘕积聚、疟母。治癥瘕积聚,可配伍大黄、琥珀同用,即鳖甲丸。治疟母,可配伍䗪虫、丹皮、柴胡等同用,如鳖甲煎丸。

【用法用量】 先煎,9～24 g。滋阴潜阳生用,软坚散结醋淬用。

【使用注意】 脾胃虚寒、食少便溏者及孕妇忌服。

十六、收涩药

凡以收敛固涩为主要功效,治疗各种滑脱证的药物,称收涩药。本类药物药味多酸涩,有敛肺、敛汗、止泻、固精、缩尿、止带、止血等作用,适用于体虚而正气不固所致的久咳虚喘、久泻久痢、自汗盗汗、遗精滑精等滑脱不禁的证候。表邪未解、麻疹未透、湿热未除者不宜使用。

五 味 子

【性味归经】 酸,甘,温。归肺、心、肾经。

【功效与应用】

1. 收敛固涩 用于自汗盗汗、肺虚之久咳虚喘、肾虚之遗精滑精及脾肾两虚之久泻。本品上敛肺气,下滋肾精。对于体虚汗出,常配伍黄芪、麻黄根同用;肺虚及肺肾两虚的久咳虚喘,每与罂粟壳同用,如五味子丸;对于肾虚之遗精滑精,常与龙骨、金樱子、桑螵蛸等同用;对于脾肾阳虚之久泻,常与补骨脂、吴茱萸、肉豆蔻同用,即四神丸。

2. 益气生津 用于津伤口渴、阴虚消渴。本品甘能益气,酸能生津,"乃生津之要药",常与人参、麦冬同用,如生脉散。

3. 宁心安神 用于心悸、失眠。可与远志、麦冬、酸枣仁、丹参等配伍,治心肾阴血亏损所致虚烦失眠,如天王补心丹。

【用法用量】 煎服,2～6 g。研末服,每次 1～3 g。

乌 梅

【性味归经】 酸,涩,平。归肝、脾、肺、大肠经。

【功效与应用】

1. 敛肺 用于肺虚久咳少痰或无痰。如合罂粟壳等分为末,蜜汤调下,治久咳不已。

2. 涩肠 用于久泻久痢。常与罂粟壳、诃子等同用。亦可与黄连、黄柏等同用治疗湿热泻痢,如乌梅丸,取其涩肠之功,使邪祛而不伤正。

3. 生津 用于津伤口渴。单用即效,或与天花粉、麦冬、人参等配伍,如玉泉丸。

4. 安蛔 用于蛔厥腹痛。"虫得酸则伏",本品味酸,是重要的安蛔药。可单用,也可与细辛、川椒等同用。

【用法用量】 煎服,6～12 g;大剂量可用至 30 g。外用适量。止血止泻宜炒炭用。

山 茱 萸

【性味归经】 酸、涩,微温。归肝、肾经。

【功效与应用】

1. 补益肝肾 用于肝肾亏虚证。本品为平补肝肾要药。治肝肾阴虚,见腰酸、耳鸣、头晕目眩、潮热盗汗,常与熟地、山药等配伍,如六味地黄丸;治肾阳不足,见腰痛脚软、阳痿早泄、小便不利或反多,常与附子、肉桂等同用,如肾气丸。

2. 收涩固脱 用于体虚滑脱证。用治肾虚不固之遗精、遗尿,可标本兼顾,常与熟地、山药、金樱子、桑螵蛸等同用;用于冲任不固所致的崩漏及月经过多,常与黄芪、龙骨、五味子等同用,如固冲汤;用于大汗虚脱,常与人参同用。

【用法用量】 煎服,6～10 g;大剂量可用至 30 g。

赤 石 脂

【性味归经】 甘、酸、涩,温。归大肠、胃经。

【功效与应用】

1. 涩肠 用于久泻久痢。本品甘温而涩,主入胃肠,为久泻久痢、下痢脓血常用药。

2. 止血 用于崩漏带下、便血。本品味涩,"功专止血固下",可单用为末服,也常合地榆、槐花、补骨脂等,用于各种下焦出血证。

3. 生肌敛疮 用于疮疡久溃不敛。本品外用,能收湿敛疮生肌。可单用,或与龙骨、血竭、乳香等研末同用。

【用法用量】 煎服,9～12 g。外用适量。

【使用注意】 孕妇慎用。不宜与肉桂同用。

莲 子

【性味归经】 甘、涩,平。归脾、肾、心经。

【功效与应用】

1. 补脾止泻 用于脾虚泄泻。可单味常服,亦可配伍人参、白术、茯苓等同用,如参苓白术散。

2. 益肾涩精,止带 用于肾虚遗精滑精、带下清稀。如遗精滑精,常配芡实、金樱子等,如金锁固精丸。若带下清稀,常配白术、山药、芡实等同用。

3. 养心安神 用于心肾不交之虚烦、惊悸、失眠。本品既能养心,又可益肾,有交通心肾之功,常与茯神、远志、酸枣仁等同用。

【用法用量】 煎服,10～15 g。

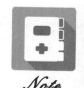

十七、消食药

凡以消食化积为主要功效,治疗饮食积滞证的药物,称消食药。本类药物一般味甘,药性平和,多归脾、胃经。适用于食积不化所致的脘腹胀满、嗳气吞酸、恶心呕吐、大便失常,以及脾虚消化不良等。

山　楂

【性味归经】　酸、甘,微温。归脾、胃、肝经。

【功效与应用】

1. 消食健胃　用于食滞不化。本品为消食良药,尤善消油腻肉食积滞,单用即有效。合白术、神曲为丸,可治一切食积。脘腹胀痛甚者,可合青皮、枳实等行气消积之品同用。

2. 行气散瘀　用于血瘀诸证。治胸胁瘀痛,常配伍川芎、红花;治疗瘀血积聚,经闭痛经,常配香附、当归等。

3. 化浊降脂　用于高脂血症,可单用,或与决明子、葛根等同用。

【用法用量】　煎服,9～12 g;大剂量为30 g。

麦　芽

【性味归经】　甘,平。归脾、胃、肝经。

【功效与应用】

1. 行气消食,健脾开胃　用于饮食积滞证。本品既能消食,又能健胃,尤长于消米面诸食积滞,常与山楂、神曲等同用。若脾胃虚弱,食后饱胀,可合白术、陈皮等同用。

2. 回乳消胀　用于妇女断乳及乳汁郁积、乳房胀痛。炒用60～120 g煎浓汁当茶饮。生麦芽"善舒肝气",可用于肝气郁滞,肝胃不和之胁痛、脘腹胀痛。

【用法用量】　煎服,10～15 g;回乳,60～120 g。

莱　菔　子

【性味归经】　辛、甘,平。归肺、脾、胃经。

【功效与应用】

1. 消食除胀　用于食积气滞。本品消食化积,尤善行气消胀。多用于食积不化、中焦气滞、脘腹胀满、嗳腐吞酸等,常与山楂、神曲、陈皮等同用,如保和丸。

2. 降气化痰　用于痰涎壅盛之喘咳。常与白芥子、苏子等同用,如三子养亲汤。

【用法用量】　煎服,5～12 g。

【使用注意】　气虚及无食积、痰滞者慎用。不宜与人参同用。

鸡　内　金

【性味归经】　甘,平。归脾、胃、小肠、膀胱经。

【功效与应用】

1. 健胃消食　用于饮食积滞及小儿疳积。本品既能消食化积,又能健运脾胃,广泛用于各种食滞证,尤宜素体脾胃虚弱者,单用即有效,或与山楂、麦芽等同用。

2. 涩精止遗　用于遗尿、遗精。治遗尿,多与桑螵蛸、覆盆子等同用;治遗精,可合莲肉、菟丝子等同用。

3. 通淋化石　用于石淋涩痛,胆胀胁痛。本品有化坚消石之功,常与金钱草,海金沙同用。

【用法用量】 煎服,3～10 g。研末服,每次 1.5～3 g。粉剂优于煎剂。

十八、驱虫药

凡以驱除或杀虫为主要功效,治疗肠道寄生虫病的药物,称驱虫药。

本类药物多入脾、胃、大肠经,部分有毒,对人体肠道寄生虫,如蛔虫病、蛲虫病、绦虫病、钩虫病等,有驱除或杀灭作用。一般宜空腹服用。孕妇及年老体弱者当慎用。

使 君 子

【性味归经】 甘,温。归脾、胃经。

【功效与应用】

1. 杀虫 用于蛔虫证、蛲虫证。本品善驱蛔虫和蛲虫,尤善驱蛔。因其味甘甜,故尤宜于小儿。轻证单用炒香嚼服即可。重证当配伍苦楝皮、芜荑等驱虫之品。

2. 消积 用于小儿疳积。与槟榔、神曲、麦芽等同用,可治小儿疳积,面色萎黄,腹痛有虫,形瘦腹大,如肥儿丸。

【用法用量】 煎服,9～12 g;炒香嚼服,6～9 g;小儿每岁、每日 1～1.5 粒,总量不得超过 20 粒。

【使用注意】 大量服用能引起呃逆、呕吐、眩晕等反应。与热茶同服,亦能引起呃逆,故服用时当忌饮茶。

槟 榔

【性味归经】 苦、辛,温。归胃、大肠经。

【功效与应用】

1. 驱虫 用于多种肠道寄生虫病。本品对绦虫、钩虫、蛲虫、蛔虫、姜片虫、鞭虫等多种寄生虫,均有驱杀作用。尤长于驱杀绦虫,常与南瓜子同用。合牵牛子制成片剂,治姜片虫病有良效。

2. 消积行气 用于食积气滞,泻痢后重。本品消食积兼能行气滞,饮食积滞而兼泻痢不爽者宜之。常与木香、青皮、大黄等同用,如木香槟榔丸。

3. 利水 用于水肿、脚气肿痛。治水肿,常与商陆、泽泻、木通等同用,如疏凿饮子。治寒湿脚气肿痛,常与木瓜、吴茱萸、陈皮等配伍,如鸡鸣散。

此外,古籍记载有截疟之功,常与常山、草果等同用,如截疟七宝饮。

【用法用量】 煎服,3～10 g;驱绦虫、姜片虫 30～60 g。

【使用注意】 脾虚便溏及气虚下陷者忌用。

第三节 常用中成药

中成药是以中草药为原料,经炮制加工制成的各种不同剂型的中药制剂,包括传统剂型和现代剂型,是我国历代医药学家经过千百年医疗实践创造、总结的有效方剂的精华。因中成药品种繁多,本教材仅介绍临床部分常用中成药。

一、解表类

解表类中成药多以解表药为主组成,具有发汗、解肌、宣肺、利咽等作用,是为治疗表证而设。

感冒清热颗粒

【组成】 荆芥、防风、紫苏叶、白芷、柴胡、薄荷、葛根、芦根、苦地丁、桔梗、苦杏仁。

【功用】 疏风散寒,解表清热。

【主治】 用于风寒感冒,头痛,发热,恶寒,身痛,流清涕,咳嗽,咽干。

【使用注意】 适用于风寒感冒、上呼吸道感染中医辨证属风寒型。

九味羌活丸(颗粒)

【组成】 羌活、防风、苍术、细辛、川芎、白芷、黄芩、地黄、甘草。

【功用】 解表,散寒,除湿。

【主治】 用于外感风寒挟湿导致的恶寒,发热,无汗,头痛且重,肢体酸痛。

小青龙合剂

【组成】 麻黄、桂枝、白芍、干姜、细辛、甘草(蜜炙)、法半夏、五味子。

【功用】 解表化饮,止咳平喘。

【主治】 用于风寒水饮,恶寒,发热,无汗,喘咳痰稀。

二、清热类

清热类中成药多以清热药为主组成,具有清热、泻火、凉血、解毒等作用,是为治疗里热证而设。

牛黄解毒丸

【组成】 人工牛黄、石膏、黄芩、大黄、雄黄、冰片、桔梗、甘草。

【功用】 清热解毒。

【主治】 用于火热内盛,咽喉肿痛,牙龈肿痛,口舌生疮,目赤肿痛。

【现代运用】 现代医学口腔炎、口腔溃疡、急性牙周炎、牙龈炎、急性咽炎见上述证候者。

【使用注意】 本品药性寒凉,易损伤脾胃阳气,故不可长时间过量服用。

银黄口服液

【组成】 金银花、黄芩。

【功用】 清热疏风,利咽解毒。

【主治】 用于外感风热,肺胃热盛,咽干,咽痛,喉核肿大。

【使用注意】 现代医学所说的急慢性扁桃体炎、急慢性咽炎、上呼吸道感染,如见发热、咽干痛、咽肿,亦可使用。

三 黄 片

【组成】 大黄、黄芩、黄连。

【功用】 清热解毒,泻火通便。

【主治】 用于三焦热盛,目赤肿痛,口鼻生疮,咽喉肿痛,牙龈出血,心烦,口渴,尿赤,便秘。

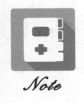

三、祛暑类

藿香正气胶囊(口服液)

【组成】 藿香、紫苏叶、白芷、厚朴、大腹皮、生半夏、陈皮、苍术、茯苓、甘草。

【功用】 解表化湿,理气和中。

【主治】 外感风寒,内伤湿滞,或夏伤暑湿所致的感冒,头痛昏重,胸膈痞闷,脘腹胀痛,呕吐,泄泻。

【现代运用】 胃肠型的感冒,亦可使用。

四、泻下类

麻仁润肠丸

【组成】 火麻仁、大黄、杏仁、白芍、陈皮、木香等。

【功用】 润肠通便。

【主治】 肠胃积热,胸腹胀满,大便秘结,习惯性便秘。

五、温里类

良　附　丸

【组成】 高良姜、香附。

【功用】 温胃理气。

【主治】 寒凝气滞,胃脘冷痛,喜温喜按,脘痛吐酸,胸腹胀满;急慢性胃炎、胃及十二指肠溃疡见上述证候者。

附子理中丸

【组成】 附子、干姜、党参、白术、甘草。

【功用】 温中健脾。

【主治】 脾胃虚寒,脘腹冷痛,呕吐泄泻,手足不温;急慢性胃炎、胃及十二指肠溃疡、慢性结肠炎等见上述证候者。

六、理气类

理气类中成药多以理气药为主组成,具有行气、疏肝、止痛等作用,使气机通畅而脏腑功能协调,适用于气机失调引起的各种疾病。

气滞胃痛颗粒

【组成】 柴胡、枳壳、香附、白芍、延胡索、甘草(炙)。

【功用】 疏肝理气,和胃止痛。

【主治】 肝郁气滞,胸痞胀满,胃脘疼痛,食少纳呆。

【现代运用】 急慢性胃炎、胃溃疡等有上述表现的可以使用。

香砂养胃丸

【组成】 白术、木香、砂仁、豆蔻、藿香、陈皮、厚朴、香附、枳实、半夏、甘草。

【功用】 温中行气和胃。

【主治】 胃阳不足,湿阻气滞,胃脘胀闷不舒,胃痛隐隐,呕吐酸水,嘈杂不适,不思饮食,四肢倦怠。

【现代运用】 现代医学所说的急慢性胃炎、胃动力不足、胃及十二指肠溃疡见上述证候者可以用。

七、理血类

理血类中成药包括止血类和活血类两大类,本章节重点介绍的是活血类中成药。

复方丹参片

【组成】 丹参、三七、冰片。

【功用】 活血化瘀,理气止痛。

【主治】 气滞血瘀,胸痹,胸闷,心前区刺痛。

【现代运用】 现代医学所说的冠心病、心绞痛、动脉硬化、高脂血症者见到上述证候者可以使用。

【使用注意】 寒凝血瘀胸痹、心痛者不宜使用。

速效救心丸

【组成】 川芎、冰片等。

【功用】 行气活血,祛瘀止痛。

【主治】 冠心病,胸闷憋气,心前区疼痛。

【现代运用】 本品还可用于眩晕、心血管、神经官能症、脑梗死、胃痛、痛经、带状疱疹属气滞血瘀型者。

【使用注意】 本品为急救药,不可长期服用。

八、补益类

补益类中成药以补益药为主组成,具有补益人体气、血、阴、阳等作用,是为治疗虚证而设。

香砂六君子丸

【组成】 党参、白术、茯苓、甘草、陈皮、半夏、木香、砂仁。

【功用】 益气,健脾,和胃。

【主治】 脾虚气滞,消化不良,嗳气食少,脘腹胀满,大便溏泄。

【现代运用】 本品常用于消化不良、急慢性胃炎、胃和十二指肠溃疡见上述证候者。

玉屏风颗粒(口服液)

【组成】 黄芪、白术、防风。

【功用】 益气,固表,止汗。

【主治】 表虚不固,自汗恶风,面色㿠白,或体虚易感风邪者。

生脉饮口服液(注射液)

【组成】 人参、麦冬、五味子。

【功用】 益气复脉,养阴生津。

【主治】 气阴两亏,心悸气短,脉微,自汗等。

Note

【现代运用】 冠心病、心绞痛、病毒性心肌炎等见上述证候,属气阴两亏型者,亦可使用。

五子衍宗丸

【组成】 枸杞子、菟丝子、覆盆子、五味子、车前子。

【功用】 补肾益精。

【主治】 用于肾虚精亏所致的阳痿不育、遗精早泄、腰痛、尿后余沥。

九、祛风湿类

尪 痹 颗 粒

【组成】 生熟地黄、续断、骨碎补、狗脊、羊骨、附子、淫羊藿、独活、桂枝、防风、威灵仙、红花、皂角刺、伸筋草、知母、白芍。

【功用】 补肝肾,强筋骨,祛风湿,通经络。

【主治】 风湿性关节炎、类风湿性关节炎等,表现为肌肉关节疼痛,局部肿大、僵硬、畸形,屈伸不利,腰膝酸软,畏寒乏力。

小 活 络 丸

【组成】 制川乌、制草乌、胆南星、制乳香、制没药、地龙。

【功用】 祛风除湿,化痰通络,活血止痛。

【主治】 风寒湿邪、痰瘀阻络所致中风、风寒湿痹。

【使用注意】 本品温燥,阴液亏虚者应慎用。

十、安神类

安神补脑液

【组成】 鹿茸、制首乌、淫羊藿、干姜、甘草、大枣、维生素 B_1。

【功用】 生精补髓,益气养血,强脑安神。

【主治】 肾精不足、气血两亏所致头晕、乏力、健忘、失眠的神经衰弱患者。

柏子养心丸

【组成】 炙黄芪、党参、当归、川芎、柏子仁、酸枣仁、远志、五味子、肉桂、茯苓、半夏曲、朱砂、炙甘草。

【功用】 补气,养血,安神。

【主治】 心气虚寒,心悸易惊,失眠多梦,健忘所致神经衰弱。

十一、收敛类

缩 泉 丸

【组成】 益智仁、乌药、山药。

【功用】 补肾缩尿。

【主治】 用于肾虚之小便频数,夜卧遗尿。

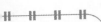
十二、祛痰止咳平喘类

桂龙咳喘宁胶囊

【组成】 桂枝、芍药、杏仁、瓜蒌皮、半夏、龙骨、牡蛎、生姜、大枣、黄连、炙甘草。

【功用】 止咳化痰,降气平喘。

【主治】 外感风寒,痰湿阻肺的咳嗽,气喘,痰涎壅盛。

【现代运用】 急慢性支气管炎、支气管哮喘等见上述证候者。

川贝枇杷糖浆

【组成】 川贝母的流浸膏、枇杷叶、桔梗、薄荷脑。

【功用】 清热宣肺,化痰止咳。

【主治】 风热犯肺、痰热内阻所致的咳嗽痰黄或咯痰不爽、咽痛、胸闷胀痛;感冒、支气管炎见上述证候者。

十三、消导类

健胃消食片

【组成】 太子参、陈皮、山药、麦芽(炒)、山楂。

【功用】 健胃消食。

【主治】 用于脾胃虚弱所致的食积,症见不思饮食、嗳腐酸臭、脘腹胀满;消化不良见上述证候者。

小　结

中药知识	学习要点
1.中药的产地和采集	中药的产地和采集
2.中药的贮藏与炮制	中药的贮藏与炮制
3.中药的性能	四气、五味、归经、升降浮沉、毒性
4.中药的配伍应用	配伍、用法、用量、禁忌
5.常用中药分类	解表药、清热药、泻下药、祛风湿药、化湿药、利水渗湿药、温里药、理气药、止血药、活血化瘀药、化痰止咳药、平肝熄风药、安神药、开窍药、补虚药、收涩药、消食药、驱虫药等
6.常用中成药	解表类、清热类、祛暑类、泻下类、温里类、理气类、理血类、补益类、祛风湿类、安神类、收敛类、祛痰止咳平喘类、消导类

能力检测

一、单项选择题

1. 相须、相使配伍可产生的作用是(　　)。

A. 协同作用,增进疗效　　　　B. 拮抗作用　　　　C. 减毒作用

D. 毒副作用 E. 降低疗效

2. 黄芪与茯苓配伍,茯苓能增强黄芪补气利水的功效,这种配伍关系属于( )。

A. 相须 B. 相使 C. 相畏 D. 相杀 E. 相恶

3. 两种药物合用,一种药物能破坏另一种药物的功效,这种配伍关系属于( )。

A. 相须 B. 相使 C. 相畏 D. 相杀 E. 相恶

4. 两种药物配伍能产生剧烈的毒性反应或副作用,这种配伍关系属于( )。

A. 相须 B. 相使 C. 相反 D. 相杀 E. 相恶

5. 人参配莱菔子,莱菔子能减弱人参的补气作用,这种配伍关系属于( )。

A. 相须 B. 相使 C. 相畏 D. 相恶 E. 相杀

6. 既可燥湿健脾,又能祛风散寒的药物是( )。

A. 藿香 B. 佩兰 C. 苍术 D. 厚朴 E. 砂仁

7. 既能补血,又能止血的药是( )。

A. 当归 B. 三七 C. 小蓟 D. 大蓟 E. 阿胶

8. 善于下气除胀满,为消除胀满的要药是( )。

A. 苍术 B. 厚朴 C. 砂仁 D. 豆蔻 E. 藿香

9. 藿香尤其适宜于治疗的呕吐是( )。

A. 胃虚 B. 胃寒 C. 胃热 D. 湿浊 E. 肝胃不和

10. 可治疗寒热虚实所致各种水肿的药物是( )。

A. 泽泻 B. 猪苓 C. 茯苓 D. 车前子 E. 香加皮

二、问答题

1. 治疗外感风寒、表实无汗、咳嗽气喘者为何宜首选麻黄?

2. 生姜被称为"呕家圣药"的根据是什么?

参考答案

Note

第八章　方　　剂

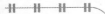

教学 PPT

案例解析

学习目标

1. **掌握**　方剂的基本结构。
2. **熟悉**　常用方剂的组成、功用及主治证候。
3. **了解**　中药常用剂型的特点。

案例导入

　　陈某,女,20岁,三年来月经常提前,每次行经十余日方止,量多色淡,皮肤经常出现紫斑,并常觉头晕眼花,心悸气短,失眠多梦,食欲减退,食后腹胀,每食油腻则便溏,肢体麻木,皮肤枯涩,面色萎黄,精神不振,身体消瘦,舌质淡,苔薄白,脉细弱。

　　1. 该患者可辨为什么证?

　　2. 可选用什么方剂,由哪些药物组成?

　　方剂是在辨证立法的基础上,选择适当的药物,按照组方原则配伍而成的药物组合,是中医临床治疗疾病的主要形式。方剂是理、法、方、药的重要组成部分,临证时首先辨证,然后确立治法。治法是辨清证候,审明病因病机,采用有针对性的治疗方法,是组方的依据;方剂是治法的体现,它的功用、主治必须与治法一致。

第一节　方剂基本知识

一、方剂的基本结构

　　每一首方剂,都要根据病情,在辨证立法的基础上选择合适的药物,妥善配伍而成。组织不同作用和地位的药物时,应有严密的组方基本结构,即"君、臣、佐、使"。

　　1. 君药　方剂中针对主病或主证起主要治疗作用的药物。

　　2. 臣药　有两种意义。①辅助君药加强治疗主病或主证作用的药物;②针对重要的兼病或兼证起主要治疗作用的药物。

　　3. 佐药　有三种意义。①佐助药,即配合君、臣药以加强治疗作用,或直接治疗次要兼证的药物;②佐制药,即用以消除或减弱君、臣药的毒性,或能制约君、臣药峻烈之性的药物;③反佐药,即病重邪甚,可能拒药时,配用与君药性味相反而又能在治疗中起成作用的药物,以防止药病格拒。

　　4. 使药　有两种意义。①引经药,即能引领方中诸药至特定病所的药物;②调和药,即具

Note

有调和方中诸药作用的药物。

临床应用时,方剂中药味的多少,以及君、臣、佐、使的关系,应视病情与治法的需要来确定。只有适合病情,用药适宜,配伍严谨,主次分明,才能取得良好的治疗效果。

二、方剂的变化形式

方剂的组成既有严格的原则性,又有极大的灵活性,临证组方时必须根据具体病情而灵活化裁。

(一)药味加减变化

药味加减变化是指方剂在君药不变的情况下,根据病情的变化,适当加减其臣、佐、使药以使成方更贴切病机的变化形式。此变化又可分为两种:①随证加减,即指一个方剂在君药、主证不变的基础上,随着次要症状或兼夹证的不同,加减方中次要药味以适应病情的需要。这是临床运用成方最常用的方法,具体又可分为加味变化、减味变化和加减俱有三种情况;②改变药物配伍的变化,是指一个方剂的君药不变,但由于臣药的变化,而使方剂的主要配伍关系发生改变,导致该方剂的功效、主证、方名也相应变化。在对成方进行药味加减变化时,不可减去君药,否则就不能说是某方加减,而是另行组方了。

(二)药量增减变化

药量增减变化是指组成方剂的药物不变,只改变方中药物的用量,从而改变方剂药力大小或改变功用、主治证的变化形式。药量增减所致的方剂变化,可以是单纯使药力大小改变以影响疗效的强弱,也可以是由此导致药物配伍主从关系发生改变而使全方功用、主治发生变化。

知识链接 8-1

(三)剂型更换变化

剂型更换变化是指组成、剂量均相同的方剂,为适应病情缓急或便于服用、贮存、携带等需要而选择不同剂型的变化形式。

三、中药常用剂型的特点

剂型是根据不同的药性和治疗需要,制成的一定的制剂形式,如汤、丸、散、膏、丹等传统剂型以及片剂、胶囊剂、颗粒剂、口服液、注射剂等现代剂型。

(一)汤剂

将药物配齐后,加水煎煮一定时间,去渣取汁,称为汤剂。其特点为吸收快,作用强,便于加减。适用于病情较重或病情不稳定者。

(二)散剂

将药物研碎,成为均匀混合的干燥粉末,有内服和外用两剂。其特点为制作简便,吸收较快,节省药材,便于服用,不易变质。内服散剂,末细量少,直接冲服;外用散剂,一般用于外敷、吹喉、点服。

(三)丸剂

丸剂,俗称丸药,是指将药材细粉或药材提取物加适宜的赋形剂制成的球形或类球形制剂。其特点为吸收较慢,药效持久,体积小。服用、携带、贮存都比较方便,适用于慢性病和虚弱病。

(四)膏剂

将药物用水或植物油煎熬去渣浓缩而成的半固体剂型,有内服、外用两种。内服有流浸膏、浸膏、煎膏三种,其特点为体积小,含量高,便于服用,适用于滋补之用。外用分软膏、硬膏两种,其特点为易于使用,药效持久,容易吸收。

（五）丹剂

将药物研成细末,加糊或黏性药汁制成,供内服用,如紫雪丹、至宝丹等。另有用矿物类药加热升华,使它成为一种新的化合物,多供外科疮疡外用,具有很强的去腐作用,如红升丹、白降丹等。

（六）片剂

将药物加工或浓缩干燥后压制成片状剂型。其特点是体积小,用量准确,更易于服用,如三黄片、元胡止痛片等。

（七）胶囊剂

将药物装于空胶囊中制成的制剂。其特点为可掩盖药物不适的苦味及臭味,便于服用,崩解快,吸收好,生物利用度高,提高药物稳定性。

（八）颗粒剂

颗粒剂,亦称冲剂,系指药材的提取物与适宜辅料或与部分药材细粉混匀,制成的干燥颗粒状剂型。其特点是体积小,作用迅速,味道可口。

（九）口服液

口服液是药材经提取制成的澄清液体制剂。其特点是剂量较少,吸收快,服用方便,口感适宜,如杞菊地黄口服液。

（十）注射剂

又称针剂,将药材经提取精制配制等步骤而制成的灭菌溶液,供肌内静脉注射等使用。其特点是奏效迅速,应用简便,便于保存,如磷酸川芎嗪注射液。

第二节 临床常用方剂

方剂的分类,历代不尽相同,有以病证分类、以病因分类、以脏腑分类、以组成分类、以治法分类;本教材遵循以法统方的原则,将所选代表方剂分为解表、泻下、和解、清热、温里、补益、固涩、安神、理气、理血、治风、治燥、祛湿、祛痰及消导剂等。

一、解表剂

凡以解表药为主组成,具有发汗、解肌、透疹等作用,以疏散表邪,解除表证的方剂,称为解表剂。解表剂主要适用于表证,或麻疹未透,以及疮疡、水肿等初起之时。解表剂常分为三类:辛温解表剂,适用于表寒证;辛凉解表剂,适用于表热证;扶正解表剂,适用于身体虚弱又感外邪之表证。

应用解表剂时,服后取汗,但不可发汗太过,以防损伤正气。解表剂不宜久煎,以免影响疗效。

（一）辛温解表剂

具有辛温发汗、疏风散寒作用的代表方有麻黄汤、桂枝汤等。

麻黄汤(《伤寒论》)

【组成】 麻黄 9 克、桂枝 6 克、杏仁 9 克、炙甘草 3 克。

【用法】 水煎温服,服后盖被取微汗。

【功用】 发汗解表,宣肺平喘。

【主治】 外感风寒表实证。症见恶寒发热,头痛身疼,无汗而喘,舌苔薄白,脉浮紧。

【配伍意义】 本方证为风寒外束,腠理闭塞,营卫郁滞,肺失宣降所致。方中麻黄味苦辛性温,有发汗解表,宣肺平喘之功,为君药;桂枝温经散寒,解肌发表,助麻黄发汗而散风寒,为臣药;佐杏仁降利肺气,与麻黄相伍一宣一降,可助麻黄宣肺平喘,使以甘草缓中,制约麻、桂发汗过猛。本方发汗作用较强,对于表虚有汗、新产妇人、失血患者等均不宜用。

【方歌】 辛温发汗麻黄汤,麻桂杏草共煎尝,恶寒发热头身痛,无汗而喘服之康。

桂枝汤(《伤寒论》)

【组成】 桂枝9克、白芍9克、生姜9克、大枣4枚、炙甘草6克。

【用法】 水煎温服,服后喝白开水或少量热稀粥,冬季可加被取暖,使微微汗出。

【功用】 解肌发表,调和营卫。

【主治】 外感风寒表虚证。症见发热头痛,汗出恶风,鼻流清涕,打喷嚏,鼻鸣干呕,口不渴,苔薄白,脉浮缓。

【配伍意义】 本方证为风寒外束,腠理不固,卫强营弱,营卫不和所致。方中桂枝发表解肌,温经散寒,为君药;白芍益阴敛营,与桂枝相合,一治卫强,一治营弱,一散一敛,使表邪得解,营卫得和,为臣药;生姜辛温,既助桂枝解肌,又能暖胃止呕,大枣甘平,助芍药益阴敛营;炙甘草既助桂枝解肌,又助芍药以益阴,共为佐药;同时炙甘草调和诸药,又为使药。

【方歌】 桂枝汤治太阳风,桂芍甘草姜枣同,自汗恶风项强痛,调和营卫此为功。

(二)辛凉解表剂

具有辛凉宣透、疏风散热作用的代表方有桑菊饮、银翘散等。

桑菊饮(《温病条辨》)

【组成】 桑叶12克、菊花9克、杏仁9克、桔梗9克、连翘9克、芦根20克、生甘草6克、薄荷(后下)6克。

【用法】 水煎服。

【功用】 疏风清热,宣肺止咳。

【主治】 风温初起。症见咳嗽,身热不甚,口微渴,舌苔薄白,脉浮数。

【配伍意义】 本证为风温初起,风热之邪入侵肺卫,卫表不疏,肺气失宣所致。方中用桑叶、菊花甘凉轻清,宣透上焦风热,且桑叶善走肺络,清肺热而止咳嗽,共为君药;薄荷辛凉助桑、菊疏散上焦风热,桔梗、杏仁一升一降,解肌肃肺以止咳,共为臣药;连翘清热透表,芦根清热生津止渴,共为佐药;生甘草调和诸药,又与桔梗相配祛痰利咽,为使药。

【方歌】 桑菊杏仁桔梗翘,芦根甘草薄荷饶,疏风清热轻宣剂,风温咳嗽服之消。

银翘散(《温病条辨》)

【组成】 金银花15克、连翘15克、桔梗9克、薄荷(后下)6克、淡竹叶9克、牛蒡子9克、淡豆豉9克、荆芥穗6克、生甘草6克、芦根20克。

【用法】 水煎服(原方为煮散剂,现多改作汤剂)。

【功用】 辛凉透表,清热解毒。

【主治】 温病初起。症见发热无汗,或汗出不畅,微恶风寒,头痛口渴,咳嗽咽痛,心烦,舌尖红,苔薄白或薄黄,脉浮数。

Note

【配伍意义】 本方证为温病初起,温热之邪入侵肺卫,卫气被郁,肺气失宣所致,其温热毒邪较重,故方中用金银花、连翘辛凉透表,清热解毒,为君药;薄荷、淡豆豉辛凉透表,助金银花、连翘疏散在表之温热之邪;荆芥穗,辛温解表,既助金银花、连翘透邪解表,又防金银花、连翘凉遏太过,为臣药。牛蒡子、桔梗疏风散热,宣肺祛痰利咽,生甘草清热解毒,芦根清热生津止渴,淡竹叶清热除烦,均为佐药;生甘草调和诸药,为使药。

【方歌】 辛凉解表银翘散,竹叶荆牛薄荷甘,豆豉桔梗芦根人,风热外感服之安。

(三)扶正解表剂

具有扶助正气、解散表邪作用的代表方有败毒散等。

败毒散(《小儿药证直诀》)

【组成】 人参、柴胡、前胡、川芎、枳壳、羌活、独活、茯苓、桔梗各 30 克,甘草 15 克。

【用法】 上药共为末,每服 6 克,入生姜、薄荷水煎冲服。现代多作汤剂,按原方酌定用量,加生姜 3 片,薄荷少许,水煎服。

【功用】 益气解表,散风除湿。

【主治】 正气不足,外感风寒湿邪。症见恶寒发热,无汗,头项强痛,肢体酸痛,鼻塞声重,咳嗽有痰,胸膈痞闷,舌苔白腻,脉浮濡或浮数而重取无力。

【配伍意义】 本方证为素体气虚,复感风寒湿邪,邪气客表,卫阳被遏,气机被阻,肺气失宣所致。方中羌活、独活辛温疏风散寒除湿,为君药;川芎行血祛风止痛,柴胡辛散解肌,合用助羌活、独活祛外邪止疼痛,为臣药。桔梗开肺,枳壳降气,前胡降气祛痰,茯苓渗湿,合则利肺气,除痰湿,止咳嗽;薄荷、生姜发散表邪;人参补气,扶正以鼓邪外出,共为佐药。甘草调和诸药,又合茯苓、生姜和中健脾化痰,为佐使之品。

【方歌】 人参败毒茯苓草,枳桔柴前羌独芎,薄荷少许姜三片,时行感冒有奇功。

二、泻下剂

凡以泻下药为主组成,具有通导大便、排除肠胃积滞、荡涤实热,或攻逐水饮、寒积等作用,以治里实证的方剂,称为泻下剂。泻下剂主要分为三类:寒下剂,适用于里热积滞实证;温下剂,适用于里寒积滞实证;润下剂,适用于肠燥津亏、大便秘结之证。

应用泻下剂,若表邪未解,而里实已成,可表里双解。对年老体弱、孕妇、产妇及病后体虚者,均应慎用或禁用。泻下剂易伤胃气,见效即止。

(一)寒下剂

具有泻热通便作用的代表方有大承气汤等。

大承气汤(《伤寒论》)

【组成】 大黄 12 克、厚朴 15 克、枳实 12 克、芒硝 9 克。

【用法】 水煎服。先煎枳实、厚朴,后下大黄,汤成去渣,入芒硝微火烊化,温时服下。得下,余勿服。

【功用】 峻下热结。

【主治】

(1)阳明腑实证。症见大便秘结,频转矢气,脘腹痞满而痛,拒按,按之硬,甚或潮热谵语,手足汗出,舌苔黄厚,干燥焦裂,脉沉实有力。

(2)热结旁流证。症见下利清水臭秽,虽利而腹满胀痛不减,按之坚硬有块,口舌干燥,脉滑实。

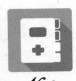

（3）热厥、痉病、发狂属于里热实证者。

【配伍意义】 本方证皆由实热积滞内结肠胃,热盛而津液大伤所致。方中大黄泻热通便,荡涤肠胃,为君药;芒硝助大黄泻热通便,并能软坚润燥,为臣药,二药相须为用,峻下热结之力甚强;积滞内阻,则腑气不通,故以厚朴、枳实行气散结,消痞除满,并助芒硝、大黄推荡积滞以加速热结之排泄,共为佐使。

【方歌】 大承气汤用硝黄,配伍枳朴泻力强,痞满燥实四症见,峻下热结第一方。

（二）温下剂

具有温里祛寒通便作用的代表方有温脾汤等。

温脾汤（《备急千金要方》）

【组成】 大黄 15 克、当归 9 克、人参 6 克、甘草 6 克、干姜 9 克、附子 6 克、芒硝 6 克。

【用法】 水煎服,大黄后下。

【功用】 温补脾阳,泻下寒积。

【主治】 脾阳不足之寒积便秘,腹满痛,手足不温,或久痢赤白,舌苔白滑根部厚,脉沉弦。

【配伍意义】 本方所治虽有便秘与下痢赤白的不同,但均由脾阳不振,阳气不行以致寒积阻于肠胃所致。方中附子温脾阳以散寒凝,大黄泻下而除积滞,二者相配,具有温下之功,共为君药;芒硝、当归润肠软坚,干姜温中助阳,共为臣药;人参、甘草益气健脾,是助阳须先益气之意,为佐药;甘草又能调和药性,故又兼使药之功。

【方歌】 温脾附归与干姜,甘草人参及大黄,寒热并进补兼泻,温通寒积振脾阳。

（三）润下剂

具有润肠通便作用的代表方有麻子仁丸等。

麻子仁丸（《伤寒论》）

【组成】 麻子仁 500 克、芍药 250 克、枳实 250 克、杏仁 250 克、厚朴 250 克、大黄 500 克。

【用法】 研末,炼蜜为丸,每服 9 克,日 1～2 次,温开水送下。亦可作汤剂,按原方比例酌定用量,水煎。

【功用】 润肠泻热,行气通便。

【主治】 肠燥便秘证。症见大便秘结,小便频数。

【配伍意义】 本方证乃胃有燥热,脾津不足所致。方中火麻仁润肠通便,为君药;大黄通便泄热,杏仁降气润肠,白芍养阴和里,共为臣药;枳实、厚朴下气破结,加强降泄通便之力,蜂蜜能润燥滑肠,共为佐使药。

【方歌】 麻子仁丸治脾约,枳朴大黄麻杏芍,胃燥津枯便难解,润肠泻热功效确。

三、和解剂

凡采用调和的方法,以和解少阳寒热,协调脏腑功能的方剂,称为和解剂。和解剂分为三类:和解少阳剂,适用于邪在少阳;调和肝脾剂,适用于肝气郁结,肝脾失调;调和肠胃剂适用于肠胃气机失调。

（一）和解少阳剂

具有和解少阳作用的代表方有小柴胡汤等。

小柴胡汤（《伤寒论》）

【组成】 柴胡 30 克、黄芩 9 克、人参 9 克、制半夏 9 克、生姜 9 克、大枣 4 枚、炙甘草 6 克。

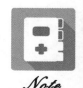

【用法】 水煎服。

【功用】 和解少阳。

【主治】

（1）少阳证。症见寒热往来，胸胁苦满，默默不欲饮食，心烦喜呕，口苦咽干，目眩，舌苔薄白，脉弦。

（2）妇人伤寒，热入血室，以及疟疾，黄疸与内伤杂病而见少阳证者。

【配伍意义】 本方证为邪犯少阳胆经，胆胃不和所致。方中柴胡苦平，透达少阳半表之邪，为君药；黄芩苦寒，清少阳半里之热，为胆经要药，与柴胡配伍，共同和解少阳之邪的作用，为臣药；生姜、半夏和胃降逆，人参、大枣益气调中，扶正祛邪，同为佐药；甘草调和诸药，为使药。

【方歌】 小柴胡汤和解功，半夏人参甘草从，更加黄芩生姜枣，少阳百病此方宗。

（二）调和肝脾剂

具有疏肝解郁、健补脾胃以促进肝脾功能恢复正常作用的代表方有逍遥散等。

逍遥散（《太平惠民和剂局方》）

【组成】 柴胡、白芍、当归、茯苓、白术各 30 克，炙甘草 15 克。

【用法】 共为散，每服 6～9 克，生姜、薄荷少许，水煎冲服，日 3 次；若作汤剂，按原方比例酌定用量，加入生姜 3 片、薄荷 3 克，水煎服。

【功用】 疏肝解郁，健脾养血。

【主治】 肝郁血虚证。症见两胁作痛，头痛目眩，口燥咽干，倦怠食少，或见寒热往来，或月经不调，乳房作胀，舌淡，脉虚弦。

【配伍意义】 本方证为肝郁血虚，脾失健运，肝脾不和所致。故方中用柴胡疏肝解郁，为君药；白芍、当归补血和营，养肝柔肝，为臣药；茯苓、白术、甘草健脾补中，使脾气健运，生姜辛散，既可协柴胡以解郁，又可助苓、术以和中，薄荷味辛入肝助柴胡解郁，共为佐药；炙甘草调和诸药，为使药。

【方歌】 逍遥散中当归芍，柴苓术草加姜薄，疏肝养血又健脾，肝郁血虚脾气弱。

（三）调和肠胃剂

具有辛开苦降、开结除痞、调整胃肠功能作用的代表方有半夏泻心汤等。

半夏泻心汤（《伤寒论》）

【组成】 半夏 12 克、黄芩 9 克、干姜 6 克、人参 6 克、炙甘草 6 克、黄连 3 克、大枣 4 枚。

【用法】 水煎服。

【功用】 和胃降逆，开结除痞。

【主治】 寒热错杂之痞证。症见心下痞满不痛，干呕，或呕吐，肠鸣下利，苔薄黄而腻，脉弦数。

【配伍意义】 本方证乃邪在少阳，误下伤中，少阳之邪乘虚内趋，结于心下，形成阴阳失调；寒热互结，升降失常，虚实夹杂所致。方中重用半夏温升止呕，散结消痞，以除痞满呕逆诸证，为君药；干姜与半夏相合，辛开祛寒以和阴，黄连、黄芩苦寒泻热以和阳，为臣药；人参、甘草、大枣扶正祛邪，使中气得复，为佐药；炙甘草调和诸药，为使药。

【方歌】 半夏泻心黄连芩，干姜草枣人参行，辛开苦降消痞满，治在调阳与和阴。

四、清热剂

凡以清热药为主组成，具有清热、泻火、解毒、凉血、滋阴透热等作用，用以治疗里热证的方剂,称为清热剂。故清热剂分为五类:清热泻火剂,适用于热在气分证;清营凉血剂,适用于热邪深入营分、血分之证;清热解毒剂,适用于温毒、热毒、丹毒、疔毒等证;清脏腑热剂,适用于热邪偏盛于某一脏腑;养阴清热剂,适用于热病后期,邪热未解而耗阴之证。

（一）清热泻火剂

具有清热泻火作用的代表方有白虎汤等。

白虎汤(《伤寒论》)

【组成】 石膏 30 克、知母 9 克、炙甘草 3 克、粳米 15 克。

【用法】 水煎至米熟汤成,去渣温服。

【功用】 清热生津。

【主治】 阳明气分热盛,症见壮热面赤,口干舌燥,烦渴引饮,汗大出,脉洪大有力或滑数。

【配伍意义】 本方证为伤寒化热传阳明之经,温邪传入气分伤及阴津所致。方中重用石膏清泄透解阳明气分之热,为君药;知母清热生津、止渴,为臣药;粳米益胃养阴,炙甘草益胃和中,防石膏过寒伤胃,为佐使药。

【方歌】 白虎膏知甘草粳,气分大热此方清,热渴汗出脉洪大,清热生津基础方。

（二）清营凉血剂

具有清营透热、清热凉血作用的代表方有清营汤等。

清营汤(《温病条辨》)

【组成】 水牛角 30 克、玄参 9 克、生地 15 克、麦冬 9 克、竹叶 3 克、丹参 6 克、黄连 5 克、金银花 9 克、连翘 6 克。

【用法】 水煎服,水牛角锉末冲服。

【功用】 清营透热,凉血养阴。

【主治】 热入营分证,症见身热夜甚,口渴或不渴,烦躁不眠,时有谵语,或斑疹隐隐,舌绛而干,脉细数。

【配伍意义】 本方证是由于温热之邪传入营分,灼伤营阴,扰乱心神所致。方中用水牛角清营凉血,为君药;玄参、生地、麦冬清热养阴,为臣药;金银花、连翘清热解毒,透热转气,黄连、竹叶清心泻火解毒,丹参凉血散瘀,以防血与热结,均为佐药。

【方歌】 清营汤治热传营,身热夜甚神不宁,角地银翘玄连竹,丹麦清热更护阴。

（三）清热解毒剂

具有清热泻火、解毒作用的代表方有仙方活命饮等。

仙方活命饮(《校注妇人良方》)

【组成】 穿山甲(炙)、白芷、天花粉、皂角刺(炒)、归尾、甘草节、赤芍、乳香、没药、防风、浙贝母各 6 克,陈皮、金银花各 9 克。

【用法】 水煎服,或水酒各半煎服。

【功用】 清热解毒,活血止痛,消肿溃坚。

【主治】 疮疡肿毒初起,症见局部红肿热痛,身热微恶风寒,或疮疡已化脓,肿块未溃,脉数有力。

【配伍意义】 本方证多因热毒壅聚,气血瘀滞而成。方中金银花清热解毒,为治疮疡要药;防风、白芷疏散外邪,使热毒从外透解;归尾、赤芍、乳香、没药活血散瘀,消肿止痛;贝母、天花粉清热散结;穿山甲、皂角刺能通行经络,透脓溃坚;酒煎服,活血通络以助药效;陈皮理气,疏通壅滞;甘草清热解毒,调和诸药。

【方歌】 仙方活命君银花,归芍乳没陈皂甲,防芷贝粉甘酒煎,阳证痈疡内消法。

（四）清脏腑热剂

具有清解脏腑、经络邪热作用的代表方有龙胆泻肝汤等。

龙胆泻肝汤（《医方集解》）

【组成】 龙胆草（酒炒）6 克、黄芩（酒炒）9 克、栀子（酒炒）9 克、柴胡 6 克、泽泻 12 克、木通 9 克、车前子 9 克（另包）、当归（酒炒）3 克、生地 9 克、甘草 6 克。

【用法】 水煎服。亦可制成丸剂,每服 6～9 克,日二次,温开水送下。

【功用】 泻肝胆实火,清下焦湿热。

【主治】 肝胆实火上扰,症见头痛、目赤、胁痛、口苦、耳聋耳肿。肝经湿热下注,症见阴痒,阴肿,小便淋浊,妇女带下臭秽、黏稠,舌红苔黄腻,脉弦滑有力。

【配伍意义】 本方证乃肝胆实火上扰、肝经湿热下注所致。治宜泻肝火,利湿热,兼以疏肝养阴。方中龙胆草泻肝胆实火,利下焦湿热,为君药;黄芩、栀子清热燥湿泻火,助龙胆草泄热燥湿,为臣药;泽泻、木通、车前子清利湿热,使邪从小便而出,助君药清泻肝胆湿热,柴胡疏理肝气,条达肝木,当归、生地养阴柔肝,使苦燥清利而不伤阴,共为佐药;甘草调和诸药,柴胡引诸药入肝经,共为使药。

【方歌】 龙胆泻肝栀芩柴,生地车前泽泻偕,木通甘草当归合,肝经湿热力能排。

（五）养阴清热剂

具有养阴透热、清热除蒸作用的代表方有青蒿鳖甲汤等。

青蒿鳖甲汤（《温病条辨》）

【组成】 青蒿 6 克、鳖甲 15 克、细生地 12 克、知母 6 克、丹皮 9 克。

【用法】 水煎服,青蒿后下。

【功用】 滋阴透热。

【主治】 热病后期,阴液已伤,邪热未尽,深伏阴分,症见虚热起伏,或夜热早凉,热退无汗,消瘦乏力,口干唇燥,舌红少苔,脉细数。

【配伍意义】 本方证乃温病后期,余热未尽,阴液耗伤,邪热留伏阴分所致。治宜养阴透热,使深伏阴分之热邪透出阳分而解。方中鳖甲直入阴分,滋阴退热,青蒿芳香,清热透络,能引热邪外出,共为君药;生地、知母养阴清热,丹皮凉血泄热,均为臣药。

【方歌】 青蒿鳖甲知地丹,热自阴来仔细看,夜热早凉无汗出,养阴透热服之安。

五、温里剂

凡以温里祛寒药为主组成,具有温里祛寒、回阳救逆、温通经脉等作用,以治疗里寒证的方剂,称为温里剂。温里剂分为三类:温中祛寒剂,适用于脾胃虚寒证;回阳救逆剂,适用于阳气衰微,阴寒内盛的急证;温经散寒剂,适用于寒凝经脉证。

本类药物多辛温燥热,对阴虚、血虚、血热者均忌用。并应辨明寒热真假,如真热假寒,不可误用。

（一）温中祛寒剂

具有振奋中阳、祛除里寒作用的代表方有理中丸等。

理中丸(《伤寒论》)

【组成】 人参、干姜、白术、炙甘草各 90 克。

【用法】 研末,炼蜜为丸,每服 9 克,日二至三次,白开水送下。亦可作汤剂,用量参照原方酌定,水煎温服。

【功用】 温中祛寒,补气健脾。

【主治】 脾胃虚寒证。症见腹痛喜温喜按,泻利清稀,腹满食少,呕吐,舌淡苔白,脉沉细或沉迟。或脾胃虚寒引起的失血、小儿慢惊、喜唾涎沫、胸痹、霍乱等。

【配伍意义】 本方证为脾胃虚寒,运化失职,升降失常所致。虽见症不一,但根源皆在脾胃虚寒。方中用干姜温中祛寒,为君药;人参补气健脾,白术健脾燥湿,为臣药;甘草和中补气,为佐药。

【方歌】 理中丸主温中阳,甘草人参术干姜,吐利腹痛阴寒盛,寒甚加附子更扶阳。

（二）回阳救逆剂

具有大补元气、驱除阴寒作用的代表方有四逆汤等。

四逆汤(《伤寒论》)

【组成】 附子 15 克、干姜 6 克、炙甘草 6 克。

【用法】 附子先煎 1 小时,再加余药同煎,取汁温服,服药呕吐者冷服,必要时鼻饲。

【功用】 回阳救逆。

【主治】

(1) 少阴病,阴寒内盛,阳气衰微。症见四肢厥冷,畏寒倦卧,神疲欲寐,下利清谷,出冷汗,呕吐腹痛,舌质淡,苔白滑,脉沉微。

(2) 亡阳证。症见四肢厥冷,脉微欲绝,大汗淋漓等。

【配伍意义】 本方证为误汗或大汗、大吐、大泻,造成阳气衰微,阴寒内盛,甚或亡阳所致,病情危急,必须急救回阳。方中附子大辛大热,为回阳祛寒要药,其力迅速,走而不守,为君药;干姜温中祛寒,守而不走,与附子配合,回阳作用更加显著,为臣药;炙甘草甘缓和中,温养阳气,一则可以缓和干姜、附子之燥热,解附子之毒;二则能补中益气,协助干姜、附子发挥回阳固脱作用,为佐使药。

【方歌】 四逆汤中附草姜,四肢厥逆急煎尝,脉微吐利阴寒盛,救逆回阳赖此方。

（三）温经散寒剂

具有温散经脉间寒邪作用的代表方有当归四逆汤等。

当归四逆汤(《伤寒论》)

【组成】 当归 12 克、桂枝 9 克、芍药 9 克、细辛 3 克、炙甘草 6 克、通草 6 克、大枣 8 枚。

【用法】 水煎服。

【功用】 温经散寒,养血通脉。

【主治】

(1) 阳虚血亏寒厥证。症见手足厥冷,舌淡苔白,脉沉细,甚或细而欲绝。

(2) 寒入经脉,腰、股、腿、足疼痛之痹证。

【配伍意义】 本方证系因阳气不足,阴血虚弱,复感风寒,侵入经脉,以致气血运行受阻,四肢末失于气血温养所致。方中用当归、芍药调养肝血,为君药;桂枝、细辛温经散寒,为臣药;炙甘草、大枣补中健脾而益气血,通草通利血脉,为佐药;甘草调和诸药,为使药。

【方歌】 当归四逆芍桂枣,细辛甘草通草施,血虚寒厥四末冷,温通经脉最相宜。

六、补益剂

凡以补益药为主组成,具有补益人体气、血、阴、阳之不足的作用,以治疗各种虚证的方剂,称为补益剂。补益剂分为四类:补气剂,适用于肺脾气虚病证;补血剂,适用于血虚病证;补阴剂,适用于阴虚病证;补阳剂,适用于阳虚病证。补气、补血、补阴、补阳虽各有重点,但气血相依,阴阳互根,因此补气时可配伍补血药,补血时可加补气药,补阴时可佐以补阳药,补阳时可佐以补阴药。

真实假虚证及正气未虚而邪气亢盛者,均不能使用补益剂。对虚不受补者,宜先调理脾胃。

(一) 补气剂

具有补益正气作用的代表方有四君子汤等。

四君子汤(《太平惠民和剂局方》)

【组成】 人参 12 克、白术 12 克、茯苓 12 克、炙甘草 6 克。

【用法】 水煎服。

【功用】 补气健脾。

【主治】 脾胃气虚证。症见食少便溏,面色萎白,语言低微,四肢无力,舌质淡,苔薄白,脉细软或缓弱。

【配伍意义】 本方证为脾胃气虚,运化无力,气血生化不足所致。脾主运化,为后天之本,是气血生化之源,故补气须从健脾胃着手。方中人参大补元气,健脾益胃,为君药;白术健脾燥湿,为臣药;茯苓健脾渗湿,为佐药;白术、茯苓合用,健脾除湿助运化之力更强;炙甘草补气和中,为使药。

【方歌】 四君子汤中和义,人参苓术甘草比,益气健脾基础剂,脾胃气虚治相宜。

(二) 补血剂

具有补益营血作用的代表方有四物汤等。

四物汤(《太平惠民和剂局方》)

【组成】 当归 10 克、川芎 8 克、白芍 12 克、熟地 12 克。

【用法】 水煎,空腹温服。

【功用】 补血、活血、调经。

【主治】 血虚血滞证。症见惊惕头晕,目眩耳鸣,唇爪无华,或妇女月经量少,经闭不行,脐腹作痛,舌质淡,脉弦细或细涩。

【配伍意义】 本方证乃血虚血滞所致。方中熟地滋补阴血,为君药;当归养血活血调经,为臣药;芍药养血柔肝,川芎行血中之气而活血,为佐药。其中熟地、白芍是血中之血药,川芎、当归是血中之气药,合用可使补血而不腻滞,活血而不妄行,故为补血活血之基本方剂。

【方歌】 四物地芍与归芎,血家百病此方宗,妇女经病凭加减,临证之时可变通。

(三) 补阴剂

具有滋补阴液、补肾填精作用的代表方有六味地黄丸等。

六味地黄丸(《小儿药证直诀》)

【组成】 熟地 24 克、山茱萸 12 克、山药 12 克、茯苓 9 克、泽泻 9 克、丹皮 9 克。

【用法】 为末,炼蜜为丸,每服 6～9 克,每日 3 次,空腹温开水或淡盐汤送下。作汤剂,水煎服,用量酌定。

【功用】 滋阴补肾。

【主治】 肾阴虚证。症见腰膝酸软,头目眩晕,耳鸣耳聋,盗汗遗精,骨蒸潮热,消渴,小儿囟开不合,舌红少苔,脉细数。

【配伍意义】 本方乃肾中真阴亏损,水不生木而成肝肾阴虚,不能制阳,虚火上炎所致。方中重用熟地,滋阴补肾,为君药;山茱萸滋肾益肝,山药滋肾补脾,共为臣药;泽泻利湿泄浊,可防熟地之滋腻,丹皮清肝泻火,可制山茱萸之温涩,茯苓渗利脾湿,可助山药之健运,均为佐药;六药合用,三补三泻,其中补药用量重于泻药,是以补为主,这是其配伍特点。

【方歌】 六味地黄益肾肝,山药丹泽萸苓掺,更加知柏成八味,阴虚火旺可煎餐。

(四) 补阳剂

具有温补元阳作用的代表方有肾气丸。

肾气丸(《金匮要略》)

【组成】 干地黄 240 克、山茱萸 120 克、山药 120 克、泽泻 90 克、茯苓 90 克、丹皮 90 克、桂枝 30 克、炮附子 30 克。

【用法】 为末,炼蜜为丸,每服 6～9 克,日服 2 次,空腹,白开水送下。亦可用汤剂,用量酌定,水煎服。

【功用】 温补肾阳。

【主治】 肾阳不足。症见腰疼脚软,下半身常有冷感,少腹拘急,小便不利或小便反多,舌质淡而胖,脉虚弱尺部沉微,喘咳,消渴,脚气,水肿,男子阳痿,女子宫寒不孕等。

【配伍意义】 本方虽见证不一,但其根源皆在肾阳不足。方中肉桂、附子温补肾阳,鼓舞肾气,用量少,取"少火生气"之意;但阳根于阴,"善补阳者,必于阴中求阳,则阳得阴助而生化无穷",否则恐阳未复而阴先伤,故又以六味地黄丸滋补肝肾。诸药合用滋而不腻,温而不燥,补阴之虚以生气,助阳之弱以化水,则诸症自除。

【方歌】 金匮肾气治肾虚,地黄淮药及山萸,丹皮苓泽加桂附,水中生火在温煦。

七、固涩剂

凡以收敛固涩药物为主要组成,具有敛汗、涩精、止泻、止带、固脱等作用,以治疗气血精液散失、滑脱等证的方剂,称为固涩剂。

气血精津是营养人体的重要物质,一旦失散滑脱,轻则危害健康,重则危及生命,所以治疗总宜固涩止脱,以急则治其标,然后再以补虚之法治本。固涩剂主要分为以下四类。

(一) 固表止汗剂

固表止汗剂,适用于自汗、盗汗之证。代表方有牡蛎散等。

牡蛎散(《太平惠民和剂局方》)

【组成】 麻黄根、黄芪、煅牡蛎各 30 克。

【用法】 上药为粗末,每服 9 克,用浮小麦 30 克,水煎。亦可按原方比例酌减用量,加浮小麦 30 克,水煎服。

【功用】 固表敛汗。

【主治】 体虚汗多,症见无故出汗,夜卧尤甚,体弱神疲,心悸心烦,多梦易惊,短气倦怠,舌质淡,脉细弱。

【配伍意义】　本方所治之证,是因卫阳不固,营阴不守,心阴不足,心阳浮越所致。方中牡蛎滋阴潜阳,兼以除烦敛汗,煅用敛汗之力更强,为君药;黄芪益气实卫,固表止汗,为臣药;麻黄根专于止汗,小麦益心气,养心阴,退虚热,共为佐使药。

【方歌】　牡蛎散内用黄芪,小麦麻根合用宜,卫虚自汗或盗汗,固表收涩见效奇。

（二）涩肠固脱剂

涩肠固脱剂,适用于久泻、久痢之证。代表方有四神丸等。

四神丸（《证治准绳》）

【组成】　补骨脂12克、五味子60克、肉豆蔻60克、吴茱萸30克。

【用法】　上药加生姜240克、大枣100枚,煮熟取肉,和末为丸,每服9～12克,空腹或食前淡盐汤或白开水送下。

【功用】　温肾暖脾,固肠止泻。

【主治】　脾肾虚寒泄泻,症见久泻或五更泄泻,不思饮食,食不消化,腹痛,腰酸肢冷,神疲乏力,舌淡,苔薄白,脉沉迟无力。

【配伍意义】　本方证为肾阳虚衰,命门之火不能温暖脾土,以致脾肾虚寒,运化无力,固摄无权所致。方中重用补骨脂补命门之火以温养脾土,为君药;肉豆蔻温暖脾胃,涩肠止泻,为臣药;吴茱萸温中散寒,五味子酸敛固涩,为佐药;生姜暖胃散寒,大枣补脾养胃,为使药。

【方歌】　四神骨脂吴茱萸,肉蔻除油五味具,大枣生姜同煎合,五更肾泄最相宜。

（三）固精止遗剂

固精止遗剂,适用于遗精、遗尿之证。代表方有金锁固精丸等。

金锁固精丸（《医方集解》）

【组成】　沙苑子(炒)、芡实、莲须各60克、煅龙骨、煅牡蛎各30克。

【用法】　为细末,加莲子肉粉糊丸,每服9克,淡盐汤或开水送下。

【功用】　固肾涩精。

【主治】　肾虚失藏,精室不固证。症见遗精滑泄,腰酸耳鸣,神疲乏力,舌淡苔白,脉细弱。

【配伍意义】　本方证为肾虚精关不固所致。方中沙苑子补肾涩精,为君药;芡实助君药以补肾涩精,为臣药;莲须、煅龙骨、煅牡蛎性涩收敛,专以涩精为用,共为佐使药。

【方歌】　金锁固精芡莲须,蒺藜龙骨与牡蛎,莲粉糊丸盐汤下,补肾涩精止滑遗。

（四）固崩止带剂

固崩止带剂,适用于崩漏、带下不止之证。代表方有完带汤等。

完带汤（《傅青主女科》）

【组成】　炒白术30克、炒山药30克、人参6克、白芍15克、车前子9克(包煎)、苍术9克、甘草3克、柴胡2克、陈皮2克、黑芥穗2克。

【用法】　水煎服。

【功用】　益气健脾,燥湿止带。

【主治】　脾虚带下证。症见带下色白或淡黄,清稀无臭,体倦便溏,面色㿠白,舌淡苔白,脉缓或弱。

【配伍意义】　带下一证多与肝脾有关。本方证为脾虚不运,或肝气不舒,肝郁乘脾,脾失健运,湿浊内生下注所致。方中人参、白术、山药均为补气健脾之品,白术并能燥湿,山药兼可涩精,更合健脾止带之用,是为君药;苍术、陈皮燥湿运脾,芳香行气,使君药补而不涩,亦取气行湿自去之意,车前子淡渗利湿,使水湿从小便而去,共为臣药;君臣相配,止带而不留湿,利湿而不伤正。白芍、柴胡柔肝疏肝,使脾不致受克,柴胡升阳,使脾气不致下陷;芥穗入血分,祛风胜湿以止带,共为佐药;甘草调药和中,为使药。

【方歌】 完带汤中二术陈,车前甘草和人参,柴芍淮山黑芥穗,化湿止带此方金。

八、安神剂

凡以安神药物为主要组成,具有安定神志的作用,以治疗神志不安病证的方剂,称为安神剂。安神剂主要分为以下两类。

(一)重镇安神剂

重镇安神剂,适用于肝郁化火,扰乱心神之证。代表方有朱砂安神丸等。

重镇安神剂多由金石类药物组成,此类药物易伤胃气,中病即止,不宜久服。某些安神药如朱砂具有一定毒性,久服能引起慢性中毒,亦应注意。

朱砂安神丸(《内外伤辨惑论》)

【组成】 朱砂 15 克、黄连 18 克、炙甘草 16 克、生地黄 8 克、当归 8 克。

【用法】 上药为丸,每次 6～9 克。睡前开水送下。若作汤剂,用量酌定,朱砂研细末水飞,以药汤送服。

【功用】 镇心安神,泻火养阴。

【主治】 心火内扰证。症见心神烦乱,失眠,多梦,怔忡,惊悸,舌红,脉细数。

【配伍意义】 本方证是心火上炎,灼伤阴血,心失所养,心神被扰所致。治宜镇心安神,清热养血。方中朱砂微寒重镇,既镇心安神,又清心火,为君药;黄连苦寒,清泻心火,为臣药;当归、生地养血滋阴,补其耗伤的阴血,为佐药;炙甘草和中缓急,调和诸药,为使药。

【方歌】 朱砂安神东垣方,归连甘草合地黄,怔忡不寐心烦乱,镇心泻火可复康。

(二)养血安神剂

滋阴养血安神剂,适用于思虑过度,心血不足,心神失养,或心阴不足,虚火内扰心神之证。代表方有酸枣仁汤等。

酸枣仁汤(《金匮要略》)

【组成】 酸枣仁 15 克、茯苓 6 克、知母 6 克、川芎 6 克、甘草 3 克。

【用法】 酸枣仁打碎先煎,后纳诸药煎煮,去渣取汁,临睡前服。

【功用】 养血安神,清热除烦。

【主治】 肝血不足,虚热内扰。症见虚烦不眠,心悸,盗汗,头目眩晕,咽干口燥,脉弦或细数。

【配伍意义】 本方证是肝血不足,血不养心,心肝血虚,虚热内生,扰动心神所致。治宜养血安神,清热除烦。方中酸枣仁养肝血,安心神,为君药;川芎疏肝,为臣药;茯苓健脾宁心安神,知母补不足之阴,清内生之虚热而除烦,具滋清兼备之功,为佐药;甘草培土暖肝,清热和药,为使药。

【方歌】 酸枣仁汤治失眠,川芎知草茯苓煎,养血除烦清内热,安然入睡梦想甜。

九、理气剂

凡以理气药物为主要组成,具有行气或降气的作用,以治疗气滞、气逆病证的方剂,称为理气剂。理气剂大多辛香而燥,易伤津耗气,故对气虚、阴虚火旺者及孕妇等,均当慎用。理气剂分为以下两类。

（一）行气剂

行气剂，适用于气机郁滞之证。代表方有半夏厚朴汤等。

半夏厚朴汤（《金匮要略》）

【组成】　半夏 12 克、厚朴 9 克、茯苓 12 克、生姜 15 克、苏叶 6 克。

【用法】　水煎温服。

【功用】　行气解郁，降逆化痰。

【主治】　梅核气。症见咽中如有异物梗阻，咯之不出，吞之不下，胸胁满闷，或咳或呕，舌苔白润或滑腻，脉滑或弦。

【配伍意义】　本方证乃情志不畅，肝气郁结，肺胃宣降失常，津聚为痰，与气相搏，痰气结于咽喉所致。方中半夏化痰开结，和胃降逆，为君药；厚朴行气开郁，下气除满，茯苓渗湿健脾助半夏化痰，共为臣药；生姜辛温散结，和胃止呕，苏叶芳香行气，理肺舒肝，共为佐使药。

【方歌】　半夏厚朴痰气疏，茯苓生姜共紫苏，加枣同煎名四七，痰凝气滞皆能除。

（二）降气剂

降气剂，适用于肺胃之气上逆之证。代表方有苏子降气汤等。

苏子降气汤（《太平惠民和剂局方》）

【组成】　苏子 9 克、半夏 9 克、前胡 6 克、厚朴 6 克、当归 6 克、肉桂 3 克、甘草 3 克。

【用法】　加苏叶 2 克、生姜二片、大枣一枚，水煎服。

【功用】　降气平喘，祛痰止咳。

【主治】　痰壅气逆证。症见喘咳气短，咳痰稀白，胸膈满闷，或腰痛足软，肢体倦怠，或肢体浮肿，苔白滑或白腻。

【配伍意义】　本方所治之证乃肺有痰壅，肾不纳气的上盛下虚证。其病重点在肺，以痰涎壅肺，肺失宣降为主，肾虚不能纳气为次。方中苏子降气平喘，制半夏降逆祛痰，以治痰涎壅盛的上盛证，为君药；厚朴、前胡、陈皮协助主药宣肺下气，化痰止咳，为臣药；肉桂温肾纳气，以治肾不纳气的下虚证，当归养血补虚，以润各药燥性，共为佐药；甘草调和诸药，生姜和胃降逆，均为使药。

【方歌】　苏子降气半夏归，前胡桂朴草姜随，上实下虚痰嗽喘，或加沉香去肉桂。

十、理血剂

凡以理血药物为主要组成，具有促进血行、消散瘀血或制止出血的作用，以治疗瘀血或出血证的方剂，称为理血剂。理血剂主要分为以下两类。

（一）活血祛瘀剂

活血祛瘀剂，适用于瘀血阻滞病证。代表方有血府逐瘀汤、补阳还五汤等。

活血逐瘀剂性多破泄，对于月经过多及孕妇当慎用或禁用。

血府逐瘀汤（《医林改错》）

【组成】　桃仁 12 克、当归 9 克、生地 9 克、红花 9 克、枳壳 6 克、赤芍 6 克、川芎 5 克、柴胡 3 克、甘草 6 克、牛膝 9 克、桔梗 5 克。

【用法】　水煎服。

【功用】　活血祛瘀，行气止痛。

【主治】 胸中血瘀，血行不畅。症见胸痛、头痛日久不愈，痛如针刺而有定处，或呃逆日久不愈，或饮水即呛，干呕，或内热烦闷，或心悸失眠，或入暮发热，或急躁易怒，舌质暗红，边有瘀斑，或舌面有瘀点，口唇暗黑，脉涩或弦紧。

【配伍意义】 本方证为胸中瘀阻，气机不畅，瘀久生热，扰及心神，肝郁不舒，胃失和降所致。方中当归、桃仁、红花活血祛瘀兼和血，为君药；赤芍、川芎助君药活血化瘀，生地滋阴养血，使活血化瘀而不伤阴，为臣药；气为血之帅，气行则血行，枳壳、桔梗一升一降，宽畅胸中气机，以行气活血，桔梗并能载药上行入血府（胸中），柴胡疏肝解郁，升举清阳，与枳壳配伍，理气散结之力尤著，牛膝行血逐瘀，引瘀血下行，同为佐药；甘草调药缓急，为使药。

【方歌】 血府当归生地桃，红花甘草壳赤芍，柴胡芎桔牛膝等，血化下行不作劳。

补阳还五汤（《医林改错》）

【组成】 黄芪 120 克、归尾 6 克、赤芍 5 克、地龙 3 克、川芎 3 克、红花 3 克、桃仁 3 克。

【用法】 水煎服。

【功用】 补气、活血、通络。

【主治】 中风后遗症。半身不遂，口眼歪斜，语言謇涩，口角流涎，大便干燥，小便频数，或遗尿不禁，苔白，脉缓或弱。

【配伍意义】 本方证系中风后气虚血滞，脉络瘀阻所致。方中重用生黄芪大补气且能固摄经络之气，使气旺以促血行且不致循脉外，祛瘀而不伤正，并助诸药之力，为君药；配以归尾活血，有祛瘀而不伤好血之妙，是为臣药；川芎、赤芍、桃仁、红花助归尾活血祛瘀，地龙通经活络，均为佐使药。

【方歌】 补阳还五芎桃红，赤芍归尾加地龙，四两生芪为君药，补气活血经络通。

（二）止血剂

止血剂，适用于各种出血证。代表方有十灰散等。止血剂属于治标，病情缓解后，宜审因论治。

十灰散（《十药神书》）

【组成】 大蓟、小蓟、荷叶、侧柏叶、白茅根、茜草根、大黄、栀子、棕榈皮、丹皮各等份。

【用法】 各烧灰存性，为末，作散剂，每服 15 克，以藕汁或萝卜汁调服。或作汤剂，用量按原方比例酌定，水煎服。

【功用】 凉血止血。

【主治】 血热妄行引起的各种出血证，如吐血、咳血、呕血、衄血等，一般均兼有面赤、唇红、心烦口渴、便秘、舌质红、脉数等症。

【配伍意义】 火热炽盛，灼伤血络，血液妄行，离经外溢，每致出血。本方所治之证主要是气火上冲，迫血上行所致。治宜凉血止血。方中大蓟、小蓟、荷叶、茜草根、侧柏叶、白茅根凉血止血，棕榈皮收敛止血；佐以山栀子清热泻火，大黄导热下行，折其上逆之势，使气火降而血止；并用丹皮配大黄凉血祛瘀，使凉血止血而不留瘀。本方所用药物烧灰存性，可加强凉血止血之功。

【方歌】 十灰散用十般灰，柏茅茜荷丹棕煨，二蓟栀黄各炒黑，上部出血势能摧。

十一、治风剂

凡以辛散疏风或滋潜熄风药物为主要组成，具有疏散外风及平熄内风的作用，以治疗风病的方剂，称为治风剂。治风剂分为以下两类。

治风剂性多温燥,津液不足、阴虚有热者慎用。

(一) 疏散外风剂

疏散外风剂又可分为祛风散邪及祛风除湿两类,祛风散邪是治疗外风所致病证的方法,代表方有川芎茶调散;祛风除湿是治疗风邪夹寒、夹湿为病的一种方法,常以祛风药与散寒化湿药配伍应用。

川芎茶调散(《太平惠民和剂局方》)

【组成】 川芎、荆芥各 120 克,白芷、甘草、羌活各 60 克,细辛 30 克,防风 45 克,薄荷 240 克。

【用法】 研末,每服 6 克,每日 2 次,清茶调下。亦可作汤剂,用量按原方比例酌定,水煎服。

【功用】 疏风止痛。

【主治】 外感风邪头痛证。症见偏正头痛或巅顶作痛,恶寒发热,目眩鼻塞,舌苔薄白,脉浮。

【配伍意义】 本方证为外感风邪上攻头目所致。方中川芎味辛温,祛风活血止痛,善治少阳、厥阴经头痛,为君药;荆芥、薄荷、防风辛散上行,疏散风邪,清利头目,共为臣药;羌活、白芷疏风止痛,羌活善治太阳经头痛,白芷善治阳明经头痛;细辛散寒止痛,长于治少阴经头痛,共助君、臣药增强疏风止痛之效,均为佐药;甘草调和诸药,为使药。用时以清茶调服,取茶之苦凉性味,既可上清头目,又能制约风药的过于温燥与升散。

【方歌】 川芎茶调散荆防,辛芷薄荷甘草羌,目昏鼻塞风攻上,正偏头痛悉能康。

(二) 平息内风剂

平息内风剂又分为三类:镇肝熄风剂,适用于肝阳偏亢,风阳上扰之证;凉肝熄风剂,适用于热极生风之证;滋阴熄风剂,适用于阴虚生风,虚风内动之证。代表方有镇肝熄风汤等。

镇肝熄风汤(《医学衷中参西录》)

【组成】 怀牛膝 30 克、代赭石 30 克、生龙骨 15 克、生牡蛎 15 克、生龟板 15 克、生杭芍 15 克、玄参 15 克、天冬 15 克、川楝子 6 克、生麦芽 6 克、茵陈 6 克、甘草 4.5 克。

【用法】 水煎服。

【功用】 镇肝熄风,滋阴潜阳。

【主治】 阳亢风动证。症见头目眩晕,脑中热痛,目胀耳鸣,面色如醉,心中烦热,或肢体渐觉不利,自觉头重脚软,有上重下轻之势,或口眼歪斜,或眩晕以致颠仆,昏不知人,移时始醒,醒后不能复原,其脉弦长有力。

【配伍意义】 本方为肝肾阴虚,肝阳上亢,肝风内动,气血上逆的类中风而设。类中风又称内中风,是指风自内生,不是风由外入,无恶寒发热等表现。方中怀牛膝归肝肾之经,重用以引血下行,并有补益肝肾之效,标本兼施,为君药;代赭石和龙骨、牡蛎相配,降逆潜阳,镇肝熄风,龟板、玄参、天冬、白芍滋养阴液,以制阳亢,是为臣药;茵陈、川楝子、生麦芽三味,配合君药清泄肝阳之有余,条达肝气之郁滞,以有利于肝阳之平降镇潜;甘草调和诸药,与麦芽相配,并能和胃调中,防止金石类药物碍胃之弊,均为佐使药。

【方歌】 镇肝熄风芍天冬,玄牡茵陈赭膝龙,龟板麦芽甘草楝,肝风内动有奇功。

十二、治燥剂

凡以苦辛温润或甘凉滋润的药物为主要组成,具有轻宣燥邪和滋养润燥等作用,以治疗燥证的方剂,称为治燥剂。治燥剂主要分为以下两类。

治燥剂多由滋腻药物组成,易于助湿碍气,素体多湿者忌用,脾虚便溏以及气滞、痰盛者慎用。至于辛香耗气,苦燥伤阴之品,恐重伤不足之阴液,故非燥病之所宜。

（一）轻宣润燥剂

轻宣润燥剂,适用于秋季外燥证。代表方有杏苏散等。

杏苏散(《温病条辨》)

【组成】 苏叶、杏仁、前胡、茯苓、半夏各9克,桔梗、橘皮、枳壳各6克,甘草3克,生姜3片,大枣3枚。

【用法】 水煎服。

【功用】 轻宣凉燥,宣肺化痰。

【主治】 外感凉燥证。症见头微痛,恶寒无汗,咳嗽痰稀,鼻塞咽干,苔白,脉弦。

【配伍意义】 本方证为外感凉燥,邪袭肺卫,肺失宣降,痰湿内生所致。方中杏仁苦温质润,宣肺润燥,止咳化痰,苏叶辛温宣肺达表,两药相配,外邪得解,肺气得宣而为君药;前胡宣散降气化痰,桔梗、枳壳一升一降,宣通肺气,共助杏、苏轻宣达表祛痰,为臣药;半夏、橘皮、茯苓健脾化痰,甘草配桔梗以利咽,生姜、大枣调理脾胃,为佐药;甘草调和诸药,为使药。

【方歌】 杏苏散用半夏苓,前胡枳桔橘皮从,甘草生姜与大枣,凉燥咳嗽立能停。

（二）滋阴润燥剂

滋阴润燥剂,适用于脏腑阴虚内燥证。代表方有百合固金汤等。

百合固金汤(《医方集解》)

【组成】 生地9克、熟地9克、麦冬5克、贝母3克、百合9克、当归3克、芍药3克、甘草3克、玄参3克、桔梗3克。

【用法】 水煎服。

【功用】 养阴清热,润肺化痰。

【主治】 肺肾阴虚,症见咽喉燥痛,咳嗽少痰,或痰中带血,手足烦热,骨蒸潮热,盗汗,舌红少苔,脉细数。

【配伍意义】 本方证为肺肾阴虚,虚热内生所致。方中百合、麦冬润肺生津,为君药;玄参、生地,熟地滋肾清热,凉血止血,为臣药;当归、白芍柔润养血,引血归经,桔梗、贝母清肺化痰,均为佐药;甘草调和诸药,为使药。

【方歌】 百合固金二地黄,玄参贝母桔甘藏,麦冬芍药当归配,喘咳痰血肺家伤。

十三、祛湿剂

凡以祛湿药物为主要组成,具有化湿、利水、通淋、泄浊的作用,以治疗水湿为患病证的方剂,称为祛湿剂。祛湿剂分为以下五类。

（一）燥湿和胃剂

燥湿和胃剂,适用于内伤湿滞之证。代表方有平胃散等。

平胃散(《太平惠民和剂局方》)

【组成】 苍术15克、厚朴9克、陈皮9克、甘草3克。

【用法】 共为细末,每用6克,以生姜二片、大枣二枚煎汤送下。亦可作汤剂,用量按原方比例酌定,水煎服。

【功用】 燥湿健脾,行气和胃。

【主治】 湿困脾胃证。症见脘腹胀满,不思饮食,口淡无味,嗳气吞酸,倦怠嗜卧,大便溏薄,舌苔白腻而厚,脉缓。

【配伍意义】 本方证乃脾为湿困,运化失常,气机受阻,胃失和降所致。方中重用苍术为君药,以其苦温性燥,最善除湿运脾;以厚朴为臣,行气化湿,消胀除满;佐以陈皮,理气化滞,生姜、大枣调和脾胃;使以甘草,甘缓和中,调和诸药。

【方歌】 平胃散用朴陈皮,苍术甘草姜枣齐,燥湿运脾除胀满,调胃和中此方宜。

（二）利水渗湿剂

利水渗湿剂,适用于水湿内停之证。代表方有五苓散等。

五苓散(《伤寒论》)

【组成】 泽泻 15 克、猪苓 9 克、茯苓 9 克、白术 9 克、桂枝 6 克。

【用法】 共研细末,每服 6 克。现多作汤剂,按原方比例酌定用量,水煎服。

【功用】 利水渗湿,温阳化气。

【主治】

(1) 外有表证,内停水湿。头痛发热,烦渴欲饮,或水入即吐,小便不利,舌苔白腻,脉浮。

(2) 水湿内停。水肿、泄泻、小便不利,以及霍乱吐泻等证。

(3) 痰饮。脐下动悸,吐涎沫而头眩,或短气而咳者。

【配伍意义】 本方证是水饮停蓄为患。方中重用泽泻为君,取其甘淡性寒,直达膀胱,利水渗湿。臣以茯苓、猪苓之淡渗,增强利水蠲饮之功。白术健脾气而运化水湿,桂枝一药二用,既外解太阳之表,又内助膀胱气化,为佐使药。

【方歌】 五苓散治太阳腑,白术泽泻猪茯苓,桂枝温通助气化,利便解表烦渴清。

（三）清热祛湿剂

清热祛湿剂,适用于湿热俱盛或湿从热化之证。代表方有八正散等。

八正散(《太平惠民和剂局方》)

【组成】 木通、瞿麦、车前子、扁蓄、滑石、甘草梢、山栀子、制大黄各 500 克。

【用法】 共为末,每服 6 克,灯芯煎汤送下。作汤剂用量参照原方酌定,水煎服。

【功用】 清热泻火,利水通淋。

【主治】 湿热淋证。热淋,血淋,石淋,小便浑赤频数涩痛,淋漓不畅,尿道灼热,甚至癃闭不通,小腹急满,口燥咽干,舌红苔黄腻,脉滑数。

【配伍意义】 本方证为湿热下注,结于膀胱所致。方中集木通、滑石、车前子、瞿麦、扁蓄诸利水通淋之品,清利湿热;伍以山栀仁,清泻三焦湿热,制大黄攻下之力缓,泄热降火之力专;灯芯导热下行;甘草和药缓急。

【方歌】 八正木通与车前,扁蓄大黄滑石研,草梢瞿麦兼栀子,煎加灯草痛淋蠲。

（四）温化水湿剂

温化水湿剂,适用于湿从寒化,阳不化水之证。代表方有真武汤等。

真武汤(《伤寒论》)

【组成】 茯苓 9 克、芍药 9 克、白术 6 克、生姜 9 克、炮附子 9 克。

【用法】 水煎服。

【功用】 温阳利水。

【主治】 阳虚水泛证。症见肢体浮肿,腰以下为甚,四肢沉重疼痛,腹痛下利,恶寒不渴,小便不利,或心悸,眩晕,舌淡苔白滑,脉沉或儒等。

【配伍意义】 本方证为脾肾阳虚,水湿内停,或泛溢肌肤,或上凌心肺,乘犯清阳所致。治宜温阳利水。方中附子辛热,温肾壮阳,散在里之寒水,为君药;白术、茯苓健脾利水,导水下行,生姜温散寒水,通彻表里,均为臣药;白芍既可和营止痛,又可酸收敛阴,制约生姜、附子辛热伤阴之弊,使阳气归根于阴,达到阴平阳秘的目的,为佐药。

【方歌】 真武汤壮肾中阳,茯苓术芍附生姜,阳虚水饮停为患,悸眩润惕保安康。

（五）祛风胜湿剂

祛风胜湿剂,适用于外感风湿证。代表方有羌活胜湿汤等。

羌活胜湿汤(《内外伤辨惑论》)

【组成】 羌活、独活各 6 克,防风、藁本、甘草、川芎各 3 克,蔓荆子 2 克。

【用法】 水煎服。

【功用】 祛风胜湿,解表止痛。

【主治】 风湿在表,症见肩背痛不可回顾,头痛身重或腰脊疼痛,难以转侧,微恶风寒,苔白脉浮。

【配伍意义】 本方证为风湿相搏,郁于肌表腠理,营卫受阻所致,多由汗出当风,久居湿地、冒雨涉水而成。治宜祛风胜湿,解表止痛。方中羌活、独活为君,羌活入太阳经,能祛上部风湿,独活善祛下部风湿,二者相合能散周身风湿,舒利关节而通痹;以防风、藁本为臣,疏风解表,止头痛;佐以川芎活血祛风止痛,蔓荆子祛风止痛,清利头目;使以甘草调和诸药。

【方歌】 羌活胜湿羌独用,芎藁蔓荆草防风,寒湿在表头身重,发表祛湿效力雄。

十四、祛痰剂

凡以祛痰药物为主要组成,具有排除和消解痰饮作用,以治疗各种痰证的方剂,称为祛痰剂。祛痰剂分为以下五类。

（一）燥湿化痰剂

燥温化痰剂,适用于湿痰证。代表方有二陈汤等。

二陈汤(《太平惠民和剂局方》)

【组成】 橘红 15 克、半夏 15 克、茯苓 9 克、炙甘草 4.5 克。

【用法】 加生姜 5 片,乌梅 1 个,水煎服。

【功用】 燥湿化痰,理气和中。

【主治】 湿痰证。症见咳嗽痰多色白,胸膈胀满,恶心呕吐,头眩心悸,舌苔白润,脉滑。

【配伍意义】 本方证为脾失健运,湿聚为痰,上犯于肺所致。方中半夏苦温质燥,入肺、胃经,既能燥湿化痰,又能和胃降逆止呕,为君药;橘红辛苦性温质燥,理气燥湿,芳香醒脾,助半夏化痰,使气顺则痰消,为臣药;茯苓健脾渗湿化痰,生姜和胃、止呕,制半夏之毒;乌梅性寒质润,既可防止橘红、半夏燥烈之弊,又能敛肺生津,与半夏相伍,一散一收,相辅相成,祛痰而不伤正,共为佐药;甘草化痰和中,调和诸药,为使药。方中半夏、橘红以陈久者良,故"二陈"名之。

【方歌】 二陈汤用半夏陈,苓草姜梅一并存,燥湿化痰兼利气,湿痰为患此方珍。

（二）温化寒痰剂

温化寒痰剂,适用于寒痰证。代表方有苓甘五味姜辛汤等。

苓甘五味姜辛汤(《金匮要略》)

【组成】 茯苓 12 克、甘草 9 克、五味子 5 克、干姜 9 克、细辛 5 克。

【用法】 水煎服。

【功用】 温肺化饮。

【主治】 寒饮内停证。症见咳嗽痰多,清稀色白,喜唾,舌苔白滑,脉弦滑。

【配伍意义】 本方证乃因脾胃阳虚,寒饮内停,上犯于肺,肺失宣降所致。方中干姜既温肺散寒以化饮,又温运脾阳以祛湿,为君药;细辛温肺散寒,助干姜散凝聚之饮,茯苓健脾渗湿,化积聚之痰,治生痰之源,为臣药;五味子敛肺气而止咳嗽,与细辛相配,一散一敛,使散不伤正,敛不留邪,为佐药;甘草和中,调和诸药,为使药。

【方歌】 苓甘五味姜辛汤,温阳化饮常用方,半夏杏仁均可入,寒痰冷饮保安康。

(三)清热化痰剂

清热化痰剂,适用于热痰证。代表方有清气化痰丸等。

清气化痰丸(《医方考》)

【组成】 瓜蒌仁(去油)、陈皮(去白)、黄芩(酒炒)、杏仁(去皮)、枳实(麸炒)、茯苓各 30 克,胆南星、制半夏各 45 克。

【用法】 共为细末,姜汁为丸,每服 6 克,温开水送下。亦作汤剂,用量按原方比例酌定,水煎服。

【功用】 清热化痰,理气止咳。

【主治】 痰热内结。咳嗽痰黄,咯之不爽,胸膈痞满,小便短赤,舌质红,苔黄腻,脉滑数。

【配伍意义】 本方证为火邪灼津,痰气内结所致。方中以胆南星为君,取其味苦性凉,清热化痰,治实痰实火之壅闭;以黄芩、瓜蒌仁为臣,降肺火,化热痰,以助胆南星之力,治痰当须理气,故又以枳实、陈皮下气开痞,消痰散结,共为臣药;脾为生痰之源,肺为贮痰之器,故佐以茯苓健脾渗湿,杏仁宣利肺气,半夏燥湿化痰。诸药相合,热清火降,气喘痰消,则诸症自解。

【方歌】 清气化痰杏瓜蒌,茯苓枳芩胆星投,陈夏姜汁糊丸服,专治肺热咳痰稠。

(四)祛风化痰剂

祛风化痰剂,适用于风痰证。代表方有半夏白术天麻汤等。

半夏白术天麻汤(《医学心悟》)

【组成】 半夏 9 克、天麻 6 克、茯苓 6 克、橘红 6 克、白术 15 克、甘草 4 克。

【用法】 加生姜 3 片,大枣 3 枚,水煎服。

【功用】 健脾燥湿,化痰熄风。

【主治】 风痰上扰证。症见眩晕头痛,胸膈胀满,呕恶痰多,舌苔白腻,脉弦滑。

【配伍意义】 本方证为脾失健运,湿聚成痰,肝风内动,夹痰上扰所致。方中以半夏燥湿化痰,降逆止呕,而止痰厥头痛;以天麻化痰熄风而止头眩,合用为君,为治风痰眩晕头痛之要药。以白术、茯苓为臣,健脾燥湿,与半夏、天麻配伍,祛湿化痰,止眩之功益佳。佐以橘红理气化痰,使气顺痰消;姜枣调和脾胃。使以甘草和中而调药性。

【方歌】 半夏白术天麻汤,苓草橘红枣生姜,眩晕头痛风痰盛,化痰熄风是效方。

(五)润燥化痰剂

润燥化痰剂,适用于燥痰证。代表方有贝母瓜蒌散等。

贝母瓜蒌散(《医学心悟》)

【组成】 贝母 5 克、瓜蒌 3 克、天花粉 2 克、茯苓 2 克、橘红 2 克、桔梗 2 克。

【用法】 水煎服。

【功用】 润肺清热,理气化痰。

【主治】 肺燥咳嗽。症见咳痰不利,涩而难出,咽喉干燥或疼痛,舌红少苔而干。

【配伍意义】 本方所治之证乃因肺阴不足,燥热灼津而成。方中贝母清热润肺,化痰止咳,开痰气之郁结,为君药;瓜蒌清热润燥,理气涤痰,助主药加强润肺之功,为臣药;天花粉清热化痰,且可生津润燥,茯苓健脾渗湿,以杜生痰之源,橘红理气化痰,使气顺痰消,桔梗宣利肺气,使肺金宣降有权,为佐使药。

【方歌】 贝母瓜蒌散茯苓,橘红桔梗花粉增,咳嗽咽干痰难咯,润燥化痰病自清。

十五、消导剂

凡以消导药物为主要组成,具有消食导滞、化积消癥作用,以治食积痞块、癥瘕积聚的方剂,称为消导剂。消导剂主要分以下两类。

（一）消食导滞剂

消食导滞剂,适用于食积证。代表方有保和丸等。

保和丸(《丹溪心法》)

【组成】 山楂 18 克、神曲 6 克、半夏 9 克、茯苓 9 克、陈皮、连翘、莱菔子各 3 克。

【用法】 共为末,水泛为丸,每服 6～9 克,温开水送下。亦作汤剂,水煎服。

【功用】 消食和胃。

【主治】 食积停滞证。症见脘腹痞闷胀痛,嗳腐吞酸,呕恶厌食,或大便泄泻,舌苔厚腻,脉滑。

【配伍意义】 本方证为食积内停,气机受阻,胃失和降所致。方中用山楂为君以消一切饮食积滞,尤善消肉食油腻之积;以神曲消食健脾,更化酒食陈腐之积,莱菔子下气消食,长于消谷面之积,共为臣;三药合用,消各种食物积滞。佐以半夏、陈皮行气化滞,和胃止呕;茯苓健脾利湿,和中止泻;食积易于化热,故又佐以连翘清热而散结。

【方歌】 保和神曲与山楂,陈翘莱菔苓半夏,炊饼为丸白汤下,消食和胃效堪夸。

（二）健脾消食剂

健脾消食剂,适用脾胃虚弱食积内停证。代表方有枳实消痞丸等。

枳实消痞丸(《兰室秘藏》)

【组成】 干生姜 6 克,炙甘草、麦芽曲、白术、白茯苓各 6 克,半夏曲、人参各 9 克,厚朴 12 克、枳实 15 克、黄连 15 克。

【用法】 研末水泛小丸或糊丸,每服 6～9 克,温开水送下。亦作汤剂,水煎服。

【功用】 消痞除满,健脾和胃。

【主治】 脾虚痞满证。症见心下痞满,食欲不振,肢体倦怠,或胸腹痞胀,食少不化,大便不畅。

【配伍意义】 本方所治之痞满,乃因脾胃虚弱,寒热互结于中焦,以致气壅湿聚,升降失常而成。方中以枳实行气消痞为君,以厚朴行气除满为臣,二者合用以加强消痞除满之效。黄连清热燥湿而除痞,半夏曲辛温散结和胃,又少佐干姜温中祛寒,三味相伍,辛开苦降之力尤佳,共助枳实、厚朴行气消痞,且寒温并调;素体脾虚,故用人参以扶正健脾,白术、茯苓健脾祛湿,麦芽消食和胃;甘草和药益脾,共为佐使。

【方歌】 枳实消痞四君全,麦芽夏曲朴姜连,蒸饼糊丸消积满,消中有补两相兼。

小 结

方剂基本知识	学习要点
1.方剂的概念	方剂是在辨证立法的基础上,选择适当的药物,按照组方原则,配伍组合而成的药方
2.方剂的基本结构	组方基本结构,即"君、臣、佐、使"
3.常用剂型类别	根据不同的药性和治疗需要,制成一定的制剂形式,如汤剂、丸剂、散剂、膏剂、丹剂等传统剂型
4.常用方剂的组成	组成方剂的中药及剂量,如麻黄汤(麻黄9克、桂枝6克、杏仁9克、炙甘草3克)
5.方剂功用与主治	方剂的功效及临床应用,桂枝汤(解肌发表,调和营卫。用于外感风寒表虚证。症见发热头痛,汗出恶风,鼻流清涕,打喷嚏,鼻鸣干呕,口不渴,苔薄白,脉浮缓)

能力检测

一、单项选择题

1. 下列哪项不属于方剂的基本结构?( )
　A.君　　　　　B.臣　　　　　C.辅　　　　　D.佐　　　　　E.使

2. 桂枝汤的功用是( )。
　A.发汗解表,宣肺平喘　　　　B.解肌发表,调和营卫　　　　C.辛温发表,化痰止咳
　D.发汗解表,化痰平喘　　　　E.解肌发表,宣肺止咳

3. 麻子仁丸适用于( )。
　A.阴虚便秘　　　　　　　　　B.血虚便秘　　　　　　　　　C.阳虚便秘
　D.气虚便秘　　　　　　　　　E.燥热伤津便秘

4. 四逆散组成的药物中不含( )。
　A.炙甘草　　　B.芍药　　　　C.枳实　　　　D.柴胡　　　　E.白术

5. 清营汤的功用是( )。
　A.清热解毒,凉血散瘀　　　　B.清营凉血,祛瘀止痛　　　　C.清营解毒,凉血止血
　D.清热解毒,凉血止血　　　　E.清营解毒,透热养阴

6. 大柴胡汤的功用是( )。
　A.和解少阳,内泻热结　　　　B.疏肝止痛,清热泻结　　　　C.透邪解郁,疏肝理脾
　D.解肌疏表,清泻里实　　　　E.疏肝解郁,健脾和营

7. 理中丸组成的药物中不含有( )。
　A.附子　　　　B.干姜　　　　C.人参　　　　D.白术　　　　E.甘草

8. 六味地黄丸和肾气丸两方组成中均不含有的药物是( )。
　A.山药　　　　B.泽泻　　　　C.牡丹皮　　　　D.怀牛膝　　　　E.山茱萸

9. 酸枣仁汤主治证候的病因病机是( )。
　A.心脾两虚,气血不足　　　　B.心阴不足,肝气失和　　　　C.心肾两亏,阴虚血少
　D.肝血不足,虚热内扰　　　　E.心阳偏亢,心肾不交

参考答案

10. 半夏厚朴汤的功用是( )。

A. 行气降逆,燥湿化痰　　　　B. 降逆止呕,下气除满　　　　C. 行气解郁,降逆化痰

D. 行气消痞,燥湿除满　　　　E. 行气降逆,散满宽胸

二、简答题

1. 丸剂的特点是什么？适用于哪些病证？

2. 麻黄汤的功用及主治证是什么？

3. 二陈汤的方药组成有哪些？二陈是指方中的哪两味药？

4. 六味地黄丸的功用及主治证是什么？

Note

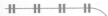

第九章 针灸推拿

学习目标

1. **掌握** 十四经脉的体表循行路线,常用腧穴的定位主治,艾灸、耳穴、拔罐、刮痧等操作,常用推拿手法的操作要领,推拿学的基本理论。

2. **熟悉** 毫针、头针、穴位注射等针灸操作技术,推拿手法操作与临床应用。

3. **了解** 十四经脉的体内循行,常见病针灸推拿的临床应用。

案例导入

宋某,男,60岁,农民。主诉:素有高血压病史,两天前晨起感觉左侧上下肢肌无力,活动困难,不能自己下地行走,左手握物困难,伴有头昏、口苦。

查体:神清,语言清晰,双眼闭合,额纹两侧对称,左侧鼻唇沟较右侧变浅,伸舌居中,左上肢肌张力增加,握力较差,肱二头肌、肱三头肌反射正常,左膝腱反射亢进,跟腱反射正常。血压164/100 mmHg,舌苔白腻,脉弦。

1. 诊断病名是什么?
2. 如何用毫针治疗?
3. 如何用推拿治疗?

针灸推拿包括了针法、灸法、推拿按摩、刮痧、拔罐以及药物敷贴、熏洗等方法,本章主要介绍临床上常用的针灸疗法和推拿按摩的基本知识、操作技术及临床应用。

第一节 经络与腧穴

一、十二经脉

(一) 手太阴肺经

1. 经脉循行 起于中焦,向下联络大肠,回绕胃口,过膈,属于肺脏,从肺系(肺与喉咙相联系的部位)横行出来,沿上臂内侧下行,行于手少阴心经和手厥阴心包经的前面,经肘窝入寸口,沿鱼际边缘,出拇指内侧端(少商)。手腕后方支脉,从列缺处分出,走向食指桡侧端,与手阳明大肠经相接(图9-1)。

2. 主要病候 咳嗽、气喘、气短、咳血咽痛,外感伤风,循行部位痛麻或活动受限等。

3. 主治概要 主治外感、头痛、项强、咳痰喘等证。

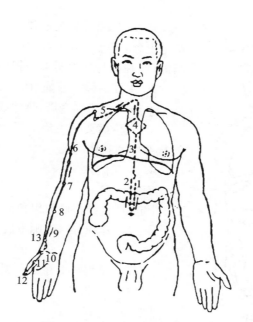

图 9-1 手太阴肺经循行示意图

4. 常用腧穴

尺泽

[定位]肘横纹中,肱二头肌腱桡侧。

[主治]咳嗽、咳血、气喘、咽喉肿痛、小儿惊风、乳痛、肘臂挛痛。

[操作]直刺 0.8～1.2 寸。

孔最

[定位]在尺泽与太渊连线上,腕横纹上 7 寸处。

[主治]咳喘、咳血、咽痛、痔疮、肘臂挛痛。

[操作]直刺 0.5～1 寸。

列缺

[定位]桡骨茎突上方,腕横纹上 1.5 寸。

[主治]头痛项强、咳喘、咽痛、手腕无力、齿痛、口眼歪斜。

[操作]向上斜刺 0.3～0.5 寸。

太渊

[定位]掌后腕横纹桡侧端,桡动脉桡侧凹陷中。

[主治]咳喘、咳血、咽痛、腕臂痛。

[操作]避开桡动脉,直刺 0.3～0.5 寸。

少商

[定位]拇指桡侧指甲角旁约 0.1 寸。

[主治]咽喉肿痛、咳嗽、鼻衄、发热、昏迷、癫狂。

[操作]浅刺 0.1 寸或点刺出血。

（二）手阳明大肠经

1. 经脉循行 起于食指桡侧末端（商阳），沿食指内（桡）侧向上，通过第一、二掌骨之间（合谷）向上进入两筋（拇长伸肌腱与拇短伸肌腱）之间的凹陷处，沿前臂前方，并肘部外侧，再沿上臂外侧前缘，上走肩端（肩髃），沿肩峰前缘向上出于颈椎（大椎），再向下入缺盆（锁骨上窝）部，联络肺脏，通过横膈，属于大肠。

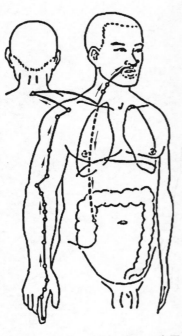

图 9-2　手阳明大肠经循行示意图

缺盆部支脉：从上走颈部，通过面颊，进入下齿龈，回绕至上唇，交叉于人中，左脉向右，右脉向左，分布在鼻孔两侧（迎香），与足阳明胃经相接（图 9-2）。

2．主要病候　腹痛、肠鸣、泄泻、便秘、咽喉肿痛、齿痛。本经循行部位疼痛、热肿或寒冷麻木等。

3．主治概要　主治头面、五官、咽喉病、热病及经脉循行部位的其他病证。

4．常用腧穴

商阳

[定位]食指桡侧指甲角旁约 0.1 寸。

[主治]耳聋、齿痛、咽喉肿痛、热病、昏迷、青盲、手指麻木。

[操作]浅刺 0.1 寸或点刺出血。

合谷

[定位]手背。第一、二掌骨之间，约平第二掌骨中点处。

简便取法：以一手的拇指指骨关节横纹，放在另一手的拇、食指之间的指蹼缘上，当拇尖下即为该穴。

[主治]头痛、目赤肿痛、牙痛、鼻衄、牙关紧闭、口眼歪斜、耳聋、热病无汗、多汗、腹痛、经闭、滞产等。

[操作]直刺 0.5～1 寸。

曲池

[定位]屈肘成直角。当肘横纹外端与肱骨外上髁连线的中点。

[主治]咽喉肿痛、齿痛、目赤痛、瘰疬、瘾疹、热病、上肢不遂。

[操作]直刺 1～1.5 寸。

臂臑

[定位]在曲池与肩髃连线上，曲池上 7 寸处，当三角肌下端。

[主治]肩臂痛、项颈拘挛、瘰疬、目疾。

[操作]直刺或向上斜刺 0.8～1.5 寸。

肩髃

[定位]肩峰端下缘，当肩峰与肱骨大结节之间，三角肌上部中央。上臂外展时，肩部出现两个凹陷，前方的凹陷中是本穴。

[主治]肩臂挛痛不遂、瘰疬、瘾疹。

[操作]直刺或向下斜刺 0.8～1.5 寸。

迎香

[定位]鼻翼外缘中点，旁开 0.5 寸，当鼻唇沟中。

[主治]鼻塞、鼽衄、口歪。

[操作]斜刺或平刺 0.3～0.5 寸。

（三）足阳明胃经

1．经脉循行　起于鼻翼两侧（迎香）上行到鼻根部与足太阳经交会，向下沿鼻外侧进入上齿龈内，回出环绕口唇，向下交会于颏唇沟承浆处，再向后沿口腮后下方，出于下颌大迎处沿下颌角颊车，上行耳前，经上关，沿发际，到达前额（神庭）。

面部支脉:从大迎前下走人迎,沿着喉咙,进入缺盆部,向下过膈,属于胃,联络脾脏。

缺盆部直行的脉:经乳头,向下挟脐旁,进入少腹两侧气冲。

胃下口部支脉:沿着腹里向下到气冲会合,再由此下行至髀关,直抵伏兔部,下至膝盖,沿胫骨外侧前缘,下经足跗;进入第二足趾外侧端(厉兑)。

胫部支脉:从膝下3寸(足三里)处分出进入足中趾外侧。

足跗部支脉:从跗上分出,进入足大趾内侧端(隐白)与足太阴脾经相接(图9-3)。

2. 主要病候 肠鸣腹胀、水肿、胃痛、呕吐或消谷善饥、口渴、咽喉肿痛、鼻衄、胸部及膝髌等本经循行部位疼痛、热病、发狂等。

3. 主治概要 主治胃肠病、头面五官病、神志病及经脉循行部位的其他病证。

4. 常用腧穴

四白

[定位]目正视,瞳孔直下,当眶下孔凹陷中。

[主治]目赤痛痒、目翳、眼睑𥆧动、口眼歪斜、头痛眩晕。

[操作]直刺或斜刺0.3～0.5寸(不可深刺)。

地仓

[定位]口角旁0.4寸。

[主治]口歪、流涎、眼睑𥆧动。

[操作]斜刺或平刺0.5～0.8寸。

颊车

[定位]下颌角前上方一横指凹陷中,咀嚼时咬肌隆起最高点处。

[主治]口歪、齿痛、颊肿、口噤不语。

[操作]直刺0.3～0.5寸或平刺0.5～1寸。

下关

[定位]颧弓与下颌切迹之间的凹陷中。合口有孔,张口即闭。

[主治]耳聋、耳鸣、聤耳、齿痛、口噤、口眼歪斜。

[操作]直刺0.5～1寸。

头维

[定位]额角发际直上0.5寸,头正中线旁开4.5寸。

[主治]头痛、目眩、口痛、流泪、眼睑𥆧动。

[操作]平刺0.5～1寸。

天枢

[定位]脐旁2寸。

[主治]腹胀肠鸣、绕脐痛、便秘、泄泻、痢疾、月经不调、癥瘕。

[操作]直刺1～1.5寸。

犊鼻

[定位]髌骨下缘,髌韧带外侧凹陷中。

[主治]膝痛、下肢麻痹、屈伸不利、脚气。

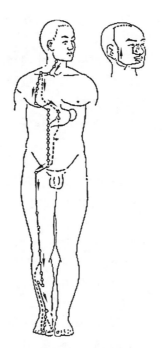

图9-3 足阳明胃经循行示意图

Note

[操作]向后内斜刺 0.5～1 寸。

足三里

[定位]犊鼻下 3 寸,胫骨前嵴外一横指处。

[主治]胃痛、呕吐、噎膈、泄泻、痢疾、便秘、乳痈、水肿、癫狂、下肢痿痹、虚劳羸瘦。

[操作]直刺 1～2 寸。

[附注]本穴有强壮作用,为保健要穴。

上巨虚

[定位]足三里下 3 寸。

[主治]肠鸣、腹泻、腹痛、便秘、肠痈、下肢痿痹、脚气。

[操作]直刺 1～2 寸。

下巨虚

[定位]上巨虚下 3 寸。

[主治]小腹痛、泄泻、痢疾、乳痈、下肢痿痹、腰脊痛引睾丸。

[操作]直刺 1～1.5 寸。

丰隆

[定位]外踝高点上 8 寸,条口(上巨虚下 2 寸)外 1 寸。

[主治]头痛、眩晕、痰多咳嗽、呕吐、便秘、水肿、癫狂病、下肢痿痹。

[操作]直刺 1～1.5 寸。

解溪

[定位]足背踝关节横纹的中央,拇长伸肌腱与趾长伸肌腱之间。

[主治]头痛、眩晕、癫狂、腹胀、便秘、下肢痿痹。

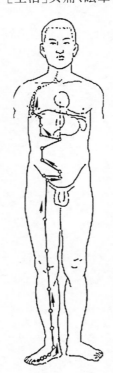

图 9-4　足太阴脾经循行示意图

[操作]直刺 0.5～1 寸。

内庭

[定位]足背第二、三趾间缝纹端。

[主治]齿痛、咽喉肿痛、口歪、鼻衄、胃痛吐酸、腹胀、泄泻、便秘、热病、足背肿痛。

[操作]直刺或斜刺 0.5～0.8 寸。

厉兑

[定位]第二趾外侧趾甲角旁约 0.1 寸。

[主治]鼽衄、齿痛、咽喉肿痛、腹胀、热病、多梦、癫狂。

[操作]浅刺 0.1 寸。

(四) 足太阴脾经

1. 经脉循行　起于足大趾末端(隐白),沿着大趾内侧赤白肉际,经第一跖趾关节向上行至内踝前,上行腿肚,交出足厥阴经的前面,经膝股部内侧前缘,进入腹部,属脾络胃,过膈上行,挟咽旁系舌根,散舌下。

胃部支脉:过膈流注于心中,与心经相接(图 9-4)。

2. 主要病候　胃脘痛,食则呕,嗳气,腹胀便溏,黄疸,身重无力,舌根强痛,下肢内侧肿胀,厥冷。

3. 主要概要　主治脾胃病、妇科病、前阴病及经脉循行部位的其他病证。

4. 常用腧穴

隐白

[定位]足大趾内侧,趾甲根角旁约 0.1 寸。

[主治]腹胀、便血、尿血、月经过多、崩漏、癫狂、多梦、惊风。

[操作]浅刺 0.1 寸。

太白

[定位]第一趾骨小头后缘,赤白肉际凹陷处。

[主治]胃痛、腹胀、肠鸣、泄泻、便秘、痔瘘、脚气、体重节痛。

[操作]直刺 0.5~0.8 寸。

三阴交

[定位]内踝高点上 3 寸,胫骨内侧面后缘。

[主治]腹胀肠鸣、泄泻、月经不调、带下、阴挺、不孕、滞产、遗精、阳痿、遗尿、疝气、失眠、下肢痿痹、脚气。

[操作]直刺 1~1.5 寸。孕妇禁针。

阴陵泉

[定位]胫骨内侧踝下缘凹陷中。

[主治]腹胀、泄泻、水肿、黄疸、小便不利或失禁、膝痛。

[操作]直刺 1~2 寸。

血海

[定位]髌骨内上缘上 2 寸。

[主治]月经不调、崩漏、经闭、瘾疹、湿疹、丹毒。

[操作]直刺 1~1.5 寸。

(五)手少阴心经

1. 经脉循行 起于心中,出属心系(心与其他脏器相连系的部位),过膈,联络小肠。

"心系"向上支脉:挟咽喉上行,连系于目系(眼球连系于脑的部位)。

"心系"直行的脉:上行于肺部再向下出于腋窝部(极泉)沿上臂内侧后缘,行于手太阴和手厥阴经的后面,至掌后豌豆骨部入掌内,沿小指内侧至末端(少冲)交于手太阳小肠经(图 9-5)。

2. 主要病候 心痛、咽干、口渴、目黄、胁痛、上臂内侧痛、手心发热等。

3. 主治概要 主治心、胸、神志病及经脉循行部位的其他病证。

4. 常用腧穴

少海

[定位]屈肘,当肘横纹内端与肱骨内上髁连线的中点。

[主治]心痛、头项痛、腋胁痛、瘰疬、肘臂挛痛。

[操作]直刺 0.5~1 寸。

阴郄

[定位]腕横纹上 0.5 寸,尺侧腕屈肌腱的桡侧。

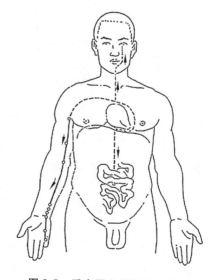

图 9-5 手少阴心经循行示意图

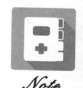

Note

[主治]心痛、惊悸、骨蒸盗汗、吐血、衄血、暴喑。

[操作]直刺 0.3~0.5 寸。

神门

[定位]腕横纹尺侧端,尺侧腕屈肌腱的桡侧凹陷中。

[主治]心痛、心烦、惊悸、怔忡、健忘、失眠、癫狂痫、胸胁痛。

[操作]直刺 0.3~0.5 寸。

少冲

[定位]小指桡侧端指甲根角旁约 0.1 寸。

[主治]心悸、心痛、癫狂、热病、昏迷。

[操作]浅刺 0.1 寸或点刺出血。

(六) 手太阳小肠经

1. 经脉循行 起于手小指外侧端(少泽),沿手背外侧至腕部直上沿前臂外侧后缘,经尺骨鹰嘴与肱骨内上髁之间,出于肩关节,绕行肩胛部,交于大椎(督脉)向下入缺盆部联络心脏,沿食管过膈达胃,属于小肠。

缺盆部支脉:沿颈部上达面颊,至目外眦,转入耳中(听宫)。

颊部支脉:上行目眶下,抵于鼻旁,至目内眦(睛明),交于足太阳膀胱经(图 9-6)。

2. 主要病候 少腹痛、腰脊痛引睾丸、耳聋、目黄、颊肿、咽喉肿痛、肩臂外侧后缘痛等。

3. 主治概要 主治头、项、耳、目、咽喉病,热病,神志病,以及经脉循行部位的其他病证。

4. 常用腧穴

少泽

[定位]小指尺侧指甲角旁约 0.1 寸。

[主治]头痛、目翳、咽喉肿痛、乳痛、缺乳、昏迷、热病。

[操作]浅刺 0.1 寸或点刺出血。

后溪

[定位]握拳,第五掌指关节后尺侧,赤白肉际。

[主治]头项强痛、目赤耳聋、咽喉肿痛、腰背痛、癫痫狂、手指及肘臂挛痛。

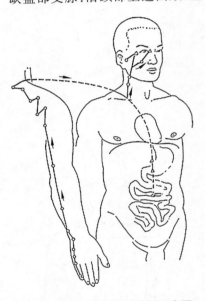

图 9-6 手太阳小肠经循行示意图

[操作]直刺 0.5~0.8 寸。

养老

[定位]以掌向胸,当尺骨茎突桡侧缘凹陷中。

[主治]目视不明,肩、背、肘、臂痛。

[操作]直刺或斜刺 0.5~0.8 寸。

小海

[定位]屈肘,当尺骨鹰嘴与肱骨内上髁之间凹陷中。

[主治]肘臂挛痛、癫痫。

[操作]直刺 0.3~0.5 寸。

天宗

[定位]肩胛骨冈下窝的中央。

Note

[主治]肩胛痛、气喘、乳房痛。

[操作]直刺或斜刺 0.5~1 寸。

听宫

[定位]耳屏前,下颌骨髁状突的后缘,张口呈凹陷处。

[主治]耳鸣、耳聋、聤耳、齿痛、癫狂痫。

[操作]张口,直刺 0.5~1 寸。

(七)足太阳膀胱经

1. 经脉循行 起于目内眦,上额交会于巅顶(百会)。

巅顶部支脉:从头顶到耳上角。

巅顶部直行的脉:从头顶入里联络于脑,回出分开下行项后,沿肩胛部内侧,挟脊柱,到达腰部,从脊旁肌肉进入体腔联络肾脏,属于膀胱。

腰部支脉:向下通过臀部,进入腘窝内。

后项部支脉:通过肩胛骨内缘直下,经过臀部下行,沿大腿后外侧与腰部下来的支脉会合于腘窝中。从此向下,出于外踝后,第五跖骨粗隆,至小趾外侧端(至阴),与足少阴经相接(图 9-7)。

2. 主要病候 小便不通,遗尿,癫狂,疟疾,目痛,迎风流泪,鼻塞多涕,鼻衄,头痛,项、背、臀部及下肢循行部位痛麻等。

3. 主治概要 主治头、项、目、背、腰、下肢部病证及神志病。背部第一侧线的背俞穴及第二侧线相平的腧穴,主治与其相关的脏腑病证和有关的组织器官病证。

4. 常用腧穴

睛明

[定位]目内眦角稍稍上方凹陷处。

[主治]目赤肿痛、流泪、视物不清、近视、夜盲、色盲。

[操作]嘱患者闭目,医者左手轻推眼球向外侧固定,右手缓慢进针,紧靠眶缘直刺 0.8~1 寸。不捻转,不提插,出针后按压针孔片刻,以防出血(本穴禁灸)。

攒竹

[定位]眉头凹陷中。

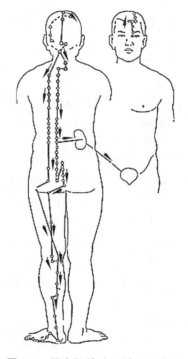

图 9-7 足太阳膀胱经循行示意图

[主治]头痛、口眼歪斜、目视不明、流泪、目赤肿痛、眼睑瞤动、眼睑下垂。

[操作]平刺 0.5~0.8 寸。禁灸。

天柱

[定位]后发际正中直上 0.5 寸,旁开 1.3 寸,当斜方肌外缘凹陷中。

[主治]头痛、颈强、鼻塞、癫狂痫、肩背痛、热病。

[操作]直刺或斜刺 0.5~0.8 寸。不可向内上方深刺,以免伤及延髓。

风门

[定位]第二胸椎棘突下,旁开 1.5 寸。

[主治]伤风、咳嗽、发热头痛、项强、胸背痛。

[操作]斜刺 0.5~0.8 寸。

肺俞

[定位]第三胸椎棘突下,旁开1.5寸。

[主治]咳嗽、气喘、吐血、骨蒸潮热、盗汗、鼻塞。

[操作]斜刺0.5~0.8寸。

心俞

[定位]第五胸椎棘突下,旁开1.5寸。

[主治]心痛、惊悸、咳嗽、吐血、失眠、健忘、盗汗、梦遗、癫痫。

[操作]斜刺0.5~0.8寸。

肝俞

[定位]第九胸椎棘突下,旁开1.5寸。

[主治]黄疸、胁痛、吐血、目赤、目眩、雀目、乳腺病、癫狂病、脊背痛。

[操作]斜刺0.5~0.8寸。

脾俞

[定位]第十一胸椎棘突下,旁开1.5寸。

[主治]腹胀、黄疸、呕吐、泄泻、痢疾、便血、水肿、背痛。

[操作]斜刺0.5~0.8寸。

肾俞

[定位]第二腰椎棘突下,旁开1.5寸。

[主治]遗尿、遗精、阳痿、月经不调、白带、水肿、耳鸣、耳聋、腰痛。

[操作]直刺0.5~1寸。

次髎

[定位]第二骶后孔中,约当髂后上棘下与督脉的中点。

[主治]疝气、月经不调、痛经、带下、小便不利、遗精、腰痛、下肢痿痹。

[操作]直刺1~1.5寸。

承扶

[定位]臀横纹中央。

[主治]腰骶臀股部疼痛、痔疮。

[操作]直刺1~2寸。

殷门

[定位]承扶与委中连接线上,承扶下6寸。

[主治]腰痛、下肢痿痹。

[操作]直刺1~2寸。

委中

[定位]腘横纹中央。

[主治]腰痛、背痛、下肢痿痹、腹痛、吐泻、小便不利、遗尿、丹毒。

[操作]直刺1~1.5寸或用三棱针点刺腘静脉出血。

志室

[定位]第二腰椎棘突下,旁开3寸。

[主治]遗精、阳痿、小便不利、水肿、腰脊强痛。

[操作]斜刺0.5~0.8寸。

承山

[定位]腓肠肌两肌腹之间凹陷的顶端。

[主治]痔疾、便秘、腰腿拘急挛痛等。

［操作］直刺1～2寸。

昆仑

［定位］外踝高点与跟腱的凹陷中。

［主治］头痛、项强、目眩、鼻衄、癫痫、难产、腰骶疼痛、脚跟肿痛。

［操作］直刺0.5～0.8寸。

申脉

［定位］外踝下缘凹陷中。

［主治］头痛眩晕、癫狂痫、腰腿麻痛、目赤痛、失眠。

［操作］直刺0.3～0.5寸。

至阴

［定位］足小趾外侧甲角旁约0.1寸。

［主治］头痛、目痛、鼻塞、鼻衄、胎位不下、难产。

［操作］浅刺0.1寸，胎位不正用灸法。

（八）足少阴肾经

1. 经脉循行 起于足小趾之下，斜向足心（涌泉）出于舟骨粗隆下，沿内踝后向上行于腿肚内侧，出腘内廉，经股内后缘，通过脊柱（长强）属于肾脏，联络膀胱。

肾脏部直行脉：从肾向上通过肝和横膈，进入肺中，沿着喉咙，挟于舌根部。

肺部支脉：从肺部出来，络心，流注于胸中，与手厥阴心包经相接（图9-8）。

2. 主要病候 咳血、气喘、舌干、咽喉、肿痛、水肿、大便秘结、泄泻、腰痛、脊股内后侧痛、痿弱无力、足心热等。

3. 主治概要 主治妇科病，前阴病，肾、肺、咽喉病，以及经脉循行部位的其他病证。

4. 常用腧穴

涌泉

［定位］足底中足趾跖屈时足心最凹陷处。

［主治］头痛、头昏、失眠、目眩、失音、便秘、小便不利、小儿惊风、癫狂、昏厥。

［操作］直刺0.5～1寸。

太溪

［定位］内踝高点与跟腱之间凹陷处。

［主治］月经不调、遗精、阳痿、小便频数、便秘、消渴、咳血、气喘、失眠、腰痛、耳鸣、耳聋及足跟痛。

［操作］直刺0.5～1寸。

照海

［定位］内踝下缘凹陷中。

［主治］月经不调、带下、阴挺、尿频、癃闭、便秘、咽干、癫痫、失眠。

［操作］直刺0.3～0.5寸。

复溜

［定位］太溪直上2寸。

［主治］水肿、腹胀、泄泻、盗汗、热病汗不出、下肢痿痹。

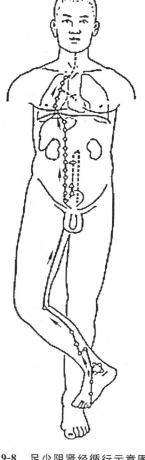

图9-8 足少阴肾经循行示意图

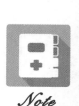

Note

［操作］直刺 0.5～1 寸。

阴谷

［定位］屈膝时,腘窝内侧,当半腱肌肌腱与半膜肌肌腱之间。

［主治］阳痿、疝气、崩漏、尿少、膝酸痛。

［操作］直刺 1～1.5 寸。

（九）手厥阴心包经

1. 经脉循行　起于胸中,出属心包络,向下通膈,从胸至腹依次联络上、中、下三焦。

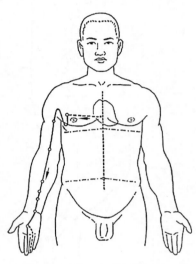

图 9-9　手厥阴心包经循行示意图

胸部支脉:沿胸中,出于胁肋至腋下(天池),上行至腋窝中,沿上臂内侧行于手太阴和手少阴经之间,经肘窝下行于前臂中间进入掌中,沿中指到指端(中冲)。

掌中支脉:从劳宫分出,沿无名指到指端(关冲),与手少阳三焦经相接(图 9-9)。

2. 主治病候　心痛、胸闷、心惊、心烦、癫狂、腋肿、肘臂挛痛、掌心发热等。

3. 主治概要　主治心、胸、胃、神志病及经脉循行部位的其他病证。

4. 常用腧穴

曲泽

［定位］肘横纹中,肱二头肌肌腱尺侧缘。

［主治］心痛、心烦、胃痛、呕吐、泄泻、热病、肘臂挛痛。

［操作］直刺 1～1.5 寸或点刺出血。

间使

［定位］腕横纹上 3 寸,掌长肌腱与桡侧腕屈肌腱之间。

［主治］心痛、心悸、胃痛、呕吐、疟疾、热病、癫狂痫。

［操作］直刺 0.5～1 寸。

内关

［定位］腕横纹上 2 寸,掌长肌腱与桡侧腕屈肌腱之间。

［主治］心痛、心悸、胸闷、胃痛、呕吐、癫痫、热病、上肢痹痛、偏瘫、失眠、眩晕、偏头痛。

［操作］直刺 0.5～1 寸。

劳宫

［定位］第二、三掌骨间,握拳屈指时中指尖处。

［主治］心痛、呕吐、癫狂痫、口疮、口臭。

［操作］直刺 0.3～0.5 寸。

中冲

［定位］中指尖端中央。

［主治］心痛、昏迷、舌强肿痛、热病、小儿夜啼、中暑、昏厥。

［操作］浅刺 0.1 寸或点刺出血。

（十）手少阳三焦经

1. 经脉循行　起于无名指末端(关冲)上行于第四、五掌骨间,沿腕背,出于前臂外侧尺桡骨之间,经肘尖沿上臂外侧达肩部,交大椎,再向前入缺盆,分布于胸中,络心包,过膈,从胸至腹,属于上、中、下三焦。

胸中支脉:从胸向上出于缺盆部,上走项部,沿耳后直上至额角,再下行经面颊部至目眶下。

耳部支脉:从耳后入耳中、耳前,与前脉交叉于面颊部,到目外眦,与足少阳胆经相接(图9-10)。

2. 主要病候 腹胀、水肿、遗尿、小便不利、耳聋、咽喉肿痛、目赤肿痛、颊肿,耳后、肩臂肘部外侧痛等。

3. 主治概要 主治侧头、耳、目、胸胁、咽喉病,热病,以及经脉循行部位的其他病证。

4. 常用腧穴

外关

[定位]腕背横纹上2寸,桡、尺骨之间。

[主治]热病、头痛、目赤肿痛、耳鸣、耳聋、瘰疬、胁肋痛、上肢痹痛。

[操作]直刺0.5～1寸。

天井

[定位]屈肘,尺骨鹰嘴上1寸凹陷中。

[主治]偏头痛、耳聋、瘰疬、癫痫。

[操作]直刺0.5～1寸。

肩髎

[定位]肩峰后上方,上臂外展,当肩髃后下方凹陷中。

[主治]肩臂挛痛不遂。

[操作]向肩关节直刺1～1.5寸。

翳风

[定位]乳突与下颌角之间,平耳垂后下缘的凹陷中。

[主治]耳鸣、耳聋、口眼歪斜、牙关紧闭、齿痛、颊肿、瘰疬。

[操作]直刺0.8～1.2寸。

耳门

[定位]耳屏上切迹前,下颌骨髁状突后缘凹陷中。

[主治]耳鸣、耳聋、聤耳、齿痛。

[操作]张口,直刺0.5～1寸。

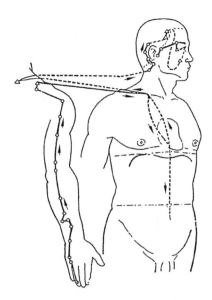

图9-10 手少阳三焦经循行示意图

(十一) 足少阳胆经

1. 经脉循行 起于目外眦(瞳子髎),向上到额角返回下行至耳后,沿颈部向后交会大椎再向前入缺盆。

耳部支脉:从耳后入耳中,从耳前出来,行至目外眦。

目外眦支脉:从目外眦分出,下大迎,合于手少阳,下颊车,下颈,合缺盆。入胸过膈,联络肝脏,属胆,沿胁肋部,出于腹股沟,经外阴毛际,横行入髋关节(环跳)。

直行支脉:从缺盆下行腋部,循侧胸,经季胁和前脉会于髋关节后,再向下沿大腿外侧,行于足阳明和足太阴经之间,经腓骨前直下到外踝前,进入足第四趾外侧端(足窍阴)。

足背支脉:从足临泣处分出,沿第一、二跖骨之间,至大趾端(大敦)与足厥阴经相接(图9-11)。

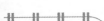

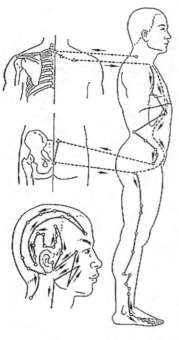

图 9-11　足少阳胆经循行示意图

2. 主要病候　口苦、目眩、疟疾、头痛、颌痛、目外眦痛及缺盆部、腋下、胸胁、股及下肢外侧、足外侧痛等。

3. 主治概要　主治侧头、目、耳、咽喉病,神志病,热病,以及经脉循行部位的其他病证。

4. 常用腧穴

听会

[定位]耳屏间切迹前,下颌骨髁状突后缘,张口凹陷处。

[主治]耳鸣、耳聋、齿痛、口歪。

[操作]张口、直刺 0.5～1 寸。

阳白

[定位]目正视,瞳孔直上,眉上 1 寸。

[主治]头痛、目痛、视物模糊、眼睑动、雀目。

[操作]平刺 0.3～0.5 寸。

风池

[定位]胸锁乳突肌与斜方肌上端之间凹陷中,平风府处。

[主治]头痛、眩晕、目赤肿痛、鼻渊、鼻衄、耳鸣、颈强项痛、感冒、癫痫、中风、热病、瘿气。

[操作]针尖微下向鼻尖斜刺 0.5～0.8 寸,或平刺透风府。

[附注]深部中间为延髓,必须严格掌握针刺角度与深度。

肩井

[定位]大椎(督脉)与肩峰连线的中点。

[主治]头项强痛、上肢不遂、乳房病、难产、瘰疬。

[操作]直刺 0.5～0.8 寸。

[附注]内为肺尖,不可深刺。

环跳

[定位]侧卧位屈股,股骨大转子高点与骶管裂孔连线的外 1/3 与内 2/3 交点处。

[主治]下肢痿痹、腰痛。

[操作]直刺 2～3 寸。

风市

[定位]大腿外侧正中,腘横纹水平线上 7 寸。

[主治]下肢痿痹、遍身瘙痒、脚气。

[操作]直刺 1～1.5 寸。

阳陵泉

[定位]小腿外侧,腓骨小头前下方凹陷中。

[主治]胁痛、口苦、呕吐、下肢痿痹、黄疸、脚气、小儿惊风。

[操作]直刺 1～1.5 寸。

丘墟

[定位]外踝前下方,趾长伸肌腱外侧凹陷中。

[主治]胸胁胀痛、下肢痿痹、疟疾。

[操作]直刺 0.5～0.8 寸。

侠溪

［定位］足背,第四、五趾间缝纹端。

［主治］头痛、目眩、耳鸣、耳聋、目赤肿痛、胸胁疼痛、热病、乳痛。

［操作］直刺 0.3～0.5 寸。

（十二）足厥阴肝经

1. 经脉循行 起于足大趾上毫毛部(大敦),经内踝前向上至内踝上 8 寸外处交出于足太阴经之后,上行沿股内侧,进入阴毛中,绕阴器,上达小腹,挟胃旁,属肝,络胆,过膈,分布于胁肋,沿喉咙后面,向上入鼻咽部,连接于"目系"(眼球连系于脑的部位),上出于前额,与督脉会合于巅顶。

"目系"支脉:下行颊里,环绕唇内。

肝部支脉:从肝分出,过膈,向上流注于肺,与手太阴肺经相接(图 9-12)。

2. 主要病候 腰痛、胸满、呃逆、遗尿、小便不利、疝气、少腹肿等。

3. 主要概要 主治肝病、妇科病、前阴病及经脉循行部位的其他病证。

4. 常用腧穴

大敦

［定位］足大趾外侧趾甲根角旁约 0.1 寸。

［主治］疝气、遗尿、经闭、崩漏、阴挺、癫痫。

［操作］斜刺 0.1～0.2 寸或点刺出血。

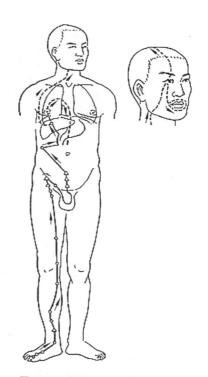

图 9-12　足厥阴肝经循行示意图

行间

［定位］足背第一、二趾间缝纹端。

［主治］头痛、目眩、目赤肿痛、青盲、口歪、胁痛、疝气、小便不利、崩漏、癫痫、月经不调、痛经、带下、中风。

［操作］斜刺 0.5～0.8 寸。

太冲

［定位］足背第一、二跖骨结合部前方凹陷中。

［主治］头痛、眩晕、目赤肿痛、口歪、胁痛、遗尿、疝气、崩漏、月经不调、癫痫、呕逆、小儿惊风、下肢痿痹。

［操作］直刺 0.5～0.8 寸。

章门

［定位］侧腹部第十一肋游离端的下方。

［主治］腹胀、泄泻、胁痛、痞块。

［操作］直刺 0.8～1 寸。

期门

［定位］乳头直下,第六肋间隙,前正中线旁开 4 寸。

［主治］胸胁胀痛、腹胀、呕吐、乳痛。

［操作］斜刺或平刺 0.5～0.8 寸。

Note

二、奇经八脉

（一）督脉

1. 经脉循行 起于小腹内胞宫，下出于会阴部，向后行于脊柱的内部，上达项后风府，进入脑内，上行巅顶，沿前额下行鼻柱，过人中，至上齿正中（图9-13）。

2. 主要病候 脊柱强痛，角弓反张等。

3. 主治概要 主治神志病，热病，腰骶、背、头项局部病证，以及相应的内脏疾病。

4. 常用腧穴

长强

[定位]尾骨尖下，当尾骨尖端与肛门的中点。

[主治]泄泻、便血、便秘、痔疮、脱肛、癫狂痫等。

[操作]紧靠尾骨前面斜刺0.8～1寸，直刺易伤直肠。

命门

[定位]第二腰椎棘突下凹陷中。

[主治]阳痿、遗精、带下、月经不调、泄泻、腰脊强痛等。

[操作]向上斜刺0.5～1寸。

大椎

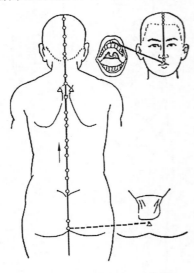

图9-13 督脉循行示意图

[定位]在后正中线上，第7颈椎棘突下凹陷中。

[主治]热病、疟疾、喘咳、骨蒸盗汗、癫痫、头痛项强、风疹。

[操作]向上斜刺0.5～1寸。

哑门

[定位]后发际正中直上0.5寸，第1颈椎下。

[主治]暴喑、舌强不语、癫狂痫、头痛、项强。

[操作]直刺或向下斜刺0.5～1寸，不可深刺或向上斜刺，以免伤及延髓。

风府

[定位]后发际正中直上1寸。

[主治]头痛、项强、眩晕、咽喉肿痛、失音、癫狂、中风。

[操作]直刺或向下刺0.5～1寸，不可深刺或向上斜刺，以免伤及延髓。

百会

[定位]后发际正中直上7寸，或两耳尖连线中点处。

[主治]头痛、眩晕、中风失语、癫狂、脱肛、阴挺、不寐。

[操作]平刺0.5～0.8寸。

水沟（人中）

[定位]在人中沟的上1/3与中1/3交点处。

[主治]癫狂病、小儿惊风、昏迷、口眼歪斜、腰脊强痛。

[操作]向上斜刺0.3～0.5寸。

（二）任脉

1. 经脉循行 起于小腹内，下出会阴部，向上行于阴毛部，沿腹内向上经前正中线到达咽喉部，再向上环绕口唇，经面部入目眶下（图9-14）。

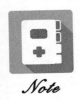

2. 主要病候 疝气、带下、腹中结块等。

3. 主治概要 主治腹、胸、颈、头面的局部病证及相应的内脏器官疾病。少数腧穴有强壮作用或可治神志病。

4. 常用腧穴

中极

〔定位〕前正中线上,脐下4寸。

〔主治〕遗尿、尿频、尿闭、泄泻、腹痛、遗精、阳痿、疝气、月经不调、带下、不孕、虚劳羸瘦。

〔操作〕直刺0.5~1寸,需在排尿后进行针刺,孕妇禁针。

〔附注〕本穴有强壮作用,为保健要穴。

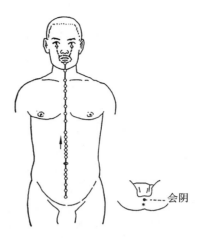

图9-14 任脉循行示意图

关元

〔定位〕前正中线上,脐下3寸。

〔主治〕遗尿、尿频、尿闭、泄泻、腹痛、遗精、阳痿、疝气、月经不调、带下、不孕、虚劳羸瘦。

〔操作〕直刺1~2寸,需在排尿后进行针刺,孕妇禁针。

〔附注〕本穴有强壮作用,为保健要穴。

气海

〔定位〕前正中线上,脐下1.5寸。

〔主治〕腹痛、泄泻、便秘、遗尿、疝气、遗精、月经不调、经闭、虚脱。

〔操作〕直刺1~2寸。

〔附注〕本穴有强壮作用,为保健要穴。

神阙

〔定位〕脐的中间。

〔主治〕腹痛肠鸣、腹胀、水肿、久痢脱肛、溺水及中风等各种脱证。

〔操作〕禁针。多取隔盐大艾炷灸5~15壮或艾条灸5~15分钟。

下脘

〔定位〕前正中线上,脐上2寸。

〔主治〕腹痛、腹胀、泄泻、呕吐、食谷不化、痞块。

〔操作〕直刺0.5~1寸。

中脘

〔定位〕前正中线上,脐上4寸。

〔主治〕胃痛、呕吐、吞酸、泄泻、黄疸、癫狂。

〔操作〕直刺1~1.5寸。

上脘

〔定位〕前正中线上,脐上5寸。

〔主治〕胃痛、呕吐、腹胀、癫痫。

〔操作〕直刺0.5~1寸。

承浆

〔定位〕颏唇沟的中点。

〔主治〕口歪、齿龈肿痛、流涎、暴喑、癫狂。

〔操作〕直刺0.2~0.4寸。

第二节 常用针灸技术

一、毫针刺法

(一) 基本概念

1. 毫针刺法 中医最常用的操作技术,是使用毫针针具,运用一定的手法在人体特殊部位进行刺激,从而调整人体脏腑气血、平衡阴阳,达到治疗疾病的目的。

2. 得气 指毫针刺入腧穴一定深度后,通过提插或捻转等行针手法,使针刺部位获得针刺感应。古称"气至",近代又称"针感"。针下是否得气可以从患者和医生两方面进行判断。患者方面,进针后多有酸、麻、胀、重等自觉反应,有时还出现凉、热、痛、痒等感觉,甚或沿着一定部位,向一定方向扩散传导的现象。医生方面,手指持针刺入皮肤以后,医者会感到针下有徐和、沉紧、涩滞的感觉。正如窦汉卿在《标幽赋》中所说:"轻滑慢而未来,沉涩紧而已至……气之至也,如鱼吞钩饵之浮沉;气未至也,如闲处幽堂之深邃"。

得气与否及气至的快慢,不仅直接关系到疗效,而且可以供以窥测疾病的预后。临床上一般是得气迅速时,疗效较好;得气较慢时,效果就差;若不得气,则可能无效。《灵枢·九针十二原》载:"刺之而气不至,无问其数;刺之而气至,乃去之……刺之要,气至而有效。"这充分说明了得气的重要意义。《金针赋》也说:"气速效速,气迟效迟。"故临床上若刺之而不得气时,就要分析原因,或因取穴不准,手法运用不当,或为针刺角度有误,深浅失度等。此时就要重新调整针刺部位、角度、深度,运用必要的手法再次行针,一般即可得气。如患者病久体虚,以致经气不足,或因其他病理因素致局部感觉迟钝,而不易得气时,可采用行针推气,或留针候气,或用温针,或加艾灸,以助经气来复,易促使得气,或因治疗,经气逐步得到恢复,则可迅速得气。若用上法而仍不得气者,多为脏腑经络之气虚衰已极。对此,可以考虑配合或改用其他疗法。

3. 毫针刺法的主要参数 毫针刺法的主要参数包括了针刺的角度、方向和深度。

(1)角度:针刺角度是指进针时针身与皮肤表面所构成的夹角。其角度的大小,应根据腧穴部位、病性、病位、手法要求等特点而定。针刺角度一般分为直刺、斜刺、平刺三类(图 9-15)。

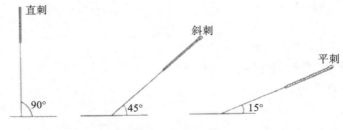

图 9-15 针刺的角度

①直刺:针身与皮肤表面成 90°,垂直刺入腧穴。直刺法适用于针刺大部分腧穴,尤其是肌肉丰厚部的腧穴。

②斜刺:针身与皮肤表面成 45°左右倾斜刺入。此法适用于肌肉较浅薄处或内在重要脏器或不宜于直刺、深刺的穴位。

③平刺:针身与皮肤表面成 15°左右沿皮刺入。此法适于皮薄肉少的部位,如头部的腧

穴等。

（2）针刺方向：进针时和进针后针尖所朝的方向，简称针向。对于针刺方向，一般根据经脉循行方向、腧穴分布部位和所要求达到的组织结构等情况而定。

（3）针刺深度：针身刺入腧穴皮肉的深浅。掌握针刺的深度，应以既要有针下气至感觉，又不伤及组织器官为原则。每个腧穴的针刺深度，在临床实际操作时，还必须结合患者的年龄、体质、腧穴部位、病情而定。

①年龄：小儿、年老体弱、气血衰退者，均不宜深刺；中青年、身体强壮、气血旺盛者，可以适当深刺。

②体质：形体瘦弱者，宜浅刺；形体强盛者，宜深刺。

③腧穴部位：头面、胸背部及皮薄肉少的腧穴浅刺；四肢、臀、腹及肌肉丰厚处的腧穴深刺。

④病情：阳病、新病宜浅刺；阴病、久病宜深刺。

另外，对于经脉循行深浅、季节时令、医者针法经验和得气的需要等诸多因素也应综合考虑。

（二）毫针的作用与禁忌证

1. 毫针的作用

（1）调和阴阳：疾病发生的机理是复杂的，但从总体上可归纳为阴阳失衡。毫针可使机体从阴阳失衡的状态向平衡状态转化，是毫针灸治疗最终要达到的目的。

（2）疏通经络：毫针能使瘀阻的经络通畅而发挥其正常的生理作用，是毫针最基本最直接的治疗作用。经络"内属于脏腑，外络于肢节"，运行气血是其主要的生理功能之一。经络不通，气血运行受阻，临床表现为肿胀、麻木、疼痛、瘀斑等症状。毫针疏通经络主要是通过选择相应的腧穴和手法及三棱针点刺出血等使经络通畅，气血运行正常。

（3）扶正祛邪：疾病的发生、发展及转归的过程，实质上就是正邪相争的过程。毫针可以扶助机体正气及驱除病邪。毫针治病，在于能发挥其扶正祛邪的作用。

2. 毫针的适应证　毫针的适应证较为广泛，涉及内外妇儿等各个系统的疾病。临床常见的适应证如下。

（1）呼吸道疾病：急性鼻窦炎、急性鼻炎、普通感冒、急性扁桃体炎等。

（2）呼吸系统疾病：急性支气管炎、支气管哮喘等。

（3）眼科疾病：急慢性结膜炎、中心性视网膜炎、白内障、近视眼等。

（4）口腔疾病：牙痛、拔牙后的疼痛、牙龈炎、急慢性咽炎等。

（5）消化系统疾病：贲门弛缓症、呕吐、胃下垂、急慢性胃炎、胃酸过多、急慢性十二指肠溃疡、急慢性结肠炎、急慢性细菌性痢疾、腹泻、便秘、麻痹性肠绞痛等。

（6）神经系统疾病：偏头痛、三叉神经痛、外伤后麻痹、周围神经炎（包括面瘫）、小儿麻痹症、梅尼埃病、膀胱机能障碍、夜尿症、肋间神经痛、肩痛和网球肘、手术后痛、中风后遗症等。

（7）肌肉和骨骼疾病：肌肉痛和萎缩、坐骨神经痛、肌肉痉挛、关节炎、椎间盘问题。

3. 毫针的禁忌证

（1）患者在过度饥饿、暴饮暴食、醉酒后及精神过度紧张时，禁止针刺。

（2）孕妇的少腹部、腰骶部、会阴部及身体其他部位具有通气行血功效的腧穴，针刺后会产生较强针感的穴位（如合谷、足三里、风池、环跳、三阴交、血海等），禁止针刺。月经期间禁止针刺。

（3）患者严重过敏、感染性皮肤病，以及患有出血性疾病（如血小板减少性紫癜、血友病等）。

（4）小儿囟门未闭时头顶部禁止针刺。

（5）重要脏器所在处，如胁肋部、背部、肾区、肝区不宜直刺、深刺；大血管走行处及皮下静脉部位的腧穴如需针刺时，则应避开血管，使针斜刺入穴位。

（6）对于儿童，破伤风、癫痫发作期、躁狂型精神分裂症发作期患者等，针刺时不宜留针。

（三）毫针的结构与规格和检查与保养

1. 毫针结构与规格　毫针是用金属制作而成的，以不锈钢为制针材料者最常见。不锈钢毫针，具有较高的强度和韧性，针体挺直滑利，能耐高热，防锈，不易被化学物品腐蚀，故目前被临床广泛采用；应用其他金属制作的毫针，如金针、银针，虽然其传热、导电性能好，但针体较粗，强度、韧性远不如不锈钢针，而且价格昂贵，很少应用。

毫针分为针尖、针身、针根、针柄、针尾5个部分（图 9-16）。以铜丝或铅丝紧密缠绕的一端为针柄，是医者持针、运针的操作部位，也是温针灸法装置艾绒之处；针柄的末端多缠绕成圆筒状，称针尾；针的尖端锋锐的部分称针尖；针柄与针尖之间的部分称针身，是毫针刺入腧穴内相应深度的主要部分；针柄与针身的连接之处为针根，是观察针身刺入穴位深度和提插幅度的外部标志。

临床上常见的毫针种类有圈柄针、花柄针、平柄针和管柄针（图 9-16）。

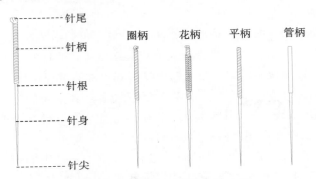

图 9-16　毫针的结构及常见的毫针

毫针主要以针身的长短和粗细确定不同的规格。长短的计算标准：半寸为 15 mm，一寸为 25 mm。临床一般以 25～75 mm（1～3 寸）长、0.32～0.38 mm（28～30 号）粗细者最常用（表 9-1 和表 9-2）。

表 9-1　毫针的长短规格

寸	0.5	1.0	1.5	2.0	2.5	3.0	3.5	4.0	4.5
长度/mm	15	25	40	50	65	75	90	100	115

表 9-2　毫针粗细规格

号数	26	27	28	29	30	31	32	33
直径/mm	0.45	0.42	0.38	0.34	0.32	0.30	0.28	0.26

2. 毫针的检查与保养　目前临床有反复使用的毫针和一次性毫针。对于反复使用的毫针，在消毒之前应先进行选择，针尖要光洁度高，端正不偏，尖中带圆，圆而不钝，形如"松针"，锐利适度，进针阻力小而不易钝涩；针身光滑挺直，圆正匀称，坚韧而富有弹性；针根要牢固，无剥蚀、伤痕；针柄的金属要缠绕均匀、牢固不松脱或断丝，针柄的长短、粗细要适中，便于持针、运针。

保养针具是为防止针尖受损，针身弯曲或生锈、污染等，因此对针具应当妥善保存。藏针的器具有针盒、针管和针夹等。若用针盒或针夹，可多垫几层消毒纱布，将消毒后的针具，根据毫针的长短,分别置于或插在消毒纱布上,再用消毒纱布覆盖,以免污染,然后将针盒或针夹盖好备用。若用针管,应在针管放至针尖的一端,塞上干棉球(以防针尖损坏而出现钩曲),然后将针置入,盖好,高压消毒后备用。

（四）毫针刺法练习

毫针针刺练习,主要是对指力和手法的训练。由于毫针针身细软,如果没有一定的指力,很难力贯针尖、减少刺痛,对各种手法的操作也不能运用自如,以致影响治疗效果,因此针刺练习是初学针刺者的重要基本技能训练。

1. 纸垫练针法 取松软的纸张,折叠成长约 8 cm、宽约 5 cm,厚 2～3 cm 的纸块,用线如"井"字形扎紧,做成纸垫。练针时,左手平执纸垫,右手拇、食、中三指持针柄,如持笔状地持 1.0～1.5 寸毫针,使针尖垂直地抵在纸块上,然后右手拇指与食、中指前后交替地捻动针柄,并渐加一定的压力,待针穿透纸垫,另换一处,反复练习。纸垫练针法主要用来锻炼指力和捻转的基本手法(图 9-17)。

2. 棉团练针法 用棉花作衬,外用布将棉花包裹,尽量包紧包实,用线封口扎紧,做成直径 6～7 cm 的棉团。练针方法同纸垫练针法,所不同的是棉团松软,可以做提插、捻转等多种基本手法的练习。在进行练针时,要做到捻转的角度大小可以随意掌握,来去的角度力求一致,快慢均匀。在这一过程中也可配合提插的练习,同时锻炼捻转的速度,一般总的要求是提插幅度上下一致,捻转角度来去一致,频率快慢一致,达到得心应手,运用自如(图 9-18)。

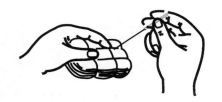

图 9-17 纸垫练针法

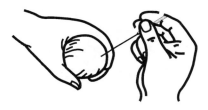

图 9-18 棉团练针法

（五）毫针刺法前准备

1. 患者的准备 主要是指体位的摆放。针刺时患者体位的选择是否适当,对腧穴的正确定位、针刺的施术操作、持久的留针以及防止晕针、滞针、弯针甚至折针等,都有较大影响。临床上针刺时常用的体位主要有以下几种。

（1）仰卧位:适宜于取头、面、胸、腹部腧穴和上、下肢部分腧穴(图 9-19)。

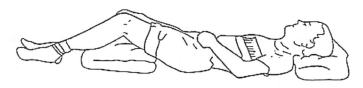

图 9-19 仰卧位

（2）侧卧位:适宜于取身体侧面少阳经腧穴和上、下肢的部分腧穴(图 9-20)。

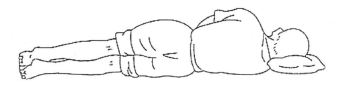

图 9-20 侧卧位

（3）伏卧位：适宜于取头、项、脊背、腰骶部腧穴和下肢背侧及上肢部分腧穴（图9-21）。

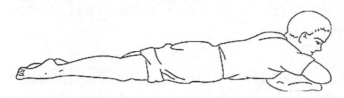

图 9-21　俯卧位

（4）仰靠坐位：适宜于取前头、颜面和颈前等部位的腧穴（图9-22）。

（5）俯伏坐位：适宜于取后头和项、背部的腧穴（图9-23）。

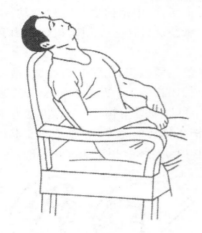

图 9-22　仰靠坐位

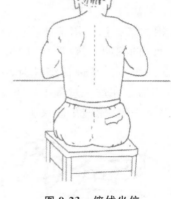

图 9-23　俯伏坐位

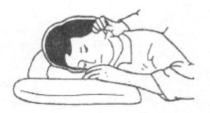

图 9-24　侧伏坐位

（6）侧伏坐位：适宜于取头部的一侧、面颊及耳前后部位的腧穴（图9-24）。

临床上对于病重体弱或精神紧张的患者，采用坐位易使患者感到疲劳，往往容易发生晕针；如体位选择不当，在针刺施术时或在留针过程中，患者可能由于移动体位而造成弯针、带针甚至发生折针等事故。因此，临床上要根据处方选穴的具体情况，选择既有利于腧穴的正确定位，又便于针灸的施术操作和较长时间的留针而不致疲劳的适当体位。

2. 针具的准备　应根据患者的性别、年龄的长幼、形体的肥瘦、体质的强弱、病情的虚实、病变部位的表里浅深和所取腧穴所在的具体部位，选择长短、粗细适宜的针具。如男性、体壮、形肥，且病变部位较深者，可选稍粗稍长的毫针。反之，若女性、体弱形瘦，而病变部位较浅者，就应选用较短、较细的针具。

（1）针具器械消毒：方法很多，常用高压蒸汽灭菌法。

①高压蒸汽灭菌：将毫针等针具用布包好，放在密闭的高压蒸汽锅内灭菌。一般在98～147 kPa、115～123 ℃保持 30 min 以上，才可达到灭菌要求。

②药液浸泡消毒法：将针具放在 75% 酒精内浸泡 30～60 min，取出擦干后使用。也可置于器械消毒液内浸泡（如 0.1% 新洁尔灭加 0.5% 亚硝酸钠）。直接和毫针接触的针盘、镊子等也需进行消毒。经过消毒的毫针，必须放在消毒过的针盘内，外以消毒纱布遮覆。

（2）施针部位消毒：在患者需要针刺的穴位皮肤上用 75% 酒精棉球擦拭，应从中心点向外绕圈擦拭。或先用 2% 碘酊涂擦，稍干后再用 75% 酒精涂擦脱碘。穴位皮肤消毒后，必须保持洁净,防止再污染。

3. 医生的准备

(1)医生手指消毒:医生的手,在施术前要用肥皂水洗刷干净,或用酒精棉球涂擦后,才能持针操作。

(2)医生的调神:医生应该调整呼吸,注意力集中、全神贯注进行毫针操作。

(六)进针方法

进针是毫针刺法的关键一步,一般需要两手配合操作。其中用于持针操作的手称"刺手",另一手在所刺部位按压或辅助进针,称"押手"。持针方式(图9-25),一般以刺手拇、食、中三指夹持进针,拇指指腹与食指、中指之间相对。进针时,运指力于针尖,使针快速刺入皮肤。

临床常见的进针方法有以下几种。

1. 单手进针法 用刺手的拇、食指持针,中指端紧靠穴位,指腹抵住针身下段,当拇、食指向下用力按压时,中指随之屈曲,将针刺入,直刺至所要求的深度(图9-26)。

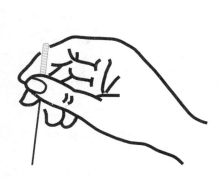

图 9-25 持针法

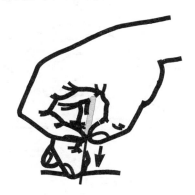

图 9-26 单手进针法

2. 双手进针法 双手配合,协同进针。临床常用以下 4 种。

(1)指切进针法:用左手拇指或食指端切按在腧穴位置的旁边,右手持针,紧靠左手指甲面将针刺入腧穴。此法适宜于短针的进针(图9-27)。

(2)夹持进针法:用左手拇、食二指持捏消毒干棉球,夹住针身下端,将针尖固定在所刺腧穴的皮肤表面位置,右手捻动针柄,将针刺入腧穴。此法适用于长针的进针(图9-28)。

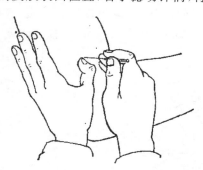

图 9-27 指切进针法

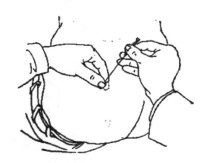

图 9-28 夹持进针法

(3)提捏进针法:用左手拇、食二指将针刺腧穴部位的皮肤捏起,右手持针,从捏起的上端将针刺入。此法主要用于皮肉浅薄部位的腧穴进针,如印堂等(图9-29)。

(4)舒张进针法:用左手拇、食二指将所刺腧穴部位的皮肤向两侧撑开,使皮肤绷紧,右手持针,使针从左手拇、食二指的中间刺入。此法主要用于皮肤松弛部位的腧穴(图9-30)。

3. 管针进针法 用押手将比所用毫针短三分左右的针管(金属或塑料制)紧压在穴位上,

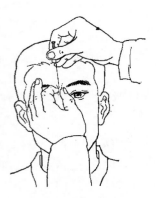

图 9-29　提捏进针法

然后将平柄针或管柄针置入管内,用手指拍击或弹击针尾,将针刺入皮下,然后将套管抽出,再将针刺入穴内。此法进针快而不痛(图 9-31)。

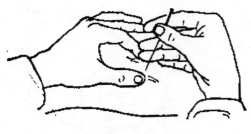

图 9-30　舒张进针法

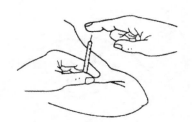

图 9-31　管针进针法

(七) 行针手法

行针是毫针刺入穴位后,为了使患者产生针刺感应,或进一步调整针感的强弱,以及使针感向某一方向扩散、传导而采取的操作方法,称为"运针",亦称"行针"。行针手法包括基本手法和辅助手法两类。

1. 基本手法

(1) 提插法:指将针刺入腧穴一定深度后,使针在穴内进行上下进退的操作方法。使针从浅层向下刺入深层为插,由深层向上退到浅层为提,如此反复地做上下纵向运动构成了提插法。对于提插幅度大小、层次的变化、频率的快慢和操作时间的长短,应根据患者体质、病情、腧穴部位、针刺目的等灵活调整。提插的幅度大、频率快、时间长,刺激量就大;提插的幅度小、频率小、时间短,刺激量就小(图 9-32)。

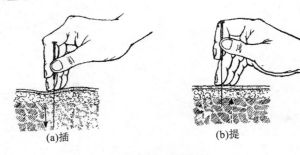

(a)插　　　　　(b)提

图 9-32　提插法

(2) 捻转法:指将针刺入腧穴一定深度后,使针向前向后来回反复旋转的操作方法。捻转幅度、频率,可根据患者体质、病情及腧穴特征调整(图 9-33)。

2. 辅助手法　针刺时用以辅助行针的操作方法,常用的有以下几种。

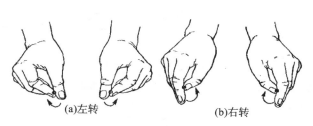

(a)左转 (b)右转

图 9-33 捻转法

（1）循法：医生用手指顺着经脉的循行径路，在腧穴的上下部轻柔地循按的方法。针刺不得气时，可以用循法催气。此法能推动气血，激发经气，促使针后得气。

（2）刮柄法：将针刺入一定深度后，用拇指或食指的指腹抵住针尾，用拇指、食指或中指爪甲，由下而上地频频刮动针柄的方法。在不得气时，用此法可激发经气，促使得气。

（3）弹柄法：针刺后在留针过程中，以手指轻弹针柄，使针体轻轻振动，以加强针感、助气运行的方法，称为弹柄法。操作时用力不可过猛，弹的频率也不可过快，避免引起弯针。此法有激发经气、催气速行的作用。

（4）摇柄法：将针刺入后，手持针柄进行摇动，可起行气作用。《针灸问对》有"摇以行气"的记载。方法有两种：一是卧倒针身而摇，使经气向一定的方向传导；二是直立针身而摇，以加强得气的感应。

（5）震颤法：将针刺入腧穴一定深度后，右手持针柄，用小幅度、快频率的提插捻转动作使针身产生轻微的震颤，以促使得气。

（6）飞法：将针刺入腧穴一定深度后，用右手拇指、食指持针柄，快速前后来回捻转数次，然后张开两指，一搓一放，反复数次，状如飞鸟展翅，所以称为飞法。本法能催气、行气，增强针感。李梴的《医学入门》记载："以大指次指捻针，连搓三下，如手颤之状，谓之飞。"

（八）补泻手法

针刺的补泻法是根据《灵枢·经脉》"盛则泻之，虚则补之，热则疾之，寒则留之，陷下则灸之"的理论原则而确立的治疗方法，是针刺治病的一个重要环节，也是毫针临床操作的核心内容。

补法是泛指能鼓舞人体正气，使低下的功能恢复旺盛的方法。泻法泛指能疏泄病邪、使亢进的功能恢复正常的方法。针刺补泻就是通过针刺腧穴，采用适当的手法激发经气以补益正气，疏泄病邪而调节人体脏腑经络功能，促使阴阳平衡而恢复健康。

补泻效果的产生与以下三个方面的状况密切相关。

1. 功能状态 当机体处于虚惫状态而呈虚证时，针刺可以起到补虚的作用。若机体处于邪盛而呈实热、闭证的实证情况下，针刺又可以泻邪，起清热启闭的泻实作用。如胃肠痉挛疼痛时，针刺可以止痉而使疼痛缓解。胃肠蠕动缓慢而呈弛缓时，针刺可以增强肠胃蠕动而使其功能恢复正常。

2. 腧穴特性 腧穴的功能具有普遍性，有些腧穴还具有相对特性，如有的重在补虚，如足三里、关元、太溪等；有的适宜泻实，如十宣、大椎、少商等。

3. 补泻手法 补泻手法是用人工手法的外部干预，促使补或泻的方法。具体操作方法又分为单式补泻手法和复式补泻手法。

（1）单式补泻手法：常见的如表 9-3 所示。

Note

表9-3 常用单式补泻手法操作

	补　法	泻　法
提插补泻	先浅后深,重插轻提,提插幅度小,频率慢	先深后浅,轻插重提,提插幅度大,频率快
捻转补泻	捻转角度小,频率慢,用力较轻	捻转角度大,频率快,用力较重
疾徐补泻	进针慢、退针快,少捻转	进针快、退针慢,多捻转
开阖补泻	出针后迅速按压针孔	出针时摇大针孔
迎随补泻	针尖随着经脉循行的方向,顺经而刺	针尖迎着经脉循行的方向,逆经而刺
呼吸补泻	呼气时进针,吸气时退针	吸气时进针,呼气时退针
平补平泻	进针后均匀地提插、捻转,得气后出针	

（2）复式补泻手法：临床上较常用的复式补泻方法有"烧山火"和"透天凉"。

①烧山火：将要刺入的穴位分为浅、中、深三层（即天、人、地三部），各为1/3,操作时由浅到深,每层依次做紧按慢提（或捻转补法）九数,三层做完,然后将针退至浅层,称为一度。如此反复操作数度,使针下产生热感,然后将针按至深层留针刺。在操作过程中可以配合呼吸补泻中的补法。多用于治疗冷痹顽麻、虚寒性疾病等。

②透天凉：将要刺入的穴位分为浅、中、深三层（即天、人、地三部），各为1/3,操作时将毫针直插深层,由深到浅、每层依次做紧提慢按（或捻转泻法）六数,三层做完,然后将针插入深层,称为一度。如此反复操作数度,使针下产生凉感,然后将针提至深层留针。在操作过程中可以配合呼吸补泻中的泻法。多用于治疗热痹、急性痈肿等实热性疾病。

（九）留针

留针指进针后,将针置穴内不动,以加强针感和针刺的持续作用,其目的是加强针刺的作用和便于继续行针施术。留针与否和留针时间的长短依病情而定,一般病证,只要针下得气,施术完毕后即可出针或留针20～30分钟。但对一些慢性、顽固性、疼痛性、痉挛性病证,可适当增加留针时间,并在留针期间间歇行针,以增强疗效。留针还可起到候气的作用。在临床上留针与否及留针时间的长短,不可一概而论,应根据患者具体情况而定。

（十）出针

出针又称起针、退针。当施行针刺手法或留针达到预定针刺目的和治疗要求后,即可出针。出针时,是以左手拇、食指持消毒干棉球按压针刺部位,右手持针做轻微的小幅度捻转,并顺势将针缓慢提至皮下,静留片刻,然后出针。

出针后,一般要使用消毒棉球轻压针孔片刻,防治出血和针孔疼痛。当针退出后,要仔细查看针孔是否出血,特别是头部针刺起针后;询问针刺部位有无不适感;检查核对针数目;注意有无晕针延迟反应现象。

（十一）常见不良反应的处理和预防

毫针治疗虽然比较安全,但临床如果操作不慎,疏忽大意,或犯刺禁,或者针刺手法不当,或者对人体解剖部位缺乏全面的了解,在临床上有时也会出现一些不良反应。一旦发生,应妥善处理,否则将会给患者带来不必要的痛苦,甚至危及生命。为此,应随时加以预防。现将常见的针刺异常情况的原因、现象、处理和预防分述如下。

1. 晕针　晕针是在针刺过程中患者发生晕厥的现象。

（1）原因：多因体质虚弱、精神紧张、劳累、饥饿、大汗后、大泻后、大出血后等,或因患者体位不当,施术者手法过重及治疗室内空气闷热或寒冷等引起。

（2）现象：轻度晕针,表现为精神疲倦,头晕目眩,恶心欲吐;重度晕针表现为心慌气短,面色苍白,四肢发冷,出冷汗,脉象细弱,甚则神志昏迷,唇甲青紫,血压下降,二便失禁,脉微欲绝等症状。

(3)处理:立即停止针刺,起出全部留针,扶患者平卧。轻者休息数分钟,饮用温开水或糖水后即可恢复。对重者,指掐或针刺人中、内关、足三里、合谷等穴,如仍昏迷不醒,需要采取急救措施。

(4)预防:对初诊者要消除其畏针心理。过饥、过饱、大失血患者不宜针刺。针刺时尽可能选用卧位,对体质较弱者选穴不宜太多,针刺手法宜轻,以患者能耐受为度。操作时应密切观察患者神色变化,一旦有晕针先兆应立即处理,切不可远离患者。

2. 滞针

(1)原因:患者精神紧张,导致肌肉强烈收缩;或捻转针时角度过大,或连续进行单向捻转,导致肌纤维缠绕针身;或留针时移动体位,均可造成滞针。

(2)现象:在行针或留针后,患者感到针下涩滞,捻转不动,提插、出针均感困难,若勉强捻转、提插时,则患者疼痛难忍。

(3)处理:若因患者精神紧张而致者,可对患者进行心理疏导,消除其紧张情绪,使肌肉放松,稍延长留针时间,或用手指在滞针腧穴附近进行揉按,或在附近再刺一针,以宣散气血而缓解肌肉的紧张。若手法不当,单向捻针而致者,可向相反方向退转,将针捻回,并用刮柄、弹柄法,使缠绕在针身的肌肉组织回释,即可消除滞针。

(4)预防:针刺前应向患者做好解释工作,消除其思想顾虑,医生手法要熟练,减轻针刺疼痛,行针时捻转幅度不宜过大,频率不宜过快,避免单向持续捻转。

3. 弯针

(1)原因:施术者手法不熟练,用力过猛,或因突然肌肉痉挛,或针下碰到坚硬组织,或因留针时患者体位移动,或因针柄受到外物的碰撞、压迫,或发生滞针而未能及时处理造成。

(2)现象:进针或刺入留针的方向和角度发生改变,提插、捻转困难,患者感到针下疼痛。

(3)处理:发现弯针后,不可再行提插、捻转等手法。若针身轻微弯曲,应将针顺着针柄弯曲的方向慢慢拔出。若因患者移动体位而肌肉痉挛所致,应使患者慢慢恢复原来的体位,放松肌肉,再将针缓缓拔出,切忌强行拔针,以防折针。

(4)预防:术者施术手法要熟练,指力要均匀轻巧,进针不要过猛过速,患者体位要舒适,不得随意改变体位,防止外物碰撞和压迫,如有滞针现象,应及时处理。

4. 出血与血肿

(1)原因:针尖弯曲带钩,或因提插捻转幅度过大,或因腧穴下毛细血管丰富,刺伤皮下血管。

(2)现象:出针后针孔出血或针刺部位肿胀疼痛,继则局部皮肤呈青紫色。

(3)处理:针孔出血者可用消毒干棉球按压针孔片刻,即可止血。若微量的皮下出血,而局部稍有青紫时,一般不必处理,可自行消退。若局部青紫肿胀疼痛较重,可先做冷敷止血,再做热敷或在局部轻轻揉按,以促使局部淤血吸收消散。

(4)预防:针刺前仔细检查针具,熟悉解剖部位,针刺时应尽量避开大血管,在血管丰富部位不宜实行提插、捻转等手法。出针时立即用消毒棉球按压针孔。

5. 气胸

(1)原因:针刺胸、背、腋、肋及锁骨上窝等部位腧穴时,因角度和深度不当使空气进入胸膜腔而致创伤性气胸。

(2)现象:一旦发生气胸,轻者可见胸闷、胸痛、心慌、呼吸不畅,严重者则出现呼吸困难、心跳加速、唇甲发绀、出汗、血压下降等休克现象。

(3)处理:对轻者,可让患者取半卧位休息,给予消炎、镇咳药物,休息5~7天,气体可自行吸收,对严重者,应立即采用急救措施,如胸膜腔抽气减压、吸氧、抗休克治疗等。

(4)预防:针刺胸、背、腋、肋及锁骨上窝等部位腧穴时,要严格掌握针刺的角度和深度,不宜直刺过深和大幅度提插。

6. 折针 折针又称断针,是指针体折断在人体内。若能术前做好针具的检查和施术时加以注意,是可以避免的。

(1)原因:针具质量低劣;针根、针身处剥蚀损坏未被及时发现;强力提插、捻转,或用电针时骤然加大强度,导致肌肉强烈收缩;留针时体位改变;弯针、滞针时处理不当。

(2)现象:行针时或出针后发现针身折断,残留在患者体内。

(3)处理:发现折针后,医生应态度冷静、沉着,嘱患者不要移动体位,切勿惊慌乱动,以防断针向肌肉深层陷入。若断端外露,可用手指或镊子将针取出。如断端与皮肤相平或稍凹陷于皮内者,可用左手拇、食指垂直向下按压针孔两旁,使断端暴露于体外,用右手持镊子将断针取出。若断针完全深入皮下或肌肉深层时,应在 X 线定位下行手术取出。

(4)预防:针刺操作前认真检查针具,不符合要求的针具应弃之不用,针刺时不宜将针身全部刺入腧穴,在行针或留针时应嘱患者不得随意更换体位。避免过猛、过强地行针。在针刺过程中,如发现弯针,应立即退针。对于滞针、弯针,应及时处理,不可强拉硬拔。电针器在使用前要注意输出旋钮先置于最低位,切不可突然加大输出强度。

二、灸法技术

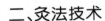

知识链接 9-1

(一)概念

灸法技术在古代也称"灸焫",是以艾绒或(和)药物作为主要灸材,点燃后直接或间接熏灼穴位或病变部位,通过其温热刺激及药物作用,温通经脉,调养气血,扶正祛邪,以达到防治疾病目的的一种技术。李梴的《医学入门》载:"药之不及,针之不到,必须灸之。"说明了灸法具有独特的疗效。

(二)适应证与禁忌证

1. 灸法的适应证 以阴证、寒证、虚证为主,对慢性病及阳气虚寒者效果尤佳。

(1)温通经脉:寒凝血瘀、经络痹阻之风寒湿痹、痛经、闭经、腹痛等。

(2)祛风解表:外感风寒所致表证,脾胃寒盛之胃痛、呕吐、泄泻等。

(3)温肾健脾:脾肾阳虚之阳痿、遗精、早泄、久泄、久痢等。

(4)回阳固脱:阳气虚脱之四肢厥冷、大汗淋漓、脉微欲绝等。

(5)益气升阳:中气下陷之脱肛、内脏下垂、阴挺等。

(6)祛瘀散结、拔毒泄热:疮疡、痈疽初起,疖肿未化脓者;瘰疬及疮疡溃后久不愈合者。

(7)防病保健:灸法能够提高人体免疫力,起到防病保健的作用。

2. 灸法的禁忌证

(1)颜面部、大血管部及关节活动皮肤皱褶处不宜使用直接灸;心尖搏动处、阴部、乳头、睾丸及皮薄肌少筋肉集聚部位不可灸。

(2)妇女妊娠期小腹部和腰骶部不宜灸。

(3)脉象数疾者禁灸。

(4)高热、抽搐、极度衰竭或形瘦骨弱者,不宜灸。

(5)过饥、过饱、极度疲劳和对灸法恐惧者慎用灸法。

(三)灸法的分类

灸法分为艾灸法和非艾灸法两大类。艾灸法以艾绒为灸材,是灸法的主要内容,包括艾炷灸和艾条灸等;非艾灸法以药物或除艾叶以外的其他方法为灸材,包括天灸、长蛇灸等(图 9-34)。

Note

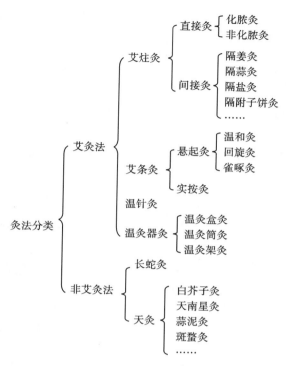

图 9-34 灸法分类

1. 艾条灸 艾条灸常分为悬起灸和实按灸两类。

（1）悬起灸：将艾条一端点燃，不与皮肤接触，而是对准施灸部位进行熏灼的一种方法，称为悬起灸。其操作方法分为温和灸、回旋灸和雀啄灸。

①温和灸：将艾条一端点燃，置于皮肤上方，对准施灸部位，距离皮肤 2～3 cm 进行熏灼，使患者局部有温热感而无灼痛为宜。一般每处每次灸 10～15 min，至局部皮肤红晕为度。此法应用广泛，适用于一切灸法适应证（图 9-35）。对于昏厥、局部感觉迟钝的患者，医者可将中、食指分开，置于施灸部位的两侧，这样可以通过医者手指的感觉来测知患者局部的受热程度，能够随时通过调整施灸的距离防止烫伤患者。

②回旋灸：点燃艾条，悬于施灸部位上方 2～3 cm 高处，做左右往返移动或反复划圆旋转，使皮肤有温热感而无灼痛感。一般每处每次灸 10～15 min。移动范围控制在 3 cm 左右。此法灸治部位较大，故适用于病变部位面积较大的皮肤病、风寒湿痹及软组织损伤等（图 9-36）。

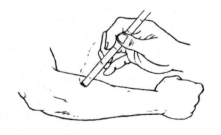

图 9-35 温和灸

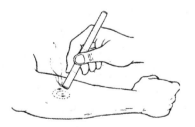

图 9-36 回旋灸

③雀啄灸：点燃艾条，悬于施灸部位上方 2～3 cm 高处，艾条一起一落，忽近忽远，上下移动，如鸟雀啄食一般，称为雀啄灸。一般每处每次灸 15～20 min。此法刺激量较大，常用于昏厥急救、小儿疾病、无乳等（图 9-37）。

（2）实按灸：与悬起灸不同，实按灸操作并非悬于施灸部位上方，而是要实按于施灸部位。

Note

221

施灸时，先在施灸部位垫上6～7层布或纸，然后将药物艾条(常用的有雷火神针、太乙神针)的一端点燃，如执笔状趁热按在施术部位上，停顿1～2 s，使药气温热透达深部，待患者自觉烫不可忍，略提起艾条，热减后再行按压。每处每次按灸7～10次，以皮肤红晕为度。此法适用于风寒湿痹、痿证及顽固性疼痛等。

2. 艾炷灸

(1)艾炷：以艾绒为原材料制成圆锥形艾团，称为艾炷。灸完1个艾炷称为1壮。

(2)艾炷的制作方法：取适量艾绒放在左手手掌心或平板上，用右手拇、食二指或拇、食、中三指往一个方向用力搓捏，制成上尖下平的大小适宜的圆锥形艾团(图9-38)。

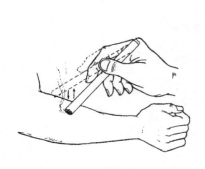
图9-37　雀啄灸

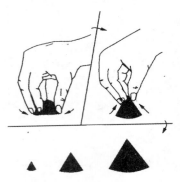
图9-38　艾炷的制作

(3)艾炷灸法：根据艾炷是否直接接触皮肤分直接灸和间接灸两大类。

直接灸　将艾炷直接置于皮肤上施灸的一种方法，又称明灸、着肤灸。根据灸后有无化脓，又分为化脓灸和非化脓灸两种。

①化脓灸：又称"瘢痕灸"，指灸后局部组织烫伤并产生无菌性化脓现象。

操作方法：

A. 施术前，先制作好大小合适的艾炷(常用小艾炷)。

B. 选择好体位及施灸部位，要求体位平正而舒适。

C. 在施灸部位涂上少量大蒜汁或凡士林，以增加黏附作用。

D. 放置艾炷，将艾炷从上端点燃施灸。若待每壮艾炷燃尽后，除去灰烬，加炷再灸，称为间断法；若不待艾炷燃尽，当其将灭之时，即在余烬上加炷再灸，称为连续法。一般灸7～9壮。

E. 灸毕，可在施灸部位用75%酒精棉球擦拭干净，然后贴敷灸疮膏，1～2天更换一次膏药。或者除尽灰烬，覆盖干敷料即可。

在施灸过程中，当施灸部位出现灼热疼痛时，可用手拍打施灸部位周围，以缓解疼痛。施灸部位5～7天后逐渐出现化脓，此时，应每天更换膏药一次，创面需注意清洁干净。灸疮30～40天结痂脱落并可在局部留下瘢痕。

此法适用于全身各系统的顽固性病证，如哮喘、肺结核、顽痹、癫痫、慢性肠胃病等等。但因灸后在局部会留有瘢痕，故在施灸前须征得患者同意。

②非化脓灸：又称"无瘢痕灸"。灸后不留瘢痕，不化脓。将小艾炷从上端点燃放置在施灸部位皮肤上，当燃烧至剩下约2/5时，或当患者感到有灼痛感时，即用镊子移去未燃尽的艾炷，另换炷再灸。一般灸3～7壮，以不烫伤皮肤或起疱为度。此法适用于慢性虚寒性、气血虚弱及小儿发育不良性疾病等。

间接灸　将皮肤与艾炷用物隔开而施灸的一种方法，又名隔物灸、间隔灸。此法具有艾灸与药物的双重功效。根据间隔物不同，临床常用的间接灸法有如下几种。

①隔姜灸：将鲜生姜切成厚0.2～0.3 cm薄片(姜片直径略大于艾炷直径)，中间以针扎数

孔,放置于施灸部位上,将艾炷点燃,置于姜片中心施灸。当患者自觉有灼痛时,可将姜片缓慢移动或向上提起片刻,以减轻不适感。一般灸 5～10 壮,以皮肤潮红为度。此法具有温中、止呕、散寒、解表的功效,适用于虚寒性疾病。

②隔盐灸:因本法只用于脐部,故又称"神阙灸"。用纯净干燥的食盐将脐部填平,上置大艾炷施灸,若患者自觉有灼痛时,即换炷再灸。亦可于食盐上放置姜片后再施灸。此法具有回阳、救逆、固脱的功效,适用于急性寒性腹痛、吐泻、痢疾、中风脱证、四肢厥冷等。

③隔蒜灸:将鲜大蒜头切成厚 0.2～0.3 cm 的薄片,中间以针扎数孔,放置于施灸部位上,将艾炷点燃,置于蒜片中心施灸。此法具有消肿、止痛、拔毒、散结功效,适用于肺结核、痈、疽、蛇蝎毒虫咬伤等。

④隔附子饼灸:以附子药饼作为间隔物。将附子研末,以黄酒调和制饼,直径约 3 cm,厚约 0.4 cm,中间以针扎数孔,放置于施灸部位上,将大艾炷点燃置于附子饼中心施灸。注意在施灸时附子饼干焦后要更换新饼,灸至肌肤内温热、局部肌肤红晕为度。每日灸 1 次。此法具有温肾壮阳的功效,适用于阳痿、早泄、遗精、宫寒不孕及疮疡久溃不敛等。

3. 温针灸 毫针刺与艾灸相结合应用的一种方法。适用于既需要留针又需施灸的疾病。操作方法:针刺得气后,在针柄上端搓捏少许艾绒,或将长约 2 cm 艾条套在针柄上,从下端点燃施灸(图 9-39),直待燃尽,除去灰烬,将针取出。此法是一种简便易行的针灸并用的方法,能使热力通过针身而透达体内,发挥针刺和艾灸的作用,从而达到治疗目的。

4. 温灸器灸 温灸器是一种专门用于施灸的器具,用温灸器施灸的方法称为温灸器灸。临床常用的温灸器有温灸盒、温灸筒和温灸架等。

(1)温灸盒灸:将适量艾绒放于温灸盒的金属网上,点燃后将温灸盒置于施灸部位上施灸,待艾绒燃尽取下温灸盒即可。适用于腰背、腹部等面积较大部位的治疗(图 9-40)。

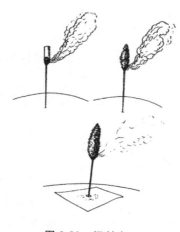

图 9-39 温针灸

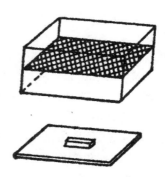

图 9-40 温灸盒

(2)温灸筒灸:将适量的艾绒放于温灸筒内,点燃后盖上灸筒盖,握住筒柄于施灸部位施灸即可(图 9-41)。

(3)温灸架灸:将长约 3 cm 的艾条一端点燃,燃烧端插入温灸架的顶孔中,对准病变部位或穴位进行施灸,并用橡皮带予以固定,施灸完毕,取下温灸架即可。适用于全身各部位,尤其是体表穴位的治疗。此法在临床最为常用,目前临床上应用的温灸架亦称"艾灸盒",有多种型号,根据顶孔个数不同,分为单孔、双孔、三孔、四孔、六孔艾灸盒等(图 9-42)。

5. 天灸 天灸又称为药物灸、发疱灸,是应用对皮肤有较强刺激性的药物敷贴于穴位或病变部位,使其局部充血、潮红,甚至起疱、化脓的一种方法。近年来,天灸被广泛重视,目前临床上常用的"三伏贴""三九贴"就属于天灸。所用药物大多为单味中药,也有用复方者。天灸

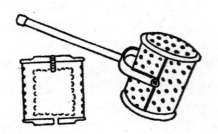

图 9-41　温灸筒

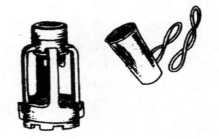

图 9-42　温灸架

的种类很多,根据所用药物不同,主要有以下几种。

(1) 白芥子灸:将适量白芥子研末,水调成糊状,敷于腧穴或病变部位,以胶布固定,贴敷1～3 h,以局部充血、潮红或皮肤起泡为度。适用于风寒湿痹痛、哮喘、疮疡、口眼歪斜等。

(2) 天南星灸:将适量天南星研末,用姜汁调成糊状,敷于腧穴或病变部位,以胶布固定,贴敷1～3 h,以局部皮肤灼热疼痛为度。如敷颊车、颧髎穴治疗面神经麻痹等。

(3) 斑蝥灸:将斑蝥研末成细粉,与1倍量的白及粉调成膏状,将黄豆大小的膏块敷于腧穴或病变部位上,以胶布固定,贴敷3～5 h。适用于治疗哮喘、梅核气、风湿痹证等。

(4) 蒜泥灸:将大蒜捣烂如泥,取3～5克敷于穴位上,以胶布固定,贴敷1～3 h,以局部皮肤灼热疼痛为度。适用于治疗牙痛、疮疡、疟疾等。

6. 长蛇灸　长蛇灸是我国浙江地区针灸工作者从传统及民间的方法中挖掘和总结出来的一种灸疗方法,又名铺灸、蒜泥铺灸。取穴多用大椎至腰俞间督脉段,可灸全段或分段。临床主要用于类风湿性关节炎、强直性脊柱炎、顽固性哮喘及慢性肝炎等。

操作方法:

(1) 准备好蒜泥、蒜汁、艾绒、镊子、75％酒精棉球等物品;

(2) 嘱患者俯卧,暴露腰背部皮肤;

(3) 用镊子夹取75％酒精棉球对大椎至腰俞间督脉段的脊柱区进行常规消毒后,涂上蒜汁;

(4) 在脊柱正中线撒上斑麝粉1～1.8 g,粉上铺以宽5 cm、高2.5 cm的蒜泥条,蒜泥条上再铺宽3 cm、高2.5 cm的艾绒,下宽上尖,形成长蛇形艾炷;

(5) 点燃艾炷头、身、尾3点,让其自然烧灼;

(6) 待艾炷燃尽后,再铺上艾绒复灸,据具体病情灸2～3壮;

(7) 灸毕,移去蒜泥,用湿热纱布轻轻揩干施灸部位皮肤。

灸后皮肤出现深色潮红,让其自然出水疱,嘱患者不可自行弄破,防止感染。至第3日,用消毒针具引出水疱液,覆盖1层消毒纱布。隔日1次涂以龙胆紫药水,直至结痂脱落愈合,一般不留瘢痕。灸后调养1月。

7. 艾灸意外情况的预防和处理　灸法的意外情况是指在灸疗过程中及灸疗过后发生的特殊现象,如烫伤、感染、晕灸、过敏等。现将分述如下。

(1) 烫伤:

①原因:由于医者操作不当、灸疗部位选择不当、灸量过大、灸材劣质或患者本身昏迷、反应迟钝或局部感觉减退等,均可导致烫伤。

②现象:轻微者施灸局部出现红肿、水疱,严重者在局部会出现大水疱及疼痛感。

③处理:如在局部出现红肿、小水疱现象,可不必处理,嘱患者勿抓破水疱,待其自行愈合即可;如水疱较大,应用消毒针刺破水疱,将液体放出,然后局部使用75％的酒精棉球擦拭干净,涂龙胆紫后敷上纱布。

④预防:操作者应熟练掌握操作技术,操作前选择合适的部位及灸材(艾叶以 3 年以上陈艾为佳),并注意评估患者的个人情况。

(2)感染:

①原因:瘢痕灸及烫伤后处理不当。

②现象:在施灸局部出现红、肿、热、痛,局部形成脓肿、溃疡,甚至出现坏死,伴随全身感染征象(如发热、全身不适等)。

③处理:感染较轻者,可口服或局部应用抗感染药物;有脓肿形成者,应切开排脓再局部敷药。

④预防:针对瘢痕灸及施灸后有烫伤的患者,应严格做好烫伤处理。

(3)晕灸:

①原因:患者在灸疗时,精神过度紧张、过度劳累、过饥、过饱、大泻后、大汗出、大失血后、体质过度虚弱、体位不适等导致暂时性脑缺血。

②现象:患者在灸疗过程中突然出现面色苍白、出冷汗、眼花头晕、精神疲乏、心慌气短、恶心欲呕;严重者出现神志昏迷、四肢厥冷、猝然仆倒、大汗淋漓、二便失禁、唇甲青紫、脉细微欲绝。

③处理:轻微晕灸者,应立即停止施灸,让患者去枕平卧,头稍低,抬高下肢,解开衣领,注意通风,给予患者温开水或糖开水,静卧片刻即可缓解;较严重者,立即停止施灸后,将患者平卧,刺激人中、素髎、十宣等急救穴,待患者苏醒后让其继续卧床休息,并注意解开患者衣领及让患者饮用糖水或温开水,如患者仍未苏醒,应当予以西医抢救措施。

④预防:对初次接受灸疗的患者,应事先做好解释工作,解除恐惧心理;对过度劳累、过饥、过饱患者,应推迟灸疗时间;对大泻后、大汗出、大失血后患者,应待其体液补充充分后再施灸;对体质虚弱的患者,应采取合适体位进行施灸。在施灸过程当中,要注意室内通风,避免过冷,密切观察并询问患者的变化及感觉。

(4)过敏:

①原因:过敏原因有两个,一是灸法所应用的灸材都属于药物(艾叶原本亦是一种药材),本身均含有或燃烧后产生了可导致过敏的物质;二是体质原因,导致过敏反应的主要原因是患者本身具有过敏体质,多有哮喘、荨麻疹史或对多种药物、花粉等过敏。

②现象:灸法导致的过敏反应较为少见。以过敏性皮疹最为常见,表现为局限性(施灸部位周围区域)的红色小疹,或全身性的风团样丘疹,往往瘙痒难忍、浑身发热,重者可伴有面色苍白、大汗淋漓、脉象细微、胸闷、呼吸困难等。

③处理:轻者停止(脱离)灸疗后,无需治疗,可自行缓解;重者需抗过敏治疗。

④预防:详细询问病史,了解有无过敏史;施灸过程中注意观察患者反应,如出现过敏反应先兆,应立即停止灸疗。

三、耳针

在耳郭穴位上用针刺或其他方法进行刺激,以防治疾病的方法称为耳针。

耳针治疗范围较广,操作方便,且对疾病的诊断也有一定的参考意义。我国利用耳穴诊治疾病的历史已相当悠久。早在《灵枢·五邪》就有运用耳穴诊治疾病的记载:"邪在肝,则两胁中痛……取耳间青脉以去其掣。"《灵枢·厥病》记载:"耳聋无闻,取耳中。"唐代《千金要方》有取耳中穴治疗马黄、黄疸、寒暑疫毒等病的记载。历代医学文献也有用针、灸、熨、按摩、耳道塞药、吹药等方法刺激耳郭以防治疾病,以望、触耳郭诊断疾病的论述,并一直为很多医家所应用。

为了便于国际间的交流和研究,我国制定了《耳穴名称与定位》。

（一）耳与经络脏腑的关系

耳与经络之间联系密切，在 2000 多年前的医学帛书《阴阳十一脉灸经》就记述了"耳脉"，《黄帝内经》对耳与经脉、经别、经筋的关系做了较详细的阐述。《灵枢·口问》说："耳者，宗脉之所聚也。"十二经脉都直接或间接上达于耳。手太阳小肠经、手少阳三焦经和足少阳胆经、手阳明大肠经等经脉、经别都入耳中；足阳明胃经、足太阳膀胱经的经脉则分别上耳前、耳上角，与耳发生联系；六阴经虽不直接入耳，但通过经别与阳经相合，而与耳发生联系。奇经八脉中阴跷脉、阳跷脉也并入耳后，阳维脉循头入耳。

耳与脏腑也具有密切的关系，据《黄帝内经》《难经》等记载，耳与五脏均有生理功能上的联系。如《灵枢·脉度》说："肾气通于耳，肾和则耳能闻五音矣。"《难经·四十难》说："肺主声，令耳闻声。"后世医家在论述耳与脏腑的关系时更为详细，如《证治准绳》说："肾为耳窍之主，心为耳窍之客。"说明耳与脏腑在生理功能上是息息相关的。

耳不仅与人体脏腑的生理活动相关，同时也与其病理变化关系密切。人体的内脏或躯体发病时，往往会在耳郭的相应部位出现压痛敏感、皮肤电特异性改变和脱屑、变形、变色等反应。临床上可以参考这些现象来诊断疾病，也通过刺激这些部位防治疾病。

（二）耳郭表面解剖

（1）耳郭分为凹面的耳前和凸面的耳背，其体表解剖见图 9-43。

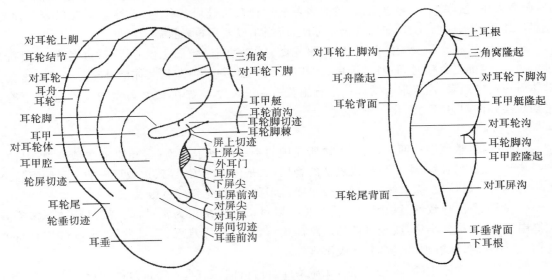

图 9-43　耳郭表面解剖

（2）耳郭的解剖结构名称：

①耳轮：耳郭卷曲的游离部分。

②耳轮结节：耳轮后上部的膨大部分。

③耳轮尾：耳轮向下移行于耳垂的部分。

④耳轮脚：耳轮深入耳甲的部分。

⑤对耳轮：与耳轮相对呈"Y"字型的隆起部，由对耳轮体、对耳轮上脚和对耳轮下脚三部分组成。

⑥对耳轮体：对耳轮下部呈上下走向的主体部分。

⑦对耳轮上脚：对耳轮向上分支的部分。

⑧对耳轮下脚：对耳轮下向前分支的部分。

⑨三角窝：对耳轮上、下脚与相应耳轮之间的三角形凹窝。

⑩耳舟：耳轮与对耳轮之间的凹沟。

⑪耳屏：耳郭前方呈瓣状的隆起。

⑫屏上切迹：耳屏与耳轮之间的凹陷处。

⑬对耳屏：耳垂上方、与耳屏相对的瓣状隆起。

⑭屏间切迹：耳屏和对耳屏之间的凹陷处。

⑮轮屏切迹：对耳轮与对耳屏之间的凹陷处。

⑯耳垂：耳郭下部无软骨的部分。

⑰耳甲：部分耳轮和对耳轮、对耳屏、耳屏及外耳门之间的凹窝。由耳甲艇、耳甲腔两部分组成。

⑱耳甲腔：耳轮脚以下的耳甲部。

⑲耳甲艇：耳轮脚以上的耳甲部。

⑳外耳门：耳甲腔前方的孔窍。

（三）耳穴的分布规律

耳穴分布在耳郭上的一些特定区域，具有一定的分布规律。总体分布如同子宫中的胎儿：与头面相应的穴位分布在耳垂，与上肢相应的穴位分布在耳舟，与躯干和下肢相应的穴位分布在对耳轮体部和对耳轮上、下脚，与内脏相应的穴位集中分布在耳甲（图 9-44）。

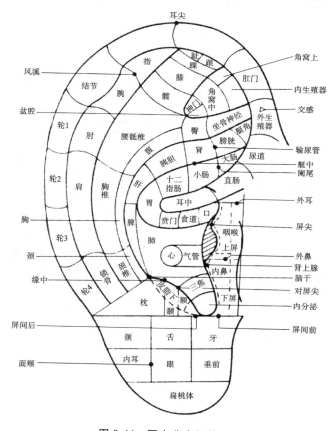

图 9-44 耳穴分布规律图

（四）耳穴的部位和主治

为了方便取穴，按耳的解剖将每个部位划分成若干个区，共计有 91 个穴位，分述如下。

1. 耳轮部穴位 耳轮分为 12 个区。耳轮脚为耳轮 1 区。耳轮脚切迹到对耳轮下脚上缘之间的耳轮分为 3 等份，自下向上依次为耳轮 2 区、3 区、4 区；对耳轮下脚上缘到对耳轮上脚前缘之间的耳轮为耳轮 5 区;对耳轮上脚缘到耳尖之间的耳轮为耳轮 6 区;耳尖到耳轮结节上缘为耳轮 7 区;耳轮结节上缘到耳轮结节下缘为耳轮 8 区。耳轮结节下缘到轮垂切迹之间的耳轮分为 4 等份,自上而下依次为耳轮 9 区、10 区、11 区和 12 区(表 9-4)。

表 9-4　耳轮穴位部位及主治

穴名	部　　位	主　　治
耳中	在耳轮脚处,即耳轮 1 区	呃逆、荨麻疹、皮肤瘙痒、小儿遗尿、咯血、出血性疾病
直肠	在耳轮脚棘前上方的耳轮处,即耳轮 2 区	便秘、腹泻、脱肛、痔疮
尿道	在直肠上方的耳轮处,即耳轮 3 区	尿频、尿急、尿痛、尿潴留
外生殖器	在对耳轮下脚前方的耳轮处,即耳轮 4 区	睾丸炎、附睾炎、外阴瘙痒
肛门	在三角窝前方的耳轮处,即耳轮 5 区	痔疮、肛裂
耳尖	在耳郭向前对折的上部尖端处,即耳轮 6、7 区交界处	发热、高血压、急性结膜炎、麦粒肿、牙痛、失眠
结节	在耳轮结节处,即耳轮 8 区	头晕、头痛、高血压
轮 1	在耳轮结节下方的耳轮处,即耳轮 9 区	发热、扁桃体炎、上呼吸道感染
轮 2	在轮 1 区下方的耳轮处,即耳轮 10 区	发热、扁桃体炎、上呼吸道感染
轮 3	在轮 2 区下方的耳轮处,即耳轮 11 区	发热、扁桃体炎、上呼吸道感染
轮 4	在轮 3 区下方的耳轮处,即耳轮 12 区	发热、扁桃体炎、上呼吸道感染

2. 耳舟部穴位　将耳舟分为 6 等份,自上而下依次为耳舟 1 区、2 区、3 区、4 区、5 区、6 区(表 9-5)。

表 9-5　耳舟穴位部位及主治

穴名	部　　位	主　　治
指	在耳舟上方处,即耳舟 1 区	甲沟炎、手指麻木和疼痛
腕	在指区的下方处,即耳舟 2 区	腕部疼痛
风溪	在耳轮结节前方,指区与腕区之间,即耳舟 1、2 区交界处	荨麻疹、皮肤瘙痒、过敏性鼻炎
肘	在腕区的下方处,即耳舟 3 区	肱骨外上踝炎、肘部疼痛
肩	在肘区的下方处,即耳舟 4、5 区	肩关节周围炎、肩部疼痛
锁骨	在肩区的下方处,即耳舟 6 区	肩关节周围炎

3. 对耳轮部穴位　将对耳轮部分为 13 区。

对耳轮上脚分为上、中、下 3 等份;下 1/3 为对耳轮 5 区,中 1/3 为对耳轮 4 区;再将上 1/3 分为上、下 2 等份,下 1/2 为对耳轮 3 区,再将上 1/2 分为前后 2 等分,后 1/2 为对耳轮 2 区,前 1/2 为对耳轮 1 区。

对耳轮下脚分为前、中、后 3 等份,中、前 2/3 为对耳轮 6 区,后 1/3 为对耳轮 7 区。

对耳轮体从对耳轮上、下脚分叉处至轮屏切迹分为 5 等份,再沿对耳轮耳甲缘将对耳轮体分为前 1/4 和后 3/4 两部分,前上 2/5 为对耳轮 8 区,后上 2/5 为对耳轮 9 区,前中 2/5 为对耳轮 10 区,后中 2/5 为对耳轮 11 区,前下 1/5 为对耳轮 12 区,后下 1/5 为对耳轮 13 区(表 9-6)。

表 9-6 对耳轮穴位部位及主治

穴名	部 位	主 治
跟	在对耳轮上脚前上部,即对耳轮 1 区	足跟痛
趾	在耳尖下方的对耳轮上脚后上部,即对耳轮 2 区	甲沟炎、趾部疼痛
踝	在趾、跟区下方处,即对耳轮 3 区	踝关节扭伤
膝	在对耳轮上脚中 1/3 处,即对耳轮 4 区	膝关节疼痛、坐骨神经痛
髋	在对耳轮上脚的下 1/3 处,即对耳轮 5 区	髋关节疼痛、坐骨神经痛、腰骶部疼痛
坐骨神经	在对耳轮下脚的前 2/3 处,即对耳轮 6 区	坐骨神经痛、下肢瘫痪、腰骶部疼痛
交感	在对耳轮下脚末端与耳轮内缘相交处,即对耳轮 6 区前端	胃肠痉挛、心绞痛、胆绞痛、输尿管结石、自主神经功能紊乱
臀	在对耳轮下脚的后 1/3 处,即对耳轮 7 区	坐骨神经痛、臀筋膜炎
腹	在对耳轮体前部上 2/5 处,即对耳轮 8 区	腹痛、腹胀、腹泻、急性腰扭伤、痛经、产后宫缩痛
腰骶椎	在腹区后方,即对耳轮 9 区	腰骶部疼痛
胸	在对耳轮体前部中 2/5 处,即对耳轮 10 区	胸胁疼痛、肋间神经痛、胸闷、乳腺炎
胸椎	在胸区后方,即对耳轮 11 区	胸痛、经前乳房胀痛、乳腺炎、产后泌乳不足
颈	在对耳轮体前部下 1/5 处,即对耳轮 12 区	落枕、颈椎疼痛
颈椎	在颈区后方,即对耳轮 13 区	落枕、颈椎病

4. 三角窝穴位 将三角窝由耳轮内缘至对耳轮上、下脚分叉处分为前、中、后 3 等份,中 1/3 为三角窝 3 区;再将前 1/3 分为上、中、下 3 等份,上 1/3 为三角窝 1 区,中、下 2/3 为三角窝 2 区;再将后 1/3 分为上、下 2 等份,上 1/2 为三角窝 4 区,下 1/2 为三角窝 5 区(表 9-7)。

表 9-7 三角窝穴位部位及主治

穴名	部 位	主 治
角窝上	在三角窝前 1/3 的上部,即三角窝 1 区	高血压、头痛、眩晕
内生殖器	在三角窝前 1/3 的下部,即三角窝 2 区	痛经、月经不调、白带过多、功能性子宫出血、阳痿、遗精、早泄
角窝中	在三角窝中 1/3 处,即三角窝 3 区	哮喘、胁肋疼痛、过敏性疾病
神门	在三角窝后 1/3 的上部,即三角窝 4 区	失眠、多梦、戒断综合征、癫痫、高血压、神经衰弱
盆腔	在三角窝后 1/3 的下部,即三角窝 5 区	盆腔炎、附件炎、痛经

5. 耳屏穴位 将耳屏分成 4 区。耳屏外侧面分为上、下 2 等份,上部为耳屏 1 区,下部为耳屏 2 区。将耳屏内侧面分为上、下 2 等份,上部为耳屏 3 区,下部为耳屏 4 区(表 9-8)。

表 9-8 耳屏穴位部位及主治

穴名	部 位	主 治
上屏	在耳屏外侧面上 1/2 处,即耳屏 1 区	咽炎、鼻炎、消渴、单纯性肥胖症
下屏	在耳屏外侧面下 1/2 处,即耳屏 2 区	鼻炎、鼻塞、消渴、甲状腺功能亢进

穴名	部　位	主　治
外耳	在屏上切迹前方近耳轮部,即耳屏1区上缘处	外耳道炎、中耳炎、耳鸣
屏尖	在耳屏游离缘上部尖端,即耳屏1区后缘处	发热、牙痛、斜视
外鼻	在耳屏外侧面中部,即耳屏1、2区之间	鼻前庭炎、鼻炎、鼻衄
肾上腺	在耳屏游离缘下部尖端,即耳屏2区后缘处	低血压、风湿性关节炎、腮腺炎、链霉素中毒、眩晕、哮喘、休克
咽喉	在耳屏内侧面上1/2处,即耳屏3区	声音嘶哑、咽炎、扁桃体炎、失语、哮喘
内鼻	在耳屏内侧面下1/2处,即耳屏4区	鼻炎、上颌窦炎、鼻衄
屏间前	在屏间切迹前方耳屏最下部,即耳屏2区下缘处	咽炎、口腔炎、青光眼、假性近视

6. 对耳屏穴位　将对耳屏分为4区。由对屏尖及对屏尖至轮屏切迹连线之中点,分别向耳垂上线作两条垂线,将对耳屏外侧面及其后部分成前、中、后3区,前为对耳屏1区、中为对耳屏2区、后为对耳屏3区。对耳屏内侧面为对耳屏4区(表9-9)。

表9-9　对耳屏穴位部位和主治

穴名	部　位	主　治
额	在对耳屏外侧面的前部,即对耳屏1区	偏头痛、头晕、失眠
屏间后	在屏间切迹后方对耳屏前下部,即对耳屏1区下缘处	额窦炎、目疾
颞	在对耳屏外侧面的中部,即对耳屏2区	偏头痛、头晕、嗜睡
枕	在对耳屏外侧面的后部,即对耳屏3区	头晕、头痛、癫痫、哮喘、神经衰弱、角弓反张
皮质下	在对耳屏内侧面,即对耳屏4区	痛症、间日疟、神经衰弱、假性近视、失眠
对屏尖	在对耳屏游离缘的尖端,即对耳屏1、2、4区交点处	哮喘、腮腺炎、睾丸炎、附睾炎、神经性皮炎
缘中	在对耳屏游离缘上,对屏尖与轮屏切迹之中点处,即对耳屏2、3、4区交点处	遗尿、内耳性眩晕、尿崩症、功能性子宫出血
脑干	在轮屏切迹处,即对耳屏3、4区之间	眩晕、后头痛、假性近视、中风

7. 耳甲穴位　将耳甲用标志线、点分为18个区。在耳轮的内缘上,设耳轮脚切迹至对耳轮下脚间中、上1/3交界处为A点;在耳甲内,由耳轮脚消失处向后作一水平线与对耳轮耳甲缘相交,设交点为D点;设耳轮脚消失处至D点连线中、后1/3交界处为B点;设外耳道口后缘上1/4与下3/4交界处为C点;从A点向B点作一条与对耳轮脚下缘弧度大体相仿的曲线;从B点向C点作一条与耳轮脚下缘弧度大体相仿的曲线。将BC线前段与耳轮脚下缘间分成3等份,前1/3为耳甲1区,中1/3为耳甲2区,后1/3为耳甲3区。ABC线前方,耳轮脚消失处为耳甲4区。将AB线前段与耳轮脚上缘及部分耳轮内缘间分成3等份,后1/3为5区,中1/3为6区,前1/3为7区。将对耳轮下脚下缘前、中1/3交界处与A点连线,该线前方的耳甲艇部为耳甲8区。将AB线前段与对耳轮下脚下缘间耳甲8区以后的部分,分为前、后2等份,前1/2为耳甲9区,后1/2为耳甲10区。在AB线后段上方的耳甲艇部,将耳甲10区

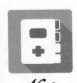
Note

后缘与 BD 线之间分成上、下 2 等份，上 1/2 为耳甲 11 区，下 1/2 为耳甲 12 区。由轮屏切迹至 B 点作连线，该线后方、BD 线下方的耳甲腔部为耳甲 13 区。以耳甲腔中央为圆心，圆心与 BC 线间距离的 1/2 为半径作圆，该圆形区域为耳甲 15 区。过 15 区最高点及最低点分别向外耳门后壁作两条切线，切线间为耳甲 16 区。15、16 区周围为耳甲 14 区。将外耳门的最低点与对耳屏耳甲缘中点相连，再将该线以下的耳甲腔部分为上、下 2 等份，上 1/2 为耳甲 17 区，下 1/2 为耳甲 18 区(表 9-10)。

表 9-10　耳甲穴位部位及主治

穴名	部　　位	主　　治
口	在耳轮脚下方前 1/3 处，即耳甲 1 区	面瘫、口腔炎、胆囊炎、胆石症、戒断综合征、牙周炎、舌炎
食管	在耳轮脚下方中 1/3 处，即耳甲 2 区	食管炎、食管痉挛、噎膈
贲门	在耳轮脚下方后 1/3 处，即耳甲 3 区	贲门痉挛、神经性呕吐
胃	在耳轮脚消失处，即耳甲 4 区	胃痉挛、胃炎、胃溃疡、消化不良、恶心呕吐、前额痛、牙痛、失眠
十二指肠	在耳轮脚及部分耳轮与 AB 线之间的后 1/3 处，即耳甲 5 区	十二指肠溃疡、胆囊炎、胆石症、幽门痉挛、腹胀、腹泻、腹痛
小肠	在耳轮脚及部分耳轮与 AB 线之间的中 1/3 处，即耳甲 6 区	消化不良、腹痛、腹胀、心动过速
大肠	在耳轮脚及部分耳轮与 AB 线之间的前 1/3 处，即耳甲 7 区	腹泻、便秘、咳嗽、牙痛、痤疮
阑尾	在小肠区与大肠区之间，即耳甲 6、7 区交界处	单纯性阑尾炎、腹泻
艇角	在对耳轮下脚下方前部，即耳甲 8 区	前列腺炎、尿道炎
膀胱	在对耳轮下脚下方中部，即耳甲 9 区	膀胱炎、遗尿、尿潴留、腰痛、坐骨神经痛、后头痛
肾	在对耳轮下脚下方后部，即耳甲 10 区	腰痛、耳鸣、神经衰弱、肾盂肾炎、遗尿、遗精、阳痿、早泄、哮喘、月经不调
输尿管	在肾区与膀胱区之间，即耳甲 9、10 区交界处	输尿管结石绞痛
胰胆	在耳甲艇的后上部，即耳甲 11 区	胆囊炎、胆石症、胆道蛔虫症、偏头痛、带状疱疹、中耳炎、耳鸣、急性胰腺炎
肝	在耳甲艇的后下部，即耳甲 12 区	胁痛、眩晕、经前期紧张症、月经不调、更年期综合征、高血压、近视、单纯性青光眼
艇中	在小肠区与肾区之间，即耳甲 6、10 区交界处	腹痛、腹胀、胆道蛔虫症
脾	在 BD 线下方，耳甲腔的后上部，即耳甲 13 区	腹胀、腹泻、便秘、食欲不振、功能性子宫出血、白带过多、内耳性眩晕
心	在耳甲腔正中凹陷处，即耳甲 15 区	心动过速、心律不齐、心绞痛、无脉症、神经衰弱、癔病、口舌生疮

续表

穴名	部 位	主 治
气管	在心区与外耳门之间,即耳甲16区	哮喘、支气管炎
肺	在耳甲腔中央周围处,即耳甲14区	咳嗽、胸闷、声音嘶哑、皮肤瘙痒症、荨麻疹、便秘、戒断综合征
三焦	在外耳门后下,肺与内分泌区之间,即耳甲17区	便秘、腹胀、上肢外侧疼痛
内分泌	在屏间切迹内,耳甲腔的前下部,即耳甲18区	痛经、月经不调、更年期综合征、痤疮、间日疟、甲状腺功能减退或亢进症

8. 耳垂穴位 将耳垂分9区。在耳垂上线至耳垂下缘最低点之间划两条等距离平行线,于上平行线上引两条垂直等份线,将耳垂分为9个区,上部由前到后依次为耳垂1区、2区、3区;中部由前到后依次为耳垂4区、5区、6区;下部由前到后依次为耳垂7区、8区、9区(表9-11)。

表9-11 耳垂穴位部位及主治

穴名	部 位	主 治
牙	在耳垂正面前上部,即耳垂1区	牙痛、牙周炎、低血压
舌	在耳垂正面中上部,即耳垂2区	舌炎、口腔炎、舌部溃疡
颌	在耳垂正面后上部,即耳垂3区	牙痛、颞颌关节功能紊乱症
垂前	在耳垂正面前中部,即耳垂4区	神经衰弱、牙痛、失眠
眼	在耳垂正面中央部,即耳垂5区	急性结膜炎、电光性眼炎、麦粒肿、近视
内耳	在耳垂正面后中部,即耳垂6区	内耳性眩晕症、耳鸣、听力减退、中耳炎
面颊	在耳垂正面与内耳区之间,即耳垂5、6区交界处	面瘫、三叉神经痛、痤疮、扁平疣、面肌痉挛、腮腺炎
扁桃体	在耳垂正面下部,即耳垂7、8、9区	扁桃体炎、咽炎

9. 耳背穴位 将耳背分5区。分别过对耳轮上、下脚分叉处耳背对应点和轮屏切迹耳背对应点作两条水平线,将耳背分为上、中、下3部,上部为耳背1区,下部为耳背5区,再将中部分为内、中、外3等份,内1/3为耳背2区、中1/3为耳背3区、外1/3为耳背4区(表9-12)。

表9-12 耳背穴位部位及主治

穴名	部 位	主 治
耳背心	在耳背上部,即耳背1区	心悸、失眠、多梦
耳背肺	在耳背中内部,即耳背2区	哮喘、皮肤瘙痒症
耳背脾	在耳背中央部,即耳背3区	胃痛、消化不良、食欲不振
耳背肝	在耳背中外部,即耳背4区	胆囊炎、胆石症、胁痛
耳背肾	在耳背下部,即耳背5区	头痛、头晕、神经衰弱
耳背沟	在对耳轮沟和对耳轮上、下脚沟处	高血压、皮肤瘙痒症

10. 耳根穴位 如表9-13所示。

表 9-13 耳根穴位部位及主治

穴名	部 位	主 治
上耳根	在耳根最上处	鼻衄、中风偏瘫、各种疼痛
耳迷根	在耳轮脚后沟的耳根处	胆囊炎、胆石症、胆道蛔虫症、腹痛、腹泻、鼻塞、心动过速
下耳根	在耳根最下处	低血压、下肢瘫痪、小儿麻痹后遗症

（五）耳穴的临床应用

1. 耳穴的适应证

（1）疼痛性疾病：如头痛、各部位扭挫伤和神经性疼痛等。

（2）功能紊乱性疾病：如胃肠神经官能症、心脏神经官能症、心律不齐、高血压、眩晕症、多汗症、遗尿、神经衰弱、癔病、月经不调等。

（3）过敏及变态反应性疾病：如过敏性鼻炎、过敏性结肠炎、荨麻疹、哮喘、过敏性紫癜等。

（4）内分泌代谢紊乱性疾病：如甲状腺功能亢进或低下、肥胖症、糖尿病、更年期综合征等。

（5）炎性疾病及传染病：如急慢性结肠炎、牙周炎、扁桃体炎、咽喉炎、腮腺炎、胆囊炎、流感、百日咳、菌痢等。

（6）其他：催产、催乳，预防和治疗输液、输血反应，还有美容、戒毒、戒烟、延缓衰老、防病保健等作用。

2. 选穴原则

（1）按脏腑辨证选穴：据脏腑学说理论，按各脏腑的生理功能和病理反应进行辨证取穴。如脱发取"肾"，皮肤病取"肺""大肠"等。

（2）按相应部位选穴：当机体患病时，在耳郭的相应部位上有一定的敏感点，即为本病的首选穴位，如胃痛取"胃"，胆绞痛取"胆"等。

（3）按经络辨证选穴：即根据十二经脉循行和其病候选取穴位。如牙痛取"大肠"，坐骨神经痛取"膀胱"或"胰胆"等。

（4）按西医理论选穴：耳穴中一些穴名是根据西医学理论命名的，如"肾上腺""交感""内分泌"等。这些穴位的功能基本上与西医学理论一致，故在选穴时应考虑其功能，如炎性疾病取"肾上腺"。

（5）按临床经验选穴：临床实践发现有些耳穴具有治疗本部位以外疾病的作用，如"外生殖器"可以治疗腰腿痛。

3. 操作方法 耳穴的刺激方法较多，下文仅介绍临床常用方法。

（1）压丸法：在耳穴表面贴敷压丸的一种简易疗法。既能持续刺激穴位，又安全无痛，无副作用，目前广泛应用于临床。压丸所选材料常为王不留行籽、油菜籽、小米、白芥子等。临床多用王不留行籽，因其表面光滑，大小和硬度适宜。应用前用沸水烫洗，晒干装瓶备用。应用时，将王不留行籽贴附在 0.6 cm×0.6 cm 大小胶布中央，用镊子夹住，贴敷在选用的耳穴上，每日自行按压 3～5 次，每次每穴按压 30～60 s，3～7 日更换 1 次，双耳交替。刺激强度以患者情况而定，一般儿童、孕妇及年老体弱、神经衰弱者用轻刺激法，急性疼痛性病证宜用强刺激法。

（2）毫针法：利用毫针针刺耳穴以治疗疾病的一种常用方法。其操作程序如下。

①定穴和消毒：按照前边的耳穴选穴规则选定耳穴作为针刺点，也可以使用火柴头、探棒或耳穴探测仪按压耳部所获得的敏感点。针刺耳穴前必须严格消毒，先用 2.5% 碘酒消毒，再

用75％的酒精脱碘,待酒精干后施针。

②体位和进针:常采用坐位,但如遇年老体弱、病重或精神紧张者,宜采用卧位。选用26～30号粗细的0.5寸长的不锈钢针。进针时,医者左手拇、食二指固定耳郭,中指托着针刺部的耳背,这样既可以掌握针刺的深度,又可以减轻针刺疼痛。然后,用右手拇、食二指持针,用快速插入的速刺法或慢慢捻入的慢刺法进针均可。刺入深度应视患者耳郭局部的厚薄灵活掌握,一般刺入2～3分,达软骨后毫针站立不摇晃为准。刺入耳穴后,如局部感应强烈,患者症状往往有即刻减轻感;如局部无针感,可调整针刺的方向、深度和角度。刺激强度和手法依病情、体质、证型、耐受度等综合考虑。

③留针和出针:留针时间一般15～30分钟,慢性病、疼痛性疾病留针时间适当延长。留针期间,每隔10分钟行针1次。出针是一次治疗的结束动作,医者左手托住耳郭,右手迅速将毫针垂直拔出,再用消毒干棉球压迫针眼。

(3)电针法:针刺获得针感后,接上电针机两个极,具体操作参照电针法。通电时间一般以10～20分钟为宜。适应于神经系统疾病、内脏痉挛、哮喘等。

4. 注意事项

(1)因耳郭暴露在外,表面凹凸不平,结构特殊,耳穴操作时,一定要严格消毒,防止感染。有创伤和炎症部位禁针,针刺后如针孔发红、肿胀,应及时涂2.5％碘酒,防止化脓性软骨膜炎的发生。

(2)对扭伤和运动障碍的患者,进针后应嘱患者适当活动患部,有助于提高疗效。

(3)有习惯性流产的孕妇应禁针。

(4)患有严重器质性病变和伴有高度贫血者不宜针刺,对严重心脏病、高血压者不宜行强刺激法。

(5)耳针治疗时也要注意防止发生晕针,一旦发生,应及时处理。

四、皮肤针法

皮肤针,又称"梅花针""七星针""罗汉针",是以多支短针组成,用来叩刺人体一定部位或穴位的一种针具。运用皮肤针叩击人体的一定部位或穴位,激发经络功能,调整脏腑气血,以达到防治疾病目的的治疗方法,称为皮肤针法。

皮肤针法源于古代的"半刺""扬刺""毛刺"等刺法,《灵枢·官针》篇记载:"半刺者,浅内而疾发针,无针伤肉,如拔毛状,以取皮气";"扬刺者,正内一,傍内四而浮之,以治寒气之博大者也";"毛刺者,刺浮痹皮肤也"。上述诸法同属浅刺皮肤的针刺方法。《素问·皮部论篇》说:"凡十二经脉者,皮之部也。是故百病之始生也,必先于皮毛。"说明十二皮部与经络、脏腑的密切联系。

(一)皮肤针针具

皮肤针的针头呈小锤样,针柄一般长15～19 cm,一端附有莲蓬样的针盘,针盘下面散嵌着不锈钢短针。根据所嵌不锈钢短针的数目不同,又分别称为梅花针(五支针)、七星针(七支针)、罗汉针(十八支针)等,针尖呈松针形,不宜太锐,全束针平齐,防止偏斜、钩曲、锈蚀和缺损,针柄要坚固、具有弹性。临床上对皮肤针针具进行发展,还有一种滚刺筒,是用金属制成的筒状皮肤针,具有刺激面广、刺激量均匀、使用简便等优点(图9-45)。

(二)操作方法

1. 叩刺部位 皮肤针的叩刺部位,一般可分局部叩刺、穴位叩刺、循经叩刺三种。

(1)局部叩刺:在患部进行反复叩刺的一种操作方法。常用于扭伤后局部的瘀肿疼痛及顽癣等,可在局部进行围刺或散刺。

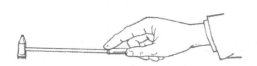

图 9-45 常用皮肤针针具

（2）穴位叩刺：在穴位上进行叩刺的一种操作方法。主要是根据穴位的主治作用，选择适当的穴位进行叩刺治疗，临床常用的是各种特定穴、华佗夹脊穴、阿是穴等。

（3）循经叩刺：循着经脉进行叩刺的一种操作方法。常用于项背腰骶部的督脉和足太阳膀胱经。因为督脉为阳脉之海，能调节一身之阳气；五脏六腑之背俞穴，皆分布于膀胱经，故其治疗范围广泛。也多用于四肢肘膝以下经络，因其分布着各经原穴、络穴、郄穴等，能够治疗各相应脏腑经络的疾病。

2. 刺激强度与疗程 刺激的强度是根据刺激的部位、患者的体质和病情的不同而决定的，一般分轻、中、重三种。

（1）轻度：用力较小，皮肤仅现潮红、充血为度。常适用于头面、老弱妇女患者，以及病属虚证、久病的患者。

（2）重度：用力较大，以皮肤有明显潮红，并有微出血为度。常适用于压痛点、背部、臀部、年轻体壮患者，以及病属实证、新病者。

（3）中度：介于轻刺与重刺之间，以局部有较明显潮红，但不出血为度，适用于一般部位，以及一般患者。

叩刺治疗，每日或隔日 1 次，10 次为 1 疗程，疗程间可间隔 3～5 日。

3. 操作

（1）叩刺：针具和叩刺部位用酒精消毒后，以右手拇指、中指、无名指握住针柄，食指伸直按住针柄中段，针头对准皮肤叩击，运用腕部的弹力，使针尖叩刺皮肤后，立即弹起，如此反复叩击。叩击时针尖与皮肤必须垂直，弹刺要准确，强度要均匀，可根据病情选择不同的刺激部位和刺激强度。

（2）滚刺：用特制的滚刺筒，经酒精消毒后，手持筒柄，将针筒在皮肤上来回滚动，使刺激范围成为一狭长的面，或扩展成一片广泛的区域。

（三）适用范围

皮肤针的临床适用范围很广，常用于近视、视神经萎缩、急性扁桃体炎、感冒、咳嗽、头痛、失眠、腰痛、慢性肠胃病、便秘、皮神经炎、斑秃、痛经等。

（四）注意事项

（1）要经常检查皮肤针针具，注意针尖有无毛钩，针面是否平齐；滚刺筒转动是否灵活。

（2）叩刺时动作要轻捷，正直无偏斜，以免造成患者疼痛；滚刺筒不要在骨骼突出部位处滚动，以免产生疼痛或出血。

（3）局部如有溃疡或损伤者不宜使用本法，急性传染性疾病和急腹症也不宜使用本法。

（4）叩刺局部和穴位时，若手法重而致出血，应进行清洁和消毒，注意防止感染。

五、皮内针法（附：皮下留针法）

皮内针法是将特制的小型针具固定于腧穴部位的皮内做较长时间留针的一种治疗方法，又称"埋针法"。针刺入皮肤后，固定留置一定的时间，给皮肤以长时间的刺激，能够调整经络脏腑功能，达到防治疾病的目的。《素问·离合真邪论篇》记载有"静以久留"的刺法，本法是古

Note

代针刺留针方法的进一步发展。

（一）针具

常用的皮内针的针具有两种。

（1）一种呈麦粒型，或称颗粒型，一般长 1 cm，针柄形似麦粒，针身与针柄成一直线（图 9-46）。

（2）另一种呈图钉型，或称揿钉型，长 0.2～0.3 cm，针柄呈环形，针身与针柄呈垂直状（图 9-46）。

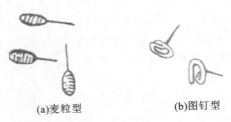

(a)麦粒型　　　　(b)图钉型

图 9-46　皮内针针具

（二）操作方法

（1）选择部位：皮内针针刺选穴多以不妨碍正常的活动处腧穴为主，一般多选用背俞穴、四肢穴和耳穴等。

（2）皮内针、镊子和埋针部皮肤严密消毒后，进行针刺。

①麦粒型皮内针：用镊子夹持针柄，对准腧穴，沿皮下横向刺入，针身可刺 0.5～0.8 cm，针柄留于皮外，然后用胶布顺着针身进入的方向粘贴固定。

②图钉型皮内针：用镊子夹持针圈，对准腧穴，直刺揿入，然后用胶布固定。也可将针圈贴在小块胶布上，手执胶布直压揿入所刺穴位。

（3）留针时间：皮内针的留针时间可根据病情决定，一般为 3～5 日。夏季天气炎热，为防感染，留针时间应缩短，以 1～2 日为好。在留针期间，可每隔 4 小时用手按压埋针处 1～2 分钟，以加强刺激，提高疗效。

（三）适用范围

皮内针法临床多用于某些需要久留针的疼痛性疾病和久治不愈的慢性病证，常见的有哮喘、面神经麻痹、神经衰弱、高血压、神经性头痛、胆绞痛、腰痛、痹证、痛经、产后宫缩疼痛、小儿遗尿等。

（四）注意事项

（1）由于关节附近常活动，此处不可埋针，否则活动时会疼痛。胸腹部因呼吸时会活动，亦不宜埋针。

（2）埋针后，如患者感觉疼痛或妨碍肢体活动，应将针取出，改选穴位重埋。

（3）埋针期间，针处不可着水，避免感染。热天出汗较多，埋针时间勿过长，以防感染。

［附］皮内留针法

将普通 30～32 号韧性强、不易折断的毫针，刺入选定的腧穴，施行手法后将针提至皮下，再沿皮刺入，最后用胶布固定贴牢，使针不易脱落。一般可留针 2～3 日。应用此法，所选毫针均不宜过长。

六、头针

头针是在头部特定的穴线进行针刺以防治疾病的一种方法，又称头皮针。

Note

（一）头针的理论基础及发展应用

（1）头针的理论依据主要有二：一是根据传统的脏腑经络理论，二是根据大脑皮层的功能定位在头皮的投影，选取相应的头穴线。

（2）头针是在传统的针灸理论基础上发展起来的，早在《素问·脉要精微论篇》中就指出"头为精明之腑"，头为诸阳之会，手足六阳经皆上循于头面，六阴经中手少阴与足厥阴经直接循行于头面部，所有阴经的经别和阳经相合后上达于头面。有关头针治疗各种疾病，《黄帝内经》有所记载，后世《针灸甲乙经》《针灸大成》等文献中，记载头部腧穴治疗全身各种疾病的内容则更加丰富。

（二）标准头穴线的定位和主治

方案选用 1984 年在日本召开的世界卫生组织西太区会议上正式通过的《头皮针穴名标准化国际方案》。标准头穴线均位于头皮部位，按颅骨的解剖名称额区、顶区、颞区、枕区 4 区，14 条标准线（左侧、右侧、中央共 25 条）。现将定位及主治分述如下。

1. 额区

（1）额中线。

［部位］在头前部，从督脉神庭穴向前引一直线，长 1 寸（图 9-47）。

［主治］癫痫、精神失常、鼻病等。

（2）额旁 1 线。

［部位］在头前部，从膀胱经眉冲向前引一直线，长 1 寸（图 9-47）。

［主治］失眠及鼻病、冠心病、支气管哮喘、支气管炎等。

（3）额旁 2 线。

［部位］在头前部，从胆经头临泣向前引一直线，长 1 寸（图 9-47）。

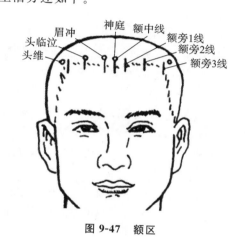

图 9-47 额区

［主治］急慢性胃炎、胃和十二指肠溃疡、肝胆疾病等。

（4）额旁 3 线。

［部位］在头前部，从胃经头维内侧 0.75 寸起向下引一直线，长 1 寸（图 9-47）。

［主治］功能性子宫出血、阳痿、遗精、尿频、尿急、子宫脱垂等。

2. 顶区

（1）顶中线。

［部位］在头顶部，从督脉百会至前顶之段（图 9-48）。

［主治］腰腿足病，如瘫痪、麻木、疼痛，以及皮层性多尿、脱肛、小儿夜尿、高血压、头顶痛等。

（2）顶旁 1 线。

［部位］在头顶部，督脉旁 1.5 寸，从膀胱经通天向后引一直线，长 1.5 寸（图 9-48）。

［主治］腰腿病证，如瘫痪、麻木、疼痛等。

（3）顶旁 2 线。

［部位］在头顶部，督脉旁开 2.25 寸，从胆经正营向后引一直线，长 1.5 寸到承灵（图 9-48）。

［主治］肩、臂、手等病证，如瘫痪、麻木、疼痛等。

Note

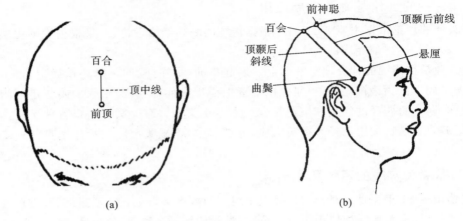

图 9-48　顶区

3．枕区

（1）枕上正中线。

［部位］在后头部，即督脉强间至脑户一段，长 1.5 寸（图 9-49）。

［主治］眼病、足癣等。

（2）枕上旁线。

［部位］在后头部，由枕外隆突督脉脑户旁开 0.5 寸起，向上引一直线，长 1.5 寸（图 9-49）。

［主治］皮层性视力障碍、白内障、近视等。

（3）枕下旁线。

［部位］在后头部，从膀胱经玉枕向下引一直线，长 2 寸（图 9-49）。

［主治］小脑疾病引起的平衡障碍、后头痛等。

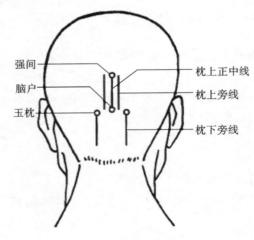

图 9-49　枕区

4．颞区

（1）顶颞前斜线。

［部位］在头顶部、头侧部，从头部经外奇穴前神聪（百会前 1 寸）至颞部胆经悬厘引斜线（图 9-50）。

［主治］全线分为 5 等份，上 1/5 治疗对侧下肢和躯干瘫痪，中 2/5 治疗上肢瘫痪，下 2/5 治中枢性面瘫、运动性失语、流涎、脑动脉粥样硬化等。

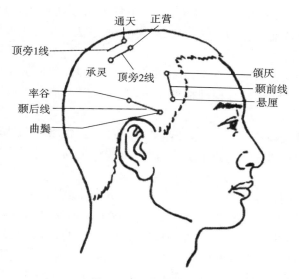

图 9-50　顶区与颞区

（2）顶颞后斜线。

［部位］在头顶部、头侧部，顶颞前斜线之后 1 寸，与其平行的线。从督脉百会至颞部胆经曲鬓引一斜线（图 9-50）。

［主治］全线分为 5 等份，上 1/5 治疗对侧下肢和躯干感觉异常，中 2/5 治疗上肢感觉异常，下 2/5 治疗头面部感觉异常。

（3）颞前线。

［部位］在头的颞部，从胆经颔厌至悬厘连一直线（图 9-50）。

［主治］偏头痛、运动性失语、周围性面经神麻痹和口腔疾病。

（4）颞后线。

［部位］在头的颞部，从胆经率谷向下至曲鬓连一直线（图 9-50）。

［主治］偏头痛、耳鸣、耳聋、眩晕等。

（三）头针的适应证

头针临床多用于治疗脑源性疾病，如中风偏瘫、肢体麻木、失语、皮层性多尿、眩晕、耳鸣、舞蹈病、癫痫、脑瘫、震颤麻痹、假性球麻痹、小儿弱智等。此外，也可治疗头痛、脱发、脊髓性截瘫、高血压病、精神病、失眠、眼病、鼻病、肩周炎、腰腿痛、各种疼痛性疾病等常见病和多发病。

（四）头针的操作方法

1. 选区　根据病情，明确诊断，选定头穴线。

2. 体位　取得患者合作后，取坐位或卧位，局部常规消毒。

3. 进针　一般选用 28～30 号、长 1.5～3 寸的毫针，针与头皮成 30°夹角，快速将针刺入头皮下，当针尖达到帽状腱膜下层时，指下感到阻力减小，然后使针与头皮平行，继续捻转进针，根据不同穴区可刺入 0.5～3 寸。

4. 针刺手法

（1）快速捻转手法：一般以拇指掌面和食指桡侧面夹持针柄，以食指的掌指关节快速连续屈伸，使针身左右旋转，捻转速度为每分钟 200 次左右。进针后持续捻转 2～3 分钟，留针 20～30 分钟，留针期间反复操作 2～3 次即可起针。按病情需要可适当延长留针时间，偏瘫患者留针期间嘱其活动肢体（重症患者可做被动活动），有助于提高疗效。一般经 3～5 分钟刺激后，部分患者病变部位会出现热、麻、胀、抽动等感应。

Note

（2）抽添手法：根据汪机所著的《针灸问对》中抽添法演化而成，分为抽提法和进插法两种，以向外抽提、"一抽数抽"或向内进插、"一按数按"的手法动作为主要特点，实际上应属于小幅度提插手法的范畴。

①抽提法：针体进入帽状腱膜下层，针体平卧，用右手拇、食指紧捏针柄，左手按压进针点处以固定头皮，用爆发力将针迅速向外抽提 3 次，然后再缓慢地向内退回原处（插至 1 寸处），以紧提慢按为主，是为泻法。

②进插法：针体进入帽状腱膜下层，针体平卧，右手拇、食指紧捏针柄，左手按压进针点以固定头皮，用爆发力将针迅速向内进插 3 次，然后再缓慢地向外退回原处（提至 1 寸处），以紧按慢提为主，是为补法。

以上方法可反复施行，每次行针 0.5～1 分钟。其施术要领有二：一是要用全身力量带动肩、肘、腕，运气于指，行抽提或进插；二是每次抽提或进插都要迅速、幅度小（约 0.1 寸），针体勿左右转动。值得指出的是，用上法时并不要求频率，而着重于瞬间速度，因此术者手指并不疲劳，患者局部亦较少疼痛，能在短时间内达到有效刺激量，从而迅速取得相应效果。

5. 起针　刺手挟持针柄轻轻捻转松动针身，押手固定穴区周围头皮，如针下无紧涩感，可快速抽拔出针，也可缓慢出针。出针后需用消毒干棉球按压针孔片刻，以防出血。

（五）注意事项

（1）头部有毛发，必须严格消毒，以防感染。

（2）由于头针的刺激较强，刺激时间较长，医者必须注意观察患者表情，以防晕针。

（3）中风患者，急性期如因脑溢血引起有昏迷、血压过高时，暂不宜用头针治疗，须待血压和病情稳定后方可做头针治疗。如因脑血栓形成引起偏瘫者，宜及早采用头针治疗。凡有高热、急性炎症和心力衰竭等症时，一般慎用头针治疗。婴儿由于颅骨缝骨化不完全，不宜采用头针治疗。

（4）由于头皮血管丰富，容易出血，故出针时必须用干棉球按压针孔 1～2 分钟。

（5）头针刺激线上常用毫针刺激，临床上也可配合电针、艾灸、按压等法进行施治。

七、穴位注射

穴位注射法是将药物注入穴位以防治疾病的一种治疗方法。它可将针刺刺激和药物的治疗作用及对穴位的渗透作用相结合，发挥其综合效应，故对某些疾病有特殊的疗效。

（一）操作方法

1. 针具　一次性或消毒的注射器和针头，可根据需要选用不同型号。

2. 选择穴位　选穴原则同针刺法，但本法常结合经络、穴位、按诊法以选取阳性反应点，如在背部、胸腹部或四肢的特定穴部位，出现的条索、结节、压痛，以及皮肤的凹陷、隆起、色泽变异等，软组织损伤可选取最明显的压痛点。一般每次 2～4 穴，不宜过多，以精为要。

3. 注射剂量　应根据药物说明书规定的剂量，不能过量。做小剂量注射时，可用原药物剂量的 1/5～1/2。一般以穴位部位来分，耳穴可注射 0.1 mL，头面部可注射 0.3～0.5 mL，四肢部可注射 1～2 mL，胸背部可注射 0.5～1 mL，腰臀部可注射 2～5 mL 或 5％～10％葡萄糖液 10～20 mL。

4. 操作　首先使患者取舒适体位，选择适宜的消毒注射器和针头，抽取适量的药液，在穴位局部消毒后，右手持注射器对准穴位或阳性反应点，快速刺入皮下，然后将针缓慢推进，达一定深度后产生得气感应，如无回血，便可将药液注入。凡急性病、体强者可用较强刺激，推液可快；慢性病、体弱者，宜用较轻刺激，推液可慢；一般疾病，则用中等刺激，推液也宜中等速度。如所用药液较多时，可由深至浅，边推药液边退针，或将注射针向几个方向注射药液。

5. 疗程　急症患者每日 1～2 次,慢性病一般每日或隔日 1 次,6～10 次为 1 疗程。反应强烈者,可隔 2～3 日 1 次,穴位可左右交替使用。每 2 个疗程间可休息 3～5 日。

（二）适用范围

穴位注射法的适用范围很广,凡是针灸治疗的适应证大部分均可采用本法,如痹证、腰腿痛等。

（三）常用药物

凡是可供肌内注射用的药物,都可供穴位注射法用。常用的中药注射液有红花、当归、复方当归、板蓝根、徐长卿、灯盏花、补骨脂、柴胡、鱼腥草、复方丹参、川芎等;西药有 25% 硫酸镁、维生素 B_1、维生素 B_{12}、维生素 C、维生素 K_3、0.25%～2% 盐酸普鲁卡因、利多卡因、阿托品、利血平、安络血、麻黄素、抗生素、胎盘组织液、生理盐水、风湿宁、骨宁等。

（四）注意事项

（1）严格消毒,防止感染,如注射后局部红肿、发热等,应及时处理。

（2）治疗前应对患者说明治疗特点和注射后的正常反应。如注射后局部可能有酸胀感,48 小时内局部有轻度不适,有时持续时间较长,但一般不超过 1 日。

（3）注意药物的性能、药理作用、剂量、配伍禁忌、副作用、过敏反应及药物的有效期,药液有无沉淀变质等情况,凡能引起过敏反应的药物,如青霉素、链霉素、普鲁卡因等,必须先做皮试,阳性反应者不可应用。副作用较强的药物,使用亦当谨慎。

（4）一般药液不宜注入关节腔、脊髓腔和血管内,否则会导致不良后果。此外,应注意避开神经干,以免损伤神经。

（5）孕妇的下腹部、腰骶部和三阴交、合谷等,不宜用穴位注射法,以免引起流产。年老、体弱者,选穴宜少,药液剂量应酌减。

八、电针

电针是将针刺入腧穴得气后,在针具上通以接近人体生物电的微量电流,利用针和电两种刺激相结合,以防治疾病的一种治疗方法。其优点是能代替人做较长时间的持续运针,节省人力,且能比较客观地控制刺激量。

电针疗法,在我国的普及和推广是在 20 世纪 50 年代,随着电子技术和半导体材料的迅速发展,高科技成果引入医学领域。目前电针的类型多种多样,已从单一的治疗作用发展到诊断等多种功用。电针器的种类很多,主要有交、直流可调电针机,脉动感应电针机,音频振荡电针机、晶体管电针机等等。目前蜂鸣式电针机、电子管式电针机已被半导体电针机所取代,半导体电针机是用半导体元件制作的电针仪器,交、直流电两用,不受电源限制,且具有省电、安全、体积小、携带方便、耐震、无噪音、易调节、性能稳定、刺激量大等特点;它采用振荡发生器,输出接近人体生物电的低频脉冲电流,既可做电针,又可用点状电极或板状电极直接放在穴位或患处进行治疗,在临床广泛应用。

（一）操作方法

1. 配穴处方　电针法的处方配穴与针刺法相同。一般选用其中的主穴,配用相应的辅助穴位,多选同侧肢体的 1～3 对穴位为宜。

2. 电针方法　针刺入穴位有得气感应后,将输出电位器调至"0"位,负极接主穴,正极接配穴,将两根导线连接在两个针柄上,然后打开电源开关,选好波型,慢慢调高至所需输出电流量。通电时间一般在 5～20 分钟,如感觉弱时,可适当加大输出电流量,或暂时断电 1～2 分钟后再行通电。当达到预定时间后,先将输出电位器退出"0"位,然后关闭电源开关,取下导线,最后按一般起针方法将针取出。当然,临床实际中,不同类型电针机的操作有一定的区别,需参照具体使用说明。

3. 电流的刺激强度　当电流开到一定强度时,患者有麻、刺感,这时的电流强度称为"感觉阈"。如电流强度再稍增加,患者会突然产生刺痛感,能引起刺痛感觉的电流强度称为电流的"痛阈"。强度因人而异,在各种病理状态下其差异也较大。超过痛阈的电流强度,患者不易接受,应以患者能耐受的强度为最佳。一般而言,在感觉阈和痛阈之间的电流强度,是治疗最适宜的刺激强度。

(二)作用和适应范围

电针可调整人体生理功能,有镇静、止痛、促进气血循环、调整肌张力等作用。

电针的适应范围基本和毫针刺法相同,故其治疗范围较广。临床常用于各种痛症、痹证和心、胃、肠、胆、膀胱、子宫等器官的功能失调,以及癫狂和肌肉、韧带、关节的损伤性疾病等,并可用于针刺麻醉。

脉冲电是指在极短时间内出现的电压或电流的突然变化,即电容的突然变化构成了电的脉冲。一般电针仪输出的基本波形就是这种交流脉冲,称之为双向尖脉冲。常见的调制脉冲波形为疏密波、断续波,不受调制的基本脉冲波型称作连续波。

1. 疏密波　疏波、密波自动交替出现的一种波形,疏、密交替持续的时间各约 1.5 秒,能克服单一波形的人体易产生适应性的缺点。动力作用较大,治疗时兴奋效应占优势。能增加代谢,促进气血循环,改善组织营养,消除炎性水肿。常用于止血、扭挫伤、关节周围炎、气血运动障碍、坐骨神经痛、面瘫、肌无力、局部冻伤等。

2. 断续波　有节律地时断时续自动出现的一种波形。断时,在 1.5 秒时间内无脉冲电输出;续时,是密波连续工作 1.5 秒。对断续波形,机体不易产生适应,其动力作用颇强,能提高肌肉组织的兴奋性,对横纹肌有良好的刺激收缩作用。常用于治疗痿证、瘫痪等。

3. 连续波　亦叫可调波,是单个脉冲采用不同方式组合而形成。频率有每分钟几十次至每秒钟几百次不等。频率快的叫密波(或叫高频连续波),一般在 50～100 次/秒;频率慢的叫疏波(或叫低频连续波),一般是 2～5 次/秒。可用频率旋钮任意选择疏密波形。高频连续波易产生抑制反应,常用于止痛、镇静、缓解肌肉和血管痉挛等。低频连续波,兴奋作用较为明显,刺激作用强,常用于治疗痿证和各种肌肉关节、韧带、肌腱的损伤等。

(三)注意事项

(1)在使用电针设备前须检查性能是否完好,如电流输出时断时续,须注意导线接触是否良好,应检查和修理后再用。干电池使用一段时间后如输出电流微弱,须更换新电池。

(2)电针刺激量较大,需要防止晕针,体质虚弱、精神过敏者,尤应注意电流不宜过大。

(3)调节电流时,不可突然增强,以防止引起肌肉强烈收缩,造成弯针或折针。

(4)电针器使用时,最大输出电流一定要限制在 1 mA 以内,防止触电。

(5)心脏病患者,应避免电流回路通过心脏。尤其是安装心脏起搏器者,应禁止应用电针。在接近延髓、脊髓部位使用电针时,电流量宜小,切勿通电太强,以免发生意外。孕妇亦当慎用电针。

第三节　推　拿　手　法

推拿,指施术者用手或肢体其他部位(包括手的替代物)按照一定的操作要求和动作技法作用于被操作者身体,从而实现治疗或保健目的的方法。

成人常用推拿手法,按手法的运动形态可分为摆动类、摩擦类、挤压类、振动类、叩击类、运动关节类六大类。本节就此六类常用推拿手法予以介绍。

一、摆动类手法

以指或掌、腕关节做协调的连续摆动的手法,称为摆动类手法。该类手法包括一指禅推法、滚法、揉法等。

知识链接 9-2

(一)一指禅推法

1. 定义 以拇指指端、罗纹面或偏峰着力于人体的一定部位或穴位上,以肘为支点,以前臂摆动带动腕部、拇指关节做屈伸动作的一种推拿手法。

2. 动作要领

(1)归纳为十字诀:沉肩、垂肘、悬腕、指实、掌虚。

(2)吸定部位:拇指指端、罗纹面或偏峰。

(3)操作技能:术者手握空拳,拇指自然伸直,并盖住拳眼(使拇指对着食指第二节处),用拇指端或罗纹面着力于治疗部位,肘关节低于腕关节,肘为支点,前臂摆动带动腕关节和拇指关节屈伸动作,摆动时前臂尺侧要低于桡侧。

(4)注意事项:压力大小要适宜,摆动时幅度要均匀,动作要灵活,紧推慢移。

(5)频率:120～160 次/分。

(二)滚法

1. 定义 小鱼际侧部或掌指关节部附着于人体的一定部位上,通过腕关节的屈伸动作及前臂的旋转运动,连续往返活动的一种推拿手法。

2. 动作要领

(1)肩臂及腕关节放松,沉肩、垂肘,腕关节微屈 120°。

(2)吸定部位:小指掌指关节背侧即第 4、5 掌指关节背侧或小鱼际侧面为吸定点。由腕关节的屈伸和前臂的旋转结合而成。两个轴:第 2～4 掌指关节背侧为轴;手背的尺侧为轴。

(3)小鱼际及手背尺侧紧贴皮肤,不要来回拖擦滑动。

(4)紧滚慢移:动作要快,而移动要慢,移动幅度要小。

(5)出手方向与胸前成 45°夹角,手腕要放松,五指要微屈。

(6)频率:120～160 次/分。

(三)揉法

1. 定义 以手掌大鱼际、掌根或手指罗纹面吸定于一定部位或穴位,前臂做主动摆动,以带动该处的皮下组织做轻快柔和的环行回旋运动,称为揉法。用指端揉的,称为指揉法;用掌根揉的,称掌根揉法;用大鱼际揉的,称大鱼际揉法。

2. 动作要领

(1)吸定:"肉动皮不动",操作时动作轻快柔和、均匀深透,带动深层组织运动,但不要在皮肤上摩擦、移动。

(2)肩关节、腕关节放松,腕关节连同前臂做小幅度的回旋摆动。

(3)紧揉慢移,压力要均匀,速度要一致。

(4)频率:120～160 次/分。

二、摩擦类手法

以掌、指或肘贴附于体表做直线或环旋移动,称为摩擦类手法。包括摩法、擦法、推法、搓法、抹法等。

（一）摩法

1. 定义　以手掌掌面或指腹着力于一定的部位或穴位，以腕关节为中心，连同前臂做均匀而有节奏的环旋运动，称为摩法。用手指指面操作的，称指摩法；用手掌掌面操作的，称掌摩法。

2. 动作要领

（1）腕关节放松，肘关节微屈，指、掌自然伸直，动作缓和而协调。

（2）手法轻柔，紧贴皮肤，不能带动皮下组织（"皮动肉不动"）。

（3）频率慢（缓摩为补、急摩为泻），一般为 120 次/分。

（4）腹部顺时针为泻，逆时针为补（频率缓）。

（二）擦法

1. 定义　以手掌掌面、大鱼际或小鱼际着力于体表一定部位，做直线来回推擦，称擦法，又称平推法。

2. 动作要领

（1）操作时腕关节伸直，手指自然伸开，以肩关节为支点，上臂主动带动手掌做前后或上下往返移动。

（2）掌下压力不宜过大，推动幅度宜大，做直线来回摩擦，不可歪斜。

（3）用力宜稳，动作均匀，呼吸自然，不宜憋气。

（4）操作时可在施术部位涂抹介质（如红花油等），避免擦破皮肤。

（5）频率：100～120 次/分。

（三）推法

1. 定义　用指、掌或肘着力于机体的特定部位，向下按压同时向前呈单方向地做直线移动。推法有指推法、掌推法和肘推法三种。

2. 动作要领

（1）肩及上肢放松，着力部位要紧贴体表的治疗部位。

（2）推进时向下的压力应均匀稳健适中，以不使治疗部位皮肤出现折叠为宜。可在施术部位涂抹少许介质，使皮肤有一定的润滑度，利于手法操作，防止破损。

（3）用力深沉平稳，要沿直线推进，不可歪斜。

（4）推动速度要缓慢均匀，力量要由轻到重，可浮于皮肤，可深及筋骨脏腑，动作要协调一致。每分钟 50 次左右。

（四）搓法

1. 定义　用双手掌面夹住患者肢体的一定的部位，相对用力做快速搓揉，同时做上下往返移动，成为搓法。

2. 动作要领

（1）双手相对用力做快速搓揉，同时做上下往返移动。

（2）双手用力要对称，用力不宜过重，搓动要快，移动要慢。

（五）抹法

1. 定义　用单手或双手拇指罗纹面紧贴皮肤，做上下或左右往返移动，称为抹法。

2. 动作要领

（1）压力应均匀，动作宜和缓。

（2）用力宜轻而不浮，重而不滞。不可太重以免动作涩滞而损伤皮肤，为防止抹破皮肤，在施术时可涂润滑剂。

（3）力度轻,应用指腹（罗纹面）。

（4）做移动时不要停留太长时间,要快,一带而过。

（5）不要过度摩擦,不能产热。使用该手法后,力求感觉深透,瞬间酸胀,尔后感到舒服神爽。

三、挤压类手法

用指、掌或肢体其他部分按压或对称性挤压体表,称为挤压类手法。本类手法包括按法、点法、捏法、拿法、捻法和踩跷法等。

（一）按法

1. 定义 用手指指腹、掌或肘着力于患者体表一定的部位或穴位上,沿体表垂直方向向深部逐渐用力,按而留之,称为按法。以手指按压体表,称指按法;用单掌或双掌按压体表,称掌按法;用肘尖按压的,称肘按法。

2. 动作要领

（1）着力部位要紧贴皮肤,不可移动。

（2）按压方向要垂直,用力由轻到重,稳而持续,使刺激充分透达到组织深部,不宜暴力突然按压。

（3）在胸腹部操作时,施术手掌应随患者呼吸而起伏,即呼气时徐徐按下,吸气时缓缓放松,胸胁部操作时禁用暴力,用力过大可致肋骨骨折。

（4）临床上常与揉法结合使用,组成"按揉"复合手法。

（二）点法

1. 定义 以手指指端或指间关节突起部着力于一定的部位或穴位上向下点压,称为点法。用拇指端点的称拇指点法;屈指点的称屈指点法。

2. 动作要领

（1）接触部位:拇指端、指间关节。

（2）着力点固定,向下按压时不可移动。力度由轻到重,再逐渐减力。

（3）垂直用力,禁用暴力。

（4）点而留之,要停留一定时间。

动作要点基本与按法类似,但与按法又有区别,点法作用面积小,刺激量更大。有的推拿专著将点法归为按法。

（三）捏法

1. 定义 以拇指和其他手指在操作部位做对称性的挤压动作。

2. 动作要领

（1）接触部位:指腹（三指、五指指腹）。三指捏是用拇指与食、中两指夹住肢体,相对用力挤压;五指捏是用拇指与其余四指夹住肢体,相对用力挤压。

（2）肩、肘关节放松。

（3）对称性地用力挤压（一松一紧地挤压）,用力均匀适宜,动作要轻快柔和,有连贯性,速度可快可慢。

（4）移动时要连贯而有节律性,不可呆滞。

（5）施术时间不宜过长,遍数不宜过多,常以温热红润为度。

（四）拿法

1. 定义 捏而提起谓之拿。用拇指和食、中二指,或用拇指与其余四指相对用力,在一定穴位或部位上进行节律性的提捏,称为拿法。

2. 动作要领

(1) 以指腹面着力,提拿方向与肌肉垂直,在拿起肌肉组织后应稍待片刻再松手。

(2) 力度由轻到重,不可突然用力。以局部酸胀、微痛或放松后感觉舒适为度,动作应连绵不断。

(3) 对称性相对挤压的同时做提拿的动作。

(五) 捻法

1. 定义 用拇指、食指罗纹面或拇指与食指桡侧缘捏住一定部位,做对称性的相对搓揉动作。

2. 动作要领

(1) 肩、肘、腕关节放松。

(2) 捻动时要灵活快速,用力均匀,不可呆滞,又不可浮动,状如捻线。

(3) 移动时要缓慢而有连贯性。

(4) 为避免损伤皮肤,可使用介质。

四、振动类手法

以较高频率的节律性轻重交替刺激,持续作用于人体,称振动类手法。本类手法包括抖法、振法等。

(一) 抖法

1. 定义 用双手握住患者的上肢或下肢远端,稍用力做小幅度的上下连续的颤动,使关节有松动感,称抖法。

2. 动作要领

(1) 用双手握住患肢的上肢或下肢远端,用力做连续的小幅度的上下颤动。

(2) 幅度小,频率要快,力度轻。振幅总体上而言小。小,用于放松;大,松解粘连。

(3) 操作者肩关节要放松,肘关节微屈,动作要有连续性,具有节奏感。

(二) 振法

1. 定义 用手指或掌面按压在人体的穴位或一定部位上,做连续不断的快速颤动,使被治疗部位产生振动感,称为振法。用手指着力称为指振法;用手掌着力称为掌振法。

2. 动作要领

(1) 用手指或手掌着力在体表,前臂和手部的肌肉强力地静止性用力,产生振颤动作。操作时力量要集中于指端或手掌上。振动的频率较高,着力稍重。

(2) 向下按(点)加水平方向振动。

(3) 用力柔和,促使力均匀分布治疗层面。

五、叩击类手法

用手掌、拳背、手指、掌侧面等击打体表,称叩击类手法。

(一) 拍法

1. 定义 五指并拢,用虚掌平稳而有节奏地拍打体表,称为拍法。

2. 动作要领

(1) 手指自然并拢,掌指关节微屈,使掌成虚掌。

(2) 腕关节自然屈伸动作,手腕发力,用力时轻巧而有弹力,平稳而有节奏地拍打体表。

（3）动作协调灵活,每分钟 80～160 次。

（二）击法

1. 定义 用手的不同部位或器具有节律地叩击体表的一定区域,称为击法。

2. 动作要领

（1）接触部位:①拳背:手握空拳,腕伸直。②掌根:手指自然放松,腕伸直。③小鱼际:手自然伸直,腕略背屈。④手掌尺侧:手握空拳(捶打)。⑤器具:桑枝棒。

（2）击法用劲要快速而短暂,垂直叩击体表,在叩击体表时不能有拖抽动作,速度要均匀而有节奏。

（3）用力适宜,有节奏。快速击打时,弹力要大,着力要小,轻重适度,动作协调。

（三）弹法

1. 定义 用一手指的指腹紧压住另一手的指甲,用力弹出,连续弹击治疗部位。

2. 动作要领 操作时弹击力要均匀,每分钟弹击 120～160 次。

六、运动关节类手法

使关节做被动性活动的一类手法称为运动关节类手法。本法包括摇法、背法、扳法、拔伸法。

（一）摇法

1. 定义 用一手握住关节近端的肢体,另一手握住关节远端的肢体,使关节做被动的环转活动,称摇法。

（1）颈项部摇法:患者坐位,医者立于侧后方,一手托住其下颌部,另一手扶住枕后部,双手相反方向用力,做前后左右的环转摇动。

（2）肩关节摇法:①托肘摇肩法:术者一手扶住患肢肩关节上方,一手托住肘部,沿顺时针方向或逆时针方向环转摇动肩关节。②握手摇肩法:术者一手扶住患肢肩关节上方,另一手握住患者的手,沿顺时针方向或逆时针方向环转摇动肩关节。③握腕摇肩法:术者一手扶住患肢肩关节上方,另一手握住腕关节上方,在拔伸牵引下从前下至前上至后上至后下方地大幅度环转摇动肩关节。

（3）髋关节摇法:患者仰卧位,髋膝屈曲,医者一手托住患者足跟,另一手扶住膝部,做髋关节环转摇动。

（4）踝关节摇法:一手托住足跟或跖骨部,另一手握住大拇指部,做踝关节环转摇动。

（5）摇前臂法:坐位,一手握肘(屈肘位下),另一手握腕,以握肘之手为定位,握腕之手向前向后旋转摇法。

（6）摇腕法:一手握住前臂远端,另一手握掌指关节,以握前臂远端之手为定点,握掌端之手旋转摇动,顺时针交替。

2. 动作要领

（1）用一手握住或按住患者某一关节近端的肢体,另一手握住关节远端的肢体,做缓和回旋转动。

（2）动作要和缓,力度宜适度,不可用力过猛,活动范围的大小须在各关节生理功能许可的范围内。

（3）逐渐加大旋转范围,由小到大,由轻到重,自慢而快。

（二）扳法

1. 定义 医者用双手同时用力做相反方向或同一方向的扳动,称为扳法。

Note

247

（1）颈项部扳法：斜扳法：患者坐位，头部略前倾，医者立于其身后，一手扶住头顶后部，一手托住对侧下颌部，当旋转至最大限度稍有阻力感时，双手同时用力做相反方向的小幅度快速扳动后迅速松手，施术时有时可有弹响声（也可以卧位操作）。

（2）腰部扳法：①斜扳法：患者侧卧，上面下肢屈髋屈膝，下面下肢自然伸直，医者面对患者而立，一手抵住肩部（或前或后），另一手臀部或髂前上棘部，先缓缓地做相反方向的摇动，达到最大限度时，突然用力向相反方向扳动，可听到弹响声。②腰部旋转扳法：患者俯卧位，医者一手托住两膝上部，另一手按住腰部患侧，使腰部后伸至最大限度，两手用力做相反方向扳动。

2. 动作要领

（1）操作时用力要稳，动作宜快速，双手配合要协调。

（2）扳动因人、因部而宜，扳动幅度宜由小到大，在关节的生理活动范围内进行。

（3）扳法是一个有控制的、有限制的被动运动，必须分阶段进行，有目的地扳动。

（4）扳之前必须先舒筋。扳动时不可强求弹响声。

（5）医者动作轻巧准确，用力稳妥着实，不可硬扳，更不可施以暴力。要稳、准、巧、干脆、利落，利用巧力，用力快、收力快。

（6）对于关节或脊柱强直畸形、骨质疏松、脊柱滑脱、年老体弱、久病体虚者等慎用。

（三）拔伸法

1. 定义　医者以一手或双手固定肢体或关节的一端，沿肢体纵轴牵拉另一端，称为拔伸法。

（1）肩关节拔伸法：患者坐位，一手握住腕上部或肘部，另一手扶住肩部或助手帮助固定患者身体，对抗牵引。

（2）腕关节拔伸法：医者一手握住患者前臂下端，另一手握住手部，两手对抗牵引，同时配合腕关节的背伸、掌屈、左右侧屈。

（3）指间关节拔伸法：一手握住被拔伸的关节的近侧端，另一手握住远端，两手对抗牵引，配合关节的屈伸。

2. 动作要领

（1）拔伸力量应循序渐进，以患者能忍受为度。

（2）用力要均匀而持久，动作要和缓，勿突然拔伸，突然放松。

第四节　常见病针灸推拿治疗

针灸推拿为中医的实用技术，临床广泛用于内、外、妇、儿、骨伤、五官等科的疾病。本节依据国家中医药管理局组织专家制定的《25个常见病针灸推拿刮痧技术推广目录》，对临床常见的感冒头痛、偏头痛、麦粒肿、急性结膜炎、牙痛、急性咽痛、落枕、急性胃痛、痛经、急性腰扭伤、腱鞘囊肿、肱骨外上髁炎（网球肘）、足跟痛、腮腺炎、小儿泄泻、小儿食积、小儿遗尿、肩周炎、颈椎病、腰椎间盘突出症并坐骨神经痛、腰肌劳损、膝关节骨关节炎、中风后遗症、面瘫、三叉神经痛25个病的针灸推拿治疗操作进行简要的介绍。

一、感冒头痛

毫针刺：太阳、风池、合谷、列缺。

按摩：太阳、风池及疼痛部位。

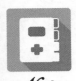

刮痧：前额、太阳、背部脊柱两侧，可配刮肘窝、腘窝。

二、偏头痛

毫针刺：太阳、风池、率谷、头维、外关。

按摩：太阳、风池及疼痛部位。

三、麦粒肿

三棱针点刺放血：太阳、耳尖及肩胛区的红色反应点。

四、急性结膜炎

三棱针点刺放血：太阳、耳尖。

五、牙痛

毫针刺：合谷、颊车、下关、内庭。

六、急性咽痛

三棱针点刺放血：少商、商阳、鱼际、耳尖。

七、落枕

毫针刺：天柱、大椎、后溪、落枕穴。

按摩：拇指按揉督脉线和两侧夹脊线，拿揉颈项两侧，擦颈项部及肩胛区；拨颈项部压痛点及痉挛肌肉的起止点；拔伸颈项，做患侧颈椎旋转扳法以整复颈椎小关节错缝。

刮痧：直线刮拭风府到大椎一线，左右刮拭天柱到大杼两线；弧线刮拭风池到肩井双侧。

八、急性胃痛

毫针刺：中脘、足三里、梁丘。

艾灸：中脘、足三里、神阙。隔姜灸适用于寒性胃痛。

刮痧：①背部：脾俞、胃俞。②腹部：中脘、天枢。③上肢部：内关、手三里。④下肢部：足三里。

九、痛经

毫针刺：关元、中极、合谷、地机、三阴交、次髎。

艾灸：关元、中极。

刮痧：关元至中极、地机至三阴交、次髎。

十、急性腰扭伤

毫针刺：腰痛穴、阿是穴、委中。

刺络拔罐：阿是穴，配委中放血。

刮痧：疼痛部位，委中。

十一、腱鞘囊肿

腱鞘囊肿好发于关节和腱鞘附近，囊肿表面光滑，质软，有波动感。

围针刺法：囊肿局部。

十二、肱骨外上髁炎（网球肘）

肘关节外侧酸痛，绞毛巾时酸痛加重。
选阿是穴围针加灸。

十三、足跟痛

毫针刺：昆仑、太溪、水泉。

十四、腮腺炎

灯心草蘸食油点燃，雀啄状快速灸灼双耳尖。
毫针点刺：少商、关冲，放血。

十五、小儿泄泻

（一）辨证

1. 伤食 腹胀腹痛，痛则欲泻，泻后痛减，大便酸臭，状如败卵，或便质稀薄，含有未消化食物残渣，嗳气酸腐，苔厚腻，脉滑，指纹紫滞。

2. 阳虚 食后作泻，时泻时止，便色淡而不臭，面黄神疲，久则泄泻不止，或五更泻，形寒肢冷，脉沉细微。

3. 外感 便稀多沫，臭气不甚，肠鸣腹痛，兼恶寒发热，鼻流清涕，苔白润，脉浮为风寒；大便暴注下迫，色黄或绿，恶臭或少许黏液，肛门灼热发红，舌质红，苔黄腻，脉滑数为湿热。

（二）推拿治疗

1. 基本治法

（1）取穴：脾经、内八卦、大肠、小肠、脐、腹、七节骨、龟尾。

（2）操作：患儿坐位或仰卧位，补脾经 200 次，运内八卦 100 次，推大肠 300 次，清小肠 200 次；患儿仰卧位，以掌逆时针揉脐，逆时针摩腹各 200 次；患儿俯卧位，按揉龟尾 50 次，推七节骨 300 次。

2. 辨证施治

（1）伤食泻：加揉中脘 100 次，清脾胃各 200 次，分腹阴阳 30 次，推箕门 100 次，揉板门 100 次。

（2）阳虚泻：加补肾经 200 次，推三关 100 次，揉左端正 50 次，捏脊 5 遍。

（3）外感泻：加开天门 100 次，运太阳 100 次，推坎宫 100 次，推天柱骨 200 次，揉外劳宫 100 次，揉一窝风 100 次。

十六、小儿食积

1. 基本治法 推法，揉法，摩法，捏法。

2. 取穴 腹、脐、腹阴阳、肚角、中脘、天枢、脾土、板门、四横纹、六腑、足三里。

3. 操作 患儿仰卧位，顺时针方向摩腹 2 分钟，揉中脘、天枢、神阙各 2 分钟，分推腹阴阳，拿肚角 3～5 次，补脾土、揉板门 500 次，推掐四横纹 200 次，清六腑 30 次，按揉足三里 10 次；患儿俯卧位，捏脊 3～5 遍，从下往上拿捏，以皮肤灼红为宜。

十七、小儿遗尿

（一）针灸治疗

1. 取穴 关元、中极、三阴交、肾俞、膀胱俞。

2. 操作 毫针刺并艾条温和灸,一日一次,10 天一疗程。

（二）推拿治疗

1. 取穴 肾经、上马、三关、外劳宫、肾俞、八髎、龟尾、百会、丹田、三阴交。

2. 操作

（1）患儿正坐位:补肾经 200 次,揉二人上马 100 次,推三关 100 次,揉外劳宫 100 次。

（2）患儿俯卧位:以掌擦两肾俞 200 次,擦八髎 200 次,拇指揉龟尾 100 次,按揉百会、三阴交各 100 次。

（3）患儿仰卧位:以掌心按丹田 1 分钟,再逆时针方向掌揉 200 次。

十八、肩周炎

（一）针灸治疗

1. 取穴 条口透承山、肩髃、肩髎、肩前、曲池、外关、合谷。

2. 操作方法 ①取俯卧位或坐位,取对侧条口向承山方向透刺 1.5～2.0 寸,行大幅度提插捻转手法,使之出现强烈针感,并嘱患者抬举活动患肩,行针 3～5 分钟,常获良效。②取俯卧位或坐位,使肩关节充分外展,肩髃、肩髎分别向极泉方向透刺 1.5～2.0 寸,肩前直刺 0.8～1.2 寸,三穴均达明显的针感;曲池直刺 1.0～1.5 寸,外关、合谷直刺 0.8～1.2 寸,针刺得气后,持续捻转,力求针感向肩部传导。诸穴均取患侧,每日治疗一次。

（二）刮痧治疗

1. 取穴 风府、大椎、风池、肩井、肩髃、肩贞、外关、曲池、合谷、肩井、天宗、足三里、条口。

2. 操作方法 患者取坐位,刮颈部正中,在督脉循行区域从风府到大椎直线刮拭 10～20 次;刮肩上部,用弧线刮法从后发际风池向肩井、肩髃方向刮拭,20～30 次,风池、肩井可采用点压法、按揉法;刮肩后部,先由内向外直线刮拭肩胛冈上下,然后弧线刮拭肩关节后缘的腋后线,每一部位刮拭 20～30 次;刮肩前部,弧线刮拭腋前线,每侧从上向下刮拭,20～30 次;刮肩外侧,患者上肢外展 45°,直线重刮肩关节外侧的三角肌正中及两侧缘,每侧刮拭 10～20 次;刮上肢,沿手阳明大肠经脉循行区域,由肩髃向下刮过曲池至合谷,每侧刮 10～20 次,在肩髃、曲池、合谷处用刮板棱角点压按揉 3～5 次;刮下肢,沿足阳明胃经循行线,从足三里刮至条口,每侧刮 10～20 次,在条口可稍加力重刮。

（三）推拿治疗

1. 常用手法 点、按、拿、拔伸、摇等。

2. 操作方法 患者坐位,用拿法施术于患肩前部及上臂内侧,往返 3 遍,并配合做患肢的外展、外旋被动活动,3～5 分钟;患肢肩外侧和腋后部用擦法,并配合做患肢上举、内收等被动活动,此步骤 3～5 分钟;拇指点按法点按合谷、曲池、肩贞、肩井、天宗等穴,每穴半分钟左右;医者站在患者的患侧稍后方,用托肘摇法以肩关节为轴心做环转运动,幅度由小到大,同时配合拿捏患肩,反复数次,约 5 分钟。

Note

十九、颈椎病

（一）针灸治疗

1. 取穴 病变颈椎夹脊穴 2～3 个，肩髃、曲池、外关、合谷、中渚。

2. 操作方法 取俯卧位或坐位，颈部夹脊穴直刺 0.8～1.2 寸。肩髃、曲池直刺 1.0～1.5 寸，外关、合谷直刺 0.8～1.2 寸，中渚直刺 0.3～0.5 寸，针刺诸穴时尽量使针感向远心端放射。留针 20～30 分钟，中间行针 1～2 次，每日治疗一次。

（二）推拿治疗

1. 取穴及部位 风池、风府、肩井、肩中俞、肩外俞、肩髃、曲池、手三里、外关、内关、合谷、神门等，部位可取斜方肌、冈上肌等。

2. 主要手法 滚法、按法、揉法、拿法、捏法、拔伸法、旋转、搓法、抖法、擦法等。

3. 操作方法 患者坐位，医者位于其背后，用滚法、揉法放松颈肩部、上背部及患者上肢的肌肉 5～10 分钟；拿法、捏法、指揉颈项部并配合推桥弓、推肩臂部；按揉风池、肩井、肩中俞、肩外俞、肩髃、曲池、手三里、合谷等穴，每穴半分钟左右；颈项部拔伸，患者正坐，医者右肘关节屈曲并托住患者下颌，手扶健侧颞枕部，向上缓缓用力拔伸，并使颈部做左右旋转运动；另一手拇指置于患处相应椎旁，随颈部的活动在压痛点上进行按揉、旋转；拿肩井 3～5 次，然后以搓、揉法于患侧上肢施术各 1～2 遍结束治疗。

二十、腰椎间盘突出症并坐骨神经痛

（一）针灸治疗

1. 取穴 腰夹脊、腰阳关、环跳、风市、阳陵泉、秩边、承扶、委中、承山、飞扬、昆仑。

2. 操作方法 取俯卧位或侧卧位，夹脊穴直刺 1.5～2.0 寸，边刺边问患者感觉，以患者下肢有放射麻木感或胀感为度；秩边或环跳直刺 3.0～4.0 寸，以患者下肢有放射麻木感或胀感为度；承扶直刺 2.0～3.0 寸，风市、阳陵泉、委中、承山、飞扬直刺 1.0～1.5 寸，昆仑直刺 0.5～1.0 寸，诸穴均力求较强针刺得气感，诸穴均取患侧，留针 20～30 min，期间行针 1～2 次，每日治疗一次。

（二）推拿治疗

1. 取穴及部位 肾俞、腰阳关、大肠俞、环跳、委中、阳陵泉、承山、绝骨、昆仑等。

2. 主要手法 滚法、按法、揉法、拔伸法、扳法、擦法等。

3. 操作方法 患者俯卧位，用滚法、按揉法于腰臀及患侧下肢部，反复操作 3～5 遍；用双手拇指按揉患者肾俞、腰阳关、大肠俞、环跳、委中、阳陵泉、承山、绝骨、昆仑、阿是穴，每穴 0.5 分钟；侧卧位，使患侧在上，医者面对患者站立，一手按住肩前，另一手或肘尖部压在臀部后上方，两手同时用力，做腰部斜扳法；最后，患者俯卧位，用滚法在患侧腰及臀部、大腿后侧、小腿后外侧施治，然后用拍法结束治疗。

二十一、腰肌劳损

（一）针灸治疗

1. 取穴 主穴：阿是穴、委中、昆仑。

2. 配穴 三焦俞、肾俞、大肠俞、关元俞、腰眼。

3. 操作方法 阿是穴合谷刺（一针多向透刺），用中强刺激；委中可直刺 1.0～1.5 寸，使局部酸胀或有麻电感向足底放散；昆仑直刺，可透太溪或稍偏向外刺，深 0.5～1.0 寸，使局部

有酸胀感并向小趾扩散。三焦俞、肾俞、大肠俞、关元俞、腰眼针感为局部酸胀或向臀部放射。留针 20~30 min。

（二）推拿治疗

1. 取穴及部位 肾俞、腰阳关、大肠俞、三焦俞、关元俞、膀胱俞、气海俞、环跳、委中、昆仑等。

2. 主要手法 㨰法、按法、揉法、拔伸法、扳法、擦法等。

3. 操作方法 患者俯卧位，医者用㨰法、揉法沿两侧足太阳膀胱经从上向下施术 5~6 遍，然后用双指按揉腰部两侧华佗夹脊，从 L1 至 L5 反复施术 3~5 遍，再用掌根在痛点周围按揉 1~2 分钟；双手拇指依次点按两侧三焦俞、肾俞、气海俞、大肠俞、关元俞、膀胱俞、志室、秩边等穴位，每次 0.5~1 分钟；用双手拇指在患处与肌纤维垂直方向上弹拨，每次连续弹拨 1~2 分钟；患者侧卧位，医者与患者面对面，施腰部斜扳法，左右各一次；患者俯卧位，医者用掌擦法直擦腰背两侧膀胱经，横擦腰骶部，以透热为度，最后拍击腰骶部，结束治疗。

二十二、膝关节骨关节炎

（一）针灸治疗

1. 取穴 梁丘、血海、内膝眼、外膝眼、阳陵泉、阴陵泉、鹤顶、阿是穴。

2. 操作方法 取仰卧位，患膝关节腘窝处置一软物使膝关节屈曲，梁丘、血海直刺 1.0~1.5 寸，阳陵泉可向阴陵泉透刺，并使针感向下放射；鹤顶直刺 0.8~1.2 寸。内、外膝眼及阿是穴行温针灸，内、外膝眼向中心斜刺 0.8~1.2 寸，使针感向下扩散，阿是穴毫针刺入得气后施以"平补平泻"小幅度提插捻转手法 2 分钟，然后将 2 cm 左右长的艾条置于上述穴位针柄上点燃，至燃尽取下，更换另一段艾条，每次每穴灸 3 壮。诸穴均取患侧，每日治疗一次。

（二）推拿治疗

1. 取穴及部位 内外膝眼、梁丘、血海、阴陵泉、阳陵泉、犊鼻、足三里、委中、承山、太溪及患膝髌周围部位。

2. 主要手法 㨰法、按揉法、弹拨法、摇法。

3. 操作方法 患者仰卧位，医者先以㨰法、按揉法、拿捏法作用于大腿股四头肌及膝髌周围，然后点法点按内外膝眼、梁丘、血海、阴陵泉、阳陵泉、犊鼻、足三里等穴位，每次 0.5~1 分钟；用双拇指将髌骨向内推挤，同时垂直按压髌骨边缘压痛点后用单手掌根部按揉髌骨下缘，反复多次，最后在膝关节周围行擦法；医者双手配合做膝关节屈伸、内旋、外旋的膝关节摇法；患者俯卧位，医者施㨰法于大腿后侧、腘窝及小腿一侧约 5 分钟，最后以拍法结束治疗。

二十三、中风（脑血管病）后遗症

（一）针灸治疗

1. 取穴 上肢取肩髃、曲池、外关、合谷，下肢取环跳、阳陵泉、足三里、解溪、昆仑。语言謇涩、失语加廉泉、通里、哑门；口角歪斜加地仓、颊车、迎香。

2. 操作方法 取仰卧位，肩髃向臂臑方向透刺 1.5~2.0 寸，曲池直刺 1.0~1.5 寸，外关、合谷直刺 0.8~1.2 寸，环跳直刺 3.0~4.0 寸，阳陵泉、足三里直刺 1.0~1.5 寸，解溪、昆仑直刺 1.0~1.5 寸。廉泉向舌根方向刺 0.5~1.0 寸，哑门向喉结方向刺 0.5~1.0 寸，通里直刺 0.5~0.8 寸。

（二）推拿治疗

1. 头面部操作

（1）取穴与部位：印堂、神庭、睛明、太阳、阳白、鱼腰、迎香、下关、颊车、地仓、人中，头侧部。

(2) 主要手法：推法、按法、揉法、扫散法、拿法、擦法。

(3) 操作方法：患者仰卧位，医者坐于头端，以拇指推印堂至神庭，继之依次点揉印堂、睛明、阳白、鱼腰、太阳、四白、迎香、下关、地仓、人中、风池等穴，每次 0.5～1 分钟；同时用掌根轻揉痉挛一侧面颊部，最后以扫散法施于头部两侧、拿五经、擦面部结束。

2. 上肢部操作

(1) 取穴及部位：肩髃、臂臑、曲池、手三里、上肢部。

(2) 主要手法：揉法、滚法、按法、摇法、抖法、搓法、捻法。

(3) 操作方法：患者仰卧位或侧卧位，医者立于患侧。先拿揉肩关节前后侧，继之依次在肩关节周围、上肢的后侧、外侧与前侧进行滚法，往返 2～3 遍；然后按揉肩髃、臂臑、曲池、手三里等上肢诸穴，每穴 0.5～1 分钟；轻摇肩关节、肘关节及腕关节，拿捏上肢 3～5 遍；最后以搓、抖上肢，捻五指结束。

3. 背腰部及下肢后侧操作

(1) 取穴及部位：八髎、环跳、承扶、殷门、委中、承山、腰部、骶、下肢后侧部。

(2) 主要手法：推法、滚法、拍打法、擦法、按法、拿法。

(3) 操作方法：患者俯卧位，医者立于患侧。先推督脉与膀胱经至骶尾部，继之以滚法作用于膀胱经夹脊穴及八髎、环跳、承扶、殷门、委中、承山等穴；轻快拍打腰骶部及背部；擦背部、腰骶部及下肢后侧，拿风池，按肩井，结束。

4. 下肢前、外侧操作

(1) 取穴及部位：髀关、伏兔、风市、梁丘、血海、膝眼、足三里、三阴交，下肢前、外侧部。

(2) 主要手法：滚法、按法、揉法、捻法、搓法、摇法、拿法、捏法。

(3) 操作方法：患者仰卧，医者立于患侧。先在患肢外侧、前侧、内侧往返施以滚法 2～3 遍；然后按揉髀关、风市、伏兔、血海、梁丘、膝眼、足三里、三阴交、解溪等穴，每穴 0.5～1 分钟；轻摇髋、膝、踝等关节；拿捏大腿、小腿肌肉 5 遍；最后搓下肢，捻五趾，结束。

二十四、面瘫

针灸治疗

1. 取穴 阳白、四白、下关、地仓、颊车、风池、合谷、太冲。

2. 操作方法 取仰卧位或坐位，风池向对侧眼球针刺 0.8～1.2 寸，阳白透鱼腰平刺 0.5～0.8 寸，四白向下斜刺 0.5～0.8 寸，下关直刺 0.8～1.2 寸，地仓与颊车相互透刺 1.0～1.5 寸，合谷直刺 0.5～1.0 寸，行均匀捻转手法，促使针感向上传导，太冲直刺 0.5～0.8 寸。配合翳风艾条温和灸 30 分钟/次，每日 1～2 次。

二十五、三叉神经痛

针灸治疗

1. 取穴

(1) 额部痛：头维、阳白、太阳、内庭、合谷。

(2) 上颌痛：四白、颧髎、下关、地仓、迎香、内庭、合谷。

(3) 下颌痛：内庭、合谷、夹承浆、颊车、下关、翳风。

2. 操作方法 取仰卧位或坐位，头维向上平刺 0.5～0.8 寸，太阳直刺 0.5～0.8 寸，阳白透鱼腰平刺 0.5～0.8 寸，有麻电感传至眼及前额为佳；四白向下斜刺 0.5～0.8 寸，下关直刺 0.8～1.2 寸，有麻电感传至上唇及上齿部为佳；地仓与颊车相互透刺 1.0～1.5 寸，夹承浆向前下方平刺 0.5～0.8 寸,有麻电感传至下唇及下齿部为佳;合谷直刺 0.5～1.0 寸,行均匀捻转手法,促使针感向上传导,内庭直刺 0.5～0.8 寸。

小 结

针灸推拿	学 习 要 点
1.经络与腧穴	经络的循行路线;常用腧穴的定位和主治等
2.常用针灸技术	毫针操作技术、灸法、耳针、皮肤针法、皮内针法、头针、穴位注射、电针的操作
3.推拿手法	摆动类手法、摩擦类、挤压类、振动类、叩击类、运动关节类手法的定义和常用手法的操作
4.常见病针灸推拿治疗	治疗感冒头痛、偏头痛、麦粒肿、急性结膜炎、牙痛、急性喉痛、落枕、急性胃痛、痛经、急性腰扭伤、腱鞘囊肿、肱骨外上髁、足跟痛、腮腺炎、小儿泄泻、小儿遗尿、肩周炎、颈椎病、腰椎间盘突出症并坐骨神经痛、腰肌劳损、膝关节骨关节炎、中风(脑血管病)后遗症、面瘫、三叉神经痛的针灸选穴和推拿方案

能 力 检 测

一、单项选择题

1. 下列哪条经脉上的腧穴最多(为 67 个)？(   )

A.手太阴肺经　　　　　　　　B.手阳明大肠经　　　　　　　　C.足阳明胃经

D.足少阳胆经　　　　　　　　E.足太阳膀胱经

2. 以下经脉循行流传的描述中,顺序正确的是(   )。

A.手太阴肺经流注到足阳明胃经　　　　B.手阳明大肠经流注到足太阴脾经

C.足太阴脾经流注到足太阳膀胱经　　　D.手太阴肺经流注到足少阳胆经

E.足阳明胃经流出到足太阴脾经

3. 少商属于哪条经脉？(   )

A.手太阴肺经　　　　　　　　B.手阳明大肠经　　　　　　　　C.手厥阴心包经

D.手少阳三焦经　　　　　　　E.手太阳小肠经

4. 寸毫针针身的长度是(   )。

A.10 mm　　　B.30 mm　　　C.40 mm　　　D.50 mm　　　E.60 mm

5. 毫针刺法操作中平刺操作的进针和皮肤间的角度是(   )。

A.45°　　　　B.30°　　　　C.15°　　　　D.60°　　　　E.75°

6. 主要作用于皮下软组织的手法是(   )。

A.摇法　　　B.揉法　　　C.摩法　　　D.擦法　　　E.抖法

7. 擦法的运动形式是(   )。

A.单向直线　　B.往返直线　　C.环形　　　D.弧形　　　E.不确定

8. 常用于冬春季节风寒感冒的介质(   )。

A.外用药酒　　B.冬青膏　　　C.传导油　　　D.葱姜汁　　　E.麻油

9. 适合推拿治疗的临床病证为(   )。

A.肝炎　　　　　　　　　　B.化脓性关节炎　　　　　　　　C.腰椎间盘突出症

D.紫癜　　　　　　　　　　E.脓肿

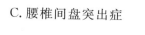

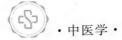

参考答案

10. 用双手拇指罗纹面着力,自中间向两侧推的操作的手法是(　　)。

A. 分推法　　　B. 合推法　　　C. 直推法　　　D. 擦法　　　E. 以上都不是

二、简答题

1. 请您叙述足阳明胃经的经络循行图。

2. 请简要叙述艾灸悬起灸的类型和常用操作方法。

3. 请简要叙述六大类手法的名称及所包含的主要手法。

Note

第十章 中医预防与养生康复

学习目标

1. **掌握** 中医预防与治疗的原则。
2. **熟悉** 中医养生康复的基础。
3. **了解** 常用中医养生康复的临床应用。

案例导入

　　王某,男,40岁。

　　主诉:腹痛、便溏3个月。

　　病史:肠鸣气胀,腹痛泄泻,泻后痛减,每日大便少则三至五次,多则七至八次。胸胁满闷不舒,时常嗳气。两关脉弦,舌苔白润。

　　请根据中医治未病理论分析患者的临床证候,提出治疗原则及使用方药。

教学PPT

案例解析

第一节 预 防

　　预防,就是采取一定的措施,防止疾病的发生和发展。中国古代很早就认识到防患于未然的重要意义,把预防疾病称为"治未病"。《黄帝内经》指出:"圣人不治已病治未病,不治已乱治未乱。……夫病已成而后药之,乱已成而后治之,譬犹渴而穿井,斗而铸锥,不亦晚乎?"(《素问·四气调神大论》)治未病包括未病先防和既病防变两个方面的内容。

一、未病先防

　　未病先防是指在人体未发生疾病之前,采取各种措施,做好预防工作,不使疾病发生,是中医学预防疾病思想最突出的体现。未病先防旨在提高抗病能力,防止病邪侵袭。"正气存内,邪不可干"(《素问·刺法论》)。人体的抗病能力与正气的强弱密切相关,通过调养身体,人工免疫,可以增强体质,提高人体抗病能力,预防疾病发生。治未病包括避邪防病和药物预防两个方面。

(一)避邪防病

　　1. 适应气候,注意生活起居　春温、夏热、秋凉、冬寒,是一年四季正常气候。不同的地域又有不同的气候特点,西北多寒燥,东南多湿热。因此,在生活起居等方面,应该"顺应四时而适寒暑",随时注意寒温的变化。移居他地,要及时调整生活起居以适应居处地的地理、气候和

知识链接 10-1

Note

生活饮食习惯,以免出现"水土不服"而发病。

2. 加强锻炼,增进身体健康 锻炼形体可以促进气血流畅,使人肌肉筋骨强健,脏腑功能旺盛,从而使身体健康,延年益寿,同时也能预防疾病。汉代著名医家华佗,根据"流水不腐,户枢不蠹"的理论,创造了"五禽戏"健身运动,模仿虎、鹿、猿、鹤、熊五种动物的动作以锻炼形体,可以促进血脉流通,关节灵活,气机调畅,体质增强,减少和防止疾病的发生。此外,太极拳、八段锦、易筋经等传统的健身方法,不仅能增强体质,预防疾病的发生,而且还能治疗多种慢性疾病。

3. 讲究卫生,防止病邪侵入 病邪一般通过肌肤或口鼻侵入人体,讲究卫生,就是要把住病邪进入人体的关口,将邪气阻挡在人体外。卫生包括饮食卫生、环境卫生、个人卫生等。饮食卫生方面,如所有饮食物都应清洁无毒,所用餐具应保持洁净,进食前应洗手。环境卫生方面,如空气要新鲜,居处要清洁,水源要洁净等。

4. 隔离患者,消除疫毒 早在唐代就有"疠人坊",用以收容麻风患者。清代设有"查痘章京"的官职,将发现的天花患者送外地居住。时疫之邪是有毒之气,一方面要"避其毒气",另一方面还要消除毒气,才能防止传染。如《本草纲目》记载用雄黄和水洒满房屋,以除"邪气";《幼幼集成》记载用火烧法断脐,以消毒预防脐风。

（二）药物预防

1. 药物调养,扶助正气 药物调养是长期服用一些对身体有益的药物以辅助正气,平调体内阴阳,从而达到健身防病益寿的目的。对于先天不足或体弱多病者,可采用药物调养的方法,或调养肝肾,但需要长期服食才能见效。

2. 药物祛除病邪 中国古代有很多用药物来杀灭病邪,避免病邪侵袭的记载。如早在《周礼·秋官》中就有用莽草、嘉草烧熏驱虫的记载。端午节用艾叶、柏叶、雄黄等燃烧以避疫气;重阳节将吴茱萸装囊中佩戴,以驱邪避恶,一直沿袭至今。现代在流感流行期间,易感人群服用板蓝根、贯众、金银花等煎剂,以控制和预防流感,有一定的效果。

3. 人工免疫 在我国医学史上曾有一项伟大的发明,就是用种痘预防天花,这种用人痘接种的方法后来传至国外。现代免疫学已经发明了对多种疾病的人工免疫技术。人工免疫可以增强体质,提高抗邪能力,预防某些疾病。

二、既病防变

所谓既病防变是指在疾病发生以后,争取早期诊断、早期治疗,以防止疾病的发展与传变。

（一）早期诊治

疾病初起,病情轻浅,正气未衰,比较容易治疗。倘若不及时治疗,病邪就会由表入里,病情加重,正气受到严重耗损,以至病情危重。如《素问·阴阳应象大论》说:"故邪风之至,疾如风雨,故善治者治皮毛,其次治肌肤,其次治筋脉,其次治六腑,其次治五脏。治五脏者,半死半生也。"因此既病之后,就要争取时间及早诊治,防止疾病由小到大,由轻到重,由局部到整体,防微杜渐,这是防治疾病的重要原则。如手拇指和食指麻木伴头目眩晕,口眼部肌肉不自主地跳动为中风预兆,必须重视防治,以免发为中风。

（二）控制传变

在疾病防治工作中,须掌握疾病发生、发展规律及其传变途径,做到早期诊断,有效地治疗,才能防止疾病的传变。如伤寒,是一类以感受风寒之邪为主的外感热病,其邪始自皮毛肌腠而入,其"循经传"的一般规律是由太阳到阳明,然后少阳。因而,伤寒的早治必须把握住太阳病这一关键。"脉浮,头项痛而恶寒"是太阳病的临床基本特征,太阳表证每以发散外邪为主要治法。太阳病阶段的正确而有效的治疗,是截断伤寒病势发展的最好措施。既病防变,不仅要截断病邪的传变途径,而且"务必先安未受邪之地",即根据其传变规律,实施预见性治疗,以控制其病理传变。如《金匮要略》中所说:"见肝之病,知肝传脾,当先实脾。"因此,临床上治疗肝病时常配合健脾和胃之法,就是要先补脾胃,使脾气旺盛而不受邪,以防止肝病传脾,即是既病防变原则的具体应用。

第二节 中医养生基础

养生,保养生命之谓,是指根据生命规律,通过运用各种手段和方法维护身心健康以保养生命的一种主客观行为。中医养生包含了预防疾病、延缓衰老、增强智力、调适心理、美容养颜,提高生活质量,促进人类与自然及社会的协调能力等功能。中医学在长期的医疗实践中,形成了一套比较完整的养生理论和方法技能,具有中医学防治结合的整体观念,它适用于所有的健康人以及处于亚健康状态的人群。

知识链接 10-2

一、养生的意义

中医养生学是从整体观念出发,以正气为本,运用科学的养生知识和方法调摄机体,提高身体素质,增强防病抗衰的能力,达到延年益寿的目的。

(一)增强体质

增强体质是养生的重要目的。体质的形成与先天和后天两方面的因素有关,先天因素取决于父母,后天因素包括饮食营养、生活起居、劳动锻炼等。体质是相对稳定的,一旦形成,不易很快改变,但也绝不是一成不变的,可以通过各种养生调摄和身体锻炼等方法进行改善和增强。

(二)预防疾病

疾病的发生是因人体正气相对不足,邪气乘虚而入,破坏了体内的相对平衡状态,严重者可破坏脏腑功能甚而导致缩短寿命。通过养生调摄方法,一方面可以保养正气,提高机体抵御病邪的能力,另一方面可以"动作以避寒,阴居以避暑",以防止邪气的侵袭,从而能预防疾病的发生。

(三)延缓衰老

人类具有相对固定的寿命期限,有着生、长、壮、老、已的生命过程,衰老是不可抗拒的自然规律。早在《黄帝内经》中就有人的天年可达百岁以上的相关记载。现代社会,人的平均寿命为70～80岁。导致这种早衰现象,除了先天禀赋差异外,与社会因素、自然环境、精神刺激、饮食习惯等对人体不良影响密切相关。因此,在日常生活中应该持之以恒地坚持养生保健和调摄,从而延缓衰老的进程,尽享天年。

二、养生的基本原则

中医养生学的基本原则主要有以下几方面。

(一)顺应自然

天人相应是中医整体观念的集中体现,包括顺应自然和适应社会。

人与自然界息息相通,依赖于自然而生存,一方面要依靠自然提供的物质条件,另一方面要适应四时阴阳的变化。顺应自然养生包括顺应四时季节变化的调摄和昼夜晨昏的调养。如

《素问·四时调神大论》提出的"春夏养阳,秋冬养阴"的顺时摄养方法,就是顺应四时阴阳消长节律进行养生,从而使人体生理活动与自然界变化的周期同步,保持机体内外环境的协调统一。这就是天人相应、顺乎自然养生原则的体现。

人既有自然属性,又有社会属性。人与外界环境是一个统一整体。外界环境包括自然环境和社会环境。随着医学模式的变化,社会医学、心身医学均取得了长足的进步,日益显示出重视环境因素、社会因素与心理因素对健康长寿的影响。外界环境因素可以通过对人的精神状态和身体素质的影响而影响人的健康。所以人必须适应四时昼夜和社会因素的变化而采取相应的摄生措施,才能健康长寿。故曰:"智者之养生也,必顺四时而适寒暑,和喜怒而安居处,节阴阳而调刚柔,如是则僻邪不至,长生久视。"(《灵枢·本神》)

(二) 形神兼养,动静结合

中医养生学非常重视形体和精神的整体调摄,提倡形神共养。同时以调神为首要,神明则形安,守神以全形。主张静以养神、动以养形。静以养神,就是通过清静养神、修性怡神、气功练神等方法,以保持神气的宁静和"恬淡虚无"的精神境界,即摒除一切有害的情绪波动,保持乐观安静、心平气和的精神状态。动以养形是指通过形体锻炼、劳动、散步、导引、按摩等,以运动形体,疏通经络,促进气血流畅。形体运动与锻炼的要点有三:一是适可有度,做到"形劳而不倦";二是因人而异,根据自身的年龄、性别、体质、爱好等选择运动项目;三是持之以恒,长期坚持不懈方有成效。如此动静结合,适度而持久,就能起到形神共养、延年益寿的作用。

(三) 持之以恒

中国传统养生保健方法很多,可根据自己各方面的具体情况,科学合理地加以选择。选定之后,就要循序渐进、专一精练,持之以恒。以此强化生命运动的节律,提高生命运动的有序化程度。只要掌握正确的方法,勤学苦练,细心体会,一定能取得强身健体的效果。

(四) 调补脾肾

脾主运化,胃主受纳,脾胃为后天之本,气血生化之源,故脾胃强弱是决定人之健康和寿夭的重要因素。因此,中医养生学十分重视调养脾胃。调养脾胃的关键是饮食调节,做到寒热适中,饥饱有度,营养全面,清洁卫生。既保护脾胃功能不受侵害,又保证人体所需营养物质充足平衡。此外,还可以通过药物调理、精神调摄、针灸推拿等方法来健运脾胃,调养后天,以达到延年益寿的目的。

精是构成人体和促进人体生长发育的基本物质。精是气、形、神的基础,为健康长寿的根本,也是养生保健的关键。先天之精与后天之精贮藏于肾,形成肾中精气,是人体生长发育和生殖机能的本源物质。因此,保精重在保养肾精。保护肾精的关键在于节欲,做到房事有节,不妄作劳,从而使肾精充盈,气足神旺,以利于身心健康。保精护肾的主要方法,有药物补益肾之精气阴阳,节欲养精以益肾,食疗补肾,导引补肾,按摩益肾等。通过这些方法,达到养精护肾的目的。

三、养生的常用方法

(一) 生活起居养生

生活起居养生是指在中医养生理论指导下,在日常生活方面注意自身的保养调摄,其目的是保养机体的元气,提高自身驱邪与修复机制,使体内阴阳达到平衡,祛病康复。生活起居养生的内容主要有以下几个方面。

1. 起居有常 起居有常主要是指起卧作息和日常生活中的各方面有一定的规律并合乎自然界和人体的生理常度。它要求人们生活要有规律,这也是强身健体、延年益寿的重要原则。如果人们生活作息不规律,夜卧晨起没有定时,贪图一时欢娱,不眠不休,必然加速衰老。因此,起卧休息只有与自然界阴阳消长的变化规律相适应,才能有利于健康。如夏季炎热,昼长夜短,应适当延长午休时间,起居上宜晚睡早起;冬季寒冷,昼短夜长,应早睡晚起。但每日总体睡眠不宜过长,否则会导致精神倦怠,气血郁滞;若睡眠不足,则耗伤正气。

2. 顺应四时 顺应四时是指在日常生活中应根据季节更替,随时调整并适应自然变化,这也是防病保健一个重要方法。比如春季到来,气候渐趋温暖,但乍暖还寒,风邪常袭,此时各种呼吸道传染病、皮肤病等常易出现,因此,春季尤应注意天气变化,慎避邪风疫气。夏季天气炎热,阳热极盛,雨水也多,故调养上既要在盛夏时防止中暑,又要在长夏时避免湿邪,同时阳虚之人,也可借助夏日的阳热来保养自身的阳气。秋季气候干燥,由热转凉,自然界阳气收敛,阴气渐长,因此养生应注意收敛精气,保津养阴。冬季万物收藏,阴寒极盛,养生应顺应这种闭藏特点,滋养阴精,保养阳气,以养藏为主。

3. 劳逸适度 劳逸适度是指保持适当的休息与活动,张弛有度。适度的活动有利于通畅气血,活动筋骨,增强体质,健脑强神;必要的休息,可以消除疲劳,恢复体力和脑力。劳和逸保持何种程度为宜,则应视个人情况区别对待,尽量做到动静结合、形劳而不倦。如在紧张的工作学习之余,可通过打太极拳、散步、慢跑、做保健操等户外活动,达到舒筋活络、调和气血之目的。

4. 环境适宜 生活起居养生还应注意环境适宜,经常保持室内空气流通、新鲜,温度一般以 18~20 ℃为宜,噪声刺激较小的环境有利于人们的生活与工作。如已感受风寒或年老、体弱、阳虚之人,常怕冷怕风,可居住向阳房间,室温宜高些;已感受暑热者、青壮年及阴虚或实热证患者,常怕热喜凉,可安排向阴房间,室温宜低些。

(二)情志养生

祖国医学很早就重视人的精神活动和思想变化,这些因素在《素问·阴阳应象大论》中归纳为五志,以后人们又把五志衍化为七情。情志不遂,易致人体气机逆乱,脏腑功能失调,因此,在养生学里,情绪调控也是一项非常重要的养生原则。要做好情志养生,就必须做到保持精神乐观,调和情绪变化,避免七情过激和适当的气功调神。

1. 保持乐观情绪 乐观的情绪可使营卫流通,气血和畅,生机旺盛,从而身心健康。《遵生八笺》说:"安神宜悦乐。"人们只要保持健康、乐观、愉快、达观的人生态度和精神风貌,就可以远离疾病,达到长寿的目的。因此要想保持乐观、通达的人生态度,首先要培养开朗的性格,因为乐观的情绪与开朗的性格是密切相关的,心胸宽广,精神才能愉快。其次要学会化解烦恼和忧愁,可通过与人倾诉,转移注意力,培养各种兴趣爱好等方式来排遣个人的郁闷与不快,以期重新获得内心的恬淡安静。

2. 避免七情过激 情志活动是人体生理功能的一个组成部分,和调的情志一般不会致病,而且有益于人体的生理活动,情志只是在过激时才会成为致病因素而危害人体。因此只要调和情志,避免七情过激,就能起到防病保健的目的。

(1)喜、怒为七情之首,喜贵于调和,而怒宜于戒除。过度的喜乐会伤神耗气,使心神涣散,神不守舍,适度的喜乐对人体的生理功能有良好的促进作用。怒对人体健康的危害极大,所以在养生防病中,戒怒与制怒是最基本的情绪调控。

(2)忧郁、悲伤是对人体有害的一种情绪。忧愁太过,可致气机失畅;过度悲伤,可致肺气郁结,甚至耗气伤津。因此要在平时的生活中,注意培养和保持开朗的性格,以乐观的精神克服忧郁、悲伤的情绪。

(3)思虑是七情之一,适度的思能够强心健脑,对人体有益,而过度的思虑,不但会耗伤心神,而且会导致脾胃功能失调。因此,思虑劳心必须有节,不可过度。

（4）惊恐对人体的危害较大，过度的惊恐可致心神受损，肾气不固，甚则心惊猝死。

3. 气功调神　气功调神是用意志来调整控制体内的生理活动，实质上就是对精神和思维活动的自我锻炼，从而抵御不良情绪的干扰。从气功的本质来讲，调神起着主导作用。它强调"入静"，就是排除内外干扰，把各种刺激反应和感觉降到最低的应激性，使大脑进入一种特殊状态的抑制过程。依靠这种抑制的保护，可使大脑皮层由于过度兴奋所致的机能紊乱得到纠正。

（三）饮食养生

饮食是维持人体生命活动必不可少的物质基础，是人体五脏六腑、四肢百骸得以濡养的源泉。中医学十分重视饮食与人体健康的关系，认为合理的饮食结构和良好的饮食习惯是健康长寿的关键之一。

1. 饮食有节、按时定量　饮食要有节制，不可过饥过饱，过饥则气血来源不足，过饱则易伤脾胃之气。进食要有规律，应养成良好的饮食习惯，三餐应定时、定量，遵循"早吃好，午吃饱，晚吃少"的原则，切忌暴饮暴食，以免伤及脾胃。

2. 调和四气、谨和五味　饮食应多样化，合理搭配，不可偏食。《素问·藏气法时论》中说："五谷为养，五果为助，五畜为益，五菜为充，气味合而服之，以补精益气。"这就是说人体的营养应来源于粮、肉、菜、果等各类食品，所需的营养成分应多样化。只有做到饮食的多样化和合理搭配，才能摄取到人体必需的各种营养，维持气血阴阳的平衡。若对饮食有所偏嗜或偏废，易使体内营养比例失调，从而影响健康，发生疾病。

3. 食宜清淡、吃忌厚味　荤素搭配是饮食的重要原则，也是长寿健康的秘诀之一。饮食应以谷物、蔬菜、瓜果等素食为主，辅以适当的肉、蛋、鱼类，不可过食油腻厚味。由于各种性味的食物过食之后都会引起体内阴阳的失调，所以，应注意饮食性味不要过重，尤其应避免过度嗜咸和嗜甜。

4. 卫生清洁、习惯良好　饮食不洁可导致胃肠疾病或加重原有病情。食物要新鲜、干净，禁食腐烂、变质、污染的食物及病死的家禽和牲畜；食物应软硬恰当，冷热适宜；进食时宜细嚼慢咽，不可进食过快或没有嚼烂就下咽；不要一边进食一边做其他事情；食后不可即卧，应做散步等轻微活动，以帮助脾胃的运化；晚上临睡前不要进食。

5. 辨证施食、相因相宜　饮食调护应注意患者的体质、年龄、证候的不同和季节、气候、地域的差异，把人与自然有机地结合起来进行全面的分析，做到因证施食、因时施食、因地施食和因人施食。如体胖之人多湿痰，宜食清淡、化痰之物，忌肥甘厚腻之品，以免助湿生痰；体瘦之人多阴虚，宜多食滋阴生津、养血补血之物，忌辛辣动火之品，以免伤阴；老年人脾胃虚弱，食宜清淡，忌油腻、坚硬、黏腻食物，以免伤及脾胃；妇女妊娠期和哺乳期忌辛辣温燥食品，以免助阳生火，影响胎儿和乳儿；小儿气血未充，脏腑娇嫩，尤应注意饮食的调理。

第三节　中医康复基础

康复，即恢复健康之意，是采取一定的措施，对先天或后天各种因素造成的机体功能衰退或障碍进行恢复，达到提高或改善生命质量的目的。中医康复是以中医理论为指导，用各种有利于疾病康复的方法和手段，使伤残者、慢性病者、老年病者及急性病缓解期患者的身体功能和精神状态最大限度地恢复健康。中医康复历史悠久，有着完整的理论体系和各类行之有效的康复方法，对于帮助伤残者消除或减轻功能缺陷，帮助慢性病、老年病等患者祛除病邪，恢复身心健康,重返社会,均发挥着极其重要的作用。

一、康复的基本原则

康复的目的是要恢复患者、伤残者的身心健康。康复的基本原则包括形神结合、内外结合、药食结合等。

(一)形神结合

形体保养与精神调摄相结合,即形神结合。中医康复理论认为,人体千变万化、错综复杂的疾病都是形神失调的结果。因此,康复医疗必须从形和神两个方面进行调理。养形,一是重在补益精血。二是注意适当运动,以促进周身气血运行,增强抗御病邪的能力。调神主要是通过语言疏导、以情制情、休闲娱乐等方法,使患者摒除有害的情绪,创造良好的心境,保持乐观开朗、心气平和的精神状态,以避免病情恶化。以形体健康减轻精神负担,以精神和谐促进形体恢复,使形体安康,精神健旺,两者相互协调,便能达到形与神俱、身心整体康复的目的。

(二)内外结合

内治法与外治法相结合,即内外结合。内治法,主要指内服药物、摄入饮食等方法;外治法,则包括针灸、推拿、传统气功、养生功法、药物外用等多种方法。康复医疗将内治与外治诸法灵活地结合运用。内治法可调整脏腑阴阳气血,恢复和改善脏腑组织的功能活动。外治法能通过经络的调节作用,疏通体内阴阳气血的运行,故内外结合并用,综合调治,能促进患者的整体康复。一般来说,病在脏腑者,以内治为主,配合外治;病在经络者,以外治为主,配合内治;若脏腑经络同病者,则内治与外治并重。如高血压病常以药物内治为主,配合针灸、推拿、磁疗等外治之法;颈椎病则多以牵引、针灸、推拿等外治法为主,再配合药物进行内治。

(三)药食结合

药物治疗与饮食调养相结合,即药食结合。药物治疗由于具有康复作用强、见效快的特点,因此是康复医疗的主要措施。但恢复期的患者大多病情复杂,病程较长,服药时间过久,既难以坚持,又可能会损伤脾胃功能,还可能出现一些副作用。饮食虽不能直接祛邪,但能通过调节脏腑机能以补偏救弊,达到调整阴阳,促进疾病康复的目的。而且饮食与日常生活相融合,优点颇多,如制作简单,味道鲜美,易被患者接受,便于长期服用等。因此以辨证论治为基础,有选择地食用某些食物,做到药物治疗与饮食调养相结合,不仅能增强疗效,相辅相成,发挥协同作用,也可减少药量,预防药物的副作用,缩短康复所需的时间。所以,调饮食以养形体,是康复医疗的重要原则。

二、康复的常用方法

(一)运动康复法

运动康复法,是指通过适量的运动来保养生命的方法。中医康复学认为,适量的活动(包括日常活动、体力劳动或体育运动等)可以活动筋骨,调节气息,畅达经络,疏通气血,调和脏腑,增强体质而使人健康长寿,或祛除疾病,促使其身心日渐康复。运动康复的原则:运动量要合理,运动后的最高脉搏不要超过170-年龄;运动时间要适宜;因人、因时、因地制宜,即根据自己的身体状况、年龄阶段、体质与运动量的配合选择相适应的运动方法和运动量来进行日常的运动锻炼。传统运动康复法主要有以下几种。

1. 五禽戏 五禽戏是我国最早的成套的医疗保健体操。它是我国东汉著名的医学家华佗根据古导引法模仿5种禽兽——虎、鹿、熊、猿、鸟的动作,结合人体的运动特点创造而成。具有养精神、调气血、益脏腑、通经络、活筋骨、利关节的作用,是中老年人防老抗衰和老年病康复的理想运动项目。

2. 八段锦　　八段锦已有 800 余年历史。因整套动作按八套图示依次连贯进行,如锦缎般连绵滑利,遍及周身,故名八段锦。其特点:动作简单,功效全面,能加强臂力和下肢肌力,发达胸部肌肉,防治脊柱后突和圆背等不良姿势。调形与调息相结合,行气活血,调养脏腑,舒展筋骨,是适用于中老年人及肌肉不发达或身姿不正的青少年锻炼的保健操。

3. 易筋经　　相传易筋经是南北朝时期达摩和尚创造,并从少林寺流传出来的一种功法。其特点是全身自然放松,进行静止性用力,通过意念、气息来调节肌肉、筋骨的紧张力。以形体屈伸、仰俯、扭转为特点,可达"伸筋拔骨"的效果。除了能使筋骨强壮,肌肉韧带富有弹性,收缩和舒张能力增强以外,更重要的意义在于内练丹田之气,宣通脏腑气血。

4. 太极拳　　太极拳是道家按照阴阳学说的理论,通过柔和缓慢的形体动作修身养性,以寻求人体自身的协调、人与自然的协调的运动。运动中,手、眼、身、步法动作协调,与吐故纳新、神意内守有机结合。形体外动,意识内静;动静结合,以静御动;内外兼修,以内制外;虚实相间,虚中求实;以意导气,以气动身;身动圆活,如环无端。以此达到经络疏通、气血流畅的目的。

除外,还有放松功、内养功、周天功等以调息为主的静功运动。不同的运动方法,锻炼强度有别,适应范围各有侧重,再加上康复对象的病情、体质、年龄、兴趣爱好等各不相同,应注意区别对待,有针对性地选择合理的运动项目,以求获取最佳的效果。一般来说,静功运动量较小,适宜于阴虚者;动功运动量较大,适宜于阳虚者。内养功、周天功等,重在调整阴阳,练养精气神;五禽戏、太极拳等,对锻炼筋骨、调理脏腑功能颇为有利;而各种静坐、禅定等,则有助于强记益智。

(二) 针灸推拿康复法

针灸康复法是指用针刺、艾灸、拔罐等方法调护、保养身体,提高机体的抗病能力,调节脏腑功能,保持身心健康,起到预防疾病、康复疾病和延年益寿的作用。针灸疗法在康复中占有十分重要的地位,是养生康复的一种重要手段。它具有适用范围广泛、有效、操作简便、安全、无毒副作用等优点。针灸康复则以医生的康复治疗为主,还需要配合家庭化针灸方法进行自我康复训练。推拿康复法是指用双手在体表和经络腧穴上施行手法来防治疾病的方法,它对机体具有活血化瘀、舒经活络、调理五脏、平衡阴阳等作用。推拿是一种非侵入性疗法,人们容易接受,适用面广,被广泛用于康复治疗。推拿康复是通过全身的调整来达到推拿康复的目的。

1. 针灸康复　　针灸康复是在辨证的基础上,根据年老体弱者机体的虚实状况,对功能衰退、功能障碍或功能丧失进行针刺恢复性治疗。在其病变所属经脉或相关经脉上选取腧穴,按照"虚则补之""损者益之"的原则,采取适当的补泻手法,调整经络气血的功能活动,调治疾病,从而使脏腑经络功能得到改善或恢复,促进形神功能的康复。

针灸康复主要用于慢性病证、残疾病证、精神病证、老年病证,以及愈后诸症的康复治疗,如中风偏瘫、截瘫、高血压、糖尿病、心肌梗死、面瘫、痿证、颈椎病、退行性骨关节病、骨折、痴呆、震颤麻痹、脑外伤后遗症、软组织损伤、遗尿、尿失禁等疾病。具体的康复选穴和针灸手法需在辨证论治的指导下进行,可以参考针灸推拿章节内容。

2. 推拿康复　　推拿,也称按摩,具有简便易行、经济的特点,它不需要特殊医疗设备,也不受时间、地点、气候条件的限制,随时随地都可以进行,且平稳可靠,易学易用,无任何副作用。由于它的非侵入性和无伤害,非常容易被人们接受,除专门的医生操作外,有些方法还能自学自用,为长期使用提供了条件,是一种深受广大群众喜爱的养生保健和康复措施。

推拿可对各科疾病所致机体功能障碍进行恢复治疗,特别是对运动功能障碍的康复有重要作用。推拿对于促进疾病康复,不仅能有效地恢复机体功能障碍,还可充分调动康复对象的主观能动性和包括家庭、社会在内的多种积极因素,最大限度地发挥康复医学的内在潜力,使患者获取重新生活的自信与能力,恢复身心健康。推拿对疾病和机体功能的康复作用,体现在提高机体抗病能力、调节机体各系统的功能、促进血液和淋巴液循环、消除肿胀、软坚散结、促进创伤修复、改善皮肤营养、通利关节、强健肌肉、松解粘连、防止肌肉萎缩等方面。

(三)调摄情志康复法

在疾病康复过程中,医生或患者家属可以通过语言、举止或事物等手段,改变患者感受、认识、情绪、行为等方面的偏差,纠正和消除患者的病态心理,使情志疾病得以康复。调摄情志对心身疾病、情绪疾病的康复具有重要意义。中医学的情志康复疗法为以情制情法。

知识链接 10-4

中医根据情志及五脏间存在的阴阳五行生克原理,用互相制约、互相克制的情志来转移和干扰原来对机体有害的情志,借以达到协调情志的目的。如,喜伤心者,以恐胜之;思伤脾者,以怒胜之;悲伤肺者,以喜胜之;恐伤肾者,以思胜之;怒伤肝者,以悲胜之等。

1. 愤怒疗法 愤怒有忘思眠、解忧愁、消郁结、抑惊喜之效。肝木之志为怒,脾土之志为思,木克土、怒胜思。对思虑过度、忧愁不解而意志消沉等可用愤怒疗法治之。

2. 喜乐疗法 心火之志为喜,肺金之志为悲,火克金,喜胜悲,从而治疗因忧闷、悲哀等不良情绪活动所致病变。

3. 悲哀疗法 肺金之志为悲,肝木之志为怒,悲则气消,怒则气上,金能克木,悲可胜怒。喜与怒同属阳性亢奋情绪,与忧悲相对立,故悲哀疗法可治疗狂喜。

4. 惊恐疗法 肾水之志为恐,心火之志为喜,水能克火,恐可制喜,从而解除因过度喜悦而导致的心气涣散。

5. 思虑疗法 思虑疗法就是以思则气结而收敛由于惊恐、狂喜所致涣散之神气,并通过思生理智,使患者主动排除某些不良情绪的一种疗法。脾土之志为思、肾水之志为恐,思则气结,恐则气下,土能克水,思能胜恐,故惊恐、狂喜之气散之症,均可以思虑疗法治之。

(四)饮食康复法

饮食康复法是根据"药食同源"的基本原理,选择适合康复患者的食物,组成康复食疗方加以运用,以促进人体身心康复,达到增进健康的目的。饮食康复有助于改善患者的饮食质量,调整患者的脏腑功能,具有食治、食补、食养的多种效用。通过康复食疗方的调养,可促进各种疾病康复。

1. 饮食有节,适量定时 饮食有节是指饮食的量应有一定的节制,应根据各人的实际情况做到适量饮食。过分饥饿,则机体营养来源不足;饮食过量,脾胃功能会受到损伤,且饮食过量、营养过剩是导致许多疾病的原因。适量定时指饮食应定时而有规律。食至七八分饱和少食多餐是重要养生之法。

一日三餐要点:早饭宜好,午饭宜饱,晚饭宜少。昼夜中人体生理变化的规律:一夜过后,胃内处于空虚状态,故早餐宜进高质量食物,易于消化、吸收;一日之中,既要补充上午的消耗,又要应付下午的活动,故午餐宜食饱;晚上人要入睡,故宜少食,若食多,反而成为致病之因。

2. 合理搭配,切忌偏食 食物之间与中药一样,具有相须、相使、相畏、相杀、相恶的关系。应注意合理搭配,以增强食补作用,避免损耗食疗效果或产生毒副作用。如冬虫夏草与老鸭相配有明显增强补益强壮的作用;又如黄芪炖鲤鱼,黄芪益气,可增强鲤鱼利水消肿之功。食用螃蟹常配以生姜,因生姜能减轻螃蟹的寒性,并能解蟹毒。人参恶萝卜,是因为萝卜耗气,能降低人参补气作用。柿干不能与蟹同时食用,否则易产生副作用。

饮食的合理搭配,还要注意五味的调和。五味对五脏有其特定的亲和性,五味调和,能对五脏起到补益作用。还要注意荤素搭配问题,合理的饮食搭配,宜荤素结合。

3. 顾护脾胃,寒温适度 饮食保健首先要注意保护脾胃。应注意饮食寒温适度。如过食寒凉,日久则损伤脾胃阳气;过食辛温燥热,则可使胃肠积热。运用康复食疗方时更应注意顾护脾胃,可在方中加用具有温中理气、芳香化浊、消导化食作用的药物,常配伍草果、生姜、良姜、莱菔子之类的药物。

4. 饮食宜忌,趋利避害 饮食宜忌是通过改变不良饮食习惯与嗜好,避免食用不利于人体健康或加重甚至恶化病情的食物,以达到保健养生或促进康复的一种饮食保健方法。中医食养食疗学所论的饮食宜忌包括范围很广,既有通常所说的"忌口",也有食物与食物或食物与药物之间的配伍禁忌等。

🔲 小 结

中医预防与养生康复	学 习 要 点
1.中医预防概念	未病先防和既病防变
2.中医养生基础	养生的意义和养生的基本原则
3.养生的常用方法	生活起居养生、情志养生、饮食养生
4.康复的基本原则	形神结合、内外结合、药食结合
5.康复的常用方法	运动康复法、针灸推拿康复法、调摄情志康复法、饮食康复法

🔳 能 力 检 测

一、单项选择题

1. 中医学防治原则之一是( )。

A.同病异治 　　B.既病防变 　　C.整体观念 　　D.异病同治 　　E.辨证论治

2. 中医养生的意义是( )。

A.预防疾病 　　B.延缓衰老 　　C.增强体质 　　D.以上均是 　　E.以上均非

3. 中医认为正确的四季养生是( )。

A.春夏养阳 　　B.夏季养阴 　　C.秋冬养阳 　　D.春秋养阴 　　E.春秋养阳

4. 中医养生学中关于调畅情志的表述,错误的是( )。

A.喜胜悲 　　　　　　　　B.恐胜喜 　　　　　　　　C.思胜悲

D.怒胜思 　　　　　　　　E.悲胜怒

5. 下列表述正确的有( )。

A.喜伤,以怒胜之 　　　　B.怒伤,以忧胜之 　　　　C.喜伤,以思胜之

D.怒伤,以喜胜之 　　　　E.以上均非

6. 在中医养生学中,先天之本是指( )。

A.心 　　　　B.脾 　　　　C.肾 　　　　D.肺 　　　　E.命门

7. 下列哪些不属于五禽戏中的动物?( )

A.熊 　　　　B.鹿 　　　　C.猿 　　　　D.虎 　　　　E.马

8. 在环境养生中,优质环境的标准是( )。

A.空气清新、阳光充沛 　　B.植被繁茂,气候宜人 　　C.风景秀丽,远离污染

D.以上均是 　　　　　　　E.以上均非

9. 心理健康的内涵包括( )。

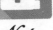

A. 心态平和,荣辱不惊   B. 情绪安稳,不躁不怒   C. 心胸开朗,乐观无忧

D. 以上均是   E. 以上均非

10. 中医饮食调护中,饮食禁忌内容不包括( )。

A. 食物之间的配伍禁忌   B. 食物与药物之间的配伍禁忌

C. 因季节、体质、地域不同的禁忌   D. 饮食寒热方面禁忌

E. 患病期间的饮食禁忌

二、简答题

1. 什么是未病先防?

2. 养生的基本原则是什么?

3. 如何做到情志养生?

4. 康复的常用方法有哪些?

5. 如何做好饮食康复?

参考答案

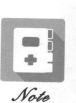

Note

第十一章　常见内科疾病的中医药治疗

一、感冒

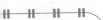

案例导入

徐某,女,34岁。2014年1月14日初诊。

患者4天前受凉后出现恶寒发热,感头痛,伴有骨关节酸痛,胸闷欲呕,纳呆,二便调,夜寐尚可。查体:T 37.8 ℃,心肺未见异常。舌淡苔白腻,脉浮滑。

处方:荆芥10 g,防风10 g,羌活10 g,独活10 g,柴胡10 g,川芎10 g,桂枝10 g,白芷10 g,紫苏15 g,藁本10 g,法半夏10 g,生姜10 g,陈皮10 g,炙甘草5 g。

上方服用3剂,2014年1月17日二诊:热退,头痛,骨关节酸痛症状消失,仍纳呆,大便难,食后有泛恶现象,舌淡苔白腻,脉滑。方拟藿朴夏苓汤加减。

处方:藿香10 g,佩兰10 g,厚朴10 g,法半夏10 g,陈皮10 g,枳壳10 g,茯苓10 g,白豆蔻5 g,建曲10 g,炒麦芽10 g,佛手10 g,炙甘草5 g。

上方共服3剂,2014年1月23日随访:诸症已愈。

按照中医理论,该患者属于何种病证? 请分析其病机和治法。

感冒,俗称伤风,是感触风邪或时行病毒,引起肺卫功能失调,出现鼻塞、流涕、打喷嚏、头痛、恶寒、发热、全身不适等临床表现的一种外感病。

(一) 风寒感冒

【临床表现】　感受风寒之邪。症见鼻塞,打喷嚏,流涕清稀,喉痒咳嗽,痰多稀薄,恶寒甚,发热轻,无汗,头痛,肢体酸痛,舌苔薄白或白腻,脉浮紧。

【诊断要点】　恶寒重,发热轻,无汗,脉浮紧。

【治法】　辛温解表,宣肺散寒。

【方剂】　荆防败毒散。

【用药】　荆芥10 g,防风10 g,羌活10 g,独活10 g,竹叶10 g,柴胡10 g,前胡10 g,枳壳10 g,茯苓15 g,桔梗10 g,川芎10 g,生甘草5 g。

(二) 风热感冒

【临床表现】　感受风热之邪。症见发热,微恶风寒,或有汗出,头痛,鼻塞流浊涕,咳痰黄稠,口渴,咽喉红肿疼痛,尿赤,舌苔薄黄,脉浮数。

【诊断要点】　发热重,恶寒轻,脉浮数。

【治法】　辛凉解表,祛风清热。

【方剂】　银翘散。

【用药】　金银花15 g,连翘12 g,荆芥10 g,薄荷10 g,牛蒡子10 g,淡竹叶10 g,桔梗10 g,芦根10 g,淡豆豉10 g,生甘草5 g。

（三）表寒里热

【临床表现】 感受风寒入里化热，或素体热盛，复感风寒之邪。症见恶寒渐轻，发热渐重，无汗，或头痛身疼，口干口苦思饮，鼻塞声重，脉浮微洪。

【诊断要点】 恶寒轻，发热重，无汗，口干口苦思饮。

【治法】 解肌清热。

【方剂】 柴葛解肌汤（《伤寒六书》）。

【用药】 柴胡 10 g，葛根 30 g，生石膏 30 g，黄芩 15 g，白芍 12 g，羌活 10 g，白芷 12 g，桔梗 10 g，生甘草 5 g。

（四）气虚感冒

【临床表现】 素体气虚，或有咳嗽咯痰宿疾，正气不足，复感外邪。发病时恶寒发热，体温正常或偏高，气短倦怠，语声低微，头痛鼻塞，咳嗽痰多稀薄，胸闷纳呆，舌苔薄白或白腻，脉浮无力。

【诊断要点】 恶寒发热，气短倦怠，语声低微。

【治法】 益气解表，祛痰止咳。

【方剂】 参苏饮合玉屏风散加减。

【用药】 黄芪 20 g，白术 15 g，防风 10 g，苏叶 10 g，葛根 15 g，前胡 12 g，法半夏 12 g，茯苓 15 g，陈皮 10 g，桔梗 10 g，枳壳 10 g，木香 10 g，甘草 5 g。

（五）阳虚感冒

【临床表现】 素体阳虚，复感外邪。发病时恶寒，甚则蜷缩寒战，或微兼发热，但欲近衣被，无汗或自汗，汗出则恶寒更甚，头痛，骨节酸冷疼痛，面色苍白，四肢不温，舌白，舌质淡胖，脉沉细无力。

【诊断要点】 恶寒，或微兼发热，但欲近衣被，四肢不温，面色苍白。

【治法】 助阳益气，发汗解表。

【方剂】 再造散。

【用药】 黄芪 15 g，人参 3 g，桂枝 10 g，熟附片 10 g，细辛 5 g，羌活 10 g，防风 10 g，川芎 10 g，生姜 6 g，甘草 5 g。

（六）血虚感冒

【临床表现】 病后营血亏虚，或不同原因失血之后，感受外邪。症见头痛身热，微恶风寒，无汗或有汗不多，面色不华，唇淡，心悸，舌淡，脉细，或浮而无力。

【诊断要点】 恶寒发热，面色不华，唇淡。

【治法】 养血解表。

【方剂】 葱白七位饮合四物汤加减。

【用药】 生葱白 6 g，淡豆豉 10 g，葛根 15 g，当归 10 g，生地黄 10 g，川芎 10 g，白芷 10 g，黄芪 20 g，大枣 10 g。

（七）阴虚感冒

【临床表现】 素体阴虚，感受外邪。症见头痛身热，微恶风寒，无汗或汗少，心烦，口渴，咽干微咳，痰少或痰中带血丝，或大便干结，舌质红，无苔，脉细数。

【诊断要点】 发热，微恶寒，无苔，脉细数。

【治法】 滋阴解表。

【方剂】 加减葳蕤汤加味。

【用药】 玉竹 12 g，生葱白 6 g，桔梗 10 g，白薇 10 g，淡豆豉 10 g，薄荷 10 g，大枣 6 g，玄

Note

269

参 10 g,甘草 5 g。

二、咳嗽

案例导入

王某,女,53 岁,2014 年 1 月 7 日初诊。

患者自 3 年前冬季受凉后出现咳嗽 1 个多月,3 年来每年冬季既发咳嗽,咳甚时则尿随咳出,咳 1 个多月后则渐愈。2 个月前,患者咳嗽复发,日渐加重,咳甚则尿裤,伴有咯白色泡沫样痰,气短声低,动者加重,纳差,大便调,夜寐欠佳。舌质淡红,苔薄白,脉沉滑。

处方:炙麻黄 12 g,杏仁 9 g,桔梗 9 g,紫菀 9 g,桑螵蛸 9 g,覆盆子 9 g,乌药 6 g,五味子 6 g,陈皮 12 g,茯苓 12 g,莱菔子 9 g,白芥子 9 g,法半夏 9 g,紫苏子 12 g,炙甘草 6 g。上方共服 5 剂,2014 年 1 月 14 日二诊:咳嗽遗尿明显减轻,纳增,效不更方,继以上方再服 5 剂。

2014 年 3 月 4 日随访:患者未发生咳嗽,一切如常。

按照中医理论,该患者属于何种病证? 请分析其病机和治法。

咳嗽是由六淫外邪侵袭肺系,或脏腑功能失调,内伤及肺,肺气不清,失于宣肃所成,临床以咳嗽、咳痰为主要表现。

(一) 风寒咳嗽

【临床表现】 感受风寒之邪。症见咳嗽,痰白质稀,咽痒,恶寒无汗,发热不甚,头痛身疼,鼻塞,流清涕,打喷嚏,舌质淡,苔薄白,脉浮。

【诊断要点】 咳嗽,痰白质稀,恶寒无汗。

【治法】 疏风散寒,宣肺止咳。

【方剂】 杏苏散加味。

【用药】 杏仁 10 g,苏叶 10 g,前胡 10 g,桔梗 10 g,法半夏 10 g,陈皮 10 g,茯苓 15 g,枳壳 10 g,白芷 10 g,防风 10 g,大枣 10 g,甘草 5 g。

(二) 风热咳嗽

【临床表现】 感受风热之邪。症见咳嗽,痰稠或黄稠,咯痰不爽,口微渴,咽痛,身热不甚,汗出,恶风,头痛,舌质红,苔薄黄,脉浮数。

【诊断要点】 咳嗽,痰黄质稠,汗出,恶风。

【治法】 疏风清热,宣肺止咳。

【方剂】 桑菊饮。

【用药】 桑叶 10 g,菊花 10 g,桔梗 10 g,杏仁 10 g,连翘 10 g,薄荷 10 g,芦根 10 g,甘草 5 g。

(三) 温燥咳嗽

【临床表现】 外感温燥之邪。症见咳嗽少痰,或痰黏难咯,或痰中带血丝,咽干口渴,鼻干燥,初期或有恶寒、发热表证,舌质红,苔薄黄而干,脉细数。

【诊断要点】 咳嗽少痰,咽干口渴,鼻干燥,脉细数。

【治法】 疏风清热,润肺止咳。

【方剂】 桑杏汤加减。

【用药】 桑叶 10 g,杏仁 10 g,沙参 15 g,川贝母粉 6 g(冲服),淡豆豉 10 g,黄芩 10 g,玄参 10 g,薄荷 6 g,麦冬 10 g。

（四）凉燥咳嗽

【临床表现】 感受凉燥之邪。症见咳嗽无痰,或痰少,喉痒,咽干唇燥,恶寒,发热,无汗,舌苔薄白而干,脉浮。

【诊断要点】 咳嗽,咽干唇燥,恶寒,发热,舌苔薄白而干。

【治法】 疏风散寒,润肺止咳。

【方剂】 止嗽散方。

【用药】 桔梗 10 g,荆芥 10 g,紫菀 10 g,百部 10 g,白前 10 g,陈皮 6 g,甘草 5 g。

（五）痰热咳嗽

【临床表现】 肺热灼津,痰气内结。症见咳嗽,痰黄质稠,咯痰不爽,胸膈痞满,口渴,小便短赤,便秘,舌质红,苔黄腻,脉滑数。

【诊断要点】 咳嗽,痰黄质稠,脉滑数。

【治法】 清热化痰,理气止咳。

【方剂】 清气化痰丸方。

【用药】 杏仁 10 g,枳实 10 g,瓜蒌仁 15 g,陈皮 10 g,黄芩 15 g,茯苓 15 g,胆南星 5 g,法半夏 10 g。

（六）痰湿咳嗽

【临床表现】 脾虚之体,痰湿内生,上渍于肺,肺失肃降。症见咳嗽,痰多色白易咯,胸膈痞闷,肢体困倦,食纳不佳,舌苔白腻,脉滑。

【诊断要点】 咳嗽,痰多色白,脉滑。

【治法】 健脾燥湿,理气化痰止咳。

【方剂】 枳桔二陈汤。

【用药】 法半夏 10 g,陈皮 10 g,茯苓 15 g,桔梗 10 g,枳壳 10 g,炙甘草 5 g。

（七）肝火犯肺

【临床表现】 情志郁结,或邪热蕴结于肝,郁而化火,逆乘于肺,肺失清肃。症见咳嗽阵作,甚则咳血,或痰中带血丝,胸胁灼痛,急躁易怒,烦热口苦,头晕目赤,舌红苔薄黄,脉弦数。

【诊断要点】 咳嗽阵作,急躁易怒,烦热口苦,脉弦数。

【治法】 清肝泻肺。

【方剂】 黛蛤散合泻白散加味。

【用药】 青黛 3 g(冲服),海蛤壳 12 g,桑白皮 15 g,地骨皮 12 g,栀子 10 g,丹皮 10 g,枇杷叶 15 g,甘草 6 g。

（八）阴虚咳嗽

【临床表现】 久咳不已,燥热犯肺,汗多不固致阴液耗伤。咳嗽无痰,或痰少而黏不易咯出,咽干口燥,烦热盗汗,舌红少苔,脉细数。

【诊断要点】 久咳无痰,咽干口燥,烦热盗汗,舌红少苔,脉细数。

【治法】 养阴润肺止咳。

【方剂】 沙参麦冬汤加减。

【用药】 沙参 15 g,麦冬 10 g,玉竹 10 g,桑叶 10 g,川贝母粉 6 g(冲服),杏仁 10 g,桔梗 10 g,甘草 5 g。

（九）气虚咳嗽

【临床表现】 久咳伤肺,或素体虚弱,肺气不足。症见咳嗽无力,痰液清稀,动则气短,语

Note

声低微,面色淡白,或自汗,畏风,易于感冒,舌质淡,苔薄白,脉弱。

【诊断要点】 咳嗽无力,动则气短,语声低微,面色淡白,脉弱。

【治法】 补益肺气,化痰止咳。

【方剂】 补肺汤加减。

【用药】 党参15 g,黄芪15 g,白术10 g,茯苓12 g,五味子6 g,紫菀10 g,款冬花10 g,炙甘草5 g。

三、喘证

案例导入

案例解析

成某,女,62岁,2013年12月17日初诊。

患者有咳喘史20余年,时发时愈,每于受凉后诱发。3天前,患者受凉后上述症状复发,咳白色黏痰,喘息气促,难以平卧,动则汗出,恶风,神疲乏力,纳差,二便调,夜寐欠佳。查体:桶状胸,听诊双肺呼吸音粗,可闻及散在哮鸣音。舌质淡红,苔薄腻,脉细滑。

处方:桂枝9 g,白芍15 g,厚朴15 g,杏仁9 g,紫苏子9 g,紫菀12 g,陈皮12 g,桑白皮9 g,炙甘草6 g,糯稻根20 g,法半夏9 g,桔梗9 g,百部9 g,浮小麦20 g。

上方共服5剂,2013年12月24日二诊:咳喘减轻,痰质黏不易咳出,渐能平卧,汗出消失,纳增。舌质淡红,苔薄白,脉细。效不更方,予上方去厚朴,加川贝10 g,再服5剂。

2014年1月21日随访:停药后咳喘已愈,半月来未见发作。

按照中医理论,该患者属于何种病证?请分析其病机和治法。

喘证是指由于感受外邪,痰阻内蕴,情志失调而致肺气上逆,失于宣降,或久病气虚,肾失摄纳,以呼吸困难,甚者张口抬肩,鼻翼煽动,不能平卧等为主要临床表现的一种常见病证。

(一) 风寒束肺

【临床表现】 风寒外袭,毛窍闭塞,肺失宣肃。症见咳嗽,气喘,痰白清稀,胸闷,恶寒发热,头痛身疼,无汗,舌质不红,舌苔薄白,脉浮紧。

【诊断要点】 咳喘,恶寒发热,无汗,脉浮紧。

【治法】 发汗解表,宣肺平喘。

【方剂】 华盖散方。

【用药】 麻黄10 g,桑白皮10 g,苏子10 g,杏仁10 g,陈皮10 g,茯苓15 g,炙甘草6 g。

(二) 外寒内饮

【临床表现】 素有水饮内停,复感风寒。症见喘息,咳嗽,痰多而稀,恶寒发热,无汗,或身体疼痛,头面四肢浮肿,舌苔白滑,脉浮。

【诊断要点】 喘息,痰多而稀,恶寒发热,无汗,舌苔白滑。

【治法】 温肺散寒,解表化饮,止咳平喘。

【方剂】 小青龙汤。

【用药】 麻黄10 g,白芍10 g,细辛5 g,干姜6 g,桂枝6 g,法半夏12 g,五味子5 g,甘草5 g。

(三) 痰湿壅肺

【临床表现】 痰湿上壅于肺,肺失宣降。症见气喘,咳嗽,痰多色白,胸中满闷,舌苔白腻,脉滑。

【诊断要点】 咳喘,痰多色白,舌苔白腻,脉滑。

【治法】 祛痰降气,宣肺平喘。

【方剂】 三子养亲汤合二陈汤。

【用药】 苏子 10 g,白芥子 6 g,莱菔子 10 g,法半夏 10 g,陈皮 10 g,茯苓 12 g,炙甘草 6 g。

（四）邪热壅肺

【临床表现】 风热袭肺,或风寒郁而化热,壅遏肺气。症见喘逆气急,咳嗽,口渴,有汗或无汗,舌苔薄白或黄,脉数。

【诊断要点】 喘逆气急,口渴,脉数。

【治法】 辛凉宣泄,清肺平喘。

【方剂】 麻黄杏仁甘草石膏汤。

【用药】 麻黄 6 g,杏仁 10 g,石膏 20 g,炙甘草 6 g。

（五）外寒里热

【临床表现】 风寒之邪,在表不解,入里化热,或里热素盛,复感风寒,肺失宣发肃降。症见喘咳痰多,痰稠色黄,恶寒发热,无汗或有汗不多,口渴,舌质红,苔薄黄,脉浮数或滑数。

【诊断要点】 喘咳痰多,恶寒发热,口渴。

【治法】 解表清热,化痰平喘。

【方剂】 定喘汤。

【用药】 白果 10 g,麻黄 10 g,苏子 10 g,款冬花 10 g,杏仁 10 g,桑白皮 10 g,黄芩 10 g,法半夏 10 g,甘草 5 g。

（六）脾肺气虚

【临床表现】 饮食失调,劳倦过度,土不生金,或久咳久喘,脾虚气弱。症见喘促短气,咳痰稀薄,乏力,纳呆,面色不华,舌淡,苔薄白或白腻,脉弱。

【诊断要点】 喘促短气,乏力,纳呆,面色不华,脉弱。

【治法】 健脾益气,补土生金。

【方剂】 六君子汤加味。

【用药】 党参 15 g,黄芪 15 g,法半夏 10 g,陈皮 10 g,白术 10 g,茯苓 10 g,五味子 6 g,莱菔子 10 g,炙甘草 6 g。

（七）肾阳虚衰

【临床表现】 房劳伤肾,或大病久病导致肾阳亏虚,摄纳失权。症见喘气,呼多吸少,动则更甚,腰膝酸痛,痰白清稀,畏寒肢冷,夜尿多,精神不振,浮肿,腰以下肿甚,舌质淡胖,尺脉沉细。

【诊断要点】 喘气,动则更甚,腰膝酸痛,畏寒肢冷,尺脉沉细。

【治法】 温补肾阳,纳气平喘。

【方剂】 肾气丸方加味。

【用药】 熟附片 10 g(先煎),桂枝 10 g,熟地黄 10 g,山药 12 g,山茱萸 12 g,泽泻 12 g,茯苓 15 g,丹皮 10 g,白术 12 g,五味子 6 g。

（八）肾阴不足

【临床表现】 房劳过度,或阳亢日久,虚劳久病,耗损肾阴,气不归元。症见喘促气短,动则喘甚,腰膝酸痛,眩晕耳鸣,盗汗遗精,五心烦热,口干咽燥,舌红少苔,脉细数。

Note

【诊断要点】　喘气,腰膝酸痛,五心烦热,舌红少苔,脉细数。

【治法】　滋阴填精,纳气平喘。

【方剂】　都气丸方。

【用药】　熟地黄 15 g,山茱萸 15 g,山药 12 g,泽泻 10 g,丹皮 10 g,茯苓 10 g,五味子 6 g。

四、鼻渊

案例解析

案例导入

陈某,男,12 岁,2006 年 7 月 19 日初诊。

患者鼻流浊涕,味腥,鼻不闻香臭,头昏,前额眉棱骨处胀痛半月余,既往曾在医院诊断为"慢性鼻窦炎",经治疗后症状得以控制,但每因感冒引发,反复发作多次且已明显影响其学习与生活,近日又因感冒诱发。察患者人中沟处因长期鼻涕不断而出现明显皮肤发红,鼻涕色黄,其精神较差,鼻音重浊,小便量多,大便质软不成形,每日 2～3 次,胃纳较差,睡眠不佳,舌淡苔白腻,脉弦细。

处方:桂枝 15 g,白芍 30 g,猪苓 15 g,泽泻 30 g,辛夷 15 g,生姜 15 g,白芷 15 g,薄荷 10 g,白术 20 g,茯苓 20 g,大枣 20 g,苍耳子 10 g,甘草 6 g,上方水煎服,每日 1 剂,连服 3 剂。

7 月 22 日二诊:诉鼻塞有所缓解,鼻涕较前几日变稀,前额眉棱骨疼痛好转,头昏减轻,小便次数明显增多,大便软稍稀,胃纳较差,精神尚可。脉象弦滑,舌淡苔白腻。于前方中加入建曲 15 g,苍术 15 g,陈皮 15 g,厚朴 15 g,3 剂,水煎服。7 月 25 日三诊:诉鼻窍已通,鼻涕明显减少,精神较好,大便已成形,每日 1 次,眠可纳佳,脉细略数,舌淡红,苔薄白。为巩固疗效,更进 2 剂,服后改服玉屏风散 1 个月,每 10 日一疗程,每疗程可间隔 2～3 天,以预防感冒,改善体质,避免症状再次发生。

按照中医理论,该患者属于何种病证? 请分析其病机和治法。

鼻渊是指以鼻流浊涕、量多不止为主要特征的鼻病,临床上常伴有头痛、鼻塞、嗅觉减退等症状。

(一) 风寒闭窍

【临床表现】　风寒外袭,肺窍闭塞。症见鼻塞,鼻流清涕,头额疼痛,恶寒发热,无汗,舌质淡红,苔薄白,脉浮紧。

【诊断要点】　鼻塞,流清涕,恶寒发热,无汗,脉浮紧。

【治法】　祛风散寒通窍。

【方剂】　苍耳子散方加味。

【用药】　苍耳子 6 g,辛夷 12 g,白芷 10 g,薄荷 10 g,桔梗 10 g,细辛 6 g,甘草 6 g。

(二) 热壅肺窍

【临床表现】　风热犯肺,或风寒化热,上犯鼻窍。症见鼻塞,流脓涕,头额疼痛,发热,口渴,舌红,苔薄黄或黄腻,脉浮数或滑数。

【诊断要点】　鼻塞,流脓涕,发热,口渴。

【治法】　清热化痰利窍。

【方剂】　苇茎汤合苍耳子散加减。

【用药】　芦根 15 g,薏苡仁 30 g,冬瓜仁 10 g,桃仁 10 g,苍耳子 6 g,辛夷 12 g,白芷 10 g,桔梗 10 g,黄芩 10 g。

Note

（三）胆火上干

【临床表现】 胆经湿热熏蒸，上干清窍。症见鼻塞，流涕黄稠，头晕闷胀，前额痛，口干口苦，急躁易怒，大便干结，舌质红，苔黄腻，脉弦数。

【诊断要点】 鼻塞，流涕黄稠，口干口苦，急躁易怒，脉弦数。

【治法】 清胆泻火，化浊通窍。

【方剂】 龙胆泻肝汤加味。

【用药】 龙胆草 6 g，栀子 10 g，黄芩 10 g，柴胡 6 g，车前子 10 g，泽泻 10 g，川木通 6 g，生地黄 10 g，当归 10 g，辛夷 10 g，桔梗 10 g，甘草 6 g。

（四）脾肺气虚感寒

【临床表现】 大病久病之后，脾肺气虚，复感风寒，鼻窍不利。症见鼻塞，涕清色白，气短乏力，恶寒发热，舌质淡，苔薄白，脉浮无力。

【诊断要点】 鼻塞，气短乏力，恶寒发热，脉浮无力。

【治法】 补益脾肺，散寒通窍。

【方剂】 玉屏风散和桂枝汤加减。

【用药】 黄芪 15 g，白术 12 g，防风 6 g，桂枝 10 g，白芍 10 g，大枣 10 g，辛夷 10 g，桔梗 10 g，炙甘草 6 g。

（五）瘀血阻窍

【临床表现】 素有瘀血阻窍，复感外邪复发或加重。症见鼻塞，前额闷胀疼痛，头颅 MRI 检查示鼻甲肥大，或副鼻窦黏膜增厚，或发热恶寒，咳嗽，苔白或黄，脉弦或涩。

【诊断要点】 鼻塞，前额闷胀疼痛，头颅 MRI 检查示鼻甲肥大，或副鼻窦黏膜增厚为特征。

【治法】 活血化瘀通窍。兼外感者，随症增补。

【方剂】 四物汤加味。

【用药】 当归 10 g，生地黄 10 g，赤芍 10 g，川芎 10 g，辛夷 10 g，石菖蒲 10 g，路路通 15 g，桔梗 10 g。

五、呕吐

案例导入

刘某，女，40 岁。2010 年 9 月 21 日初诊。

患者 5 天来呕吐不止，水入即吐，食入即吐，用中西药无效。诊见身体瘦弱，面色萎黄，精神萎靡，不欲食，食入即吐。平素经常头痛（前额），近日加重。舌质淡，苔薄白，脉虚弱。

处方：桂枝 10 g，柴胡 15 g，干姜 10 g，黄连 8 g，半夏 15 g，红参 10 g，吴茱萸 6 g，生甘草 8 g，大枣 20 g。水煎服 3 剂。每煎以少量多次服用，不可顿服。复诊：服 1 剂后吐止，能少量饮水、进食，头痛消失。又以附子理中汤加味，巩固疗效。红参 10 g，炒白术 15 g，干姜 10 g，制附子 10 g，吴茱萸 8 g，半夏 8 g，茯苓 15 g，桂枝 10 g，生甘草 8 g，天麻 10 g。水煎服 10 剂。

按照中医理论，该患者属于何种病证？请分析其病机和治法。

呕吐是指胃失和降，气逆于上，胃中之物从口吐出的一种病证。一般以有物有声谓之呕，有物无声谓之吐，无物有声谓之干呕。呕与吐常同时发生，很难截然分开，故并称为呕吐。

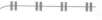

案例解析

Note

（一）风寒犯胃

【临床表现】 外感风寒，内伤湿滞。症见呕吐，腹泻，发热恶寒，头痛，脘腹胀痛，舌苔白腻，脉浮。

【诊断要点】 呕吐，恶寒，脘腹胀痛，舌苔白腻，脉浮。

【治法】 解表化湿，理气和中。

【方剂】 藿香正气散方。

【用药】 藿香 10 g，大腹皮 10 g，白芷 10 g，紫苏 10 g，茯苓 15 g，姜半夏 10 g，白术 10 g，陈皮 10 g，厚朴 10 g，桔梗 6 g，炙甘草 3 g，生姜 3 g，大枣 5 g。

（二）饮食积滞

【临床表现】 饮食失当，食滞胃脘。症见呕吐，嗳腐吞酸，脘腹胀痛，恶食，或腹泻，舌苔厚腻，脉滑。

【诊断要点】 呕吐，嗳腐吞酸，脘腹胀痛，舌苔厚腻，脉滑。

【治法】 消食化滞，和胃降逆止呕。

【方剂】 保和丸加味。

【用药】 山楂 15 g，神曲 12 g，姜半夏 15 g，茯苓 10 g，陈皮 10 g，连翘 10 g，莱菔子 10 g，麦芽 15 g，谷芽 15 g。

（三）痰饮内停

【临床表现】 脾阳不运，痰饮内生，胃失和降。症见呕吐痰涎清水，胸脘痞闷，厌食，或头眩心悸，腹中肠鸣，舌苔白腻，脉滑。

【诊断要点】 呕吐痰涎清水，腹中肠鸣，舌苔白腻，脉滑。

【治法】 温化痰饮，和胃降逆。

【方剂】 二陈汤合小半夏汤。

【用药】 姜半夏 15 g，陈皮 10 g，茯苓 15 g，生姜 6 g，炙甘草 6 g。

（四）痰郁化热

【临床表现】 脾失健运，内生痰浊，郁而化热，阻遏中焦，胃失和降。症见恶心呕吐，胸闷口苦，或心烦失眠，舌红，苔黄腻，脉滑数。

【诊断要点】 恶心呕吐，胸闷口苦，苔黄腻，脉滑数。

【治法】 清热化痰，和胃止呕。

【方剂】 黄连温胆汤（《六因条辨》）。

【用药】 黄连 6 g，枳实 10 g，姜半夏 10 g，竹茹 12 g，陈皮 10 g，茯苓 15 g，甘草 5 g。

（五）肝胃不和

【临床表现】 情志不舒，肝郁犯胃。症见呕吐吞酸，胁肋、胃脘胀满疼痛，情绪抑郁，或烦躁易怒，纳差，舌边红，苔薄黄，或微腻，脉弦。

【诊断要点】 呕吐吞酸，胁肋、胃脘胀满疼痛，脉弦。

【治法】 疏肝理气，和胃降逆。

【方剂】 四逆散合左金丸加味。

【用药】 柴胡 6 g，枳壳 10 g，白芍 10 g，吴茱萸 3 g，黄连 6 g，苏叶 10 g，姜半夏 10 g，甘草 5 g。

（六）脾胃虚寒

【临床表现】 过食生冷，或过服寒凉药物，或久病失养，损伤脾胃阳气。症见呕吐，纳差，胃脘痛，喜温喜按，乏力，大便溏薄，舌质淡，苔白润，脉弱。

【诊断要点】 呕吐,胃脘痛,喜温喜按,脉弱。

【治法】 温中健脾,和胃降逆。

【方剂】 理中丸加味。

【用药】 党参 15 g,干姜 6 g,白术 12 g,白豆蔻 6 g,姜半夏 10 g,炙甘草 6 g。

（七）胃阴不足

【临床表现】 温热病后,或嗜食煎炒香燥之品,或过服温燥药物,暗耗胃阴。症见恶心呕吐,或干呕,口燥咽干,饥不欲食,或胃脘嘈杂,舌质红,无苔少津,脉细数。

【诊断要点】 恶心呕吐,口燥咽干,无苔少津,脉细数。

【治法】 滋养胃阴,降逆和中。

【方剂】 麦门冬汤加味。

【用药】 麦冬 30 g,姜半夏 10 g,沙参 15 g,粳米 6 g,大枣 10 g,竹茹 10 g,甘草 3 g。

六、痞满

案例导入

刘某,男,57 岁。2014 年 3 月 11 日初诊。

患者 1 个月前因饮食过量出现胃脘部胀满,吞酸嗳气,不欲饮食,大便稀溏,每日 10 余次,诊断为"急性胃肠炎、功能性消化不良",在门诊经对症治疗后（具体不详）,胃脘部胀满略有减轻,大便次数较前次减少,但渐感胃脘部痞闷,身重肢倦,泛泛欲吐,不思饮食,大便溏薄,患者不愿西药治疗,刻下:症状同前,舌苔白腻,脉滑。

处方:木香 9 g,砂仁 9 g,苍术 12 g,厚朴 9 g,陈皮 12 g,法半夏 9 g,茯苓 12 g,焦山楂 9 g,炒麦芽 15 g,炙甘草 6 g,白术 9 g,建曲 9 g。上方共服 5 剂,2014 年 3 月 18 日二诊:患者食药后自觉胃脘部舒适,排气不多,大便正常,舌苔稍腻,边有齿印。

处方:党参 12 g,白术 12 g,茯苓 9 g,法半夏 9 g,陈皮 12 g,砂仁 9 g,木香 9 g,山药 12 g,炒麦芽 15 g,枳壳 9 g,大枣 9 g,炙甘草 6 g。上方服用 5 剂。

2014 年 3 月 25 日三诊:患者症状基本消失,舌质淡苔白薄腻,脉沉细。继以上方 5 剂,以资巩固。

按照中医理论,该患者属于何种病证?请分析其病机和治法。

案例解析

痞满是由外邪内陷,饮食不化,情志不化,情志失调,脾胃虚弱等导致中焦气机不利,或虚气留滞,升降失常而成的胸腹间痞闷满胀不舒的一种自觉症状,一般触之无形,按之柔软,压之无痛,按部位分有胸痞、心下痞等。

（一）饮食积滞

【临床表现】 饮食不节,暴饮暴食,或脾胃不足,饮食不慎,食积不化。症见胸脘满闷,痞塞不舒,恶食,嗳腐吞酸,或呕吐酸腐馊食,吐后稍舒,或肠鸣矢气,泻下酸腐臭秽,舌苔厚浊,脉滑或沉实。

【诊断要点】 胸脘满闷,痞塞不舒,嗳腐吞酸,舌苔厚浊。

【治法】 消食和胃,行气消痞。

【方剂】 保和丸加味。

【用药】 山楂 15 g,神曲 12 g,法半夏 10 g,茯苓 12 g,陈皮 10 g,莱菔子 10 g,麦芽 15 g,枳实 10 g,厚朴 10 g。

（二）痰湿内阻

【临床表现】 素体痰湿内盛,或饮食不节,损脾伤胃,痰湿内生。症见胸脘痞塞,满闷不

Note

舒,厌食呕恶,身重倦怠,或头目眩晕,咳吐白痰,舌质淡,苔白厚腻,脉滑。

【诊断要点】 胸脘痞塞,身重倦怠,苔白厚腻,脉滑。

【治法】 健脾益气,祛湿化痰,行气宽中。

【方剂】 二陈汤合枳术丸加味。

【用药】 法半夏 15 g,陈皮 12 g,茯苓 15 g,枳实 12 g,厚朴 12 g,白术 15 g,炙甘草 6 g。

(三)痰热内结

【临床表现】 饮食不节,或忧思劳倦过度,脾失健运,聚湿生痰,郁而化热,结于中焦。症见胸脘痞塞,呕恶纳呆,或咳嗽痰黄,口干口苦,小便黄赤,舌苔黄腻,脉滑数。

【诊断要点】 胸脘痞塞,口干口苦,舌苔黄腻,脉滑数。

【治法】 清热化痰,宽中消痞。

【方剂】 小陷胸汤加味。

【用药】 黄连 6 g,法半夏 12 g,瓜蒌仁 10 g,枳实 12 g,厚朴 12 g。

(四)肝气郁结

【临床表现】 情志不舒,郁怒伤肝,或其他原因引起肝失疏泄、条达之职,气机不畅。症见胸脘痞塞闷,胁肋或少腹窜痛、胀痛,喜太息,心烦易怒,舌苔薄白,脉弦。

【诊断要点】 胸脘痞闷,胁肋窜痛、胀痛,脉弦。

【治法】 疏肝解郁,行气消痞。

【方剂】 越鞠丸方加味。

【用药】 苍术 12 g,香附 12 g,川芎 10 g,神曲 12 g,栀子 10 g,枳壳 12 g,木香 10 g。

(五)脾虚气滞

【临床表现】 素体脾胃虚弱,或大病久病之后,损伤脾胃,运化不及而痰湿内停、气机郁滞。症见胸脘痞塞胀满,时轻时重,纳差,倦怠乏力,或大便不实,舌质淡,苔薄白或白腻,脉缓弱。

【诊断要点】 胸脘痞塞胀满,时轻时重,纳差,倦怠乏力。

【治法】 益气健脾,行气消痞。

【方剂】 六君子汤加味。

【用药】 党参 15 g,白术 12 g,茯苓 12 g,法半夏 10 g,陈皮 10 g,枳实 10 g,炙甘草 6 g。

(六)脾虚气滞,寒热互结

【临床表现】 脾胃素虚,升降失调,寒热互结。症见胸脘痞满,纳差,倦怠乏力,口干思热饮,或口舌易生疮,恶心呕吐,大便不调,舌苔薄黄而腻,脉弦数。

【诊断要点】 胸脘痞满,纳差,倦怠乏力,口干思热饮。

【治法】 消痞除满,健脾和胃。

【方剂】 枳实消痞丸方。

【用药】 党参 15 g,白术 12 g,茯苓 12 g,制半夏 10 g,麦芽 15 g,干姜 5 g,黄连 6 g,枳实 10 g,厚朴 10 g,炙甘草 6 g。

(七)脾胃虚弱,饮食内停

【临床表现】 素体脾胃虚弱,或大病久病之后,损伤脾胃,运化无力,食滞于中,阻碍气机。症见脘腹痞闷,食少难消,或嗳腐吞酸,倦怠乏力,大便稀溏,舌苔白腻或腻而微黄,脉虚弱。

【诊断要点】 脘腹痞闷,食少难消,倦怠乏力,脉虚弱。

【治法】 健脾和胃,消食行气。

【方剂】 健脾丸方。

【用药】 党参 10 g，白术 12 g，茯苓 12 g，木香 10 g，黄连 5 g，神曲 12 g，陈皮 10 g，砂仁 6 g，麦芽 15 g，山楂 12 g，山药 12 g，肉豆蔻 6 g，甘草 3 g。

七、胃痛

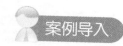 案例导入

案例解析

胡某，男，48 岁。2014 年 2 月 16 日初诊。

患者 12 多年来时有胃脘痛，曾行胃镜检查，提示慢性红斑渗出性胃炎，经中西医治疗（具体治疗措施不详）后病情反复，3 天前因进食辛辣之品后胃脘部疼痛加剧，为灼热痛，并有口苦，口腻，失眠，纳差。胃镜检查，诊断为十二指肠球部溃疡。症见：胃脘部疼痛，剧烈，为灼热痛，并有口苦，口腻，失眠，纳差，反酸，嗳气，大便秘结，小便黄，舌质红苔黄，脉弦数。

处方：白芍 15 g，元胡 15 g，佛手 15 g，炒五灵脂 15 g，海螵蛸 15 g，蒲公英 15 g，木香 10 g，黄连 10 g，天花粉 10 g，煅瓦楞子 10 g，吴茱萸 5 g，甘草 5 g。5 剂。2014 年 2 月 23 日二诊：药后胃痛症状减轻，泛吐酸水减少，续服 5 剂后，诸症消失。后以上方研末为丸，每丸 9 g，一日 2 次，每次 1 丸。

按照中医理论，该患者属于何种病证？请分析其病机和治法。

胃痛，又称胃脘痛，是由外感邪气、内伤饮食情志、脏腑功能失调等导致气机郁滞，胃失所养，以上腹胃脘部近心窝处疼痛为主症的病证。

（一）肝郁气滞

【临床表现】 情志不遂，肝郁气滞，横逆犯胃乘脾。症见胃脘胀满，窜痛，痛连两胁，胸闷喜太息，嗳气及矢气则舒，每因烦恼郁怒发作或加重，舌苔薄白，脉弦。

【诊断要点】 胃脘胀满，窜痛，痛连两胁，嗳气及矢气则舒，脉弦。

【治法】 疏肝理气，和胃止痛。

【方剂】 柴胡疏肝散方加味。

【用药】 柴胡 6 g，陈皮 10 g，川芎 10 g，香附 10 g，枳壳 10 g，白芍 12 g，延胡索 15 g，甘草 6 g。

（二）肝火犯胃

【临床表现】 肝火素盛，或忧郁恼怒，气郁化火犯胃。症见胃脘灼痛，胁肋胀痛，嘈杂吞酸，口苦口干，嗳气，舌质红，苔薄黄，脉弦数。

【诊断要点】 胃脘灼痛，嘈杂吞酸，口苦口干，脉弦数。

【治法】 清肝和胃，行气止痛。

【方剂】 左金丸合芍药甘草汤加味。

【用药】 吴茱萸 3 g，黄连 6 g，白芍 15 g，甘草 6 g，厚朴 12 g，木香 10 g，延胡索 15 g。

（三）寒凝气滞

【临床表现】 腹部受寒，或过食生冷，寒积于中。症见胃痛暴作，疼痛剧烈，畏寒喜暖，得热痛减，口不渴，喜热饮，舌质淡，苔薄白，脉弦紧。

【诊断要点】 胃痛暴作，畏寒喜暖，得热痛减，脉弦紧。

【治法】 温胃散寒，行气止痛。

【方剂】 良附丸加味。

【用药】 良姜 10 g，香附 12 g，生姜 10 g，紫苏 10 g，陈皮 10 g，木香 10 g。

Note

（四）饮食停滞

【临床表现】 暴饮暴食，食积胃脘，胃失通降。症见胃脘胀满疼痛拒按，嗳腐吞酸，或呕吐不消化食物，吐后较舒，不思饮食，舌苔厚腻，脉滑。

【诊断要点】 胃脘胀痛，嗳腐吞酸，舌苔厚腻，脉滑。

【治法】 消食行滞，和胃止痛。

【方剂】 保和丸方加减。

【用药】 神曲 15 g，山楂 15 g，茯苓 12 g，制半夏 12 g，陈皮 10 g，莱菔子 10 g，麦芽 15 g，香附 12 g，枳壳 12 g。

（五）瘀血阻络

【临床表现】 胃痛反复发作，气滞则血瘀，瘀血阻络。症见胃痛如针刺，痛处固定不移，拒按，舌质紫暗或有瘀斑，脉涩。

【诊断要点】 胃痛如针刺，痛处固定不移，脉涩。

【治法】 活血化瘀，行气止痛。

【方剂】 失笑散方合丹参饮加味。

【用药】 五灵脂 10 g，生蒲黄 10 g，延胡索 15 g，丹参 10 g，檀香 5 g，砂仁 6 g，枳壳 10 g。

（六）脾胃虚寒

【临床表现】 脾胃气虚经久不愈，或过食生冷，或过用寒凉药物，或久病失养导致脾胃阳虚生寒。症见胃痛绵绵，时作时止，喜温喜按，食少脘痞，或得食痛缓，口淡不渴，体瘦倦怠，畏寒肢冷，或大便溏薄清稀，舌质淡嫩，脉弱。

【诊断要点】 胃痛绵绵，时作时止，喜温喜按，脉弱。

【治法】 温阳益气，散寒止痛。

【方剂】 黄芪建中汤合良附丸加减。

【用药】 黄芪 15 g，桂枝 10 g，白芍 15 g，香附 10 g，良姜 10 g，白术 10 g，炙甘草 6 g。

（七）脾胃阴虚

【临床表现】 温热病后，或呕吐腹泻，或嗜食煎炒香燥之品，或过用温燥药物，胃液枯槁，郁火内盛。症见胃脘隐隐灼痛，口燥咽干，饥不欲食，胃脘嘈杂，或痞胀不舒，大便干结，小便短赤，舌质红，少苔少津，脉细数。

【诊断要点】 胃脘隐隐灼痛，口燥咽干，舌红少苔，脉细数。

【治法】 养阴益胃，缓急止痛。

【方剂】 益胃汤、芍药甘草汤合金铃子散加减。

【用药】 沙参 15 g，麦冬 10 g，玉竹 10 g，生地黄 10 g，白芍 15 g，川楝子 10 g，延胡索 10 g，炙甘草 6 g。

八、腹痛

案例导入

胡某，男，5 岁，2016 年 5 月 13 日初诊。

患儿平素多有饮食不节，常喜暴饮暴食，而时常发生腹痛。来诊时，患儿脘腹胀满，疼痛拒按，嗳吐酸腐，矢气频作，大便臭秽，夜卧不安。查体：心肺听诊正常，腹部胀满，无压痛及反跳痛，肝脾肋下未触及，舌质红，苔厚腻，脉沉滑。

处方：厚朴 6 g，木香 3 g，砂仁 3 g，炒枳实 6 g，莱菔子 10 g，生山楂 10 g，白茯苓

案例解析

Note

10 g,生白术 5 g,延胡索 5 g,连翘 10 g,甘草 3 g。4 剂(水煎服,每日两次)。嘱清淡饮食,忌食辛辣刺激之物。二诊:腹痛减轻,腹满明显好转,无嗳气,大便日行,舌质淡红,苔薄腻,上方去延胡索、连翘,继续服药 5 天。

按照中医理论,该患儿属于何种病证?请分析其病机和治法。

腹痛是指以胃脘以下、耻骨毛际以上的部位发生疼痛为主要表现的病证,多由脏腑气机不利,经脉失养而成。

（一）气机郁滞

【临床表现】 情绪不舒,或饮食失调,或感受邪气,引起气机失调。症见腹痛腹胀,走窜不定,嗳气及矢气则舒,每遇情绪波动而加剧,舌质淡红,苔薄白,脉弦。

【诊断要点】 腹痛腹胀,走窜不定,嗳气及矢气则舒,脉弦。

【治法】 疏肝解郁,行气止痛。

【方剂】 四逆散加味。

【用药】 柴胡 10 g,枳壳 10 g,白芍 15 g,厚朴 10 g,木香 10 g,小茴香 10 g,延胡索 15 g,甘草 6 g。

（二）寒实内结

【临床表现】 多见于素体肠结,复受寒邪直中,而致寒实内结,升降之机痞塞。症见剧烈腹痛,大便不通,胁下偏痛,四肢厥冷,舌苔薄白,脉弦紧。

【诊断要点】 腹痛,大便不通,四肢厥冷,脉弦紧。

【治法】 温里散寒,通便止痛。

【方剂】 大黄附子汤加味。

【用药】 大黄 6 g,熟附片 12 g,细辛 6 g,枳实 10 g,厚朴 10 g。

（三）实热内结

【临床表现】 温病热入阳明之腑,或素体肠道热结,腑气不痛。症见腹部痞满胀痛,拒按,大便不通,频转矢气,手足濈然汗出,潮热,口渴,或下利清水,色纯清,泻下秽臭,舌苔黄燥起刺,或焦黑燥裂,脉沉实。

【诊断要点】 腹部痞满胀痛,拒按,大便不通,脉沉实。

【治法】 泄热通腑。

【方剂】 大承气汤。

【用药】 大黄 10 g,枳实 15 g,厚朴 15 g,芒硝 10 g。

（四）中焦虚寒

【临床表现】 素体脾胃虚寒,或过食生冷,或过用寒凉药物,或大病久病之后,中阳虚寒。症见腹痛绵绵不休,喜温喜按,按之痛减,或面色不华,乏力气短,舌质淡,苔白,脉细无力。

【诊断要点】 腹痛绵绵不休,喜温喜按,按之痛减,脉细无力。

【治法】 温中补虚,缓急止痛。

【方剂】 小建中汤和良附丸加减。

【用药】 桂枝 10 g,白芍 20 g,炙甘草 6 g,大枣 10 g,香附 10 g,良姜 10 g。

（五）瘀血阻络

【临床表现】 多种原因引起的气机郁滞日久,血行不畅,均可导致瘀血阻滞。症见少腹积块疼痛,或痛无积块,痛处不移,或经期少腹胀痛,月经量少,色暗夹瘀块,舌质青紫,脉涩。

【诊断要点】 少腹积块疼痛,或痛无积块,痛处不移,舌质青紫,脉涩。

【治法】 活血化瘀止痛。

【方剂】 少腹逐瘀汤加减。

【用药】 小茴香 10 g,延胡索 15 g,当归 10 g,川芎 10 g,干姜 3 g,赤芍 10 g,生蒲黄 10 g,五灵脂 12 g,香附 10 g。

(六)饮食积滞

【临床表现】 饮食不节或暴饮暴食,饮食积滞不化,胃肠壅滞。症见脘腹胀满疼痛,拒按,嗳腐吞酸,呕恶厌食,痛甚欲便,便后痛减,或大便不通,舌苔厚腻,脉滑。

【诊断要点】 脘腹胀满疼痛,嗳腐吞酸,呕恶厌食,舌苔厚腻,脉滑。

【治法】 消食益脾,行气止痛。

【方剂】 保和丸和枳术丸方加减。

【用药】 神曲 15 g,山楂 15 g,茯苓 12 g,制半夏 10 g,陈皮 10 g,麦芽 15 g,莱菔子 10 g,枳实 10 g,白术 12 g,木香 10 g。

九、呃逆

案例解析

案例导入

董某,女,69 岁,2014 年 3 月 7 日初诊。

1 周前患者在无明显诱因下出现喉间呃呃连声,昼夜不止,两胁胀满,脘腹不舒,纳食欠佳。曾到门诊就诊,口服奥美拉唑、颠茄片、枳术宽中胶囊等药物治疗及行针灸治疗,症状仍不能缓解,3 天前曾用丁香柿蒂散中药加减治疗,服药 3 剂亦未见好转。证见:呃呃连声,两胁胀满,肠鸣矢气,纳眠差,舌淡红,苔薄白腻,脉沉弦。查体:腹部平软,无压痛及反跳痛。诊断:呃逆。

处方:旋覆花(包煎)10 g,代赭石(先煎)15 g,厚朴 15 g,法半夏 10 g,沉香 10 g,茯苓 10 g,陈皮 10 g,川楝子 10 g,刺蒺藜 10 g,炒谷芽 10 g,甘草 5 g,3 剂。2014 年 3 月 10 日二诊:服药物 3 剂,呃逆大减,能安然入寐,饮食亦与日俱增,脉势和缓,胸胁脘腹仍时有作胀。再依原方加减,上方去茯苓、陈皮、炒谷芽,加郁金 10 g、枳壳 10 g、大枣 10 g。仍给予 3 剂。

2014 年 3 月 13 日三诊:服药 3 剂,诸恙悉平。嘱原方药再进 3 剂,以善其后。

按照中医理论,该患者属于何种病证? 请分析其病机和治法。

呃逆是指胃气上逆动膈,气逆上冲,喉间呃呃连声,声短而频,不能自止为主要表现的病证。

(一)胃寒气逆

【临床表现】 胃本积寒,或过食生冷瓜果,寒邪阻遏,胃气上逆。症见呃逆,遇寒加剧,得热稍缓,胸脘胀满疼痛,喜热饮,纳差,口淡不渴,舌苔白,脉迟缓。

【诊断要点】 呃逆,遇寒加剧,得热稍缓,喜热饮,脉迟缓。

【治法】 温中祛寒,降逆止呃。

【方剂】 理中丸和丁香散方加减。

【用药】 干姜 10 g,党参 10 g,白术 10 g,丁香 3 g,柿蒂 15 g,炙甘草 6 g。

(二)痰气郁结

【临床表现】 情志不畅,肝气郁结,肺胃宣降失调,津聚为痰,或痰浊素盛,复因情志忧郁,痰气郁结。症见呃逆,咽中如有物阻,胸脘满闷,或咳或呕,舌苔白腻,脉弦滑。

【诊断要点】 呃逆,咽部如有物阻,胸胁满闷,舌苔白腻,脉弦滑。

Note

【治法】 行气化痰,降逆止呃。

【方剂】 半夏厚朴汤合旋覆代赭汤加减。

【用药】 姜半夏 15 g,厚朴 12 g,枳壳 12 g,旋覆花 10 g,代赭石 20 g,茯苓 12 g,苏叶 10 g,柿蒂 15 g,陈皮 10 g,甘草 5 g。

(三)胃火上炎

【临床表现】 嗜食辛辣炙煿及醇酒厚味,或过用温补药物,胃肠热邪蕴积。症见呃逆洪亮有力,面色红润,烦渴口臭,喜热饮,或大便干结,小便黄赤,舌质红,苔薄黄,或黄腻干燥,脉滑数。

【诊断要点】 呃逆洪亮有力,烦渴口臭,喜热饮烦渴口臭,喜热饮。

【治法】 清火降逆,和胃止呃。

【方剂】 竹叶石膏汤加味。

【用药】 竹叶 10 g,生石膏 30 g,粳米 10 g,姜半夏 15 g,沙参 10 g,麦冬 10 g,竹茹 15 g,柿蒂 15 g,炙甘草 5 g。

(四)胃阴不足

【临床表现】 胃阴素虚,或温热病后期,或过用温燥药物,耗劫胃阴,气机不降。症见呃逆,口干唇燥,嘈杂易饥,不思饮食,或食后饱胀,大便干结,舌质红,苔少而干,脉细数。

【诊断要点】 呃逆,口干唇燥,苔少而干,脉细数。

【治法】 益气养阴,和胃止呃。

【方剂】 麦门冬汤加味。

【用药】 麦冬 30 g,姜半夏 12 g,沙参 12 g,粳米 10 g,大枣 10 g,竹茹 12 g,枇杷叶 10 g,柿蒂 10 g,甘草 5 g。

(五)脾肾阳虚

【临床表现】 久病耗伤,或久泻久痢,导致脾肾阳气不足,气机不得顺降。症见呃逆声低,气不接续,脘腹不舒,喜温喜按,食少倦怠,面色不华,腰膝酸软,四肢不温,或便稀久泻,舌质淡,苔薄白,脉细弱。

【诊断要点】 呃逆声低,气不接续,食少倦怠,腰膝酸软,四肢不温,脉细弱。

【治法】 温补脾肾,和胃止呃。

【方剂】 附子理中汤加味。

【用药】 熟附片 10 g,党参 15 g,白术 12 g,干姜 10 g,丁香 3 g,白豆蔻 10 g,炙甘草 5 g。

十、泄泻

案例导入

李某,女,72 岁,2013 年 11 月 12 日初诊。

患者慢性腹泻 1 年余,最多时每日排便 10 余次,粪质稀溏,甚至泻出如水样,小腹下坠感明显,时有腹痛,无黏液脓血便,无里急后重感,曾查肠镜,提示慢性结肠炎,经中西医间断治疗后症状时轻时重,此次就诊前 1 周,患者因感冒后出现腹泻逐渐加重,证见:每日腹泻 8 次左右,粪质稀溏,每次量较少,肠鸣腹痛,泄后痛减,胃纳较差,无黏液脓血便,无里急后重感,小便调。舌淡边有齿痕,苔白,脉弦细。

处方:炒白术 20 g,茯苓 20 g,太子参 15 g,白芍 15 g,薏苡仁 15 g,山药 15 g,陈皮 10 g,防风 10 g,白扁豆 10 g,莲子肉 10 g,芡实 10 g,砂仁 10 g,诃子 10 g,白豆蔻

案例解析

10 g,7 剂。2013 年 11 月 19 日二诊:腹泻次数减少为一日 3～4 次,腹痛较前稍减轻,余症无明显变化,原方加车前子 15 g。继服 7 剂。2013 年 11 月 26 日三诊:大便次数为 1～2 次/日,腹痛明显减轻,乏力改善,予以原方 14 剂巩固疗效。随访 2 月,大便成形,每日 1～2 次,无明显腹痛。

　　按照中医理论,该患者属于何种病证? 请分析其病机和治法。

泄泻是以排便次数增多,粪质稀薄或完谷不化,甚至泻出如水样为特征的病证。

(一) 寒湿泄泻

【临床表现】　寒湿之邪侵犯脾胃,升降失司,水谷并走肠道。症见泄泻清稀,甚则如水样,腹痛肠鸣,脘闷食少,舌苔白腻,脉濡缓。

【诊断要点】　泄泻清稀,甚则如水样,腹痛肠鸣,舌苔白腻,脉濡缓。

【治法】　温化寒湿,健脾止泻。

【方剂】　胃苓汤。

【用药】　苍术 12 g,白术 10 g,厚朴 10 g,陈皮 10 g,桂枝 10 g,猪苓 10 g,茯苓 10 g,泽泻 10 g,炙甘草 6 g。

(二) 外感风寒,内伤湿滞

【临床表现】　素体湿浊内盛,复感风寒,或长夏感寒,水湿不化。症见腹泻,发热恶寒,头痛,胸脘满闷,或脘腹胀痛,舌苔白腻,脉浮。

【诊断要点】　腹泻,发热恶寒,头痛,胸脘满闷,舌苔白腻,脉浮。

【治法】　解表化湿,理气和中。

【方剂】　藿香正气散方。

【用药】　藿香 10 g,大腹皮 10 g,白芷 10 g,紫苏 10 g,茯苓 12 g,法半夏 10 g,白术 12 g,陈皮 10 g,厚朴 10 g,桔梗 10 g,炙甘草 5 g。

(三) 湿热泄泻

【临床表现】　饮食不洁,肠道湿热结滞。症见腹泻腹痛,泻下急迫,或泻而不爽,气味臭秽,肛门灼热,烦热口渴,小便黄赤,苔黄腻,脉滑数。

【诊断要点】　腹泻腹痛,泻下急迫,肛门灼热,烦热口渴。

【治法】　清热利湿止泻。

【方剂】　葛根黄芩黄连汤加味。

【用药】　葛根 15 g,黄连 6 g,黄芩 10 g,木香 10 g,白芍 15 g,地锦草 15 g,马齿苋 15 g。

(四) 伤食泄泻

【临床表现】　饮食不节,暴饮暴食,阻滞肠胃。症见泻下秽臭,腹痛肠鸣,泻后痛缓,脘腹胀满,嗳腐吞酸,厌食纳差,舌苔厚浊或厚腻,脉滑。

【诊断要点】　泻下秽臭,腹痛肠鸣,嗳腐吞酸,舌苔厚浊,脉滑。

【治法】　消食导滞。

【方剂】　保和丸方加减。

【用药】　神曲 12 g,山楂 12 g,茯苓 12 g,制半夏 10 g,陈皮 10 g,莱菔子 10 g,地锦草 15 g。

(五) 脾虚泄泻

【临床表现】　素体脾虚,或思虑劳倦过度,或大病久病之后,脾虚清阳不升。症见大便溏薄,经久不愈,纳差乏力,食后胃脘胀满不适,面色萎黄,舌质淡,苔白,脉细弱。

【诊断要点】　大便溏薄,经久不愈,纳差乏力,脉细弱。

【治法】 益气健脾,升阳止泻。

【方剂】 七味白术散方。

【用药】 党参 12 g,白术 12 g,茯苓 12 g,木香 10 g,藿香 10 g,葛根 15 g,炙甘草 6 g。

（六）肾虚泄泻

【临床表现】 素体肾阳不足,或房劳过度,或大病久病之后,肾阳虚衰,不能温暖脾土。症见五更泄泻,久泻不愈,不思饮食,脐腹疼痛,形寒肢冷,腰膝酸软,神疲乏力,舌质淡,苔白,脉沉细。

【诊断要点】 五更泄泻,久泻不愈,形寒肢冷,腰膝酸软,神疲乏力,脉沉细。

【治法】 温补脾肾,涩肠止泻。

【方剂】 理中丸合四神丸方。

【用药】 党参 15 g,白术 12 g,干姜 10 g,补骨脂 10 g,肉豆蔻 10 g,五味子 10 g,吴茱萸 3 g,炙甘草 6 g。

十一、便秘

案例导入

李某,女,49 岁。2014 年 4 月 25 日初诊。

患者大便干结 10 余年,服用黄连上清丸、牛黄解毒丸、中药番泻叶、大黄等,大便虽通,但腹痛难耐。患者于今日来我院就诊。证见:大便 3～4 日一次,大便干结质硬,伴见口干口苦,头晕目眩,面色不华,舌淡红无苔,脉细数。查体:心肺正常,腹部平软,无压痛及反跳痛,未见肠形,肠鸣音 2 次/分,双下肢无水肿。

处方:生地黄 20 g,沙参 20 g,熟地黄 20 g,制首乌 20 g,白芍 15 g,川芎 10 g,玄参 10 g,麦冬 10 g,木香 10 g,甘草 5 g。3 剂。嘱其勿食辛辣之品,多饮水。

11 月 1 日二诊:服药 3 剂,大便已解 2 次,质较硬,小腹作胀,于上方中加枳实 10 g,厚朴 10 g。

11 月 4 日三诊:大便一日一行,余症消失。继服 3 剂,以巩固疗效。

按照中医理论,该患者属于何种病证?请分析其病机和治法。

案例解析

便秘是指由于大肠传导失常,导致大便秘结,排便周期延长;或周期不长,但粪质干结,排出艰难;或粪质不硬,虽有便意,但便而不畅的病证。

（一）热结津伤

【临床表现】 肠胃积热,耗伤津液,肠道干涩。症见大便干结,口干口臭,小便频数,腹胀或痛,舌质红,苔黄燥,脉滑数。

【诊断要点】 大便干结,口干口臭,腹胀或痛,苔黄燥。

【治法】 清热润肠。

【方剂】 麻子仁丸方加味。

【用药】 火麻仁 30 g,白芍 15 g,枳实 15 g,厚朴 15 g,大黄 6 g,杏仁 10 g,生地黄 15 g。

（二）气滞秘

【临床表现】 情志不遂,或久坐少动,气机郁滞,大肠传导失职。症见排便困难,大便干结或不干,嗳气频作,腹部胀满疼痛,舌苔薄白,脉弦。

【诊断要点】 排便困难,便干结或不干,腹部胀满疼痛,脉弦。

【治法】 行气导滞。

【方剂】 六磨汤加味。

【用药】 沉香 5 g,木香 10 g,乌药 10 g,槟榔 10 g,枳实 15 g,大黄 6 g,厚朴 15 g。

(三)气虚便秘

【临床表现】 大便久病之后,正气虚弱,运化不及,大肠传导无力。症见大便偏干或便不干燥,便意频繁,临厕努挣乏力,难于排除,挣则汗出,气短倦怠,面色不华,舌质淡,苔白,脉弱。

【诊断要点】 大便偏干或而不燥,便意频繁,临厕努挣乏力,难于排除,气短倦怠,脉弱。

【治法】 益气健脾。

【方剂】 黄芪汤加味。

【用药】 黄芪 30 g,陈皮 10 g,火麻仁 15 g,白蜜 30 g,当归 10 g。

(四)血虚便秘

【临床表现】 大病久病之后,或失血过多,或素体脾胃虚弱,化源不足,阴血亏虚,肠道失润。症见便秘,面色淡白或萎黄无华,唇色淡白,头晕眼花,心悸多梦,舌质淡,脉细无力。

【诊断要点】 便秘,面色、唇色淡白,舌质淡,脉细无力。

【治法】 养血润燥。

【方剂】 润肠丸方。

【用药】 当归 15 g,生地黄 12 g,火麻仁 20 g,桃仁 10 g,枳壳 12 g。

(五)阴虚便秘

【临床表现】 温热病后期,或过度呕吐腹泻,或过服温燥药物,阴津肠燥,无水行舟。症见便秘,形体消瘦,或颧红,眩晕耳鸣,腰膝酸软,舌质红,苔少,脉细数。

【诊断要点】 便秘,舌红少苔,颧红消瘦,脉细数。

【治法】 滋养补肾,润肠通便。

【方剂】 六味地黄丸合增液汤化裁。

【用药】 生地黄 15 g,山茱萸 15 g,山药 15 g,泽泻 10 g,丹皮 12 g,茯苓 12 g,玄参 15 g,麦冬 12 g,白蜜 30 g。

(六)阳虚阴结

【临床表现】 年老体衰,或久病体衰,肾阳亏虚,阴寒内生,寒凝冰结,或阳气不运,肠道传送无力。症见大便干或不干,排便困难,小便清长,四肢不温,喜热怕冷,腹中冷痛,舌质淡,苔白,脉沉迟。

【诊断要点】 大便干或不干,排便困难,小便清长,四肢不温,脉沉迟。

【治法】 温补肾阳,润肠通便。

【方剂】 济川煎。

【用药】 肉苁蓉 15 g,当归 15 g,生地黄 15 g,火麻仁 20 g,桃仁 10 g,枳壳 10 g。

十二、口疮

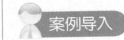

李某,男,35 岁,2014 年 1 月 5 日就诊。

患者 3 年前无明显诱因下出现口腔溃疡,反复发作,每因饮酒及饮食不当后出现,持续 2 周左右,2 周前患者因进食辛辣后再次出现口腔溃疡,自服“复合维生素 B 片及小柴胡冲剂”,无明显好转,故来就诊。症见:口腔两颊皆有黏膜红肿、糜烂,舌边、舌尖各有一处淡黄色绿豆样大小溃疡病灶,口唇干燥,因口腔溃疡疼痛影响进食,情绪急躁,小便短黄,口臭,口苦,舌红苔黄腻,脉濡数。

处方:竹叶 15 g,生地 15 g,石膏 15 g,防风 15 g,栀子 10 g,藿香 10 g,黄连 10 g,升麻、车前草、通草各 10 g,甘草 5 g,7 剂。并嘱患者服药时每次将药含口中 2～3 分钟后再服用,用药物直接作用于溃疡病灶。

2014 年 1 月 12 日二诊:口腔溃疡愈合,口苦、口臭已除,二便通畅,舌质转淡、舌苔薄腻。上方去黄连、栀子,加佩兰 10 g,再服 3 剂。嘱平素清淡饮食,少烟酒,注意保持二便通畅,近日随访未见复发。

按照中医理论,该患者属于何种病证?请分析其病机和治法。

口疮是一种以周期性反复发作为特点的口腔黏膜局限性溃疡损害,可发生于口腔黏膜的任何部位,以唇、颊、舌部多见,严重者可以波及咽部黏膜。

(一) 心经热盛

【临床表现】 火热暑邪内侵,或情志之火内发,或过食辛辣、温补之品。症见口舌生疮,心胸烦热,面赤,口渴,尿黄,便干,舌尖红,苔黄,脉数。

【诊断要点】 口舌生疮,心胸烦热,口渴,尿黄,舌尖红,脉数。

【治法】 清心养阴,利尿通淋。

【方剂】 导赤散方加味。

【用药】 黄连 6 g,生地黄 10 g,竹叶 10 g,川木通 10 g,生甘草梢 6 g。

(二) 脾胃伏火

【临床表现】 温热病后,或甘肥辛辣、煎炒炙煿之品损伤脾胃,湿热内蕴。症见口疮,口臭,烦渴易饥,口干唇燥,舌质红,苔薄黄,脉濡数。

【诊断要点】 口疮口臭,烦渴易饥,口干唇燥,脉濡数。

【治法】 清泻脾胃伏火。

【方剂】 泻黄散方加味。

【用药】 藿香 10 g,栀子 10 g,生石膏 30 g,防风 6 g,薏苡仁 30 g,甘草 6 g。

(三) 肺胃邪热

【临床表现】 六淫邪毒侵袭肺胃,邪热上熏口腔。症见口疮起病急,数量较多,大小不等,表面多黄色分泌物,疮周红肿或有水疱,发热头痛,咽喉疼痛,咳嗽,口渴,便秘尿黄,舌质红,苔薄黄,脉洪数。

【诊断要点】 口疮起病急,发热头痛,咽喉疼痛,口渴,脉洪数。

【治法】 清肺胃热毒,疏风解表。

【方剂】 清胃泻火汤。

【用药】 黄连 6 g,黄芩 12 g,栀子 10 g,黄柏 10 g,连翘 10 g,桔梗 10 g,葛根 10 g,玄参 10 g,升麻 6 g,生地 10 g,薄荷 10 g,甘草 6 g。

(四) 阴虚火旺

【临床表现】 房事不节,或温热病久,肾阴亏虚,虚火上炎。症见口疮,反复发作,灼热疼痛,口燥咽干,头晕耳鸣,腰膝酸痛,五心烦热,舌质红少苔,脉细数。

【诊断要点】 口疮,反复发作,口燥咽干,腰膝酸痛,舌质红少苔,脉细数。

【治法】 滋养降火。

【方剂】 知柏地黄丸加味。

【用药】 知母 10 g,黄柏 10 g,熟地黄 10 g,山茱萸 12 g,山药 12 g,泽泻 10 g,丹皮 10 g,茯苓 10 g,麦冬 10 g,沙参 15 g。

（五）阳虚浮火

【临床表现】 素体阳虚,或年高命门火衰,或房劳过度,肾阳亏损,虚火上浮。症见口疮,淡而不红,表面灰白,经久不愈,服凉药则口疮加重,腰膝酸软,面青肢冷,口淡无味,舌淡苔白,脉沉弱。

【诊断要点】 口疮,淡而不红,腰膝酸软,面青肢冷,脉沉弱。

【治法】 温补肾阳,敛火止痛。

【方剂】 桂附八味丸方。

【用药】 熟地黄 12 g,山茱萸 12 g,山药 12 g,泽泻 10 g,茯苓 10 g,丹皮 12 g,肉桂 3 g,熟附片 10 g。

十三、口臭

案例导入

案例解析

陈某,女,32 岁。2016 年 4 月 3 日初诊。

患者口气臭秽已 3 月余,服药无效,症见口臭,唇口干燥,舌质润,苔薄黄腻,脉微细数。二便正常,虽思水但所饮不多。

处方:生石膏 30 g,升麻 10 g,细辛 3 g,焦黄柏 10 g,杭芍 12 g。外用方:吴茱萸 6 g,黄连 6 g。

二诊:服上方三剂后,自诉:口臭已大为减少。脉转细,仍口唇干燥。处方:黑豆 10 g,绿豆 10 g,桑叶 10 g,石斛 10 g,杭芍 10 g,沙参 15 g,元参 10 g,麦冬 15 g,服 5 剂后,口臭全消,口唇转润而痊愈。

按照中医理论,该患者属于何种病证?请分析其病机和治法。

口臭是多由脏腑积热导致的以口生臭味为主要临床表现的一类病证。

（一）脾胃积热

【临床表现】 饮食不节,或脾胃素有积热,热毒熏蒸。症见口臭,口干口苦,易饥而不欲食,口燥唇干,舌质红,苔薄黄,脉数。

【诊断要点】 口臭,口干口苦,易饥而不欲食,脉数。

【治法】 清热解毒,升散伏火。

【方剂】 泻黄散方。

【用药】 藿香 10 g,栀子 10 g,生石膏 30 g,防风 6 g,甘草 6 g。

（二）胃中积热

【临床表现】 邪热犯胃,或过食辛辣温热之品,胃中积热。症见口臭,胃脘灼热,口渴喜冷饮,或消谷善饥,牙龈肿痛,大便秘结,小便短黄,舌质红,苔薄黄,脉滑数。

【诊断要点】 口臭,口渴喜冷饮,脉滑数。

【治法】 清胃凉血。

【方剂】 清胃散方加味。

【用药】 升麻 10 g,黄连 6 g,生地黄 10 g,当归 10 g,丹皮 10 g,生石膏 30 g。

（三）肺热壅盛

【临床表现】 感受风热,或感风寒入里化热,肺热壅盛。症见口气臭秽,咳吐黄稠痰,鼻塞流浊涕,口渴,舌质红,苔薄黄或黄腻,脉滑数。

【诊断要点】 口气臭秽,咳吐黄稠痰,鼻塞流浊涕,口渴,脉滑数。

【治法】 清肺泻火,化痰通鼻窍。

【方剂】 泻白散合苇茎汤加味。

【用药】 桑白皮15 g,地骨皮12 g,芦根15 g,薏苡仁30 g,冬瓜仁15 g,桃仁10 g,黄芩10 g,辛夷10 g,桔梗10 g,甘草6 g。

（四）饮食积滞

【临床表现】 暴饮暴食,或脾胃不足,运化不及,饮食积滞。症见口臭,嗳腐吞酸,食纳不佳,胃脘痞满,舌苔厚腻,脉滑。

【诊断要点】 口臭,嗳腐吞酸,胃脘痞满,脉滑。

【治法】 消食和胃。

【方剂】 保和丸方加减。

【用药】 神曲6 g,山楂15 g,茯苓10 g,制半夏10 g,陈皮10 g,莱菔子10 g,麦芽15 g,枳壳10 g。

十四、淋证

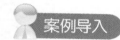
案例导入

王某,女,62岁,2014年1月21日初诊。

患者近3月感小便淋漓刺痛,尿次频数,尿色黄赤,少腹拘急胀痛,外院查尿常规提示(2014年1月20日):白细胞(＋＋＋),红细胞(＋),隐血(＋),就诊时见患者小便淋漓刺痛,尿次频数,尿色黄赤,少腹拘急胀痛,伴腰部酸痛,口苦,大便秘结,夜寐安。舌质红,苔黄腻,脉滑数。

处方:生地12 g,制大黄9 g,黄柏9 g,瞿麦9 g,萹蓄9 g,木通9 g,炒白术9 g,车前草30 g,淡竹叶12 g,甘草5 g,茯苓9 g,滑石12 g(另包先煎),栀子9 g。上方共服5剂,2014年1月28日二诊:小便淋漓刺痛减轻明显,尿次减少,尿色变浅,无腰酸。舌质红,苔淡黄薄腻,脉滑数。守方继服5剂,诸证减轻,自行停药。

2014年2月4日来院复查尿常规提示正常。

按照中医理论,该患者属于何种病证?请分析其病机和治法。

案例解析

淋证是因肾、膀胱气化失司,水道不利而致的以小便频急、淋沥不尽、尿道涩痛、小腹拘急、痛引腰腹为主要临床表现的一类病证。

（一）膀胱湿热

【临床表现】 外感湿热,或饮食不节,湿热内生,下注膀胱。症见尿频尿急,小腹痛胀迫急,排尿有灼热或涩痛感,小便黄赤,或伴发热口渴,腰酸胀痛,舌质红,苔黄腻,脉滑数。

【诊断要点】 尿频尿急,排尿有灼热或涩痛感,小便黄赤,苔黄腻,脉滑数。

【治法】 清热泻火,利尿通淋。

【方剂】 八正散方。

【用药】 车前子15 g,瞿麦10 g,滑石30 g,扁蓄10 g,栀子10 g,甘草5 g,川木通10 g,大黄5 g。

（二）膀胱湿热,损伤阴络

【临床表现】 外感湿热,或饮食不节,湿热内生,膀胱热盛,损伤阴络,迫血妄行。症见尿色淡红,或夹紫暗血块,小便频数,赤涩刺痛,或小腹疼痛,舌质红,苔薄黄,脉数。

【诊断要点】 尿色淡红,或夹紫暗血块,小便频数,赤涩刺痛,脉数。

Note

【治法】　凉血止血,利尿通淋。

【方剂】　小蓟饮子加味。

【用药】　生地黄 10 g,小蓟 15 g,滑石 15 g,川木通 10 g,炒蒲黄 10 g,藕节 15 g,竹叶 10 g,当归 6 g,栀子 10 g,白茅根 30 g,炙甘草 6 g。

（三）膀胱湿热,络脉阻滞

【临床表现】　下焦湿热,络脉阻滞,脂液失其常道,分清泌浊功能失职。症见小便混浊不清,呈乳糜尿,置之沉淀如絮状,上有浮油如脂,排尿不畅,灼热疼痛,舌苔黄腻,脉滑数。

【诊断要点】　小便混浊不清,呈乳糜尿,置之沉淀如絮状,上有浮油如脂,舌苔黄腻,脉滑数。

【治法】　清热利湿,分清化浊。

【方剂】　萆薢分清饮(《医学心悟》)。

【用药】　萆薢 10 g,黄柏 10 g,石菖蒲 10 g,茯苓 15 g,白术 15 g,莲子心 10 g,丹参 10 g,车前子 10 g。

（四）气火郁于下焦

【临床表现】　情志不遂,肝郁气滞,气郁化火,或湿热侵袭膀胱,壅遏不通,气火郁于下焦。症见小便涩滞,淋沥不畅,余沥难尽,脐腹满闷,甚则胀痛难忍,苔薄白,脉沉弦。

【诊断要点】　小便涩滞,淋沥不畅,余沥难尽,脐腹满闷,脉沉弦。

【治法】　理气和血,通淋利尿。

【方剂】　沉香散方。

【用药】　沉香 5 g,石韦 15 g,滑石 20 g,当归 6 g,陈皮 6 g,白芍 12 g,冬葵子 10 g,王不留行 10 g,甘草 6 g。

（五）石淋

【临床表现】　湿热下注,煎熬尿液,结为砂石,淤积水道。症见尿中时夹砂石,小便滞涩不通,或尿不能卒出,窘迫难忍,痛引少腹,或尿时中断,或腰痛如绞,牵引少腹,连及外阴,尿中带血,苔薄白或黄,脉弦数。

【诊断要点】　尿中时夹砂石,小便滞涩不通,或尿不能卒出,窘迫难忍,痛引少腹,或尿时中断,或痛如绞,牵引少腹,连及外阴,尿中带血。

【治法】　通淋利尿排石。

【方剂】　石韦散方加味。

【用药】　石韦 15 g,车前子 15 g,瞿麦 10 g,滑石 20 g,冬葵子 10 g,金钱草 30 g,海金沙 20 g,鸡内金 15 g。

（六）肾阴虚夹湿热

【临床表现】　房劳过度,肾阴亏损,复受湿热,或淋证经久不愈,耗伤肾阴,湿热未尽。症见腰痛绵绵,小便频数,尿有热感,五心烦热,舌红少苔,脉细数。

【诊断要点】　腰痛绵绵,小便频数,五心烦热,舌红少苔,脉细数。

【治法】　滋阴补肾,通淋利尿。

【方剂】　知柏地黄丸方加味。

【用药】　知母 10 g,黄柏 10 g,熟地 10 g,山茱萸 12 g,山药 10 g,泽泻 10 g,丹皮 10 g,茯苓 15 g,车前仁 12 g。

（七）气阴两虚夹湿热

【临床表现】　思虑劳心过度,气阴暗耗,心火亢盛,复受湿热邪气。症见小便涩滞,尿意不尽,小腹微急,心悸气短,倦怠乏力,口干舌燥,失眠多梦,舌尖红,苔薄白,脉细数。

【诊断要点】 小便涩滞,尿意不尽,心悸气短,口干舌燥,失眠多梦,舌尖红,脉细数。

【治法】 益气阴,清心火,止淋浊。

【方剂】 清心莲子饮。

【用药】 黄芩 12 g,麦冬 10 g,地骨皮 10 g,车前子 10 g,石莲肉 10 g,茯苓 12 g,黄芪 15 g,太子参 15 g,甘草 5 g。

(八)脾虚气陷

【临床表现】 病久不愈,或过用苦寒、疏利之品,耗伤中气,脾虚气陷。症见溲频尿清,余沥不尽,小腹坠胀,空痛喜按,气短乏力,舌质淡,苔薄白,脉弱。

【诊断要点】 溲频尿清,余沥不尽,气短乏力,脉弱。

【治法】 补中益气,升阳举陷。

【方剂】 补中益气汤。

【用药】 黄芪 30 g,太子参 20 g,当归 10 g,陈皮 10 g,升麻 6 g,柴胡 6 g,炙甘草 6 g。

十五、腰痛

案例导入

郭某,男,46 岁,1977 年 6 月 20 日初诊。

患者诉腰痛乏力 2 年。2 年前因头部受伤致昏迷,清醒后常觉头痛,某医院诊断为脑震荡,给服安乃近 2 片,2 小时后,全身发过敏性荨麻疹,高热 39~40 ℃,继则面目、全身浮肿。舌质淡苔白腻,脉象细。处方:熟附子 4.5 g,薏苡仁 9 g,茯苓 9 g,炒山药 12 g,潞党参 15 g,十大功劳叶 30 g,炒桃仁 9 g,红花 9 g,半枝莲 15 g。8 月 10 日二诊:仍觉腰痛,胃纳不馨,舌质淡苔白腻,脉象细。上方加续断 9 g 继续服用。8 月 25 日三诊:腰痛、头晕逐渐减轻,气短耳鸣,舌质淡苔白厚,脉象细。上方加减服用巩固疗效。

按照中医理论,该患者属于何种病证?请分析其病机和治法。

案例解析

腰痛又称"腰脊痛",是以腰脊或脊旁部位疼痛为主要表现的病证。其发病有急性和慢性之分。急性腰痛,病程较短,腰部多拘急疼痛、刺痛,脊柱两旁常有明显的按压痛;慢性腰痛,病程较长,时作时止,腰部多隐痛或酸痛。

(一)寒湿腰痛

【临床表现】 寒湿之邪,侵袭腰部,阻塞经络,气血不畅。症见腰部冷痛重着,转侧不利,遇寒及阴雨天气疼痛加剧,舌质淡,苔白腻,脉沉而迟缓。

【诊断要点】 身重腰下冷痛,遇寒及阴雨天气疼痛加剧,苔白腻,脉沉而迟缓。

【治法】 祛寒除湿,温经通络。

【方剂】 甘姜苓术汤加味。

【用药】 甘草 6 g,干姜 10 g,茯苓 10 g,白术 10 g,苍术 10 g,细辛 6 g。

(二)湿热腰痛

【临床表现】 嗜食膏粱厚味,酿成湿热,外内合邪,或湿热邪气,外袭腰部。症见腰痛,遇梅雨季节加重,痛处伴有热感,或伴两足痿软无力,足膝红肿热痛,烦热口渴,小便短黄,舌苔黄腻,脉濡数。

【诊断要点】 腰痛,遇梅雨季节加重,足膝疼痛,口渴,小便短黄,脉濡数。

Note

【治法】 清热燥湿,和络止痛。

【方剂】 四妙丸加味。

【用药】 苍术 15 g,黄柏 10 g,薏苡仁 30 g,怀牛膝 15 g,徐长卿 15 g,合欢皮 12 g,当归 10 g,络石藤 15 g。

(三)风寒腰痛

【临床表现】 风寒外袭,经络闭阻,气血不畅。症见腰痛,头身疼痛,恶寒发热,舌质淡红,苔薄白,脉浮紧。

【诊断要点】 腰痛,头身疼痛,恶寒发热,脉浮紧。

【治法】 祛风散寒,通络止痛。

【方剂】 九味羌活汤加减。

【用药】 羌活 10 g,独活 10 g,白芷 10 g,细辛 6 g,川芎 12 g,延胡索 15 g,甘草 6 g。

(四)肝肾不足,风湿阻络

【临床表现】 肝肾不足,气血亏虚者,冲风冒雨,风湿之气着于腰间。症见腰痛腰酸,肢体屈伸不利,或麻木不仁,畏寒喜温,心悸气短,舌质淡,苔白,脉细弱。

【诊断要点】 腰痛腰酸,肢体屈伸不利,畏寒喜温,心悸气短,脉细弱。

【治法】 补益肝肾,祛风除湿止痛。

【方剂】 独活寄生汤。

【用药】 独活 10 g,桑寄生 15 g,杜仲 15 g,怀牛膝 10 g,细辛 6 g,秦艽 10 g,茯苓 12 g,肉桂 3 g,防风 10 g,川芎 12 g,党参 15 g,当归 10 g,白芍 15 g,熟地黄 10 g,甘草 6 g。

(五)肾阳虚

【临床表现】 房劳过度,或年高命门火衰,或久病伤及肾阳。症见腰痛脚软,四肢欠温,小腹拘急,面色㿠白,或夜尿多,舌质淡而胖,苔薄白,脉沉细。

【诊断要点】 腰痛脚软,四肢欠温,脉沉细。

【治法】 温补肾阳。

【方剂】 肾气丸方。

【用药】 熟地黄 12 g,山药 12 g,山茱萸 15 g,泽泻 10 g,茯苓 15 g,丹皮 10 g,桂枝 10 g,熟附片 10 g。

(六)肾阴虚

【临床表现】 温热病后期,或房劳过度,或久病,耗损肾阴。症见腰膝酸痛,眩晕耳鸣,咽干舌燥,五心烦热,舌质红,苔少欠津,脉细数。

【诊断要点】 腰膝酸痛,咽干舌燥,五心烦热,苔少欠津,脉细数。

【治法】 滋阴补肾。

【方剂】 六味地黄丸方。

【用药】 熟地黄 15 g,山茱萸 15 g,山药 12 g,泽泻 10 g,丹皮 10 g,茯苓 12 g。

(七)肝郁气滞

【临床表现】 情志不遂,肝气郁结,气滞腰胁,血行不畅。症见女子经行腰痛,小腹胀痛,嗳气频频,月经量少,色暗或夹瘀块,舌质暗,苔薄,脉弦细或沉弦。

【诊断要点】 经行腰痛,小腹胀痛,嗳气频频,脉弦。

【治法】 疏肝行气止痛。

【方剂】 四逆散加味。

【用药】 柴胡 6 g,枳壳 10 g,白芍 12 g,当归 10 g,香附 10 g,益母草 15 g,甘草 5 g。

（八）瘀血阻络

【临床表现】 跌倒扭伤,瘀血阻络。症见腰痛如刺,痛有定处,痛处拒按,舌质紫暗,或有瘀斑,脉涩。

【诊断要点】 腰痛如刺,痛有定处,舌质紫暗,脉涩。

【治法】 活血化瘀,理气止痛。

【方剂】 身痛逐瘀汤合抵当汤加减。

【用药】 当归 15 g,川芎 12 g,桃仁 10 g,红花 5 g,赤芍 10 g,没药 15 g,五灵脂 8 g,穿山甲 10 g,地鳖虫 15 g,水蛭 15 g,牛膝 10 g。

十六、遗精

案例导入

王某,男,35 岁。于 2015 年 12 月 4 日初诊。

患者 19 岁即患阳痿,常遗精,4~5 日一次,自汗、盗汗,腰困或疼,口中和,到北京后口干,纳可,夜尿一次,便溏,日 1~2 行,苔白,脉细。处方:桂枝 10 克,白芍 10 克,白薇 12 克,炙甘草 6 克,生龙牡各 15 克,苍术 10 克,茯苓 15 克,川附子 15 克,生姜 15 克,大枣 4 枚。7 剂,水煎服。二诊(2015 年 12 月 10 日):未遗精及盗汗,胃不适,口苦,肛门痒,大便溏,腰酸痛,苔白,脉细弦。处方:柴胡 12 克,黄芩 10 克,姜半夏 15 克,党参 10 克,炙甘草 6 克,桂枝 10 克,茯苓 15 克,生龙牡各 15 克,苍术 15 克,生姜 15 克,大枣 4 枚。7 剂,水煎服。三诊(2015 年 12 月 21 日):未再遗精,胃不适缓解,口中和,肛痒减,大便不成形,日一行,仍腰困,苔白,脉沉细弦。处方:干姜 15 克,苍术 18 克,茯苓 12 克,炙甘草 6 克,生薏苡仁 30 克,赤小豆 15 克,当归 10 克。7 剂,水煎服。服后痊愈。

按照中医理论,该患者属于何种病证?请分析其病机和治法。

案例解析

遗精是指以不因性活动而精液自行频繁泄出为主要特点的病证,常伴有头昏、精神萎靡、腰腿酸软、失眠等。其中,因梦而遗精的称为"梦遗";无梦而遗精,甚至清醒时无性刺激情况之下精液流出的称为"滑精"。

（一）心肾不交

【临床表现】 思虑劳神太过,或思虑不遂,情志化火,或房劳不节,虚劳久病,肾阴亏损,虚阳亢盛。症见遗精,心烦失眠,惊悸多梦,耳鸣,腰膝酸软,咽干,尿黄,舌质红,苔薄黄少津,脉细数。

【诊断要点】 遗精,心烦失眠,腰膝酸软,舌质红,苔薄黄少津,脉细数。

【治法】 清心滋肾,交通心肾。

【方剂】 三才封髓丹方加减。

【用药】 天冬 12 g,熟地黄 12 g,太子参 10 g,黄连 6 g,黄柏 10 g,砂仁 6 g,山茱萸 10 g。

（二）阴虚火旺

【临床表现】 房劳过度,耗伤肾阴,封藏失职。症见遗精,头晕耳鸣,腰膝酸软,神疲乏力,虚烦盗汗,舌红少津,脉细数。

【诊断要点】 遗精,头晕耳鸣,腰膝酸软,虚烦盗汗,舌红少津,脉细数。

【治法】 滋阴降火,填精止遗。

【方剂】 知柏地黄丸合水陆二仙丹方加减。

Note

【用药】 知母 10 g,黄柏 10 g,熟地黄 15 g,山茱萸 15 g,山药 10 g,丹皮 10 g,金樱子 20 g,芡实 12 g。

（三）肝火亢盛

【临床表现】 情志不遂,肝郁化火,或酒毒郁热,肝火亢盛,扰动精室。症见多梦遗精,阳物易举,胁痛口苦,烦躁易怒,头痛目赤,小便短赤,舌质红,苔薄黄,脉弦数。

【诊断要点】 多梦遗精,阳物易举,胁痛口苦,烦躁易怒,脉弦数。

【治法】 清肝泻火。

【方剂】 龙胆泻肝汤。

【用药】 龙胆草 6 g,黄芩 10 g,栀子 10 g,泽泻 10 g,川木通 8 g,生地黄 10 g,当归 10 g,车前子 10 g,柴胡 6 g,生甘草 6 g。

（四）湿热下注

【临床表现】 嗜食肥甘厚味,或湿热内生,扰动精室。症见遗精频作,或尿时有精液流出,口苦或渴,小便短赤,舌苔黄腻,脉濡数。

【诊断要点】 遗精频作,口苦或渴,小便短赤,舌苔黄腻,脉濡数。

【治法】 清热化湿。

【方剂】 二妙散方加味。

【用药】 苍术 12 g,白术 10 g,黄柏 10 g,牡蛎 30 g,车前子 12 g,甘草 5 g。

十七、阳痿

案例导入

　　病案:黄某,35 岁,干部,患阳痿 1 年余,阴茎不能勃起,有时虽能勃起,但不坚不久,不能完成房事;屡用补肾壮阳、养心安神及疏肝理气之剂,疗效不佳。伴情志忧郁,舌暗、苔薄白,脉弦。处方:四逆散加桃仁、红花、蜈蚣。服药 10 剂后,病情有一定改善,改用上方煎汤进服水蛭胶囊,用药两星期后阴茎能勃起。续服上药 1 月后,勃起坚硬,性生活正常。

　　按照中医理论,该患者属于何种病证?请分析其病机和治法。

　　阳痿是指成年男子性交时阴茎痿软不举,或举而不坚,或坚而不久,无法进行正常性生活的病证。

（一）命门火衰

【临床表现】 素体阳虚,或房劳过度,或久病之后,或年高命门火衰。症见阳痿,形寒肢冷,腰以下为甚,腰膝酸软,精神萎靡,舌淡苔比,脉沉细。

【诊断要点】 阳痿,形寒肢冷,腰膝酸软,脉沉细。

【治法】 温补下元。

【方剂】 赞育丹方。

【用药】 熟地黄 12 g,白术 12 g,当归 12 g,枸杞子 15 g,杜仲 12 g,仙茅 10 g,淫羊藿 20 g,巴戟天 10 g,山茱萸 12 g,肉苁蓉 10 g,炒韭菜子 10 g,蛇床子 10 g,肉桂 6 g。

（二）心脾两虚

【临床表现】 久病失调,或思虑劳倦过度,心血耗损,脾气亏虚。症见阳痿,精神不振,心悸失眠,头晕健忘,纳差,面色萎黄,舌质淡,脉细无力。

【诊断要点】 阳痿,精神不振,心悸失眠,纳差,脉细无力。

【治法】 补益心脾。

【方剂】 归脾汤。

【用药】 白术 15 g,黄芪 15 g,陈皮 10 g,党参 15 g,远志 6 g,木香 10 g,酸枣仁 12 g,龙眼肉 10 g,当归 12 g,炙甘草 6 g。

（三）恐惧伤肾

【临床表现】 恐惧、惊骇伤肾。症见阳痿,举而不坚,胆怯多疑,心悸易惊,失眠多梦,舌苔薄白,脉弦细。

【诊断要点】 阳痿,胆怯多疑,心悸易惊,脉弦细。

【治法】 补肾宁神。

【方剂】 启阳娱心丹方。

【用药】 太子参 10 g,远志 6 g,茯神 15 g,石菖蒲 10 g,橘红 10 g,砂仁 6 g,柴胡 6 g,菟丝子 15 g,白术 12 g,酸枣仁 12 g,当归 12 g,白芍 12 g,山药 12 g,神曲 10 g,甘草 6 g。

（四）肝胆湿热

【临床表现】 情志不遂,肝郁化火,或酒毒郁热,湿热下注,宗筋弛纵。症见阳痿,阴囊潮湿,口苦,小便黄赤,苔黄腻,脉濡数。

【诊断要点】 阳痿,阴囊潮湿,口苦,苔黄腻,脉濡数。

【治法】 泻肝胆实火,清下焦湿热。

【方剂】 龙胆泻肝汤。

【用药】 龙胆草 6 g,黄芩 10 g,栀子 10 g,泽泻 10 g,川木通 10 g,车前子 10 g,当归 12 g,生地黄 10 g,柴胡 6 g,生甘草 6 g。

十八、惊悸、怔忡

案例导入

陈某,女,30 岁,1977 年 8 月 19 日初诊。

患者妊娠 8 月,近日时感心悸,动则益甚,头昏乏力,甚至卧床不起,又夜难成寐,饮食不馨,心率 116 次/分,律齐,舌质黯,有瘀斑,苔黄,脉象细滑而数。处方:党参 10 g,白术 5 g,黄芪 12 g,全当归 10 g,龙眼肉 10 g 甘草 5 g,远志 6 g,茯神 10 g,生牡蛎(先煎)10 g,竹叶 6 g,莲子心 5 g。服用 6 剂后心悸即止,仍睡眠不实,前方去莲子心,加莲子肉、生地,6 剂,诸症均愈,后足月分娩,母子安康。

按照中医理论,该患者属于何种病证?请分析其病机和治法。

案例解析

心悸是指患者自觉心中悸动,惊惕不安,甚则不能自主的一种病证,临床一般多呈发作性,每因情志波动或劳累过度而发作,且常伴胸闷、气短、失眠、健忘、眩晕、耳鸣等症。病情较轻者为惊悸,病情较重者为怔忡,可呈持续性。

（一）心气不足

【临床表现】 素体虚弱,或久病失养,或年高心气不足。症见心悸,气短,精神疲乏,活动后加重,面色白,或有汗,舌质淡,脉弱。

【诊断要点】 心悸,气短,活动后加重,脉弱。

【治法】 补益心气。

【方剂】 五味子汤加味。

【用药】 五味子 6 g,麦冬 12 g,黄芪 15 g,党参 10 g,酸枣仁 12 g,炙甘草 6 g。

Note

（二）心阴亏虚

【临床表现】　劳神太过，或热病后期，耗伤阴津。症见心悸，心烦，失眠，多梦，或五心烦热，盗汗，午后潮热，两颧发红，舌红少津，脉细数。

【诊断要点】　心悸，心烦潮热，舌红少津，脉细数。

【治法】　滋养阴血，宁心安神。

【方剂】　天王补心丹方。

【用药】　太子参 15 g，玄参 10 g，丹参 12 g，茯苓 12 g，五味子 6 g，远志 6 g，桔梗 10 g，当归 12 g，天冬 10 g，麦冬 10 g，柏子仁 10 g，酸枣仁 12 g，生地黄 10 g。

（三）心脾两虚

【临床表现】　久病失调，或思虑劳倦过度，心血耗损，脾气亏虚。症见心悸，气短，面色不华，倦怠乏力，纳差，或腹胀，舌质淡，苔薄白，脉细弱。

【诊断要点】　心悸，气短，倦怠乏力，纳差，脉细弱。

【治法】　健脾阳虚，补益气血。

【方剂】　归脾汤加减。

【用药】　党参 10 g，黄芪 15 g，白术 15 g，当归 12 g，龙眼肉 10 g，酸枣仁 12 g，茯神 15 g，远志 6 g，木香 10 g，陈皮 10 g，炙甘草 6 g。

（四）肝肾阴虚

【临床表现】　房室不节，或情志内伤，肝阳过亢，耗伤肾阴，肝阴不足。症见心悸失眠，头晕耳鸣，口燥咽干，五心烦热，或胁痛，腰膝酸软，舌红少苔，脉细数。

【诊断要点】　心悸失眠，头晕耳鸣，口燥咽干，腰膝酸软，舌红少苔，脉细数。

【治法】　滋阴肝肾，养心安神。

【方剂】　一贯煎合酸枣仁汤。

【用药】　沙参 15 g，生地黄 10 g，麦冬 10 g，当归 12 g，枸杞子 15 g，川楝子 10 g，茯苓 12 g，川芎 10 g，知母 10 g，甘草 5 g。

（五）脾肾阳虚

【临床表现】　病久耗伤阳气，或年老体衰，脾肾阳虚，水饮上逆。症见心悸，倦怠乏力，形寒肢冷，大便溏薄，纳呆腹胀，腰痛，舌质淡，苔白腻，脉沉细迟或结代。

【诊断要点】　心悸，倦怠乏力，形寒肢冷，纳呆，腰痛。

【治法】　温补脾肾，利水宁心。

【方剂】　理中丸合真武汤化裁。

【用药】　党参 15 g，白术 10 g，干姜 10 g，茯苓 15 g，白芍 12 g，熟附片 10 g，甘草 5 g。

（六）心虚胆怯

【临床表现】　大惊大恐，或登高涉险，心惊神摇。症见心悸，善惊易恐，坐卧不安，多梦易惊，恶闻声响，舌苔多正常，脉弦细。

【诊断要点】　心悸，善惊易恐，坐卧不安，多梦易惊，恶闻声响。

【治法】　益气养心，镇惊安神。

【方剂】　平肝镇心丹方加减。

【用药】　龙齿 20 g，远志 6 g，太子参 10 g，山药 12 g，肉桂 5 g，五味子 6 g，天冬 15 g，生地黄 10 g，熟地黄 10 g，茯神 15 g，酸枣仁 15 g，茯苓 15 g，牡蛎 20 g。

（七）血脉瘀阻

【临床表现】　思虑劳倦，心气不足，或情绪抑郁，气机郁滞，或寒凝，血脉瘀阻。症见心悸，心胸胀闷疼痛,痛引肩背内侧,舌质暗或有瘀点、瘀斑,脉弦或涩。

【诊断要点】 心悸,心胸胀闷疼痛,痛引肩背内侧,舌质暗或有瘀点、瘀斑。

【治法】 活血化瘀。

【方剂】 血府逐瘀汤。

【用药】 当归 12 g,生地黄 10 g,桃仁 10 g,红花 6 g,枳壳 10 g,赤芍 10 g,柴胡 6 g,桔梗 10 g,川芎 10 g,牛膝 10 g,甘草 5 g。

十九、心痛

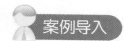

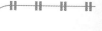

符某,女,50 岁,患者心绞痛多年,屡经治疗,只能缓解一时,病难根除,两年前曾大痛一次,病情严重,入院治疗数月。近年来经常心痛发作,发作时脉缓慢,每分钟不足六十至,血压波动,一度增高至 180/130 mmHg,现 110/70 mmHg。症见头晕,气短,胸闷,心烦,不能起床,只能睡卧,食欲饮食和二便正常。一年前断经。舌质绛红,脉细弱。处方:党参 10 g,麦冬 6 g,五味子 5 g,柏子仁 12 g,炒远志 5 g,丹参 20 g,全瓜蒌 15 g,薤白 6 g,茯神 12 g,卧蛋草 6 g,醋柴胡 3 g,白芍 10 g,炒枳壳 5 g,炙甘草 3 g。服用 4 剂后,已能起床,散步 15 分钟,每日散步二三次,心绞痛未发作,前方巩固加减治疗。

按照中医理论,该患者属于何种病证?请分析其病机和治法。

案例解析

心痛,又称胸痹,是以胸部闷痛,甚则胸痛彻背,喘息不得卧为主症的疾病,轻者仅感胸闷如窒,呼吸欠畅,重者则有胸痛,严重者心痛彻背,背痛彻心。

（一）寒凝心脉

【临床表现】 素体心气不足,或心阳不振,复因寒邪内袭,胸阳失展,心脉闭阻。症见猝然心痛如绞,形寒肢冷,遇天寒加重,心悸气短,甚则心痛彻背,背痛彻心,苔薄白,脉紧。

【诊断要点】 猝然心痛如绞,形寒肢冷,脉紧。

【治法】 祛寒活血,宣痹通阳。

【方剂】 当归四逆散加味。

【用药】 当归 12 g,桂枝 10 g,白芍 15 g,通草 3 g,细辛 6 g,延胡索 15 g,大枣 10 g,甘草 6 g。

（二）肝气郁滞

【临床表现】 忧思恼怒,心肝气郁,血脉运行不畅。症见心胸满闷,心痛阵作,痛无定处,情绪不畅时发作或加重,嗳气及矢气则舒,舌苔薄白,脉细弦。

【诊断要点】 心胸满闷,心痛阵作,痛无定处,脉细弦。

【治法】 疏通气机,健脾和血。

【方剂】 柴胡疏肝散方加味。

【用药】 柴胡 6 g,香附 10 g,枳壳 10 g,白芍 15 g,川芎 10 g,陈皮 8 g,甘草 6 g。

（三）痰浊闭阻

【临床表现】 恣食膏粱厚味,痰浊内生,窒塞阳气,络脉阻滞。症见胸闷胸痛,纳呆倦怠,不能安卧,舌苔白腻,脉弦滑。

【诊断要点】 胸闷胸痛,舌苔白腻,脉弦滑。

【治法】 通阳散结,祛痰宽胸。

Note

【方剂】 瓜蒌薤白半夏汤合枳实薤白桂枝汤加减。

【用药】 瓜蒌 15 g,薤白 10 g,法半夏 12 g,枳实 10 g,厚朴 10 g,桂枝 6 g,茯苓 12 g,甘草 5 g。

(四)痰热郁结

【临床表现】 恣食膏粱厚味,痰浊内生,郁而化热,络脉不畅。症见心胸时作灼痛,口渴烦躁,苔黄腻,脉滑数。

【诊断要点】 心胸时灼痛,口渴烦躁,苔黄腻,脉滑数。

【治法】 清热化痰,宽胸散结。

【方剂】 小陷胸汤加味。

【用药】 黄连 6 g,法半夏 12 g,瓜蒌仁 15 g,丹参 12 g,郁金 15 g,枳壳 12 g,延胡索 12 g,甘草 5 g。

(五)瘀血阻络

【临床表现】 心脉瘀阻,原因很多,均以胸中血瘀,血行不畅为结果。症见胸痛较剧,如刺如绞,痛有定处,舌质暗红,或有瘀点、瘀斑,脉涩或弦紧。

【诊断要点】 胸痛较剧,如刺如绞,痛有定处,脉涩或弦紧。

【治法】 活血化瘀,通脉止痛。

【方剂】 血府逐瘀汤。

【用药】 牛膝 10 g,柴胡 6 g,枳壳 10 g,桔梗 10 g,桃仁 10 g,红花 6 g,当归 12 g,生地黄 10 g,赤芍 10 g,川芎 10 g,甘草 6 g。

(六)心气不足

【临床表现】 素体虚弱,或久病失养,或年高气弱,气行迟滞,血脉郁阻。症见心胸阵阵隐痛,胸闷气短,动则尤甚,心悸乏力,气短懒言,面色不华,舌淡,苔薄白,脉虚细缓,或结代。

【诊断要点】 心胸阵阵隐痛,胸闷气短,动则尤甚,心悸乏力,气短懒言。

【治法】 补益心气,振奋心阳。

【方剂】 保元汤加减。

【用药】 黄芪 30 g,党参 15 g,桂枝 6 g,延胡索 12 g,甘草 6 g。

(七)心阴不足

【临床表现】 素体阴虚,或热病后期,或劳神过度,心阴亏损,虚火内炽,营阴涸涩,心脉不畅。症见心胸疼痛时作,或灼痛,心悸,心烦失眠,口干,舌红少苔欠津,脉细数或结代。

【诊断要点】 心胸疼痛时作,心悸,心烦失眠,口干,舌红少苔欠津。

【治法】 滋阴养心,和血清热。

【方剂】 天王补心丹方。

【用药】 太子参 10 g,玄参 10 g,丹参 10 g,茯苓 10 g,五味子 6 g,远志 6 g,桔梗 10 g,当归 12 g,天冬 10 g,麦冬 10 g,柏子仁 10 g,酸枣仁 12 g,生地黄 10 g。

(八)心阳亏虚

【临床表现】 素体虚弱,或久病失养,或年高心气不足,进一步发展为心阳虚,血行不畅。症见心痛,心悸,心胸憋闷,畏冷肢凉,面色㿠白,自汗,舌质淡胖,苔白或腻,脉弱或结代。

【诊断要点】 心痛,心悸,心胸憋闷,畏冷肢凉,脉弱或结代。

【治法】 补益阳气,温振心阳。

【方剂】 人参汤加味。

【用药】 人参 10 g,干姜 8 g,白术 12 g,桂枝 10 g,茯苓 12 g,炙甘草 6 g。

二十、不寐

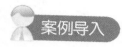

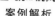

刘某,男,43 岁,1955 年 5 月 9 日初诊。

战争期间,曾受重伤,出血过多,多次输血,现患失眠,不服安眠药即难以入睡,近数月来,大便经常溏泄,食欲不佳,腹胀嗳气,头晕昏沉不清而痛,易烦躁而发怒。面色苍白少华,语声低微,舌苔白质暗胖,脉沉弱。处方:党参 10 g,白术炭 10 g,茯苓 10 g,熟地炭 10 g,酒当归 10 g,酒川芎 4.5 g,白芍 10 g,生地炭 10 g,苍术炭 10 g,茯神 10 g,黄芪 12 g,酒柴胡 3 g,薏苡仁 18 g,清半夏 10 g,陈皮 6 g,炙甘草 3 g,磁朱丸(北秫米 12 g 同布包)6 g。服用至第 10 剂时,不用安眠药也能入睡,每晚能睡 6 小时,大便转好,食欲转佳,继续前方加减巩固疗效。

按照中医理论,该患者属于何种病证?请分析其病机和治法。

不寐是以经常不能获得正常睡眠为特征的一类病证,主要表现为睡眠时间、深度的不足。轻者入睡困难,或寐而不酣,时寐时醒,或醒后不能再寐;重则彻夜不寐。

(一)心脾两虚

【临床表现】 病久失调,或思虑劳倦太过,或饮食不节,脾气亏虚,心血耗损。症见失眠多梦,心悸心慌,头晕健忘,食欲欠佳,腹胀便溏,倦怠乏力,面色萎黄,舌质淡嫩,脉细无力。

【诊断要点】 失眠多梦,心悸心慌,食欲欠佳,倦怠乏力,脉细无力。

【治法】 补益心脾,养血安神。

【方剂】 归脾汤。

【用药】 党参 15 g,黄芪 15 g,白术 12 g,茯神 15 g,酸枣仁 15 g,桂圆肉 10 g,木香 10 g,当归 12 g,远志 6 g,生姜 5 g,大枣 10 g,炙甘草 6 g。

(二)阴虚火旺

【临床表现】 思虑劳神太过,或热病后期,或肝肾等阴液亏虚,心阴不足,虚火扰神。症见失眠,心烦,手足心热,口渴咽干,或盗汗,口舌生疮,舌质红,少苔,脉细数。

【诊断要点】 失眠,心烦,口渴咽干,舌红少苔,脉细数。

【治法】 滋阴降火,清心安神。

【方剂】 黄连阿胶汤。

【用药】 黄连 6 g,黄芩 10 g,白芍 12 g,阿胶 9 g,鸡子黄 1 枚。

(三)心肾不交

【临床表现】 肾阴亏损,心火上炎,肾水不得上济,心火不得下降,心肾不交。症见心烦不眠,头晕耳鸣,烦热盗汗,咽干,腰膝酸软,精神不振,舌尖红,苔少,脉细数。

【诊断要点】 心烦不眠,烦热盗汗,咽干,腰膝酸软,舌尖红,苔少,脉细数。

【治法】 交通心肾。

【方剂】 交泰丸合六味地黄丸方加减。

【用药】 黄连 10 g,肉桂 3 g,熟地 10 g,山茱萸 12 g,山药 10 g,丹皮 10 g,茯神 15 g,酸枣仁 15 g,夜交藤 12 g。

(四)肝郁血虚

【临床表现】 郁怒伤肝,阴血暗耗,气郁化热,郁热内扰,魂不守舍。症见失眠,多梦易惊,胸胁胀满,善太息,急躁易怒,舌质红,苔白或黄,脉弦数。

Note

【诊断要点】 失眠,多梦易惊,胸胁胀满,脉弦数。

【治法】 疏肝健脾,养血安神。

【方剂】 酸枣仁汤合逍遥散方。

【用药】 酸枣仁 15 g,川芎 10 g,茯神 15 g,知母 10 g,柴胡 6 g,白芍 15 g,当归 12 g,白术 12 g,甘草 5 g。

（五）心虚胆怯

【临床表现】 心气素虚,复因抑郁惊恐,心神不安。症见失眠,虚烦不安,入睡后易惊醒,胆怯恐惧,遇事易惊,舌质多正常,脉弦细。

【诊断要点】 失眠,虚烦不安,胆怯恐惧,遇事易惊,脉弦细。

【治法】 益气镇惊,安神定志。

【方剂】 安神定志丸加味。

【用药】 太子参 10 g,茯苓 10 g,茯神 15 g,远志 6 g,石菖蒲 10 g,龙齿 20 g,牡蛎 20 g,枣仁 15 g,夜交藤 20 g,甘草 5 g。

（六）胆胃不和,痰热内扰

【临床表现】 胆胃郁热,痰火内盛,扰乱心神。症见失眠,心烦,惊悸不宁,口苦,胸闷,恶心,或头痛目眩,舌质偏红,苔黄腻,脉滑数。

【诊断要点】 失眠,心烦,口苦,恶心,苔黄腻,脉滑数。

【治法】 理气化痰,清胆和胃。

【方剂】 温胆汤加味。

【用药】 法半夏 10 g,竹茹 12 g,枳实 12 g,陈皮 9 g,茯苓 15 g,远志 6 g,黄连 5 g,甘草 6 g。

（七）胃气不和

【临床表现】 饮食不节,胃有积滞,胃气不和。症见失眠,脘腹胀满或疼痛,嗳腐吞酸,大便臭秽,或恶心呕吐,舌苔厚浊,脉弦滑或滑数。

【诊断要点】 失眠,脘腹胀满或疼痛,嗳腐吞酸,舌苔厚浊。

【治法】 和胃化滞。

【方剂】 保和丸加减。

【用药】 神曲 6 g,山楂 15 g,茯苓 10 g,制半夏 12 g,陈皮 10 g,莱菔子 10 g,麦芽 15 g,枳壳 10 g。

二十一、黄疸

案例导入

黄某,男,52 岁,2009 年 2 月 19 日初诊。

患者半月前无明显诱因出现皮肤、巩膜和小便发黄,查肝功能:AST 87 U/L,TbIL 156 μmol/L。入院后因诊断不明确,且对不明治疗药物过敏,停一切西药治疗,黄疸继续上升。诊时见:皮肤、巩膜和小便发黄,疲乏,口干不欲饮,牙宣,纳寐可,大便正常。舌略红苔腻微黄,脉弦滑小数。处方:茵陈蒿 60 g,大黄（后下）9 g,金钱草 30 g,黄芩 15 g,车前子（包）30 g,虎杖 30 g,太子参 15 g,胡黄连 6 g,丹皮 15 g,赤芍 30 g,茯苓 12 g,白术 15,薏苡仁 30 g,半夏 9 g,瞿麦 15 g,石斛 30 g,仙鹤草 30 g。坚持服用此方 15 日后,黄疸逐渐消退,病情趋于稳定。

Note

按照中医理论,该患者属于何种病证? 请分析其病机和治法。

黄疸是以目黄、身黄、小便黄为主症的一种病证,其中尤以目睛黄染为主要特征。

（一）湿热兼表

【临床表现】 湿热外袭,侵入肌表,气机不宣,阳气被郁。症见黄疸初期,轻度目黄或不明显,恶寒发热,头重身疼,倦怠乏力,脘闷不饥,小便黄,苔薄腻,脉浮。

【诊断要点】 黄疸初期,恶寒发热,头重身疼,脉浮。

【治法】 清热化湿解表。

【方剂】 麻黄连翘赤豆汤合甘露消毒丹方加减。

【用药】 麻黄 5 g,藿香 10 g,白豆蔻 6 g,连翘 10 g,黄芩 10 g,滑石 20 g,赤小豆 12 g,茵陈 15 g,甘草 5 g。

（二）热重于湿

【临床表现】 感受湿热,或嗜食肥甘,或脾胃运化失常,生湿化热,湿热蕴结肝胆,胆汁外溢。症见身目色黄,黄色鲜明,胁肋胀痛,纳呆,腹胀,口苦,泛恶欲吐,小便黄赤,大便干燥,舌质红,苔黄腻,脉弦数或滑数。

【诊断要点】 身目发黄,黄色鲜明,纳呆腹胀,口苦,小便黄赤,苔黄腻。

【治法】 清热,利湿,退黄。

【方剂】 茵陈蒿汤加味。

【用药】 茵陈 30 g,栀子 15 g,大黄 10 g,车前草 12 g。

（三）湿重于热

【临床表现】 湿重于热,湿遏热伏,肝失疏泄,胆汁外溢。症见身目色黄而不光亮,身热不扬,头身困重,胸脘痞满,纳差,口渴饮水不多,便稀不爽,小便黄,舌苔厚腻或黄白相间,脉濡缓或弦滑。

【诊断要点】 身目色黄而不光亮,头身困重,胸脘痞满,口渴饮水不多,舌苔厚腻或黄白相间。

【治法】 利湿化浊,清热退黄。

【方剂】 茵陈四苓汤加味。

【用药】 茵陈 20 g,猪苓 12 g,茯苓 15 g,泽泻 12 g,白术 10 g,苍术 12 g,藿香 10 g,厚朴 10 g。

（四）肝胆瘀热

【临床表现】 情志不舒,气郁化热,久经煎熬,结为砂石。症见身目色黄,胁痛较剧或绞痛难忍,发热烦躁,口干口苦,纳呆脘胀,或恶心呕吐,小便黄赤,大便干结,舌苔薄黄或黄腻,脉弦滑数。

【诊断要点】 身目色黄,胁痛较剧或绞痛难忍,发热烦躁,口干苦,小便黄赤,脉弦滑数。

【治法】 清肝利胆,化湿退黄。

【方剂】 清胆汤合金铃子散方加减。

【用药】 柴胡 6 g,黄芩 12 g,金银花 15 g,蒲公英 15 g,姜半夏 12 g,郁金 15 g,枳实 15 g,大黄 6 g,鸡内金 15 g,金钱草 30 g,川楝子 12 g,延胡索 15 g,甘草 6 g。

（五）寒湿阻遏

【临床表现】 饮食劳倦,脾虚失运,湿从寒化,寒湿阻滞中焦,胆液不循常道。症见面黄,色晦暗,脘腹胀满,神疲畏寒,纳呆便溏,舌质淡体胖,苔白腻,脉沉细而迟。

【诊断要点】 面黄色暗,脘腹胀满,神疲畏寒,脉沉细而迟。

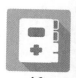

【治法】 健脾和胃,温化寒湿。

【方剂】 茵陈术附汤加味。

【用药】 茵陈 15 g,白术 15 g,熟附片 10 g,干姜 10 g,茯苓 15 g,甘草 6 g。

（六）肝郁血瘀

【临床表现】 黄疸日久,气郁血瘀,渐成癥块,结于胁下。症见身目色黄而晦暗,胁下痞块,推之不移,脘腹胀痛,肌肉消瘦,纳差,舌质紫暗或有瘀斑,脉弦涩或细涩。

【诊断要点】 身目色黄而晦暗,胁下痞块,舌质紫暗或有瘀斑,脉弦涩或细涩。

【治法】 行气活血,软坚消癥。

【方剂】 鳖甲煎丸方加减。

【用药】 鳖甲 30 g,丹参 15 g,桃仁 10 g,厚朴 10 g,柴胡 6 g,黄芩 10 g,当归 12 g,白术 15 g,茯苓 15 g,土鳖虫 10 g,鸡内金 15 g,黄芪 12 g,青皮 10 g,甘草 5 g。

（七）脾虚血亏

【临床表现】 大病久病之后,或饮食不节,或劳累过度,脾胃虚弱,气虚亏耗。症见面目及肌肤淡黄,倦怠乏力,心悸气短,纳呆,便溏,小便黄,舌质淡,苔薄,脉细弱。

【诊断要点】 面目及肌肤淡黄,倦怠乏力,纳呆,脉细弱。

【治法】 健脾和胃,补养气血。

【方剂】 六君子汤加味。

【用药】 黄芪 30 g,党参 15 g,法半夏 10 g,陈皮 10 g,白术 12 g,茯苓 12 g,当归 12 g,炙甘草 6 g。

二十二、胁痛

案例导入

余某,男,21 岁,1987 年 12 月 8 日初诊。

患慢性肝炎,肝功能不正常,肝区时痛,夜间尤甚,小便混浊不清,劳累后尿色淡黄。舌质边淡红,苔薄黄,脉沉细稍弱。处方:柴胡 10 g,枳实 10 g,白芍 15 g,炙甘草 5 g,太子参 30 g,焦白术 10 g,陈皮 10 g,青皮 10 g,当归 10 g,五味子 10 g。坚持服用此方至患者 1988 年 1 月 12 日,共服用 35 剂,诸症消失,肝功能正常,表面抗原转阴。

按照中医理论,该患者属于何种病证?请分析其病机和治法。

胁痛是指以一侧或两侧胁肋部疼痛为主要表现的病证,属临床较常见的自觉症状。

（一）肝气郁结

【临床表现】 情志不舒,郁怒伤肝,或其他原因引起肝失疏泄、调达所致。症见胁肋胀痛、窜痛,喜太息,或少腹胀痛,舌苔薄白,脉弦。

【诊断要点】 胁肋胀痛、窜痛,喜太息,脉弦。

【治法】 疏肝行气,和血止痛。

【方剂】 柴胡疏肝散。

【用药】 柴胡 6 g,香附 10 g,枳壳 10 g,白芍 15 g,川芎 15 g,陈皮 10 g,甘草 6 g。

（二）瘀血阻络

【临床表现】 气郁日久,血行不畅,或跌仆损伤,强力负重,瘀血阻络。症见胁痛如刺,痛处不移,舌质紫暗,脉沉涩。

Note

【诊断要点】 胁痛如刺,痛处不移,脉沉涩。

【治法】 活血化瘀,通络止痛。

【方剂】 四物汤合金铃子散加减。

【用药】 川楝子10 g,延胡索15 g,当归12 g,赤芍10 g,川芎10 g,郁金15 g,丝瓜络10 g。

(三)肝阴不足

【临床表现】 阳亢日久,或温热病后期,肝阴不足,不能润养肝络。症见胁肋隐痛,眩晕,或两目干涩,视物模糊,咽干口燥,五心烦热,舌红少津,脉弦细数。

【诊断要点】 胁肋隐痛,咽干口燥,舌红少津,脉弦细数。

【治法】 养阴柔肝。

【方剂】 一贯煎加味。

【用药】 北沙参15 g,麦冬10 g,当归12 g,生地黄10 g,枸杞子12 g,川楝子10 g,延胡索15 g。

(四)肝胆湿热

【临床表现】 感受湿热,或嗜酒肥甘等所致湿热内阻,肝失疏泄。症见胁肋胀痛,纳呆腹胀,口苦,泛恶欲吐,或寒热往来,小便黄赤,舌质红,苔黄腻,脉弦数。

【诊断要点】 胁肋胀痛,口苦,苔黄腻,脉弦数。

【治法】 清热利湿,行气止痛。

【方剂】 龙胆泻肝汤合金铃子散化裁。

【用药】 龙胆草6 g,栀子10 g,黄芩10 g,柴胡6 g,车前子10 g,泽泻10 g,生地黄10 g,当归12 g,川楝子10 g,延胡索15 g,甘草6 g。

二十三、眩晕

案例导入

　　程某,女,34岁,怀孕5个月,只是头晕,别无他症,淡红舌,薄白苔,脉滑,但不满指。处方:炙黄芪10 g,当归身5 g,酒生地10 g,阿胶6 g,桑叶6 g,黑芝麻18 g,鹿角胶6 g,白薇5 g,炒远志5 g,桑寄生15 g,菊花10 g。服用4剂后,头晕大减,嘱留此方,若再头晕可再服用数剂。

　　按照中医理论,该患者属于何种病证?请分析其病机和治法。

案例解析

　　眩晕是以目眩与头晕为主要表现的病证。目眩是指眼花或眼前发黑,头晕是指感觉自身或外界景物旋转。二者常同时并见,故统称为眩晕。轻者闭目即止,重者如坐车船,旋转不定,不能站立,或伴有恶心、呕吐、汗出,甚则仆倒等症状。

(一)肝阳上亢

【临床表现】 情志过急,或烟酒刺激,肝用太过,阳亢于上。症见眩晕耳鸣,头目胀痛,面赤口苦,急躁易怒,失眠多梦,腰膝酸软,舌质红,脉弦有力。

【诊断要点】 眩晕耳鸣,面赤口苦,腰膝酸软,舌质红,脉弦有力。

【治法】 平肝熄风,清热活血,补益肝肾。

【方剂】 天麻钩藤饮。

【用药】 天麻15 g,钩藤12 g,石决明15 g,栀子10 g,黄芩10 g,川牛膝10 g,杜仲15 g,益母草15 g,茯神12 g,夜交藤15 g,桑寄生15 g。

Note

（二）风痰眩晕

【临床表现】 饮食不节，或嗜食肥甘，或久居湿地，脾湿生痰，上蒙清窍。症见眩晕，头重如蒙，胸闷呕恶，倦怠乏力，少食多梦，舌苔白腻，脉弦滑。

【诊断要点】 眩晕，头重如蒙，胸闷呕恶，舌苔白腻，脉弦滑。

【治法】 燥湿化痰，平肝熄风。

【方剂】 半夏白术天麻汤。

【用药】 法半夏 12 g，白术 12 g，天麻 15 g，陈皮 10 g，茯苓 15 g，大枣 10 g，生姜 3 g，甘草 6 g。

（三）瘀血阻络

【临床表现】 外伤、跌仆，或气滞而血行不畅，或气虚而运血无力，或血寒而血脉凝滞等导致的血脉瘀阻。症见眩晕、头痛日久不愈，痛如针刺，或健忘，失眠，心悸，潮热，舌质暗红，舌边有瘀斑，或舌面有瘀点，脉涩或弦紧。

【诊断要点】 眩晕、头痛日久不愈，痛如针刺，脉涩或弦紧。

【治法】 祛瘀生新，行气解郁。

【方剂】 血府逐瘀汤。

【用药】 桃仁 10 g，红花 10 g，当归 12 g，生地黄 10 g，川芎 10 g，赤芍 10 g，牛膝 10 g，桔梗 10 g，柴胡 5 g，枳壳 10 g，甘草 3 g。

（四）气血亏虚

【临床表现】 久病不愈，气血两虚。症见眩晕，动则加剧，劳累即发，少气懒言，神疲乏力，或自汗，心悸多梦，面色淡白或萎黄，舌质淡嫩，脉细无力。

【诊断要点】 眩晕，少气懒言，神疲乏力，心悸多梦，脉细无力。

【治法】 补益气血，健运脾胃。

【方剂】 八珍汤加味。

【用药】 黄芪 30 g，党参 30 g，白术 12 g，茯苓 12 g，当归 10 g，川芎 10 g，白芍 12 g，熟地黄 10 g，阿胶 10 g，炙甘草 6 g。

（五）肾精不足

【临床表现】 年老体衰，或先天不足，或房劳过度，他脏亏损及肾，肾虚精亏，髓海失充。症见眩晕，腰膝酸软，精神萎靡，发落齿摇，耳鸣失聪，健忘恍惚，舌质淡嫩或嫩红，脉细数或脉弱迟甚。

【诊断要点】 眩晕，腰膝酸软，发落齿摇，耳鸣失聪，健忘。

【治法】 补益肾精，充养脑髓。

【方剂】 河车大造丸方。

【用药】 紫河车 3 g，党参 15 g，熟地黄 12 g，杜仲 15 g，天冬 10 g，龟甲 25 g，黄柏 10 g，麦冬 10 g，茯苓 15 g，怀牛膝 10 g。

二十四、郁证

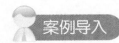

岳某，男，55 岁，1991 年 6 月 15 日初诊。

诉 1988 年 3 月受刺激后哭笑无常，喜欢说话，心中明白，口中说不清，稍激动即难以控制，甚至昏厥，须臾自醒，口感喜冷饮，胃纳可，失眠，心中烦热，头乏力，心悸易醒,神情抑郁,畏缩,面色晦暗,形体消瘦,舌红苔白腻,多齿痕,脉沉细弱。处方:甘草 10 g,小麦 30 g,大枣 10 枚,百合 30 g,生地 30 g,党参 30 g,麦冬 30 g,五味子 15 g,酸枣仁 30 g,柏子仁 30 g,石菖蒲 10 g,远志 10 g,生龙骨 30 g,生牡蛎 30 g。服用 30 剂,病获痊愈,可正常上班工作。

　　　　按照中医理论,该患者属于何种病证?请分析其病机和治法。

　　郁证是由于情志不舒、气机郁滞所致,以心情抑郁、情绪不宁、胸部满闷、胸胁胀痛,或易怒易哭,或咽中如有异物哽塞等为主要临床表现的一类病证。

(一)肝气郁结

【临床表现】 情志不舒,郁怒伤肝,或其他原因引起肝失疏泄,肝气郁结。症见精神抑郁,情绪不宁,胸闷喜太息,胁肋或少腹胀痛,走窜不定,纳差,或伴失眠,舌苔薄白或白腻,脉弦。

【诊断要点】 精神抑郁,情绪不宁,胸闷喜太息,胁肋或少腹胀痛,走窜不定,脉弦。

【治法】 疏肝解郁,调气活血。

【方剂】 柴胡疏肝散。

【用药】 柴胡 6 g,香附 10 g,枳壳 10 g,白芍 12 g,川芎 10 g,陈皮 9 g,炙甘草 6 g。

(二)气郁化火

【临床表现】 情志不舒,肝郁气滞,气郁化火。症见烦躁易怒,胁肋胀痛,嗳气频频,口苦,疲乏无力,或头痛目赤,少腹疼痛,月经不调,小便涩痛,失眠多梦,舌质红,苔薄黄,脉弦数。

【诊断要点】 烦躁易怒,胁肋胀痛,疲乏无力,口苦,脉弦数。

【治法】 疏肝健脾,清肝泻火。

【方剂】 丹栀逍遥散方。

【用药】 柴胡 6 g,白芍 12 g,白术 10 g,茯苓 12 g,当归 10 g,薄荷 10 g,生姜 3 g,丹皮 12 g,栀子 10 g,甘草 6 g。

(三)气滞血瘀

【临床表现】 情志不遂,气机郁滞,血行不畅而瘀阻。症见精神抑郁,思虑不定,头痛失眠,或心悸怔忡,急躁易怒,舌质紫暗,脉弦或涩。

【诊断要点】 精神抑郁,思虑不定,舌质紫暗,脉弦或涩。

【治法】 和血化瘀,行气解郁。

【方剂】 血府逐瘀汤。

【用药】 川牛膝 10 g,柴胡 6 g,枳壳 10 g,桔梗 10 g,桃仁 10 g,红花 10 g,当归 12 g,生地黄 10 g,赤芍 10 g,川芎 10 g,甘草 6 g。

(四)痰气郁结

【临床表现】 情志不遂,肝失疏泄,脾失健运,聚湿生痰,痰气郁结。症见精神抑郁,胸胁满闷,嗳气太息,咽中如有物阻,咯吐不出,咽之不下,舌苔白腻,脉弦滑。

【诊断要点】 精神抑郁,胸胁满闷,咽中如有物阻,脉弦滑。

【治法】 行气开郁,降逆化痰。

【方剂】 半夏厚朴汤。

【用药】 半夏 10 g,厚朴 10 g,茯苓 12 g,生姜 5 g,紫苏 19 g。

(五)心阴亏虚

【临床表现】 思虑、劳神太过,或热病耗伤,或脏阴液不足等导致心阴虚。症见心悸,心烦,失眠多梦,健忘,燥热盗汗,舌质红,苔少欠津,脉细数。

【诊断要点】 心悸,心烦,失眠多梦,健忘,舌苔少欠津,脉细数。

【治法】 滋阴养血,补心安神。

【方剂】 天王补心丹方。

【用药】 生地黄 10 g,太子参 10 g,丹参 12 g,玄参 10 g,茯苓 12 g,五味子 6 g,远志 6 g,桔梗 6 g,当归 12 g,天冬 10 g,麦冬 10 g,柏子仁 10 g,酸枣仁 15 g。

(六)肝肾阴虚

【临床表现】 房事不节,或情志内伤,或温热病久等导致肝肾阴虚。症见头晕目眩,耳鸣健忘,失眠多梦,口燥咽干,胁肋隐痛,腰膝酸软,五心烦热,舌红少苔,脉细数。

【诊断要点】 头晕目眩,耳鸣健忘,失眠多梦,口燥咽干,腰膝酸软,舌红少苔,脉细数。

【治法】 滋肾养肝。

【方剂】 杞菊地黄丸方。

【用药】 枸杞 15 g,菊花 12 g,熟地黄 10 g,山茱萸 12 g,山药 10 g,泽泻 10 g,丹皮 10 g,茯苓 10 g。

(七)心脾两虚

【临床表现】 病久失调,或思虑、劳倦太过,或饮食不调,以致脾气不足,心血耗损。症见多思善疑,心悸胆怯,心悸心慌,失眠多梦,头晕健忘,纳差,倦怠乏力,或腹胀便溏,面色萎黄,舌质淡嫩,脉细无力。

【诊断要点】 多思善疑,心悸胆怯,心悸心慌,纳差倦怠,脉细无力。

【治法】 益气补血,健脾养心。

【方剂】 归脾汤。

【用药】 白术 12 g,茯神 15 g,黄芪 15 g,龙眼肉 10 g,酸枣仁 12 g,党参 10 g,木香 10 g,当归 12 g,远志 6 g,炙甘草 6 g。

(八)心神惑乱

【临床表现】 忧思郁虑,情志过激,肝郁、心虚。症见精神恍惚,悲伤欲哭,不能自主,睡眠不佳,喜怒无常,舌质淡,苔少,脉弦。

【诊断要点】 精神恍惚,悲伤欲哭,不能自主,喜怒无常,脉弦。

【治法】 养心安神,和中缓急。

【方剂】 甘麦大枣汤。

【用药】 甘草 10 g,小麦 30 g,大枣 10 g。

二十五、水肿

案例导入

案例解析

张某,女,12 岁,1962 年 11 月 5 日初诊。

全身浮肿,尿量减少已十余天。浮肿先见于眼睑,继则遍及全身皆肿,低热咳嗽,大便不实。苔薄黄,脉浮大。尿检:蛋白(+++),红细胞 0～1,白细胞少许。体温 38 ℃,血压 146/100 mmHg。处方:净麻黄 1.2 g,杏仁 5 g,苏子 5 g,苏叶 1.5 g,防风 3 g,生黄芪 15 g,莱菔子 5 g,茯苓 15 g,薏苡仁 12 g,陈橘皮 3 g,生姜皮 3 g,炙鸡内金 3 g,杜仲 9 g,续断 5 g,车前子(包)9 g,生甘草 1 g。服用 4 剂后,水肿消退,低热亦除,大便调实。尿检:蛋白(+),体温 38 ℃,血压 138/96 mmHg。风水已去,后以扶脾益肾方药服用 20 余剂后,血压正常,尿检提示蛋白阴性,随访 2 年,未见复发。

按照中医理论,该患者属于何种病证?请分析其病机和治法。

水肿是体内水液滞留,泛滥肌肤,以头面、眼睑、四肢、腹背,甚至全身浮肿为特征表现的一类病证。严重的还可能伴有胸水、腹水等。

（一）风邪遏肺

【临床表现】 风邪犯肺,阻遏卫气,水道通调失职。症见先眼睑、颜面浮肿,后延及全身,恶风发热,或咳嗽咽痛,舌苔薄白,脉浮。

【诊断要点】 先眼睑、颜面浮肿,后延及全身,恶风发热,脉浮。

【治法】 疏风解表,宣肺行水。

【方剂】 越婢汤加味。

【用药】 麻黄 10 g,生石膏 30 g,生姜 6 g,大枣 10 g,冬瓜皮 30 g,茯苓皮 12 g,桑白皮 10 g,甘草 5 g。

（二）外寒内饮

【临床表现】 素有水饮内停,复感风寒,或风寒外束,皮毛闭塞,肺失肃降,水饮蓄积。症见头面、四肢浮肿,恶寒发热,无汗,喘咳,痰多而稀,或痰饮咳喘,不得平卧,舌苔白滑,脉浮。

【诊断要点】 头面四肢浮肿,恶寒发热,无汗,喘咳,痰多而稀,脉浮。

【治法】 解表蠲饮,止咳平喘。

【方剂】 小青龙汤加味。

【用药】 麻黄 10 g,白芍 10 g,细辛 5 g,干姜 6 g,桂枝 10 g,法半夏 15 g,五味子 6 g,茯苓 15 g,猪苓 15 g,甘草 6 g。

（三）脾胃气虚

【临床表现】 久病之后,或饮食劳倦,脾胃气虚,运化失职。症见头面、四肢浮肿,时肿时消,纳差,倦怠乏力,或腹胀,大便稀溏,面色不华,舌质淡,苔薄白,脉弱。

【诊断要点】 头面、四肢浮肿,纳差倦怠,面色不华,脉弱。

【治法】 益气健脾,渗湿消肿。

【方剂】 参苓白术散方加味。

【用药】 党参 15 g,莲子肉 10 g,薏苡仁 30 g,砂仁 6 g,桔梗 12 g,扁豆 12 g,茯苓 15 g,白术 15 g,山药 10 g,冬瓜皮 30 g,炙甘草 5 g。

（四）脾阳不足

【临床表现】 多由脾胃气虚发展而来,亦可因饮食失调、过食生冷或寒凉药物损伤脾阳。症见眼睑或全身浮肿,腹痛绵绵,喜温喜按,四肢不温,口淡不渴,大便稀溏,舌质淡胖,苔白滑,脉沉迟无力。

【诊断要点】 眼睑或全身浮肿,腹痛绵绵,喜温喜按,脉沉迟无力。

【治法】 温阳健脾,行气利水。

【方剂】 实脾饮。

【用药】 熟附片 10 g,干姜 10 g,厚朴 10 g,白术 15 g,木瓜 10 g,木香 10 g,草果仁 10 g,大腹皮 10 g,茯苓 15 g,炙甘草 5 g。

（五）心阳不振

【临床表现】 心阳虚一般由心气虚发展而来,心阳不足,温运无力,水饮内停。症见下肢及全身浮肿,心悸,心胸憋闷,畏寒肢冷,舌体淡胖,苔白滑,脉弱或结代。

【诊断要点】 下肢及全身浮肿,心悸,畏寒肢冷,舌体淡胖,脉弱或结代。

【治法】 温阳利水。

【方剂】 真武汤加味。

【用药】 熟附片 10 g,茯苓 15 g,白芍 10 g,白术 12 g,生姜 10 g,黄芪 30 g。

（六）心血瘀阻

【临床表现】 心阳不足,心气运行不畅,或痰浊、寒邪、气滞等皆可导致心脉阻痹。症见下肢及全身浮肿,心悸气短,胸闷疼痛,舌质紫暗,口唇发绀,脉结代。

【诊断要点】 下肢及全身浮肿,心悸气短,胸闷疼痛,口唇发绀,脉结代。

【治法】 活血化瘀,利水消肿。

【方剂】 桃红四物汤和五苓散方加味。

【用药】 桃仁 10 g,红花 6 g,当归 12 g,生地黄 10 g,赤芍 10 g,川芎 10 g,桂枝 6 g,白术 10 g,猪苓 10 g,茯苓 15 g,泽泻 10 g,枳壳 10 g。

（七）肾阳不足

【临床表现】 素体阳虚,或年老体衰,或他脏阳气亏虚,久则肾阳不足。症见全身浮肿,腰以下为甚,腰膝酸软,形寒肢冷,精神不振,小便量少,夜尿较多,舌质淡白,两尺脉弱。

【诊断要点】 全身浮肿,腰以下为甚,腰膝酸软,形寒肢冷,夜尿较多,两尺脉弱。

【治法】 温肾行水。

【方剂】 济生肾气丸方。

【用药】 熟地黄 12 g,山药 10 g,山茱萸 15 g,泽泻 10 g,茯苓 15 g,丹皮 10 g,桂枝 10 g,熟附片 10 g,牛膝 12 g,车前子 10 g。

（八）气滞血瘀,水湿停滞

【临床表现】 情志抑郁,或湿热疫毒,蕴结日久,肝气郁结,血脉瘀阻,水饮内停。症见腹部胀满,或腹胀如鼓,或下肢及颜面浮肿,胁肋刺痛,纳差嗳气,面色不华或晦暗,小便短少,舌有瘀点或瘀斑,脉细涩。

【诊断要点】 腹部胀满,或腹胀如鼓,胁肋刺痛,纳差,小便短少,脉细涩。

【治法】 行气活血,利水消肿。

【方剂】 逍遥散合胃苓汤加减。

【用药】 柴胡 6 g,当归 12 g,白术 30 g,赤芍 10 g,茯苓 15 g,苍术 15 g,厚朴 15 g,陈皮 10 g,猪苓 15 g,泽泻 15 g,丹参 15 g,郁金 15 g,土鳖虫 12 g,鳖甲 20 g,甘草 5 g。

二十六、消渴

案例导入

满某,男,48 岁,1952 年 4 月 6 日初诊。

患消渴病多年,现烦渴引饮,小便频数,多食易饥,形体消瘦,身倦乏力,大便微结,头晕心跳,夜寐不实,多梦纷纭。舌苔薄白,脉数,重按不满。处方:生黄芪 30 g,党参 10 g,麦冬 10 g,怀山药 18 g,五味子 10 g,玄参 12 g,乌梅 45 g,绿豆衣 12 g,天花粉 12 g,山茱萸 12 g,桑螵蛸 10 g,远志 10 g,何首乌 15 g,茯苓 10 g,生地 12 g。服用 7 剂后,烦渴解,尿次减,饮食如常,夜寐转佳,精神舒畅。效不更方,继续上方巩固疗效。

按照中医理论,该患者属于何种病证?请分析其病机和治法。

消渴是由先天禀赋不足、饮食不节、情志失调、劳倦内伤等导致阴虚内热,以多饮、多尿、乏力、消瘦或尿有甜味为主要症状的病证。

案例解析

Note

（一）肺胃燥热

【临床表现】 饮食不节，或过食肥甘厚味等所致的胃热熏灼于肺，津液耗伤。症见烦渴引饮，消谷善饥，小便频数量多，身体渐瘦，舌红苔少，脉大无力。

【诊断要点】 烦渴引饮，消谷善饥，身体渐瘦，舌红苔少，脉大无力。

【治法】 清热，益气，生津。

【方剂】 白虎加人参汤。

【用药】 生石膏30 g，知母12 g，粳米10 g，人参10 g，炙甘草6 g。

（二）肠燥津伤

【临床表现】 过食肥甘、辛辣香燥之品，或温热病后期，肠燥津枯。症见多食善饥，口渴引饮，大便秘结，舌红少津，脉细数或脉实有力。

【诊断要点】 多食善饥，口渴引饮，大便秘结，舌红少津。

【治法】 滋阴清热，润燥通便。

【方剂】 增液汤加味。

【用药】 生地黄30 g，麦冬15 g，玄参12 g，大黄6 g。

（三）肝肾阴虚

【临床表现】 房事不节，或温热病久，肝肾阴液被劫。症见尿频量多，混浊如脂膏，腰膝酸软，头晕耳鸣，失眠多梦，口燥咽干，盗汗遗精，舌红少苔，脉细数。

【诊断要点】 尿频量多，混浊如脂膏，腰膝酸软，头晕耳鸣，口燥咽干，舌红少苔，脉细数。

【治法】 滋阴降火。

【方剂】 知柏地黄丸方。

【用药】 熟地黄12 g，山茱萸15 g，山药15 g，泽泻10 g，丹皮12 g，茯苓12 g，知母12 g，黄柏10 g。

（四）阴阳两虚

【临床表现】 阴虚患者，治疗适当，过用苦寒伤阳，导致阴阳两伤。症见小便频数，混浊如膏，甚则饮一溲一，口燥咽干，腰膝酸软，畏寒肢冷，舌淡苔白而干，脉沉细无力。

【诊断要点】 小便频数，混浊如膏，口燥咽干，腰膝酸软，畏寒肢冷，脉沉细无力。

【治法】 温阳滋阴补肾。

【方剂】 金匮肾气丸方。

【用药】 熟地黄12 g，山茱萸15 g，山药15 g，泽泻10 g，丹皮10 g，茯苓12 g，熟附片5 g，桂枝5 g。

（五）脾胃气虚

【临床表现】 消渴病，若过用苦寒之品，损伤脾胃，则脾胃气虚，运化失司。症见口渴引饮，易饥而食量不多，或大便稀溏，倦怠乏力，精神不振，形体消瘦，胸脘痞闷，面色萎黄，舌质淡，苔薄白，脉细弱无力。

【诊断要点】 口渴引饮，易饥而食量不多，倦怠乏力，形体消瘦，脉细弱无力。

【治法】 益气健脾，生津止渴。

【方剂】 参苓白术散加味。

【用药】 太子参15 g，茯苓12 g，白术10 g，桔梗10 g，陈皮6 g，莲子肉10 g，山药15 g，白扁豆15 g，薏苡仁15 g，砂仁5 g，葛根30 g，甘草5 g。

（六）中焦湿热

【临床表现】 嗜食肥甘、辛辣、香燥之品，或消渴病久，脾虚复感湿热，阻遏中焦。症见渴而多饮,多食易饥,胸脘痞闷,舌苔黄腻或黄白相间,脉滑数。

【诊断要点】 渴而多饮,多食易饥,胸脘痞闷,脉滑数。

【治法】 清热除湿,理气和中。

【方剂】 葛根芩连汤合连朴饮化裁。

【用药】 葛根 30 g,黄芩 10 g,黄连 6 g,厚朴 10 g,石菖蒲 15 g,法半夏 10 g,芦根 15 g。

二十七、头痛

案例导入

刘某,女,30 岁,1953 年 8 月 5 日初诊。

睡卧当风,发热、恶寒 2 天,头痛如裂,周身酸楚,恶心欲呕,不思饮食。苔薄白、脉浮紧。处方:酒川芎 4.5 g,羌活 3 g,蔓荆子 6 g,吴茱萸(黄连水炒)4.5 g,白芍 10 g(桂枝 3 g 同炒),白僵蚕 4.5 g,薄荷 4.5 g,桑叶 10 g,桑枝 24 g,白芷 4.5 g,白蒺藜 12 g,龙胆草 4.5 g,炙甘草 3 g,生姜 3 g,红枣 3 枚。服用 4 剂后,头痛大减,寒热已退。

按照中医理论,该患者属于何种病证?请分析其病机和治法。

头痛,亦称头风,是以自觉头部疼痛为特征的一种常见病证。头痛既可单独出现,亦见于多种疾病的过程中。

(一)风寒头痛

【临床表现】 外感风寒之邪。症见头痛,恶风畏寒,鼻塞,舌苔薄白,脉浮或浮紧。

【诊断要点】 头痛,恶风畏寒,脉浮或浮紧。

【治法】 疏风散寒止痛。

【方剂】 川芎茶调散。

【用药】 川芎 12 g,荆芥 10 g,白芷 10 g,羌活 10 g,细辛 6 g,防风 10 g,薄荷 10 g,甘草 6 g。

(二)风热头痛

【临床表现】 外感风热之邪。症见头痛发热,口渴欲饮,小便黄赤,舌质红,苔薄黄,脉浮数。

【诊断要点】 头痛发热,口渴欲饮,脉浮数。

【治法】 疏风清热止痛。

【方剂】 芎芷石膏汤。

【用药】 川芎 15 g,白芷 10 g,生石膏 30 g,菊花 10 g,藁本 10 g,羌活 10 g。

(三)风湿头痛

【临床表现】 外感风湿之邪。头痛,头重如裹,肢体酸痛,脘闷不饥,舌苔薄白或白腻,脉浮。

【诊断要点】 头痛,头重如裹,肢体酸痛,脘闷不饥,脉浮。

【治法】 祛风胜湿止痛。

【方剂】 羌活胜湿汤。

【用药】 羌活 10 g,独活 10 g,藁本 10 g,防风 8 g,川芎 10 g,蔓荆子 10 g,炙甘草 6 g。

(四)肝阳上亢

【临床表现】 情志过急,肝阳上亢。症见头痛眩晕,急躁易怒,面赤口苦,失眠多梦,舌质红,苔薄黄,脉弦有力。

【诊断要点】 头痛眩晕,急躁易怒,面赤口苦,脉弦有力。

【治法】 平肝熄风。

【方剂】 天麻钩藤饮。

【用药】 天麻 10 g,钩藤 10 g,石决明 15 g,栀子 10 g,黄芩 10 g,怀牛膝 15 g,杜仲 15 g,益母草 15 g,茯苓 12 g,夜交藤 15 g,桑寄生 12 g。

（五）气虚受寒

【临床表现】 素体脾虚,中气不足,清阳不升,浊阴不降,复感风寒邪气。症见头痛时作,遇劳、遇寒加剧,气短乏力,纳差,畏寒,面色不华,舌质淡,苔薄白,脉浮按之无力。

【诊断要点】 头痛时作,遇劳、遇寒加剧,气短乏力,畏寒,脉浮按之无力。

【治法】 益气升陷,祛寒止痛。

【方剂】 补中益气汤合川芎茶调散化裁。

【用药】 黄芪 30 g,白术 15 g,陈皮 12 g,党参 20 g,柴胡 6 g,升麻 6 g,当归 10 g,川芎 10 g,白芷 12 g,防风 10 g,细辛 6 g,甘草 6 g。

（六）血虚头痛

【临床表现】 思虑劳神过度,或大病久病之后,或失血过多等引起的血虚脑髓失养。症见头痛,面色、唇色淡白,心悸多梦,舌质淡,苔薄,脉细。

【诊断要点】 头痛,面色、唇色淡白,心悸,脉细。

【治法】 滋阴养血,通络止痛。

【方剂】 四物汤加味。

【用药】 黄芪 15 g,当归 10 g,熟地黄 10 g,白芍 15 g,川芎 10 g,白芷 10 g,菊花 15 g。

（七）肾虚头痛

【临床表现】 年老体虚,或房劳过度,或久病、劳损等所致肾虚,髓海空虚。症见头痛眩晕,畏寒肢冷,腰膝酸软,精神萎靡,或耳鸣,夜尿较多,舌质淡,苔白,脉沉细无力。

【诊断要点】 头痛眩晕,畏寒肢冷,腰膝酸软,脉沉细无力。

【治法】 补肾填精。

【方剂】 金匮肾气丸加减。

【用药】 人参 10 g,熟附片 6 g,熟地黄 10 g,山茱萸 15 g,山药 15 g,茯苓 10 g,鹿角胶 8 g。

（八）瘀血头痛

【临床表现】 外伤、跌仆、气滞、血寒等导致的瘀血内阻,血行不畅。症见头痛,痛如针刺刀割,痛处不移而拒按,夜间更甚,舌质紫暗或有瘀点、瘀斑,脉细涩。

【诊断要点】 头痛,痛如针刺刀割,痛处不移,舌质紫暗,脉细涩。

【治法】 活血祛瘀止痛。

【方剂】 通窍活血汤加减。

【用药】 石菖蒲 10 g,红花 10 g,桃仁 10 g,赤芍 8 g,川芎 10 g,白芷 10 g,蜈蚣 1 条,全蝎 6 g。

小 结

常见内科疾病的中医药治疗	学习要点
1.常见内科疾病的概念	学习掌握感冒、咳嗽、喘证、呕吐、泄泻、胃痛、腹痛、胁痛、腰痛、眩晕、淋证、水肿、黄疸、头痛等常见内科疾病的定义
2.常见内科疾病的证型	学习掌握感冒、咳嗽、喘证、呕吐、泄泻、胃痛、腹痛、胁痛、腰痛、眩晕、淋证、水肿、黄疸、头痛等常见内科疾病的分型
3.常见内科疾病的治则	学习掌握感冒、咳嗽、喘证、呕吐、泄泻、胃痛、腹痛、胁痛、腰痛、眩晕、淋证、水肿、黄疸、头痛等常见内科疾病的治疗原则
4.常见内科疾病的治疗方药	学习掌握感冒、咳嗽、喘证、呕吐、泄泻、胃痛、腹痛、胁痛、腰痛、眩晕、淋证、水肿、黄疸、头痛等常见内科疾病分型后各自的治疗方药

能 力 检 测

一、单项选择题

1. 治疗常人感冒之风寒束表证,首选的方剂是(   )。

  A.银翘散   B.加减葳蕤汤   C.荆防败毒散

  D.新加香薷饮   E.参苏饮

2. 患者,女,63 岁。咳嗽反复发作半年,咳声重浊,痰多色白,痰出咳平,每天早晨咳甚痰多,胸闷脘痞,呕恶食少,舌苔白腻,脉象濡滑。其证候诊断是(   )。

  A.肝火犯肺证   B.痰湿蕴肺证   C.痰热郁肺证

  D.肺阴亏耗证   E.风热犯肺证

3. 陈某,男,28 岁。2 天来,喘逆上气,息粗鼻煽,咳而不爽,痰吐稠黏,形寒身热,身痛无汗,口渴,苔薄黄,舌质红,脉浮数。其治疗应首选的方剂是(   )。

  A.麻黄汤   B.小青龙汤   C.麻杏石甘汤

  D.桑白皮汤   E.三子养亲汤

4. 治疗鼻渊之风寒闭窍证,首选的方剂是(   )。

  A.荆防败毒散   B.玉屏风散   C.麻黄汤合华盖散

  D.苍耳子散加减   E.黑锡丹

5. 治疗呕吐肝胃不和证,首选的方剂是(   )。

  A.四逆散合左金丸   B.四七汤   C.四磨汤

  D.逍遥散   E.金铃子散

6. 李某,女,55 岁。反复脘闷不舒 5 年,脘腹满闷,时轻时重,纳呆便溏,神疲乏力,少气懒言,舌质淡,苔薄白,脉细弱。治疗应首选的方剂是(   )。

  A.二陈平胃汤   B.补中益气汤   C.一贯煎

  D.黄连温胆汤   E.香砂六君子汤

7. 治疗胃痛寒凝气滞证,应首选的方剂是(   )。

  A.吴茱萸汤   B.良附丸   C.桂枝人参汤

  D.小建中汤   E.当归建中汤

8. 治疗腹痛湿热壅滞证,首选的方剂是(   )。

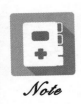

A. 大承气汤　　　　　　B. 正气天香散　　　　　　C. 枳实导滞丸

D. 小建中汤　　　　　　E. 大黄附子汤

9. 陈某,女,45 岁。反复呃逆 1 周,呃声低长无力,气不得续,脘腹不舒,喜温喜按,面色㿠白,手足不温,食少乏力,舌质淡,苔薄白,脉细弱。此病证的治法是(　　)。

A. 清胃泄热,降逆止呃　　B. 养胃生津,降逆止呃　　C. 顺气解郁,和胃降逆

D. 温中散寒,降逆止呃　　E. 温补脾胃,降逆止呃

10. 治疗泄泻食滞肠胃证,应首选的方剂是(　　)。

A. 保和丸　　　　　　　B. 参苓白术散　　　　　　C. 葛根芩连汤

D. 痛泻要方　　　　　　E. 五磨饮子

11. 陆某,女,44 岁。反复便秘 2 月余,大便干结,欲便不得出,肠鸣矢气,腹中胀痛,嗳气频作,纳食减少,胸胁痞满,舌苔薄腻,脉弦。其治疗应首选的方剂是(　　)。

A. 麻子仁丸　　　　　　B. 更衣丸　　　　　　　　C. 大承气汤

D. 柴胡疏肝散　　　　　E. 六磨汤

12. 治疗淋证之热淋,应首选的方剂是(　　)。

A. 小蓟饮子　　　　　　B. 补中益气汤　　　　　　C. 八正散

D. 石韦散　　　　　　　E. 程氏萆薢分清饮

二、简答题

1. 简述胃痛的分型及相对应的治法和方剂。

2. 简述水肿的分型及相对应的治法和方剂。

3. 简述头痛的分型及相对应的治法和方剂。

4. 简述胁痛的分型及相对应的治法和方剂。

5. 简述遗精的分型及相对应的治法和方剂。

6. 简述泄泻的分型及相对应的治法和方剂。

参考答案

Note

参考文献

［1］ 高鹏翔.中医学［M］.8 版.北京:人民卫生出版社,2013.

［2］ 范恒.中医学［M］.3 版.北京:科学出版社,2015.

［3］ 吴敦序.中医基础理论［M］.上海:上海科学技术出版社,2000.

［4］ 何晓晖.中医基础理论［M］.2 版.北京:人民卫生出版社,2010.

［5］ 陈友香.中医学［M］.3 版.北京:人民卫生出版社,2007.

［6］ 张景明,候志英.中医护理学［M］.西安:第四军医大学出版社,2010.

［7］ 张鸿宇,张琪.中医护理学［M］.重庆:重庆出版社,2015.

［8］ 张金莲,毛晓健.中医药学概论［M］.北京:清华大学出版社,2014.

［9］ 陈家旭,邹小娟.中医诊断学［M］.北京:人民卫生出版社,2016.

［10］ 何晓晖.中医基础理论［M］.2 版.北京:人民卫生出版社,2010.

［11］ 候志英.中医护理学［M］.2 版.西安:第四军医大学出版社,2012.

［12］ 张鸿宇,张琪.中医护理学［M］.重庆:重庆出版社,2015.

［13］ 陈友香.中医学［M］.3 版.北京:人民卫生出版社,2007.

［14］ 张景明,候志英.中医护理学［M］.西安:第四军医大学出版社,2010.

［15］ 吴敦序.中医基础理论［M］.上海:上海科学技术出版社,2018.

［16］ 曾棠隶.中医学概论［M］.2 版.上海:上海科学技术出版社,2010.

［17］ 陈友香.中医学［M］.3 版.北京:人民卫生出版社,2007.

［18］ 黄兆胜.中药学［M］.北京:人民卫生出版社,2002.

［19］ 高学敏,钟赣生.中药学［M］.2 版.北京:人民卫生出版社,2013.

［20］ 段富津.方剂学［M］.6 版.上海:上海科学技术出版社,1995.

［21］ 王义祁.方剂学［M］.4 版.北京:人民卫生出版社,2018.

［22］ 谭登永,王维.李寿彭医案精选［M］.武汉:湖北科学技术出版社,2016.